3rd edition

Fundamental Medical Biochemistry

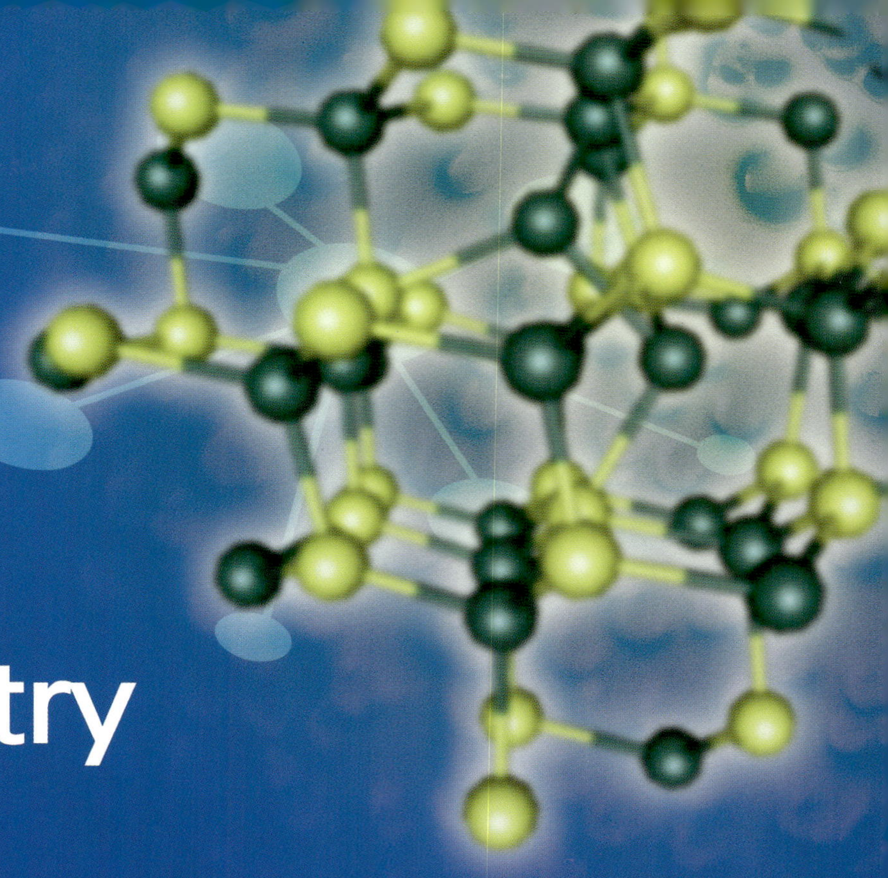

기초 의학생화학

의학생화학연구회 지음

Chung Ku Publisher

머 리 말

생명체는 여러 가지 유기 및 무기 물질로 구성되어 있으며 매우 복잡한 화학 반응에 의해 생명이 유지되고 있다. 생화학은 인체에 포함되어 있는 유기 화합물, 즉 생체분자의 획득, 합성, 전환, 분해 그리고 배설까지의 화학 반응을 다루는 학문이다. 여기에는 생체분자의 특성에 관한 내용도 기본적으로 포함되어 있다. 의학 생화학은 기본적인 생화학 외에 병적인 상태에서 대사 물질과 화학 반응이 어떻게 변화하는지에 초점을 맞추어 간단히 설명하였다.

본 교재는 보건 과학(health science)을 전공하는 학생들을 위하여 한 학기용으로 만들어졌다. 본 저자들은 생화학을 쉽게 이해할 수 있도록 해달라는 학생들의 요구에 부응하기 위해 이 교재를 집필했다. 생화학을 잘 이해하려면 일반화학, 유기화학 및 생리학 등의 기초 지식이 뒷받침되어야 한다. 따라서 저자들은 이러한 문제점을 극복하고자 최대한 한 쉽게 설명하려고 노력했다.

교재는 총 15장으로 구성하였다. 1, 2장은 생화학을 공부하는 데 필요한 최소한의 기초적인 내용이고, 3장 탄수화물부터는 본격적인 생화학 내용으로 각 단원의 끝에 간단히 문제를 넣어 독자들이 얼마만큼 이해했는지를 스스로 평가할 수 있도록 했다. 다른 일반적인 생화학 교재와 달리 11장 소변과 12장 혈액을 자세히 설명한 것은 생화학 검사의 주된 대상이 되는 검체가 되기 때문이다. 병적인 상태에서 소변과 혈액의 물질 조성이 변한다. 이러한 변화를 검사하면 병을 진단하는 데 유익한 정보를 얻을 수 있다.

이 교재에 사용된 과학 의학용어와 생명과학 용어는 실무적 사용의 중시에 따라 구용어와 새로 개정된 용어를 함께 사용하였다.

본 교재가 독자들의 생화학적 지식을 정립하는 데 도움이 되길 바란다.

감사의 글

이 교재가 기획되고 출판되기까지 많은 지원을 해주신 청구문화사 이상태 사장님과 책을 꾸민 편집 디자이너 안상희 님께 진심으로 감사드립니다.

2023년 9월

의학생화학연구회

일러두기

1. 용어에 있어서 새로운 우리말 용어 대신 의학 실무에서 실제로 많이 사용하는 구용어를 사용하였다. 독자들은 신용어와 구용어를 함께 숙지하길 바란다.
   [예] 콩팥(신) → 신장(구), 갑상샘(신) → 갑상선(구), 부신 겉질(신) → 부신 피질(구)

2. 유기 화합물 중 산성 화합물은 대부분 카르복실기(-COOH)를 갖고 있다. 생화학 관련 서적에 기술된 구조식은 **−COOH**와 **$-COO^-$**두 가지로 표현되고 있다. [-COOH]처럼 수소가 붙어있는 구조는 구조 이름에 '-산(acid)'을 붙이고, [$-COO^-$]처럼 이온화되어 있는 구조는 이름에 '-염(-ate)'을 붙인다. 예를 들어 젖산(lactic acid)과 젖산염(lactate, 젖산의 짝염기)의 차이에 대해 살펴보자. 이러한 명명법은 카르복실기를 갖고 있는 모든 유기산에 적용된다.

   [예]

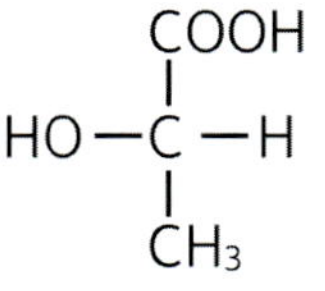	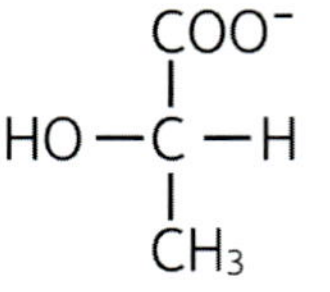
젖산(lactic acid)	**젖산염(lactate)**

3. 우리나라에서는 Glucose를 관용적으로 포도당이란 이름으로 사용하고 있는데, 포도당(grape sugar)은 속명이므로 학명인 글루코스로 표현하는 것이 올바르다. 포도당은 일본에서 처음 사용했던 이름이지만, 그들은 이미 오래전부터 포도당이란 이름 대신 글루코스라는 외래어를 사용하고 있다. 하지만 우리나라의 책들은 아직도 포도당이라는 이름을 사용하고 있다. 따라서 본 교과서에서도 부득이 포도당이란 이름을 사용하였다.

목 차

1장. 생화학 개론 ········ 9

1. 생화학과 의학 생화학 / 11
2. 생명체의 특성 / 11
3. 생체분자 / 13
4. 세포 / 15

2장. 생명체의 매질 ········ 21

1. 물의 화학 / 23
2. 물의 해리 상수(Kw), 산, 염기 / 24
3. 완충계 / 28

3장. 탄수화물 ········ 31

1. 탄수화물의 분류 / 33
2. 당의 성질 / 46

4장. 지질 ········ 51

1. 지질의 성질 / 53
2. 지방산 / 53
3. 지질의 분류 / 56
4. 지방 및 기름 / 57
5. 왁스 / 60
6. 인지질 / 61
7. 당지질 / 63
8. 아이코사노이드 / 64
9. 스테로이드 / 66
10. 지질단백질 / 69
11. 콜레스테롤과 심장 질환 / 70

5장. 단백질 ········ 75

1. 기원 / 77
2. 기능 / 78
3. 분자량 / 78
4. 아미노산 / 78
5. 펩타이드 / 81
6. 단백질의 구조 / 81
7. 단백질 구성 / 85
8. 단백질의 분류 / 85
9. 성질 / 87
10. 크로마토그래피 / 89
11. 전기영동과 혈청 단백질 / 92

6장. 효소 ········ 97

1. 효소 반응 / 101
2. 활성제와 저해제 / 103
3. 효소 활성 / 105
4. 주효소와 조효소 / 108
5. 효소의 분류 / 111
6. 동종 효소 / 114
7. 임상 효소 / 115
8. 효소원 / 116

7장. 소화 ········ 121

1. 입에서의 소화 / 123
2. 위에서의 소화 / 123
3. 장에서의 소화 / 124
4. 탄수화물 소화 / 127
5. 지방 소화 / 128
6. 단백질 소화 / 128
7. 탄수화물 흡수 / 130
8. 지방 흡수 / 130
9. 단백질 흡수 / 130
10. 철 흡수 / 131
11. 비타민 흡수 / 132
12. 대변 형성 / 132
13. 식이 섬유 / 133
14. 탄수화물의 소화와 흡수 결함 / 133

8장. 탄수화물 대사 ········ 137

1. 혈당 / 139
2. 에너지원 / 141
3. 글리코젠 합성 / 143
4. 글리코젠 분해 / 144
5. 글리코젠 저장병 / 145
6. 해당 과정 / 145
7. 오탄당 인산 경로 / 151
8. 호기성 대사 과정: TCA 회로 / 152
9. TCA 회로에서 비타민 B의 역할 / 154
10. 산화적 인산화 반응: 전자 전달계 / 154
11. 당신생 / 155
12. 육탄당의 상호 전환 / 156
13. 혈당 조절 호르몬 / 156
14. 당부하 검사(Glucose Tolerance Test) / 159

9장. 지질 대사 ········ 165

1. 혈장 지질 수준 / 167
2. 지방 흡수 / 167
3. 지방의 산화 / 168
4. 케톤체(아세톤체) / 170
5. 지방산 산화의 손상에 의해 초래되는 대사 질환 / 172
6. 지방 저장 / 172
7. 지방 합성 / 173
8. 인지질 합성 / 176
9. 콜레스테롤 / 178
10. 지질단백질 대사 / 179

10장. 단백질 대사 ········ 183

1. 신체에서의 단백질 기능 / 185
2. 질소 균형 / 185
3. 단백질 합성 / 186
4. 비필수 아미노산의 생합성 / 187
5. 신체의 단백질 필요량 / 189
6. 아미노산의 이화 작용 / 189
7. 요소 회로와 관련된 대사 질환 / 191
8. 아미노산의 탄소 대사 / 192
9. 헤모글로빈 대사 / 193
10. 핵단백질 대사 / 196

11장. 체액: 소변 ········ 199

1. 노폐물 배설 / 201
2. 소변 형성 / 201
3. 소변의 일반적 성질 / 202
4. 정상 성분 / 204
5. 비정상 성분 / 207
6. 이뇨제 / 209
7. 소변 검사 / 210

12장. 체액: 혈액 ······ 213

1. 혈액의 기능 / 215
2. 혈액의 구성 / 215
3. 혈장 대체물 / 218
4. 혈액의 일반적 성질 / 219
5. 혈액 검사 / 219
6. 혈액량 / 219
7. 헤모글로빈 / 221
8. 미오글로빈 / 222
9. 혈장 지질 / 222
10. 혈장 단백질 / 224
11. 혈액 응고 / 226
12. 호흡 / 228
13. 산염기 평형 / 230
14. 전해질 평형 / 234
15. 주요 무기질의 임상적 의의 / 236

13장. 비타민 ······ 245

1. 지용성 비타민 / 247
2. 수용성 비타민 / 256

14장. 호르몬 ······ 271

1. 호르몬과 내분비계 / 273
2. 호르몬의 기능과 화학 구조 / 273
3. 호르몬의 분비와 조절 / 275
4. 뇌하수체 전엽 호르몬 / 278
5. 뇌하수체 중엽 호르몬 / 280
6. 뇌하수체 후엽 호르몬 / 281
7. 갑상선 호르몬 / 282
8. 부갑상선 호르몬 / 285
9. 부신 호르몬 / 286
10. 췌장 호르몬 / 290
11. 여성 호르몬 / 293
12. 남성 호르몬 / 297
13. 위장관계 호르몬 / 298
14. 신장 호르몬 / 299
15. 심장 호르몬 / 299
16. 송과선(솔방울샘) 호르몬 / 299
17. 신경전달물질 / 300

15장. 핵산 ······ 305

1. 핵산 / 307
2. 핵단백질 대사 / 311
3. 왓슨과 크릭의 DNA 모델 / 311
4. DNA코드 / 313
5. DNA 복제 / 313
6. 정보 전달 / 314
7. 유전병 / 317
8. 재조합 DNA / 323
9. 종양 유전자 /324

찾아보기 ······ 327

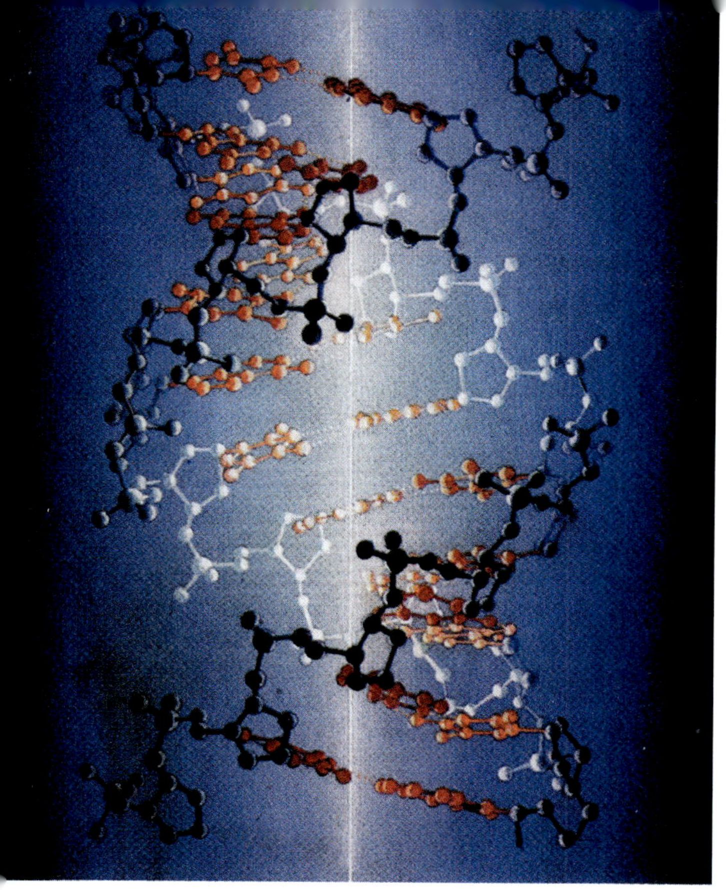

Chapter 1

Introduction of Biochemistry
생화학 개론

학 습 목 표

- 생화학의 개념 이해하기
- 생체분자의 종류
- 세포의 구조와 세포 소기관의 기능 이해하기

01 Introduction of Biochemistry

1. 생화학과 의학 생화학

생화학(biochemistry)이란 생명체에서 일어나는 화학 반응을 연구하는 학문으로 정의하기도 하고, 또는 생명체를 분자 수준에서 연구하는 학문으로 정의하기도 한다. 더 구체적으로 말하자면, 생화학은 생명체의 성장, 유지 및 생식에 포함된 화합물, 화학 반응 및 분자의 상호작용을 연구하는 학문이라고 말할 수 있다.

의학 생화학(medical biochemistry)은 의학에 초점을 맞춘 생화학이며 사람의 몸이 화학시스템으로서 어떻게 작용하는지를 설명하고 있다. 다시 말하면 병적인 상태에서 어떻게 기능에 이상이 생기고 또 어떻게 하면 기능이 회복되는지를 설명하고 있다.

본 교재에서는 관련된 내용에 따라 특정한 병을 진단하는 데 필요한 검사에 대하여 간략하게 설명하였다.

2. 생명체의 특성

생명체란 무엇일까? 그것은 다음과 같은 특성을 지닌다.

1) 생명체는 복잡하고 역동적이다.

모든 생명체는 주로 탄소를 중심으로 이루어진 복잡하고 3차원적인 유기분자(organic molecule)로 구성되어 있다. 성장 및 발달 같은 생명 현상은 수천 가지의 화학 반응에 의해 일어난다. 다시 말하면 엄청나게 많고 다양한 분자가 진동과 회전을 통해 상호작용하고, 충돌과 재배열 과정을 거쳐 새로운 분자를 만든다.

2) 생명체는 조직화되어 있고 자생적이다.

생명체는 체계적으로 잘 조직되어 있다. 즉 생명을 가진 개체(예: 사람)는 특정한 기능을 수행하는 여러 기관계(예: 소화기계)로 구성되고, 기관계는 몇 개의 기관(예: 간)으로 구성되고, 기관은 조직(예: 굴 모양 혈관)으로 구성되고, 조직은 세포(예: 간세포)로 구성되고, 세포는 작은 소기관(예: 핵)으로 구성되고, 소기관은 분자(예: DNA)로 구성되고, 분자는 더 이상 분해할 수 없는 원자(예: 탄소)로 구성된다.

생명체(개체) → 기관계 → 기관 → 조직 → 세포 → 소기관 → 분자 → 원자

생명체를 구성하는 분자를 생체분자(biomolecule)라고 하는데, 이것은 원자(atom)로 구성된다. 원자는 원자핵(양성자proton와 중성자neutron로 구성됨)과 전자(electron)로 구성된다. 어떤 작은 생체분자는 서로 결합하여 큰 중합체(polymer)인 거대분자(macromolecule)를 만든다. 예를 들면, 아미노산이 결합하여 단백질이 형성되고, 뉴클레오타이드nucleotide(염기와 당과 인산의 결합체)가 결합하여 핵산이 형성되고, 단당류인 포도당이 결합하여 다당류인 녹말이나 글리코젠(glycogen)이 형성된다. 어떤 생체분자는 상이한 분자들이 결합하여 형성되는데, 이들은 특별한 기능을 수행한다. 예를 들면, 헤모글로빈(hemoglobin)은 단백질인 글로빈(globin)과 비단백질 성분인 헴(heme)이 결합하여 형성된 성분으로 혈액에서 산소를 수송한다.

생명체가 유지되려면 계속해서 에너지와 물질이 공급되어야 하고, 노폐물은 제거되어야 한다. 이러한 일은 효소(enzyme)가 촉매하는 수백 가지의 화학 반응에 의해 이루어진다. 생명체에서 일어나는 모든 반응을 종합적으로 대사(metabolism)라고 하며, 합성하는 대사를 합성 대사 또는 동화 작용(anabolism)이라고 하며, 분해하는 대사를 분해 대사 또는 이화 작용(catabolism)이라고 한다. 생명체는 내부와 외부 환경의 변화에도 불구하고 대사 과정을 일정하게 조절할 수 있는 능력이 있다. 이를 항상성(homeostasis)이라고 한다.

3) 생명체는 세포로 구성된다.

생명체는 다양한 구조와 기능을 갖는 세포로 구성된 세포 구조물이다. 세포는 막으로 둘러싸여있으며, 막은 세포 내외로 화학 물질이 이동하는 것을 조절한다. 또한 세포막은 세포 바깥의 환경 요인에 대해 세포가 반응할 수 있도록 중개 역할도 한다. 만일 세포가 성분 별로 분리되면 스스로 기능을 발휘하는 자생력을 잃는다. 세포는 세포 분열이라고 하는 특수한 과정에 의해서만 만들어진다.

4) 생명체는 정보의 지배를 받는다.

생명체는 정보에 의해 구성된다. 건축물의 구조와 종합적 기능이 설계도면에 의해 이루어지듯이 생명체의 구성과 방대한 기능도 정교하고 정확한 정보에 의해 이루어진다. 따라서 생명체는 정보처리 시스템이라고도 말할 수 있다. 생물학적 정보는 독특한 3차원적 구조의 생체분자로 구성된 메시지이다. 유전 정보는 유전자(gene)라고 불리는 핵산인 디옥시리보핵산(deoxyribonucleic acid, DNA)에 있는 뉴클레오타이드 배열 속에 저장되어 있다. 이러한 유전 정보에 따라 아미노산의 배열이 결정되고 특별한 기능을 수행하는 단백질이 만들어진다.

단백질은 다른 분자와의 상호작용을 통해 기능을 발휘한다. 단백질은 특유의 3차원적 구조를 띠고 있어서 매우 정밀하게 상보성 모양을 하고 있는 다른 분자와 결합하고 상호작용한다. 예를 들어, 이자에서 분비하는 인슐린(insulin)이 세포 표면에 있는 수용체(receptor)와 결합하면, 이것이 신호가 되어 혈액에 있는 영양 물질인 포도당이 세포 안으로 들어간다. 이와 마찬가지로 아미노산 수송도 인슐린에 의해 촉진된다.

5) 생명체는 적응하고 진화한다.

지구상에 존재하는 모든 생명체는 공통적인 기원을 갖는다. 다른 종으로부터 새로운 종이 형성되었을 뿐이다. 군집 내에서 개체가 스스로 재생될 때, 즉 DNA 분자가 복제될 때 스트레스-유도성 DNA 변조와 오류(stress-induced DNA modification and error)가 나타나 돌연변이(mutation)나 배열 변화를 일으킨다. 대부분의 돌연변이는 조용히 일어난다. 다시 말하면, 돌연변이나 배열 변화는 세포에 의해 수리되거나 생명체의 기능에 전혀 영향을 주지 않는다. 그렇지만 어떤 것은 자손의 번식을 제한하는 해로운 것도 있다. 드물지만 돌연변이가 생명체의 새로운 환경에 대한 생존력과 적응력과 생식력을 높여주기도 한다. 이러한 과정의 주요 추진력은 에너지원을 이용하는 능력에 달려있다. 생명체가 서식지 내에 있는 에너지원을 더 잘 이용할 수 있게 하는 형질을 소유하고 있다면, 그 개체는 자원이 제한적일 때 경쟁 상태에서 생존에 대한 매우 유리한 위치를 차지할 것이다. 많은 세대에 걸쳐 환경 변화와 유전 변화의 상호작용이 우호적인 형질의 축적을 유도하고 결국에는 수많은 다른 형태의 생명체를 생성한다.

3. 생체분자

생체분자는 원자로 구성된다. 현재 자연계에는 92개의 원소와 17개의 합성 원소가 존재하며, 이들 중 생명체(인체)를 구성하는 원소는 표 1과 같다. 원자는 핵과 전자로 구성된다. 핵은 다시 양성자와 중성자로 구성되며, 원자번호(atomic number)라고 하는 것은 양성자 수를 가리키고, 원자 질량(atomic mass)은 양성자 수와 중성자 수를 합한 것이다.

대부분의 생체분자는 탄화수소(hydrocarbon)라고 하는 가장 간단한 형태의 유기분자로부터 형성된다. 탄화수소는 탄소와 수소를 포함하고 있는 분자이며, 물에 용해되지 않는 소수성 분자(hydrophobic molecule)이다. 탄소는 4개의 공유 결합(covalent bond)을 형성한다. 따라서 탄소 1개는 수소 4개와 공유 결합을 이루어 메테인(methane, CH_4)을 형성한다. 이와 같은 방식으로 탄소와 수소의 결합은 에테인(ethane, C_2H_6), 프로페인(propane, C_3H_8), 뷰테인(butane, C_4H_{10}), 펜테인(pentane, C_5H_{12}), 헥세인(hexane, C_6H_{14}), 헵테인(heptane, C_7H_{16}), 옥테인(octane, C_8H_{18}), 노네인(nonane, C_9H_{20}), 데케인(decane, $C_{10}H_{22}$) 등을 형성한다. 또한 탄소 원자는 서로 1개, 2개 또는 3개의 전자를 공유하며 결합할 수 있다. 이러한 결합을 각각 단일 결합(에테인ethane, $H_3C\text{-}CH_3$), 이중 결합(예: 에틸렌ethylene, $H_2C{=}CH_2$), 삼중 결합(아세틸렌 acetylene, $H\text{-}C{\equiv}C\text{-}H$)이라고 한다. 이러한 결합이 형성되는 것은 원자는 최외각에 껍질(shell)에 8개의 전자를 갖고 있어야 안정하기 때문이다(이를 옥텟 규칙octet rule이라고 한다).

표 1-1. 인체의 구성 원소

한글명	영어명	기호(원자번호)	원자량	한글명	영어명	기호(원자번호)	원자량
주요 원소				**미량 원소**			
수소	Hydrogen	H(1)	1.0	붕소	Boron	B(5)	10.8
탄소	Carbon	C(6)	12.0	플루오린	Fluorine	F(9)	18.9
질소	Nitrogen	N(7)	14.0	바나듐	Vanadium	V(23)	50.9
산소	Oxygen	O(8)	16	크로뮴	Chromium	Cr(24)	51.9
나트륨	Sodium	Na(11)	23	망가니즈	Manganese	Mn(25)	54.9
마그네슘	Magnesium	Mg(12)	24.3	철	Iron	Fe(26)	55.8
인	Phosphorus	P(15)	30.9	코발트	Cobalt	Co(27)	58.9
황	Sulfur	S(16)	32.0	니켈	Nickel	Ni(28)	58.7
염소	Chlorine	Cl(17)	35.4	구리	Copper	Cu(29)	63.5
칼륨	Potassium	K(19)	39.0	아연	Zinc	Zn(30)	65.4
칼슘	Calcium	Ca(20)	40.0	셀레늄	Selenium	Se(34)	78.9
				몰리브데넘	Molybdenum	Mo(42)	95.9
				아이오딘	Iodine	I(53)	126.9

모든 유기 분자는 탄화수소의 탄소 골격에 다른 원자나 원자단이 붙어서 형성된 것이다. 이러한 유도체 분자의 화학적 성질은 작용기(functional group)라고 하는 특수한 원자 배열에 의해 결정된다(표 1-2). 예를 들면 알코올은 수소 원자가 수산기(hydroxyl group, -OH)에 의해 치환된 것이다. 따라서 메테인(CH_4)에서 수소 원자 하나가 -OH에 의해 치환되면 메탄올(methanol, CH_3OH)이 되고, 에테인(C_2H_6)에서 수소 하나가 -OH에 의해 치환되면 에탄올(ethanol, C_2H_5OH)이 된다.

세포에는 분자량이 1,000 달톤(dalton, 1 달톤은 수소 1개의 무게와 같음) 이하인 작은 유기 분자가 많다. 세포에는 네 종류의 작은 분자가 포함되어 있다. 이러한 작은 분자들은 몇 가지 다양한 기능을 갖고 있다. 첫째, 작은 분자들은 결합하여 중합체라고 하는 큰 분자를 합성하는 데 사용된다(표 1-3). 둘째, 어떤 분자들은 특수한 기능을 수행한다. 예를 들면, 아데노신 삼인산(adenosine triphosphate, ATP)은 화학 에너지 물질로서 세포 안에 저장되어 있다. 마지막으로 많은 작은 유기 분자들은 복잡한 대사 경로에 포함되어 있다.

표 1-2. 생체분자에 있는 주요 작용기

화합물	작용기 구조	작용기 이름	특 성
알코올 (alcohol)	R-OH	수산기 (hydroxyl group)	극성(물에 용해됨), 수소 결합 형성
알데하이드 (aldehyde)	R-C(=O)-H	카르보닐기 (carbonyl group)	극성, 일부 당에 존재함
케톤 (ketone)	R-C(=O)-R′	카르보닐기 (carbonyl group)	극성, 일부 당에 존재함
산 (acids)	R-C(=O)-OH	카르복실기 (carboxyl group)	약산, 프로톤을 공여할 때 음성 전하를 띰
아민 (amines)	$R-NH_2$	아미노기 (amino group)	약염기성, 프로톤을 수용하여 양성 전하를 띰
아마드 (amides)	$R-C(=O)-NH_2$	아미도기 (amido group)	극성이지만, 전하를 띠지 않음
티올 (thiols)	R-SH	티올기 (thiol group)	쉽게 산화하며, -S-S-(이황화 결합) 형성
에스테르 (ester)	R-C(=O)-O-R	에스테르기 (ester group)	지질 분자에서 볼 수 있음
이중 결합 (double bond)	RCH=CHR	알킨기 (alkene group)	많은 생체분자의 주요 구조 성분으로 지질에서 볼 수 있음

표 1-3. 주요 생체분자의 분류

작은 분자	중합체	일반 기능
아미노산	단백질	촉매제 및 구조 성분
당	탄수화물	에너지원, 구조 성분
지방산	중성지방	에너지원, 지질의 구조 성분
뉴클레오타이드	DNA RNA	유전정보 단백질 합성

4. 세포

세포(cell)는 생명체에서 생명 활동이 일어나는 기본 단위이자 생명체를 구성하는 기본 단위이다. 세포는 크게 핵과 소포체가 없는 원핵세포(prokaryotic cell, 예: 대장균*Escherichia coli*)와 핵을 비롯한 소기관들을 갖고 있는 진핵세포(eukaryotic cell, 예: 인체를 구성하는 세포)로 분류된다. 여기서는 기본적인 진핵세포의 구조와 기능에 대해서만 간단히 설명할 것이다. 세포에 대해 연구하는 학문을 세포학(cytology)이라고 하며, 의학 분야에는 진단세포학(diagnostic cytology)이라고 하는 학문이 있는데, 이것은 세포의 형태(예: 암세포)를 현미경으로 관찰하여 질병을 진단하는 학문이다. 세포에 대해 연구하고 전문적으로 현미경을 사용하여 세포의 형태를 관찰하는 사람을 세포학자(cytologist)라고 한다.

세포는 일정한 형태를 갖고 있으며, 그 속에는 소기관(organelle)이라고 하는 여러 가지 성분을 포함하고 있다(그림 1-1).

1) 세포막

외부 환경과 경계를 이루는 세포의 가장 바깥 구조물을 세포막(cell membrane)이라고 한다. 세포막은 원형질막(plasma membrane)이라고도 한다. 세포막은 두 층의 인지질층(이중층)으로 구성되며, 여기에 단백질과 콜레스테롤이 끼어있어서 모자이크처럼 보인다(그림 1-2). 이것이 세포막의 유동 모자이크 모델(fluid-mosaic model)이다. 세포막의 성분 구성비를 보면 지질이 45~55%, 단백질이 45~50%를 차지한다. 세포막을 형성하는 인지질은 레시틴(lecithin)이다.

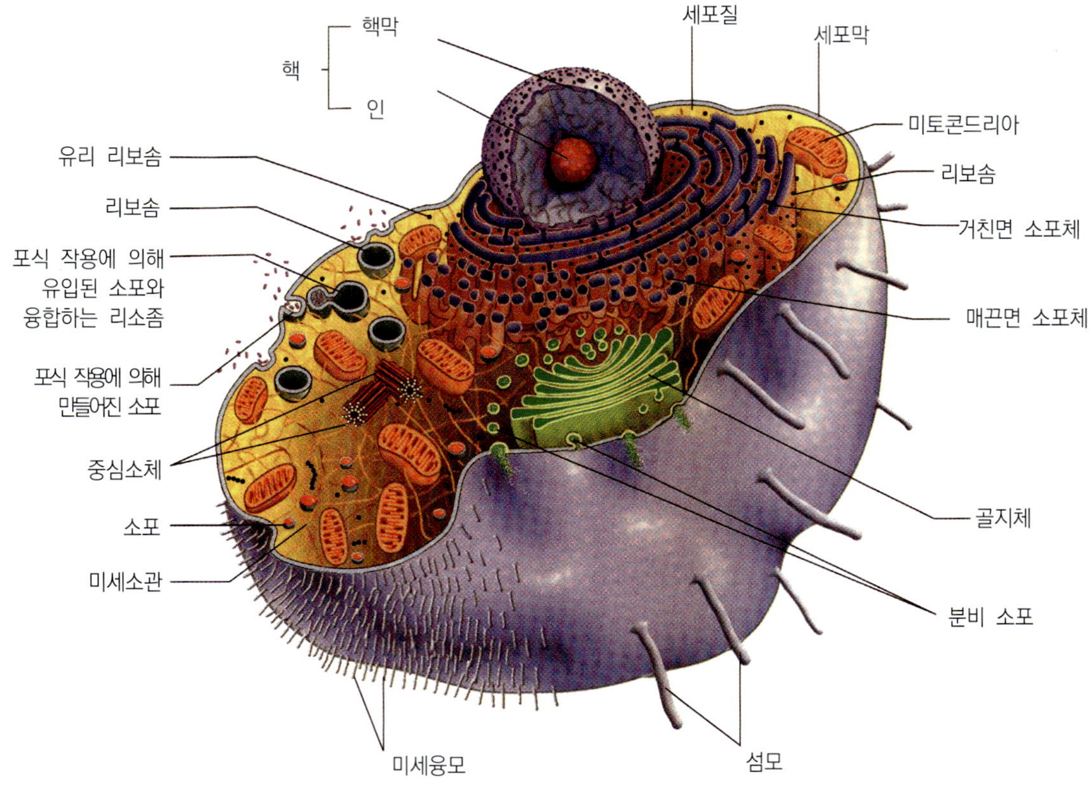

그림 1-1. **세포의 구조**

세포막은 영양물질이 세포 안으로 들어오고, 노폐물이 세포 밖으로 나가는 것을 조절한다. 세포막에는 탄수화물과 단백질의 복합체(당단백질glycoprotein)를 포함하고 있는데, 이들은 세포 사이의 교신과 세포 부착을 촉진하고 세포 특유의 면역학적 성질을 부여한다. 지질로 인해 세포막은 소수성 벽이 되므로 소수성 분자는 세포막을 잘 통과하고 수용성 분자는 잘 통과하지 못하는 선택적 투과성을 지닌다.

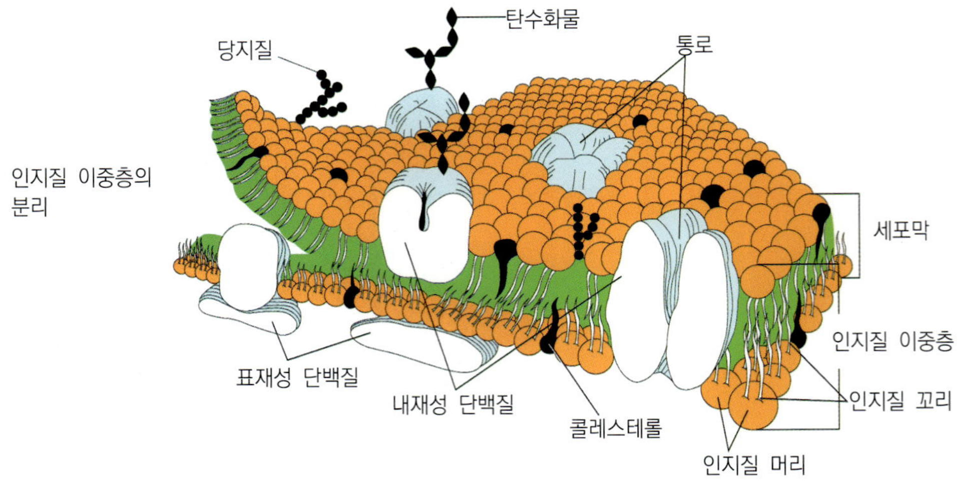

그림 1-2. **세포막**

2) 세포질

세포질(cytoplasm)은 핵막과 세포막 사이에 있는 부분이며, 시토졸(cytosol)은 막성 소기관 이외의 액체 부분을 가리킨다. 시토졸은 단백질, 효소, 핵산, 탄수화물 및 기타 생화학적 대사물질을 포함하고 있는 용액이다. 여기서 해당 작용(glycolysis)과 지방산 합성(fatty acid synthesis)을 포함한 여러 가지 대사 반응이 일어난다.

3) 핵

핵(nucleus)은 구멍(핵공)을 많이 가지고 있는 핵막에 의해 둘러싸인 직경 4~6 μm의 둥근 구조물이다. 핵에는 단단하게 코일처럼 꼬여있는 염색체(chromosome)가 있는데, 이 속에는 히스톤(histone)이라는 단백질과 결합한 DNA가 들어있다. 염색체는 세포분열시에만 볼 수 있고, 휴지기에는 풀어져서 존재하는데, 이를 염색질(chromatin)이라고 한다. 핵은 DNA에 포함된 유전 정보를 저장하고 전달하는 역할을 한다. 또한 핵 속에는 DNA 주형으로부터 만들어진 RNA를 풍부하게 갖고 있는 인(nucleolus, 핵소체라고도 함)이 있다.

4) 미토콘드리아

미토콘드리아(mitochondria)는 내막과 외막으로 구성되며, 내막의 주름이 안으로 돌출하여 형성된 크리스타(cristae)가 있고 내부 공간은 기질(matrix)로 이루어져 있는 길이 약 2 μm의 막대기 모양의 구조물이다(그림 1-3). 미토콘드리아는 화학 에너지 물질인 ATP를 생성하기 때문에 종종 세포의 "발전소"라고도 한다. 미토콘리아에는 TCA 회로와 지방산 분해, 그리고 전자 전달계에 사용되는 효소, 다시 말하면 ATP 합성에 필요한 모든 효소가 포함되어 있다. 또한 미토콘드리아는 자신의 DNA를 일정량 포함하고 있다.

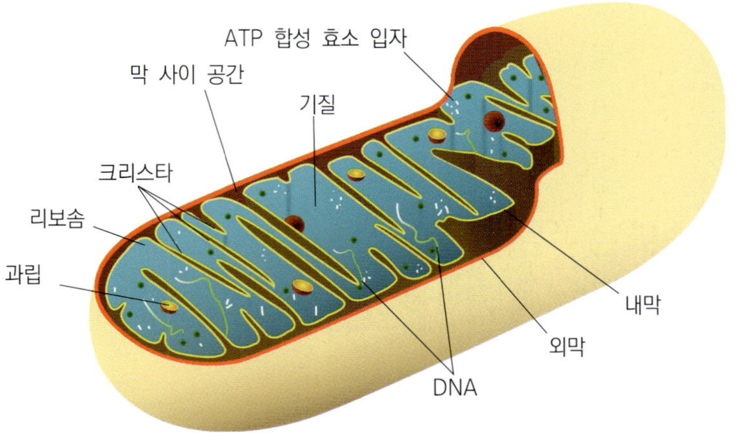

그림 1-3. **미토콘드리아**

5) 소포체

소포체(endoplasmic reticulum, ER)는 세포질 전체에 분포하고 있으며 세포막과 핵막에 부착되어 있으며 복잡하지만 내부가 연결되어 있는 하나의 막으로 구성된 구조물이다. 소포체는 표면에 리보솜이 붙어있는 것(거친면 소포체rough ER 또는 과립 소포체granular ER)과 리보솜이 없는 것(매끈면 소포체smooth ER), 두 종류가 존재한다(그림 1-4). 단백질 합성은 리보솜이 붙어있는 소포체에서 일어난다.

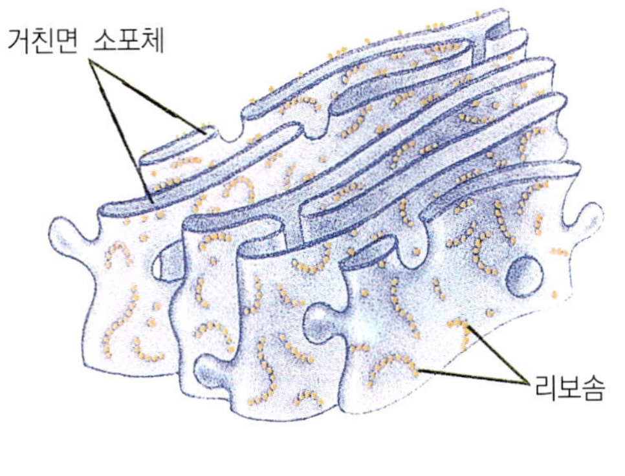

그림 1-4. **소포체**

6) 리보솜

리보솜(ribosome)은 단백질 합성이 일어나는 약 25 nm 크기의 작은 구조물이며 두 개의 소단위체로 구성되어 있다(그림 1-5). 소단위체는 침강속도가 30S와 50S인 단백질과 RNA의 복합체이다. 리보솜을 단백질 합성 공장이라고도 부른다.

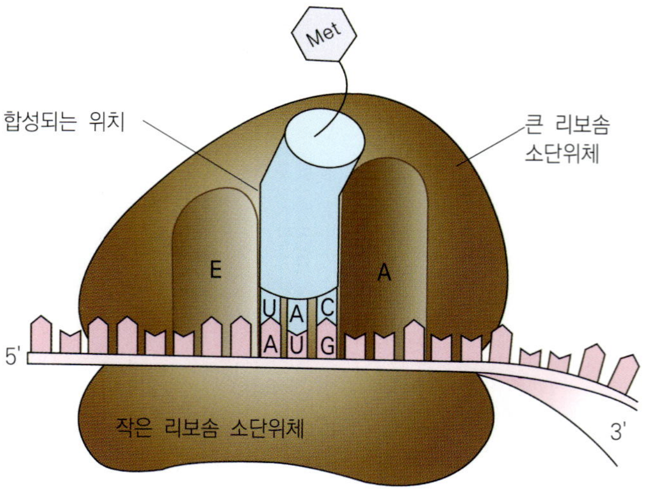

그림 1-5. **리보솜**

7) 골지체

골지체(Golgi apparatus)는 소포체를 향해 뻗어있는 시스터나(cysternae)라고 하는 납작한 막성 주머니가 층을 이루며 쌓여있는 구조물이다(그림 1-6). 이것은 핵막과 연결되어 있지 않고 또한 시스터나끼리 연결되어 있지 않다. 골지체는 소포체로부터 수송된 단백질과 지질을 변형시켜 막이나 리소좀 등 여러 목적지로 보내는 역할을 한다.

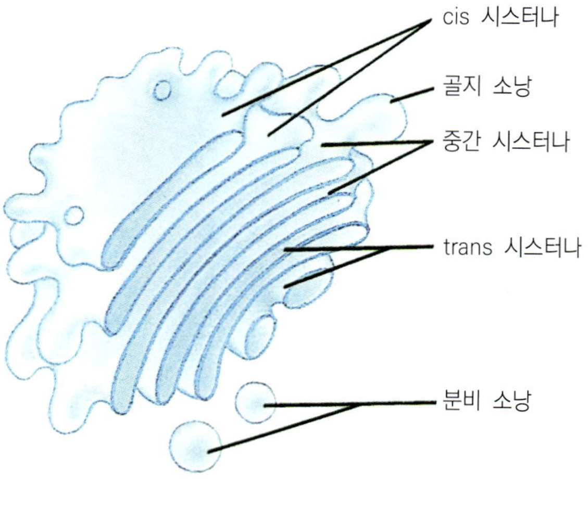

그림 1-6. **골지체**

8) 리소좀

리소좀(lysosome)은 가수 분해 효소 및 소화 효소를 포함하고 있는 막성 소낭으로 세포 안에 이물질이 들어왔을 때 이것을 분해하는 역할을 맡고 있다(그림 1-7). 리소좀은 용해소체라고도 부른다.

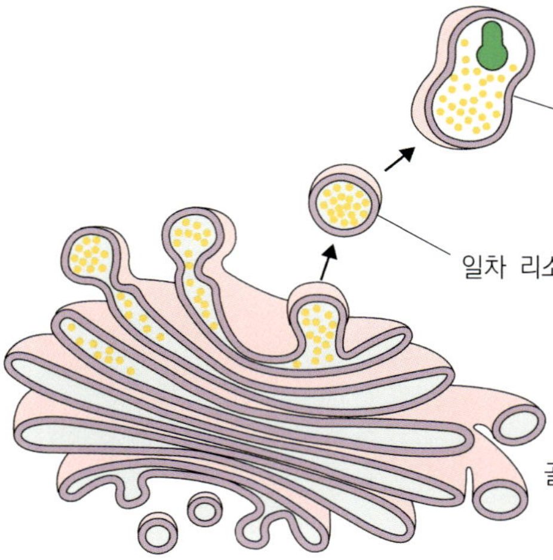

그림 1-7. **리소좀**

9) 퍼옥시좀

퍼옥시좀(peroxisome)은 세포에 독성을 나타내는 과산화수소(H_2O_2)를 H_2O와 O_2로 분해하는 카탈레이스(catalase)를 포함하고 있는 소낭이다.

10) 미세소관

미세소관(microtubule)은 튜불린(tubulin)이라고 하는 단백질로 구성된 긴 섬유이다. 이것은 세포 형태를 유지하는 세포 골격(cytoskeleton)으로 작용하며, 세포 운동에도 관여한다(표 1-4).

11) 중심체

중심체(centrosome)는 두 개의 중심소체(centriole)로 구성되며 세포 분열 시 방추사(spindle)를 발생시켜 복제된 염색체인 염색분체(chromatid)를 양극으로 이동시키는 역할을 한다.

표 1-4. **세포 골격의 기능**

1. 세포 분열 시 염색체 이동
2. 분비 주머니 이동
3. 세포 안에서의 물질 이동
4. 세포 자체 이동
5. 세포간 연결
6. 신경 세포에서 신경 분비 물질의 방출과 흡수

표 1-5. 세포의 구조와 기능

소기관	구조	기능
세포막	인지질 이중층, 단백질, 콜레스테롤	세포 형태 유지, 내외로의 물질 이동
세포질	세포막과 핵 사이의 유동 성분	생명 활동 관련 반응
소포체	소관	매끈면 소포체 (인지질과 스테로이드 합성, 칼슘 이온 저장) 거친면 소포체 (리보솜에서 합성한 단백질의 가공과 소낭 형성 및 운반)
리보솜	단백질과 RNA로 구성된 입자	단백질 합성
골지체	납작한 막성 주머니	탄수화물 합성과 가공, 지질 분비
미토콘드리아	이중막	ATP합성
리소좀	막성 주머니	가수 분해 효소 함유, 이물질 분해
퍼옥시좀	막성 주머니	과산화수소 분해 효소 함유
중심체	두 개의 막대기 모양	세포 분열 시 염색체 이동
액포(공포)	막성 주머니	물질 저장과 방출
미세섬유와 미세소관	얇고 빈 관	세포질지지(세포 형태 유지), 세포질 내의 물질 수송
섬모와 편모	작은 세포질 돌기	세포 표면에서의 물질 이동, 세포 이동
핵막	핵을 둘러싼 이중막	핵 지지, 핵과 세포질 사이의 물질 이동 통제
인(핵소체)	단백질과 RNA로 구성된 덩어리	리보솜 합성
염색질	단백질(히스톤)과 DNA로 구성된 덩어리	유전 암호

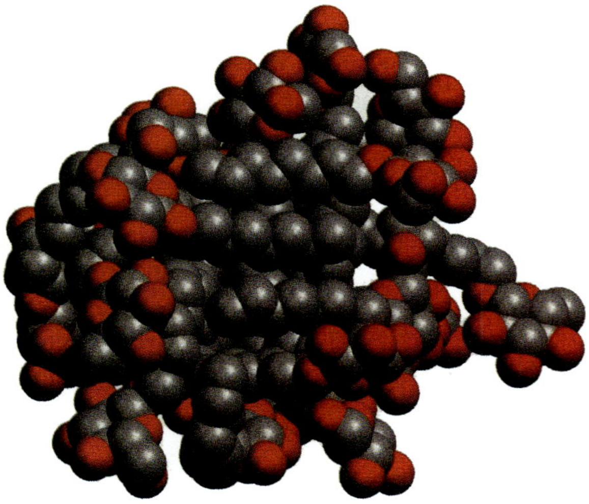

Chapter 2

Water: The medium of Life
물: 생명체의 매질

학 습 목 표

- 물과 수소 결합의 중요성 설명하기
- 산과 염기의 개념 이해하기
- 완충 용액의 기능 설명하기

02 생명체의 매질

물이 생명체에서 가장 중요한 화학 물질인 것은 의심할 여지가 없다. 만일 물이 없다면 생명체는 존재할 수 없다. 인체에서 물은 세포의 약 70%와 혈액의 80% 이상 그리고 체중의 약 60~70%를 차지한다. 생명체에서 일어나는 모든 화학 반응은 물을 매개로 하여 일어난다. 다시 말하면 물은 생화학 반응의 용매라고 할 수 있다. 따라서 본 장에서는 물이 어떤 특수한 성질을 갖고 있고, 이것이 왜 생명체에 왜 필수적인 요소인지를 살펴볼 것이다. 화학 반응은 용액(물과 그 속에 포함된 물질을 총칭함)의 산성과 염기성의 정도에 의해 크게 영향을 받는다. 따라서 산과 염기의 성질을 포함하여, 이러한 것을 조절해주는 완충 용액이 어떻게 작용하는지에 대해서도 살펴볼 것이다.

1. 물의 화학

물 분자는 산소 1개와 수소 2개가 결합하여 구성되며, 분자식은 H_2O이다. 그런데 산소와 수소가 공유 결합을 하여 "H-O-H"를 형성할 때 산소의 전기음성도(electronegativity, 원자의 전자를 끌어당기는 능력의 척도)가 3.5로서 수소의 2.1보다 크기 때문에 수소의 전자가 산소 쪽으로 치우쳐 분포한다. 전자는 음전하를 띠고 있으므로 그림 2-1에서 보는 것처럼 산소는 2개의 전자를 끌어당겨 미세한 부분 음전하(partial negative charge, $2\delta^-$)를 띠게 되며, 수소 입장에서 보면 전자를 부분적으로 잃어버린 것이 되기 때문에 미세한 부분 양전하(partial positive charge, δ^+)를 띤다. 이렇게 부분 +와 - 전하에 의해 극이 나누어진 분자를 쌍극자(dipole)라고 하며, 이로 인해 나타나는 성질을 극성(polarity)이라고 한다.

첫 번째 물 분자가 두 번째 물 분자와 만나면, 첫 번째 물 분자의 산소(δ^-)가 두 번째 물 분자의 수소(δ^+)를 끌어당겨 결합한다. 이것을 수소 결합(hydrogen bond)이라고 한다. 수소 결합은 두 원자가 전자를 서로 공유하는 공유 결합(covalent bond)이 아니라, 반대 전하를 띠고 있는 이온 사이의 전기적 인력, 즉 정전기적 결합(electrostatic bond)이다. 이러한 방식으로 물 분자는 덩어리를 형성한다. 이러한 덩어리는 1초에도 여러 번 형성과 분해를 반복한다.

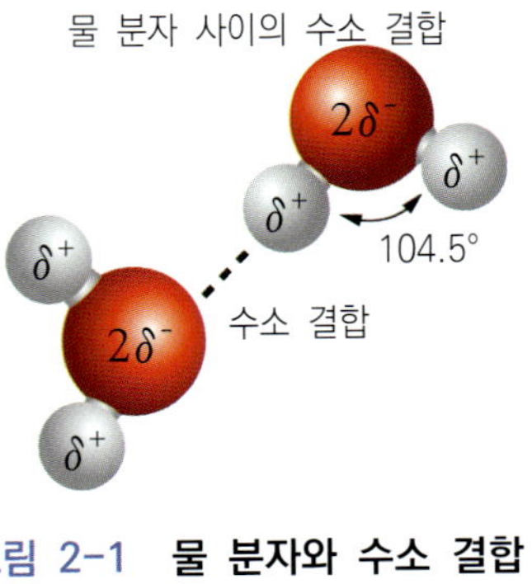

그림 2-1 물 분자와 수소 결합

수용액의 내부 응집력(internal cohesion, 물 분자가 서로 붙는 경향)이 높은 것은 물 분자 사이의 수소 결합 때문이다. 이러한 접착성 때문에 물의 물리적 성질이 분자의 크기에 비해 매우 특이하다. 물은 비슷한 분자량을 가진 다른 물질보다 끓는점이 더 높아 100℃에 이른다(표 2-1). 이렇게 끓는점이 높은 것은 물에 있는 무수한 수소 결합을 끊고 개별 물 분자(증기)로 유리시키는 데 많은 열에너지가 사용되기 때문이다. 물은 또한 어는점(freezing point)이 비정상적으로 높고(0℃), 점도(viscosity) 및 표면장력(surface tension)도 비정상적이다. 물의 이러한 성질은 모두 수소 결합으로 인해 생긴다.

표 2-1. 물과 기타 공유 결합 화합물의 끓는점과 녹는점

	물(H_2O)	암모니아(NH_3)	메테인(CH_4)
끓는점(℃)	100	-33	-162
어는점/녹는점(℃)	0	-78	-183
점도	1.01	0.25	

만일 물이 액체 암모니아와 비슷한 끓는점을 갖고 있다면, 지구상에 있는 모든 물은 증기로서 존재할 것이다. 이렇게 되면 바다도, 강도, 호수도 없고 생명체도 존재하지 않을 것이다. 호수나 강 위에 있는 얼음은 바닥으로 가라앉지 않고 부유한다. 그래서 물고기를 비롯한 수서생물이 겨울에 살아갈 수 있다. 물은 표면장력이 크기 때문에 나무의 뿌리와 줄기를 통해 잎까지 올라간다. 이것은 모세관 작용(capillary action, 하나의 물 분자가 다른 하나의 물 분자를 끌어당기는 분자 인력)에 의해 완성된다. 놀랍게도, 이 모든 것은 수소 결합 때문에 일어나는 현상이다. 물은 또한 다른 물질을 용해시키는 매우 중요한 성질을 갖고 있다.

물은 양극성 분자이기 때문에 반대 전하를 띤 다른 원자를 끌어당길 수 있다. 따라서 물은 다른 물질과 한 개 또는 그 이상의 수소 결합을 형성하여 극성 또는 친수성 물질을 용매화함으로써 "용매 껍질(solvation shell)"을 형성할 수 있다. 또한 물은 이온(예: Na^+) 주위에도 용매 껍질을 만들 수 있다. 따라서 물은 당(sugar), 알코올(alcohol), 알데하이드(aldehyde), 케톤(ketone)과 같은 많은 극성 물질을 쉽게 용매화할 수 있다. 또한 양전하나 음전하를 띠는 이온들도 용매화할 수 있다. 대부분의 단백질, 탄수화물, 아미노산 및 핵산은 극성 분자로 만들어졌기 때문에 물에 잘 용해된다. 이렇게 물은 많은 다른 물질들을 용해하기 때문에 만능 용매(universal solvent)라고 불린다.

2. 물의 해리 상수(K_w), 산, 염기

인체는 대체적으로 산(acid)과 염기(base)로 채워져 있으며, 모든 생명체는 이러한 생물학적 활성 물질의 절묘한 균형에 의해 유지되고 있다. 산과 염기를 이해하려면 먼저 물의 산과 염기에 대한 성질을 살펴보아야 한다.

두 개의 물 분자가 반응하면 하이드로늄 이온(hydronium ion, H_3O^+)과 수산화 이온(hydroxide ion, OH^-)을 형성한다. 이러한 반응은 수용액에서 일정한 비율로 가역적으로 일어난다.

$$H_2O + H_2O \rightleftharpoons H_3O^+ + OH^-$$

하지만 단일 물 분자의 해리는 일반적으로 H^+과 OH^-으로 표현하는 것이 관례화되어 있다. 여기서 H^+ 농도는 약자로 $[H^+]$로 나타낸다. 따라서 괄호는 몰 농도를 가리킨다.

$$H_2O \rightleftharpoons H^+ + OH^-$$

수용액에서 실제 $[H^+]$는 무시해도 되고, 대체적으로 모든 H^+는 H_3O^+으로 존재한다. 따라서 앞으로 산과 염기를 설명할 때 자주 등장하는 $[H^+]$는 정상적으로 $[H_3O^+]$를 가리킨다.

1) K_w

물의 해리를 나타내는 평형 상수(equilibrium constant, K_{eq})는 $K_{eq} = [H^+][OH^-]/[H_2O]$이다. 이 식의 양변에 $[H_2O]$를 곱하면 $K_{eq}[H_2O] = [H^+][OH^-]$가 된다. 묽은 수용액에서 $[H_2O]$는 약 55.5 M이다. $[H_2O]$가 일정하다고 가정할 때, $K_{eq}[H_2O]$는 일정한 비율로 두 개의 산물로 되며, 이 새로운 상수를 K_w라고 한다.

$$K_{eq}[H_2O] = K_w = [H^+][OH^-]$$

실험적으로 25℃에서 $K_w = 1 \times 10^{-14}$이며, 체온인 37℃에서도 거의 같다. 수용액에서 K_w는 주어진 $[OH^-]$로 $[H^+]$를, $[H^+]$로 $[OH^-]$를 계산할 수 있다.

$$K_w = [H^+][OH^-] = 1 \times 10^{-14} \text{ 이므로}$$
$$[H^+] = 1 \times 10^{-14}/[OH^-] \text{ 및 } [OH^-] = 1 \times 10^{-14}/[H^+]$$

2) 산과 염기

물 분자가 해리하면 한 개의 H^+과 한 개의 OH^-을 생성하므로 순수한 물은 $[H^+] = [OH^-]$이다. 만일 산이나 염기의 용질이 존재하면 $[H^+]$와 $[OH^-]$는 다르다. 브뢴스테드-로우리(Brönsted-Lowry)는 생물학적 관점에서 산을 프로톤 공여체(proton donor), 염기를 프로톤 수용체(proton acceptor)로 정의하였다.

산(ACID)	염기(BASE)
물에서 해리할 경우 $H^+(H_3O^+)$을 생성함	물에서 용해될 때 OH^-을 생성함
$AH \rightarrow A^- + H^+$	$BOH \rightarrow B^+ + OH^-$
$AH + H_2O \rightarrow A^- + H_3O^+$	$B + H_2O \rightarrow BH^+ + OH^-$
예:	예:
$HCl \rightarrow H^+ + Cl^-$	$NaOH \rightarrow Na^+ + OH^-$
$HCl + H_2O \rightarrow Cl^- + H_3O^+$	$NH_3 + H_2O \rightarrow NH_4^+ + OH^-$

[읽기] H^+: 수소 이온, OH^-: 수산화 이온, Cl^-: 염화 이온, Na^+: 나트륨 이온

산성 용액(acidic solution)은 $[H^+]$가 $[OH^-]$보다 더 크고, 염기성 용액(basic solution)은 $[OH^-]$가 $[H^+]$보다 더 크고, 중성 용액(neutral solution)은 $[OH^-] = [H^+]$이다.

3) pH

수용액 중의 $[H^+]$와 $[OH^-]$는 그 양이 매우 적어 표현이 어렵기 때문에 쇠렌센(Sörensen)은 각각 pH{$[H^+]$의 음대수($-\log[H^+]$)}와 pOH{$[OH^-]$의 음대수($-\log[OH^-]$)}로 간단히 표현하였다.

$$pH = -\log[H^+]$$
$$pOH = -\log[OH^-]$$

$[H^+]$와 $[OH^-]$를 곱하면 1×10^{-14}이 되므로 pH + pOH = 14이다. $[H^+]$, $[OH^-]$, pH, pOH 사이의 관계는 다음과 같이 간단히 나타낼 수 있다.

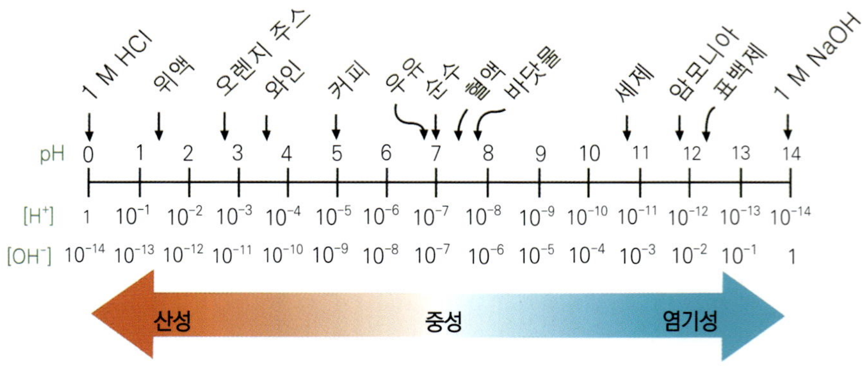

그림 2-2 **pH 척도**

이러한 pH 척도를 보면, pH는 0 이하일 수도 있고, 14보다 더 클 수도 있다. pH가(-)(pH<0)라는 것은 $[H^+]$가 1 M보다 더 크다는 것을 의미하며, pH가 14 이상(pH>14)은 $[H^+]$가 10^{-14} M 이하임을 의미한다. 하지만 이러한 극단적인 pH는 자주 볼 수 없다. 인체의 혈액을 비롯한 체액과 자주 접하는 액체의 pH를 표 2-2에 요약하였다.

"산"과 "산성 용액"을 구분하는 것도 중요하다. 산성 용액은 염기보다 산을 더 많이 포함하고 있으며, pH는 7 이하이며, $[H^+]$가 $[OH^-]$보다 더 크고 1×10^{-7} M보다 더 크다는 것을 가리킨다. 산은 용액에 있지 않다면 해리되지 않기 때문에, 그것은 $[H^+]$나 pH를 갖지 않는다. 산이 용액에 첨가될 때 pH를 낮출 것이다. 그러나 양이 적으면 용액을 산성화하지 못한다.

pH 7은 중성(neutral)으로 정의된다. 이것은 특정 용액에 $[H^+]$가 10^{-7} M이 있음을 의미한다.

$$pH = -\log[H^+] = -\log(10^{-7}) = -(-7) = 7$$

pH 척도에서 한 숫자는 앞뒤 숫자보다 $[H^+]$가 10배 더 크거나 작다. 예를 들면, pH 2(10^{-2} M)는 pH 3(10^{-3} M)보다 $[H^+]$가 10배 더 크다.

표 2-2. 몇 가지 액체의 pH

액체	pH
위액	1.6 ~ 1.8
레몬주스	2.3
식초	2.3 ~ 4.3
콜라	3
소변	4.4 ~ 8.0
타액	6.2 ~ 7.4
혈액	7.35 ~ 7.45

4) 강산과 약산

강산(strong acid)은 프로톤에 대한 친화성(affinity)이 매우 작아 쉽게 이온화하고 프로톤을 잃는다. 염산(hydrochloric acid, HCl), 질산(nitric acid, HNO_3), 황산(sulfuric acid, H_2SO_4), 과염소산(perchloric acid, $HClO_4$)이 대표적인 강산이다. 이러한 강산은 다음과 같이 이온화된다.

$$HCl \xrightarrow{\text{100\% 이온화}} H^+ + Cl^-$$

강염기(strong base)는 프로톤에 대한 친화성이 커서 용액에서 프로톤을 쉽게 받아들인다.

약산(weak acid, HA)은 자신의 프로톤에 대한 친화성이 커서 강산처럼 프로톤을 쉽게 내놓지 않는다. 따라서 약산은 매우 제한된 양만 H^+와 짝염기(conjugated base)인 A^-로 이온화되고, 대부분의 약산은 이온화되지 않은 채로 남는다. 아세트산(acetic acid)의 경우는 약 99%가 이온화되지 않는다.

$$\text{HA(약산)} \xrightleftharpoons{\text{제한된 이온화}} H^+ + A^-$$

마찬가지로, 약염기(weak base)는 프로톤에 대한 친화성이 거의 없는 물질로서 정의된다. 따라서 약염기는 용액에 있는 프로톤을 쉽게 받아들이지 않는다.

약산은 각각 고유의 일정한 비율로 해리된다. 이러한 비율을 해리 상수(dissociation constant, K_a)라고 한다. 해리 상수는 1이하의 소수점 값을 갖기 때문에 K_a에 음의 대수(-log)를 붙여 '$pK_a = -\log K_a$'로 나타낸다.

$$\text{HA(약산)} \xrightleftharpoons{K_a} H^+ + A^-\text{(짝염기)}$$

여기서

$$K_a = 해리\ 상수 = \frac{생성물}{반응물}$$

$$K_a = \frac{[H^+][A^-]}{[HA]}$$

해리 상수는 보통 $10^{-2} \sim 10^{-8}$이며, 약산의 상대적 강도를 가리킨다. 예를 들어 해리 상수가 10^{-6}이면 매우 적은 양이 H^+와 A^-로 해리한다는 것을 의미한다. 이 값은 소수점이기 때문에 표현하기가 난해하다. 따라서 pK_a를 사용한다.

$$pK_a = -\log K_a \text{ 이므로, } pK_a = -\log(10^{-6}) = -(-6) = +6$$

생물학적으로 중요한 무기 약산은 인산(phosphoric acid, H_3PO_4)과 탄산(carbonic acid, H_2CO_3)이며, 인산의 pK_a는 2.15이며, 탄산의 pK_a는 6.35이다. 몇 가지 중요한 약산의 K_a와 pK_a를 표2-3에 나타냈다.

표 2-3. 대표적인 약산의 해리 상수 K_a와 pK_a

산	HA	A^-	K_a	pK_a
인산	H_3PO_4	$H_2PO_4^-$	7.08×10^{-3}	2.15
인산이수소 이온	$H_2PO_4^-$	HPO_4^{2-}	6.31×10^{-8}	7.20
인산수소 이온	HPO_4^{2-}	PO_4^{3-}	4.17×10^{-13}	12.4
탄산	H_2CO_3	HCO^{3-}	4.46×10^{-7}	6.35
탄산수소 이온	HCO_3^-	CO_3^{2-}	4.68×10^{-11}	10.3
아세트산	CH_3COOH	CH_3COO^-	1.74×10^{-5}	4.76
젖산	$CH_3CHOHCOOH$	$CH_3CHOHCOO^-$	1.38×10^{-4}	3.86
암모늄 이온	NH_4^+	NH_3	5.62×10^{-10}	9.25

3. 완충계

완충계(buffer system)란 과다한 산이나 염기가 첨가될 때 pH의 변화에 저항하는 경향이 있는 화학 시스템이다. 완충 용액(buffer solution)은 보통 약산과 그의 짝염기(conjugated base)로 구성된 용액이다. 완충 작용이 어떻게 일어나는지 완전하게 이해하려면 다음의 설명에 주의를 기울여야 한다.

1. 약산(HA)이 있다고 가정하자.
2. 우리는 이 약산이 매우 조금만 해리한다는 것을 알고 있다.
   $HA \rightleftharpoons H^+ + A^-$
3. 따라서 대부분의 약산은 HA의 형태로 있고 일부만 H^+와 A^-로 존재한다.
4. 여기에 과잉의 강염기(OH^-)를 첨가한다.
5. 그러면 다음과 같은 반응이 일어난다.
   $$HA \rightarrow H^+ + A^-$$
   $$\downarrow + OH^-$$
   $$H_2O$$
6. 과잉의 OH^-이 첨가됨으로써 OH^-은 H^+과 결합하여 물을 형성한다(중화 반응).
7. 이것은 평형 상태에 혼란을 일으키고 HA가 더욱 해리하도록 한다.
8. 새로 생성된 H^+은 OH^-과 더욱 반응하여 H_2O를 생성한다. 이 과정은 OH^-이 모두 중화될 때까지 계속된다.
9. 따라서 HA의 농도가 감소하고 A^-는 증가한다. 만일 충분한 HA가 존재한다면 과잉의 OH^-을 중화하여 pH는 변하지 않을 것이다.

약산의 해리와 완충의 개념을 헨더슨-하셀바흐 식(Henderson-Hasselbalch equation)을 사용하여 요약하면 다음과 같다.

1. 약산(HA)이 있다고 하자. 그러면 다음과 같이 해리한다.
   $$HA + H_2O \overset{K_a}{\rightleftharpoons} H_3O^+ + A^-$$
   여기서 $K_a = \dfrac{[H_3O^+][A^-]}{[HA]}$, 그리고 $[H_2O] = 1$
2. 위 식을 재배열하자.
   $$K_a[HA] = [H_3O^+][A^-]$$
   $$\frac{K_a[HA]}{[A^-]} = [H_3O^+]$$
3. 양변을 바꾸어라.
   $$[H_3O^+] = K_a\frac{[HA]}{[A^-]}$$
4. 양변에 대수를 취하라.
   $$\log[H_3O^+] = \log(K_a) + \log\frac{[HA]}{[A^-]}$$
5. 양변에 −1을 곱해라.
   $$-\log[H_3O^+] = -\log(K_a) - \log\frac{[HA]}{[A^-]}$$
6. $pH = -\log[H_3O^+]$, $pK_a = -\log(K_a)$ 이므로
7. $pH = pK_a - \log\dfrac{[HA]}{[A^-]}$
   $$pH = pK_a + \log\frac{[A^-]}{[HA]} \quad \text{(Henderson-Hasselbalch식)}$$

헨더슨-하셀바흐 식은 약산 용액에서 pH와 pK_a와 HA 및 A^- 농도 사이의 관계를 기술한 것이다. 만일 3개의 인자 중 2개를 알면 알지 못하는 인자를 해결할 수 있다. 이 방정식을 혈액 pH와 혈액 가스를 설명하는 데 적용하면 매우 유용하게 사용할 수 있다. 혈액의 완충 작용에 대한 내용은 12장에 자세히 설명하였다.

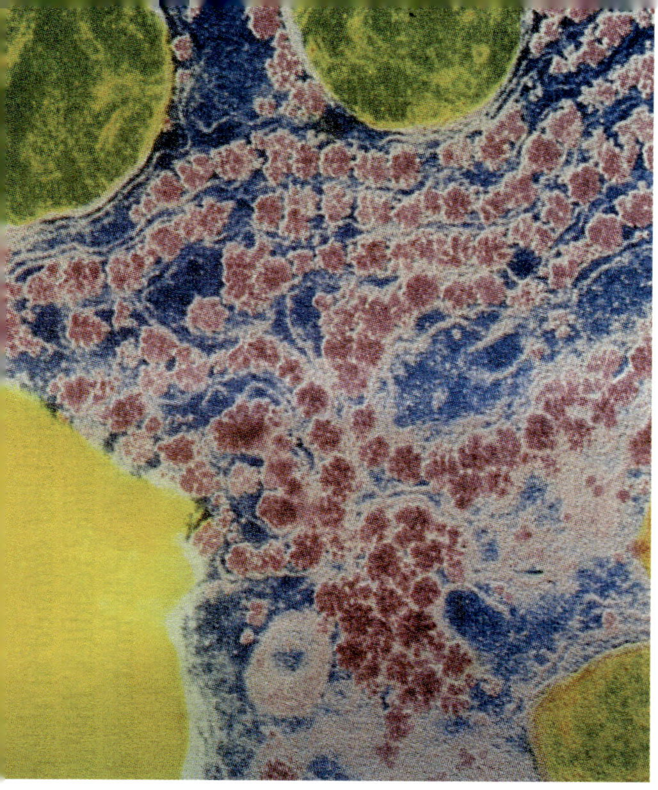

Chapter 3

Carbohydrate
탄수화물

학 습 목 표

- 탄수화물의 분류 이해하기
- 포도당의 구조 그리기와 주요 육탄당의 반응 이해하기
- 이당류와 다당류의 구조 및 반응 비교하기
- 당뇨병 발생 메커니즘 설명하기

03 탄수화물(carbohydrate)

탄수화물(carbohydrate)은 기본적으로 탄소(C)와 수소(H)와 산소(O)로 구성된 화합물로서 '탄소와 물의 화합물'이란 뜻을 지니며, 일반식은 $(CH_2O)n$으로 나타낸다. 탄수화물을 당질(糖質)이라고도 부르는데, 그 이유는 탄수화물의 본질이 당(sugar)과 그 중합체(polymer)이기 때문이다. 현재, 탄수화물은 폴리하이드록시알데하이드(polyhydroxyaldehydes)나 폴리하이드록시케톤(polyhydroxyketones) 또는 가수 분해 시 이러한 화합물을 생성하는 물질로 정의하고 있다. 여기서 '폴리하이드록시'란 알코올기(-OH)를 여러 개 갖고 있는 것을 뜻한다. 따라서 단순 탄수화물은 알코올이며, 알데하이드 화합물(aldehydes)이거나 케톤 화합물(ketones)이다.

사람의 몸에 필요한 에너지는 탄수화물, 아미노산, 지질로부터 얻는데, 뇌, 적혈구, 망막 세포는 주로 탄수화물로부터 에너지를 얻는다. 사람의 몸에 에너지원인 포도당이 필요량 이상으로 존재하면 간과 근육에 글리코젠(glycogen)이라는 큰 물질로 저장했다가 필요할 때 분해하여 사용한다. 탄수화물(당질)은 지질이나 단백질과 결합하여 당지질(glycolipid)이나 당단백질(glycoprotein)을 구성하며, 세포막이나 점액 등의 일부를 형성하고 있다. 탄수화물은 영양학적인 측면에서도 중요한 영양소이며, 이들은 음식물을 통해 지속적으로 공급되어야 한다.

탄수화물과 관련된 질병 상태는 크게 두 개의 군, 즉 고혈당증(hyperglycemia)과 저혈당증(hypoglycemia)으로 나뉜다. 그중에서도 고혈당증이 임상적으로 중요한데, 이는 당뇨병(diabetes mellitus, DM)에서 나타나는 주요 증상이기 때문이다.

1. 탄수화물의 분류

탄수화물은 분자의 구성 상태 및 크기에 따라 단당류(monosaccharide), 이당류(disaccharide), 올리고당류(oligosaccharide) 및 다당류(polysaccharide)로 분류한다.

1) 단당류

단당류란 용액을 산성에서 가열했을 때 더 이상 분해되지 않는 가장 단순한 구조의 당이다. 이것은 탄소의 수에 따라 다시 세분화된다(표 3-1). 탄소 수가 3개이면 삼탄당(triose), 4개이면 사탄당(tetrose), 5개이면 오탄당(pentose), 6개이면 육탄당(hexose)이라고 한다. 자연계에는 삼탄당부터 구탄당(nanose)까지 존재하지만, 중요한 것은 오탄당과 육탄당이다. 당을 가리키는 영어 이름에는 보통 접미어 "-ose"가 붙는다.

표 3-1. 탄소 사슬의 크기에 따른 단당류 분류

탄소 수	당 이름
3	삼탄당(triose)
4	사탄당(tetrose)
5	오탄당(pentose)
6	육탄당(hexose)

당은 작용기로서 알데하이드기[aldehyde group, 어원: 알코올기(-OH)에서 수소가 제거된 것]나 케톤기(ketone group)를 갖는데, 알데하이드기를 갖고 있으면 알도스(aldose)라고 부르며, 케톤기를 갖고 있으면 케토스(ketose)라고 부른다(그림 3-1).

◆ 당의 이성체

분자를 구성하는 원자의 종류와 각각의 원자 수가 동일한 화합물을 이성체(isomer)라고 한다. 그중에서도 구조식이 같고, 공간적 구조가 다른 화합물을 입체 이성체(stereoisomer)라고 한다. 입체 이성체의 한 가지로 두 분자가 물리화학적 성질은 같지만, 서로 거울을 보고 있는 것 같은 구조를 하고 있을 때, 이것을 광학 이성체(optical isomer)라고 한다. 탄소 원자는 4개의 결합 수를 갖는데, 4개가 모두 서로 다른 원자나 원자단과 결합해 있을 때, 그 탄소 원자를 부제 탄소 또는 비대칭 탄소(asymmetric carbon)라고 한다. 분자가 부제 탄소를 가지면 광학 이성체가 될 수 있다. 이러한 화합물은 광학 활성을 가지며, 용액에 편광을 통과시키면 편광면이 회전한다. 빛의 진행 방향에 따라 오른쪽(시계 방향)으로 회전하는 성질을 우선성(右旋性)이라고 하며, 이것은 이탈리아어로 오른 쪽을 뜻하는 *dextro*-(D-)나

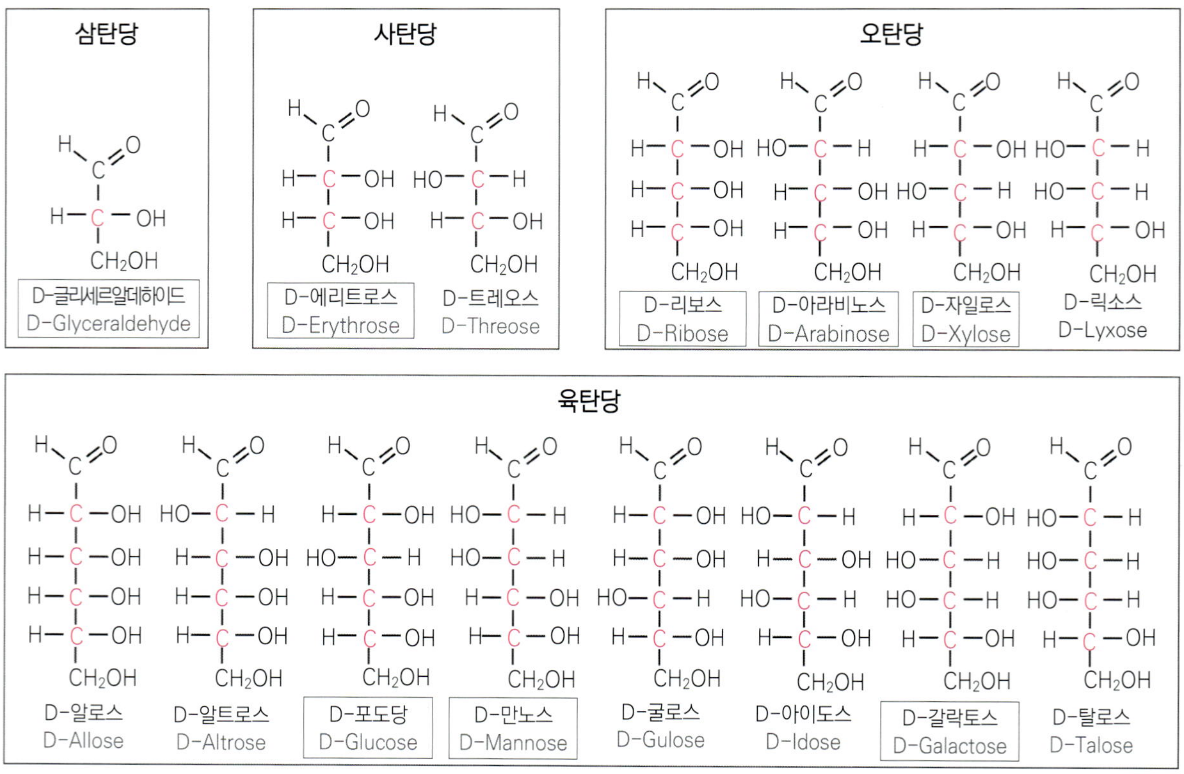

그림3-1(a). D-알도스

(+)로 표시한다. 한편 왼쪽(시계 반대 방향)으로 회전하는 성질을 좌선성이라고 하며, 이것은 이탈리아어로 왼쪽을 뜻하는 *levo*-(L-) 또는 (-)로 표시한다. 일반적으로 비대칭 탄소 수가 n이면 입체 이성체 수는 2^n이 된다.

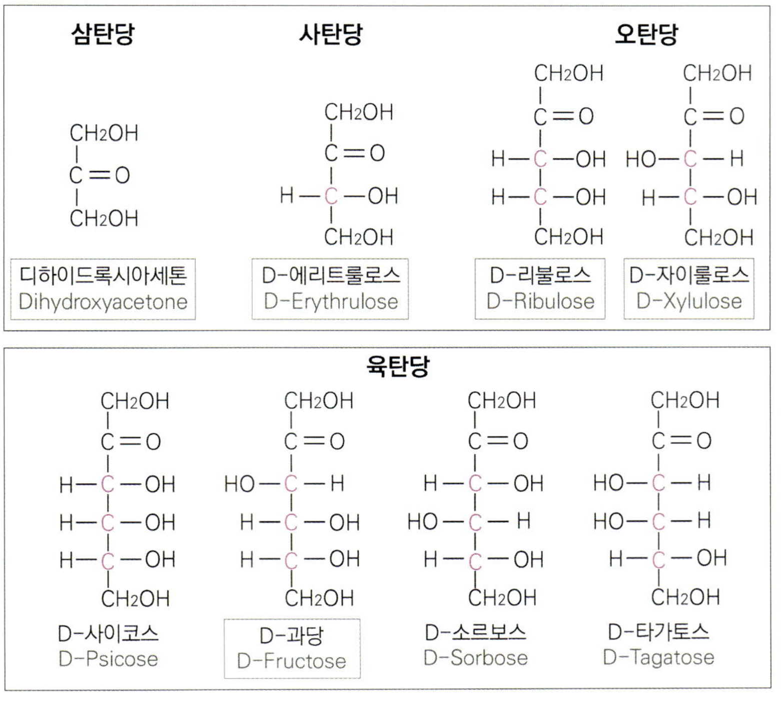

그림 3-1(b). **D-케토스**

◆ D형과 L형

단당류의 직선 구조식(Fischer projection formula)의 마지막 부제 탄소에 '-OH'기가 오른쪽에 있으면 D형이라고 하고, 왼쪽에 있으면 L형이라고 한다.

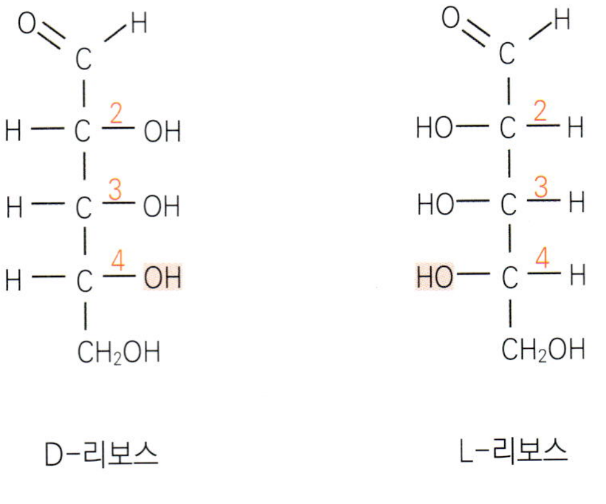

그림 3-1(a)는 D-알도스 계열의, 그리고 그림 3-1(b)는 D-케토스 계열의 구조적 관계를 나타낸 것이다.

◆ 당의 고리 구조

오탄당이나 육탄당 이상의 당은 용액에서 고리 구조가 직선 구조보다 더 안정하다. 알데하이드기나 케톤기는 분자 내의 알코올기와 반응하여 각각 헤미아세탈(hemiactal)과 헤미케탈(hemiketal)을 형성한다(그림 3-2,3). 이렇게 형성된 육각형 고리를 피란(pyran)이라고 하며, 오각형의 고리를 푸란(furan)이라고 하는데, 이러한 구조식(Haworth projection formula)으로 이루어진 당을 각각 피라노스(pyranose)와 푸라노스(furanose)라고 부른다. 용액에 있는 포도당은 99% 이상이 피라노스이고, 푸라노스는 1% 이하이다. 또한 직선 구조는 0.02%정도이다.

◆ α형과 β형

고리 구조식에서는 1번 탄소가 새로운 부제 탄소가 되며, 이 탄소를 아노머 탄소(anomeric carbon)라고 한다. 이러한 아노머 탄소에서 배치가 다른 이성체를 아노머(anomer)라고 하며, '-OH'기가 고리 중의 '-O-'쪽(고리 구조에서는 아래쪽)에 있는 것을 α 형, 반대쪽(고리 구조에서는 위쪽)에 있는 것을 β형이라고 한다. α -포도당과 β -포도당은 수용액에서 쉽게 상호 전환되어 평형 상태를 유지하는데 α -D-글루코피라노스가 36%, β -D-글루코피라노스가 64%의 비율로 존재한다. 이렇게 저절로 상호 전환되는 과정을 변선광 회전(mutarotation)이라고 한다.

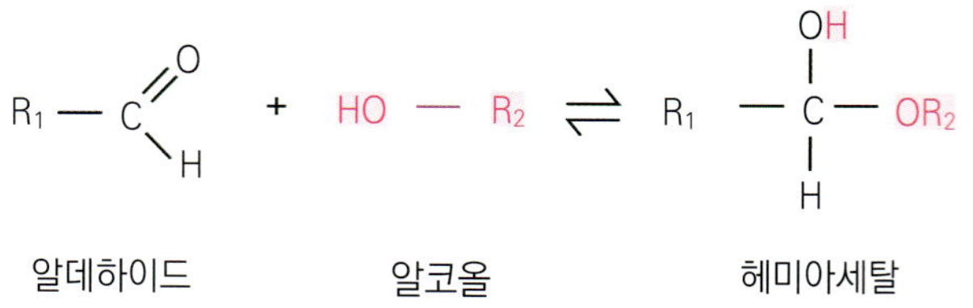

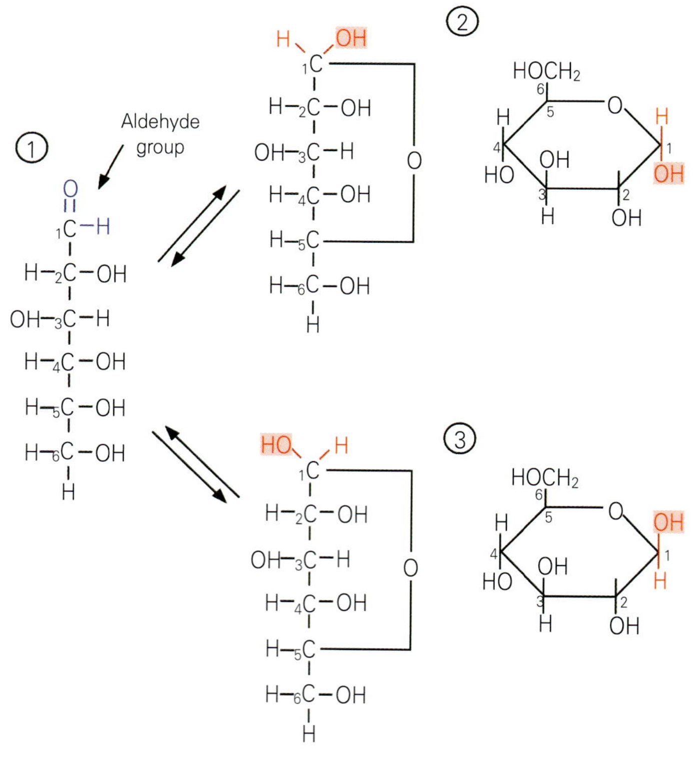

① D-포도당(Fisher projection) ② α-D-포도당(Haworth projection)
③ β-D-포도당(Haworth projection)

그림 3-2. 헤미아세탈 반응

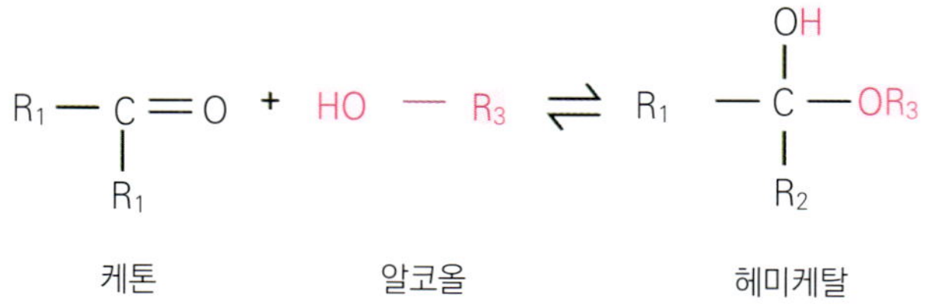

그림 3-3. **헤미케탈 반응**

◆ 에피머

D형과 L형을 결정하는 마지막 부제탄소와 아노머 탄소를 제외한 탄소 원자(포도당의 경우 2, 3, 4번 탄소)에서 배치가 다른 것을 에피머(epimer)라고 한다. D-포도당과 D-만노스는 2번 탄소에 대한 에피머이며, D-포도당과 D-갈락토스는 4번 탄소에 대한 에피머이다.

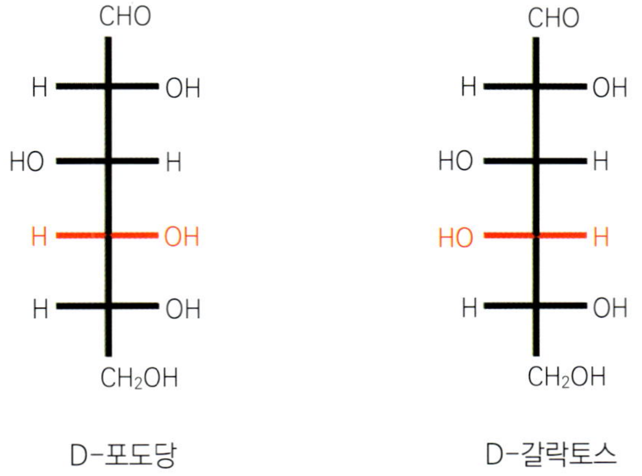

◆ 생리적으로 중요한 단당류

알도스군과 케토스군의 계통을 그림 3-1에 나타냈다.

◆ 삼탄당

가장 작은 단당류이며, 알도스는 글리세르알데하이드(glyceraldehyde)이며, 케토스는 디하이드록시아세톤(dihydroxyacetone)인데, 이들의 인산화 물질은 해당 작용의 중간 대사 물질이다.

◆ 사탄당

에리트로스(erythrose)는 그 인산화 물질이 펜토스 인산 회로의 중간 대사 물질이다.

◆ 오탄당

리보스(ribose)는 뉴클레오타이드(nucleotide)나 조효소, 예를 들면, ATP(아데노신 삼인산adenosine triphosphate), NAD(니코틴아미드 아데닌 디뉴클레오타이드 nicotinamide adenine dinucleotide), NADP(니코틴아미드 아데닌 디뉴클레오타이드 인산nicotinamide adenine dinucleotide phosphate), 플라보단백질(flavoprotein)의 구성 성분으로서, 그리고 RNA(리보핵산ribonucleic acid)의 리보뉴클레오타이드(ribonucleotide)의 성분으로서 중요하다. 리불로스(ribulose)는 펜토스 인산 회로의 중간 대사물질이다. 아라비노스(arabinose)는 아라비아 고무에, 자일로스(xylose)는 목재 고무에 존재한다. D-자일로스의 인산 화합물은 오탄당 인산 경로(pentose phosphate pathway)의 중간 대사물질이다.

◆ 육탄당

포도당(글루코스glucose)은 단당류로도 존재하지만, 맥아당(말토스maltose), 설탕(수크로스sucrose), 젖당(락토스lactose) 같은 이당류의 성분, 그리고 녹말(starch) 및 글리코겐(glycogen) 같은 다당류의 성분이 된다.

① 포도당

포도당($C_6H_{12}O_6$, 분자량 180 달톤)는 알데하이드기를 갖고 있는 육탄당, 즉 알도헥소스(aldohexose)로서 덱스트로스(dextrose)로 불리기도 한다. 포도당은 말 그대로"grape sugar"로 알려져 있으며, 흰색 결정체이며, 물에 잘 녹고, 대부분의 유기용매에는 녹지 않는다. 포도당은 과당(fructose) 함께 과일 주스에 많으며, 이당류, 녹말 등의 가수 분해에 의해 얻을 수 있다. 포도당, 글루코스, 덱스트로스, 혈당은 모두 Glucose를 가리키는 이름들이며, 이들 중에서 학술명은 글루코스이고 나머지는 속명이다.

포도당은 인체의 주요 에너지 연료이면서 임상적으로 가장 중요한 당이다. 이것은 혈액을 비롯한 여러 체액에 존재한다. 의학 분야에서 많이 사용하는 혈당(blood sugar)이라는 용어는 혈액 포도당(blood glucose)을 가리킨다. 이것은 당뇨병에서 증가하므로 임상적으로 가장 주목을 받는 중요한 당이다. 정상 성인의 혈당치는 70 ~ 105 mg/dL(3.9 ~ 5.8 mmol/L)이다. 정상인의 경우 혈당이 증가하면 이것이 신호가 되어 췌장(이자)의 랑게르한스섬(Langerhans islet) 베타-세포에서 인슐린(insulin)이 분비된다. 인슐린은 혈액 내의 포도당을 세포 안으로 들어가게 한다. 이로 인해 혈당이 저하한다. 그렇지만 당뇨병에서는 식사 등에 의해 혈당이 증가하여도 인슐린의 분비가 상대적 또는 절대적으로 부족하기 때문에 혈액에 포도당이 증가한 상태가 장시간 유지된다. 이렇게 혈당이 증가한 상태를 고혈당(hyperglycemia)이라고 한다. 정상인에서는 혈액의 포도당이 신장의 토리(사구체)에서 여과되더라도 요세관에서 거의 전부 재흡수된다. 그러나 혈당치가 신장 요세관의 재흡수 용량 범위인 160 ~ 180 mg/dL(이 값을 포도당에 대한 신역치renal threshold라고 함)을 초과하면 여과된 포도당이 모두 재흡수되지 못하므로 재흡수가 안 된 포도당은 소변으로 배설된다. 이렇게 해서 포도당이 소변으로 나오게 되는데, 이러한 소변을 당뇨(glycosuria)라고 한다.

② 갈락토스

포도당의 이성체인 갈락토스도 알도헥소스이다. 포도당과 갈락토스는 1개의 탄소 원자에서만 H와 OH의 위치가 다를 뿐이다. 따라서 이들은 에피머이다. D-갈락토스는 간에서 에피머레이스(epimerase)라고 하는 특수한 효소에 의해 D-포도당으로 전환된다. 갈락토스는 어떤 당지질이나 당단백질의 성분으로서 존재한다.

심한 선천성 질환인 갈락토스 혈증(galactosemia)은 갈락토스-1-인산 우리딜기 전이 효소(galactose-1-phosphate uridyl transferase)나 갈락토키네이스(galactokinase)의 결핍으로 인해 갈락토스를 대사화하지 못해 갈락토스가 혈액에 증가하는 영아 질환이다. 이때 갈락토스는 소변으로 배설되어 갈락토스뇨(galactosuria)가 된다.

③ 과당

과당(fructose)은 케토헥소스(ketohexose)이며 분자식은 포도당이나 갈락토스와 마찬가지로 $C_6H_{12}O_6$이다. 과당은 간혹 레불로스(levulose)나 "fruit sugar"로 불리며 과일 주스나 꿀에 많다. 과당은 모든 당 중에서 용해가 가장 잘되며, 상대적 당도는 175로 포도당 75, 설탕 100보다 더 높다. 과당은 이당류인 설탕이나 뚱딴지에 존재하는 다당류인 이눌린(inulin)이 가수 분해될 때 생긴다. 과당 비내성 질환인 과당 혈증(fructosemia)은 과당-1-인산 알돌레이스(fructose-1-phosphate aldolase)의 결핍에 의해 초래되는 선천성 질환이다. 이 질환에 걸린 영아는 저혈당증을 비롯한 구토와 심한 영양실조를 나타낸다.

◆ 단당류 유도체

◆ 아미노 당

당의 알코올기가 아미노기로 치환된 것을 아미노 당(amino sugar)이라고 한다. 체내에는 아미노기에 *N*-아세틸기가 결합한 것이 있는데, 대표적인 것이 *N*-아세틸글루코사민(*N*-acetyl-D-glucosamine)이다.

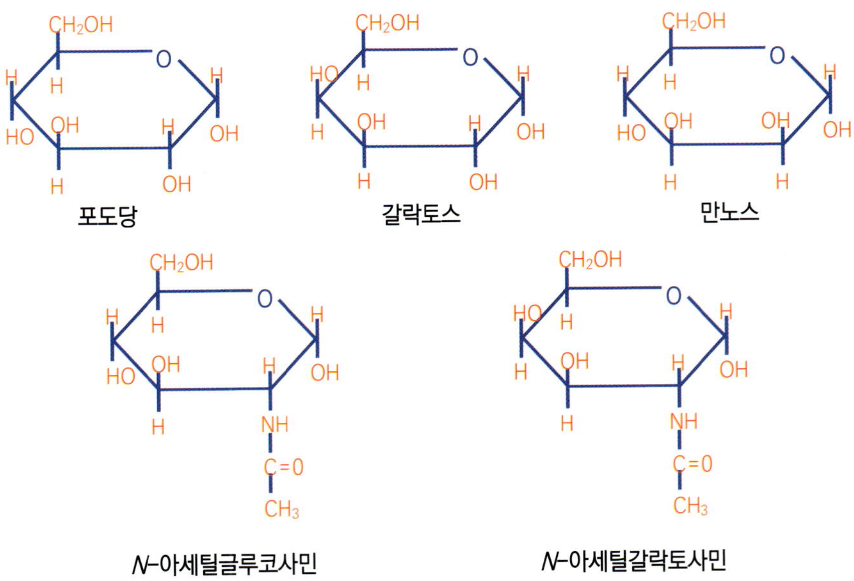

◆ 디옥시 당

환상구조의 -OH기가 -H기로 치환된 것이 디옥시 당(deoxy sugar)이라고 하며, 이것은 DNA(디옥시리보핵산deoxyribonucleic acid)에도 존재한다.

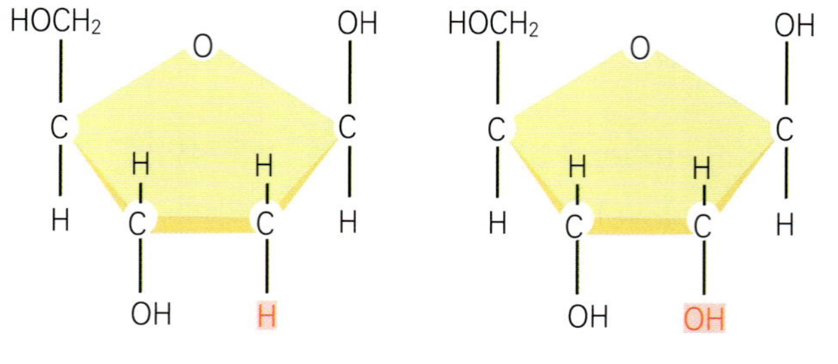

◆ 당의 산화물

카르복실기(-COOH)를 가진 유도체로, 1번 탄소인 알데하이드기(-CHO)가 산화하여 카르복실기로 된 것이 알돈산(aldonic acid)이고, 가장 큰 탄소 원자(포도당의 경우는 6번 탄소)가 산화하여 카르복실기로 된 것이 우론산(uronic acid)이고, 양쪽에 다 산화된 것이 알다르산(aldaric acid)이다. 포도당을 예로 들면, 알돈산은 글루콘산(gluconic acid)이고, 우론산은 글루쿠론산(glucuronic acid)이고, 알다르산은 글루카르산(glucaric acid) 또는 사카르산(saccharic acid)이다.

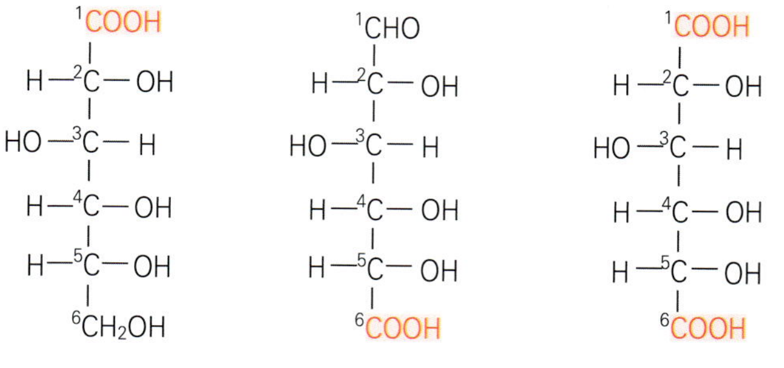

◆ 글리코시드(배당체)

당의 헤미아세탈과 다른 화합물의 -OH기가 결합하여 아세탈(acetal)을 형성하는 결합을 글리코시드 결합(glycosidic bond)이라고 하고, 그 아세탈 화합물을 배당체(配糖体) 또는 글리코시드(glycoside)라고 한다. 항생제인 스트렙토마이신(streptomycin)이나 강심제인 디기톡신(digitoxin)은 글리코시드이다.

2) 이당류

이당류는 두 분자의 단당류가 글리코시드 결합(glycosidic bond)에 의해 형성된 물질로, 자연계에는 설탕(수크로스), 엿당(말토스), 젖당(락토스)이 있다. 설탕은 포도당과 과당이 α-1,2 글리코시드 결합에 의해, 그리고 엿당은 두 분자의 포도당이 α-1,4 글리코시드 결합에 의해, 젖당은 포도당과 갈락토스가 β-1,4 글리코시드 결합에 의해 형성된 분자들이다(그림 3-3).

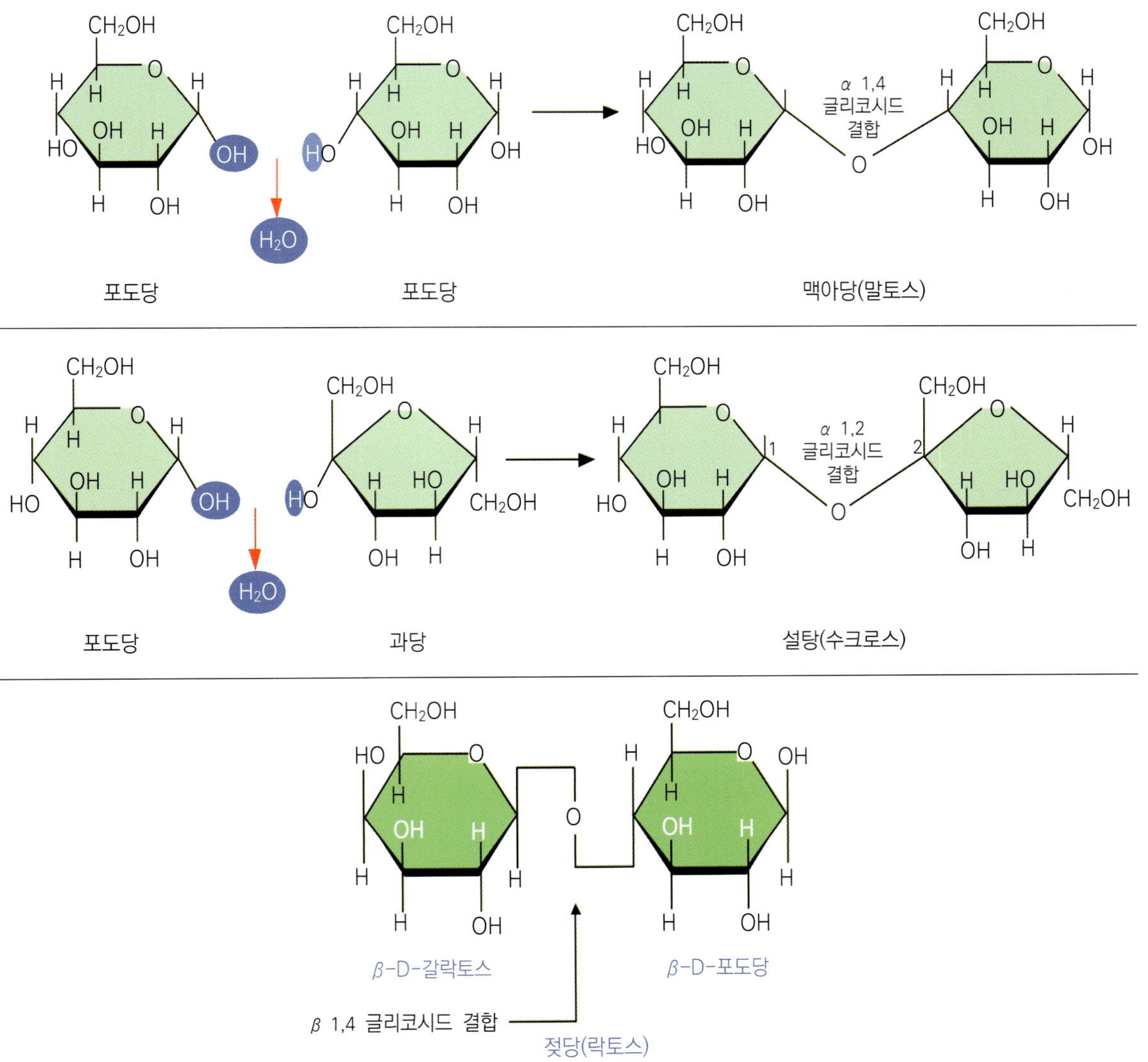

그림 3-3. **이당류**

3) 올리고당류

가수 분해에 의해 3-6분자의 단당류를 생성하는 화합물을 올리고당류라고 한다. 대부분의 올리고당류는 단순 당 분자는 아니고 단백질이나 지질과 결합한 상태로 존재한다. 그중에서 당단백질은 점액이나 세포막에 존재하고, 이들을 구성하는 당질은 만노스, 갈락토스, *N*-아세틸갈락토사민(*N*-acetyl galactosamine), *N*-아세틸글루코사민(*N*-acetylglucosamine), 아라비노스(arabinose), 자일로스(xylose), 푸코스(fucose), 시알산(sialic acid) 등이 있다.

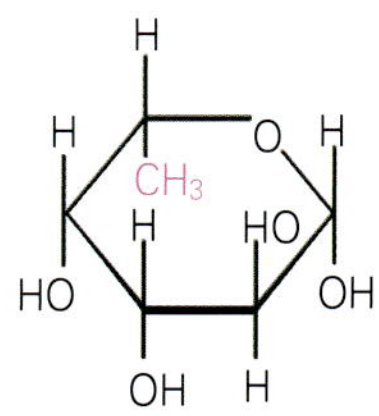

β-L-푸코스
(Fuc)

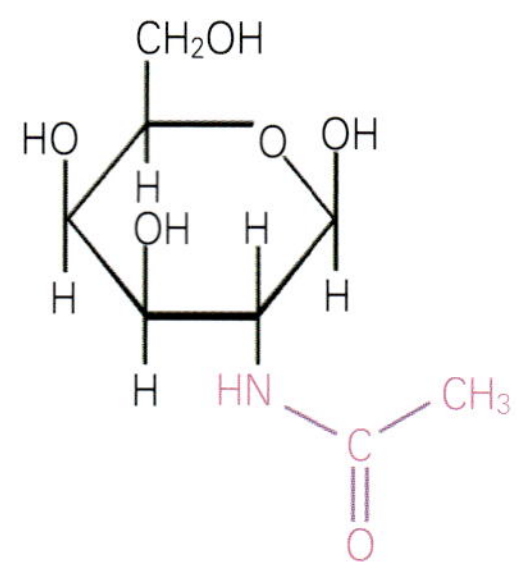

β-D-아세틸갈락토사민
(GalNAc)

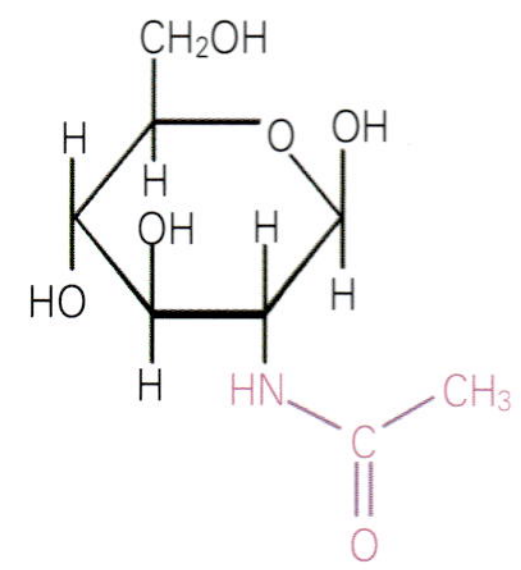

β-D-아세틸글루코사민
(GlcNAc)

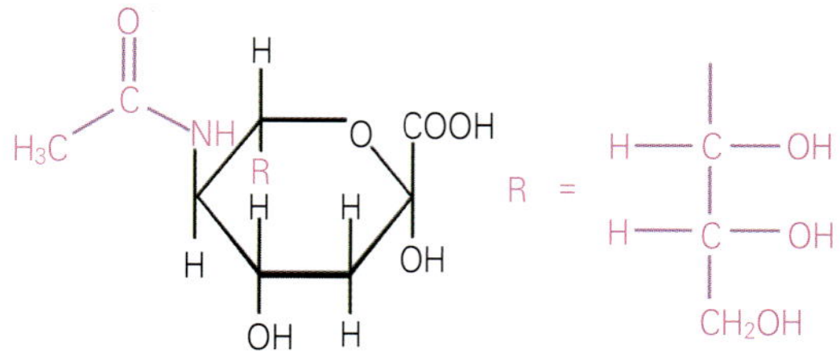

시알산 (Sia)
(*N*-Acetylneuraminate)

4) 다당류

다당류는 단당류가 결합하여 형성된 중합체로서 분자량이 매우 크며, 물에 녹지 않고, 맛이 없고, 구리(II) 이온을 환원시키지 못한다(표 3-2). 오탄당으로 구성된 다당류를 펜토산(pentosan)이라고 하고, 육탄당으로 구성된 다당류를 헥소산(hexosan)이라고 한다. 헥소산의 경우 단당류가 포도당이면 글루코산(glucosan)이라 하고, 과당이면 프룩토산(fructosan)이라고 한다.

표 3-2. 단당류 및 이당류와 다당류의 비교

성질	단당류 및 이당류	다당류
분자량	작음	매우 큼
맛	단맛	맛 없음
물에 대한 용해성	용해됨	용해되지 않음
입자 크기	막 통과	막 통과 못함
환원성 검사	양성(설탕 제외)	음성

◆ 저장 다당류

◆ 녹말

녹말(starch)은 포도당 한 종류로만 구성된 식물성 다당류이다. 이렇게 포도당 한 종류로만 구성된

다당류를 글루코산(glucosan)이라고 한다. 녹말은 구조의 복잡성에 따라 두 종류로 나뉜다. 포도당과 포도당이 α-1,4 글리코시드 결합에 의해서만 구성된 녹말을 아밀로스(amylose)라고 하며, 이렇게 형성된 사슬에서 20 ~ 25개의 포도당마다 α-1,6 글리코시드 결합이 형성되고, 이로 인해 가지가 만들어져서 덤불나무처럼 복잡한 모양을 나타내는 녹말을 아밀로펙틴(amylopectin)이라고 한다(그림 3-4). 녹말은 아밀로스와 아밀로펙틴이 섞여있는 혼합물인데 그중 아밀로펙틴이 80 ~ 85%를, 그리고 아밀로스가 나머지 15 ~ 20%를 차지한다. 녹말은 물에 녹지 않지만 끓이면 과립이 터져서 식히면 젤 상태로 된다. 녹말은 아이오딘과 반응하여 진한 청색을 띤다.

음식물 속의 녹말은 침샘에서 생성하는 침샘 아밀레이스(salivary amylase)와 췌장(이자)에서 생성하는 췌장 아밀레이스(pancreatic amylase)에 의해 가수 분해된다. 인체에서 생성하는 아밀레이스는 α-1,4 글리코시드 결합을 가수 분해하는 α-아밀레이스이다. 따라서 β-1,4 글리코시드 결합으로 구성된 셀룰로스(cellulose)는 인체에서 소화가 안 된다.

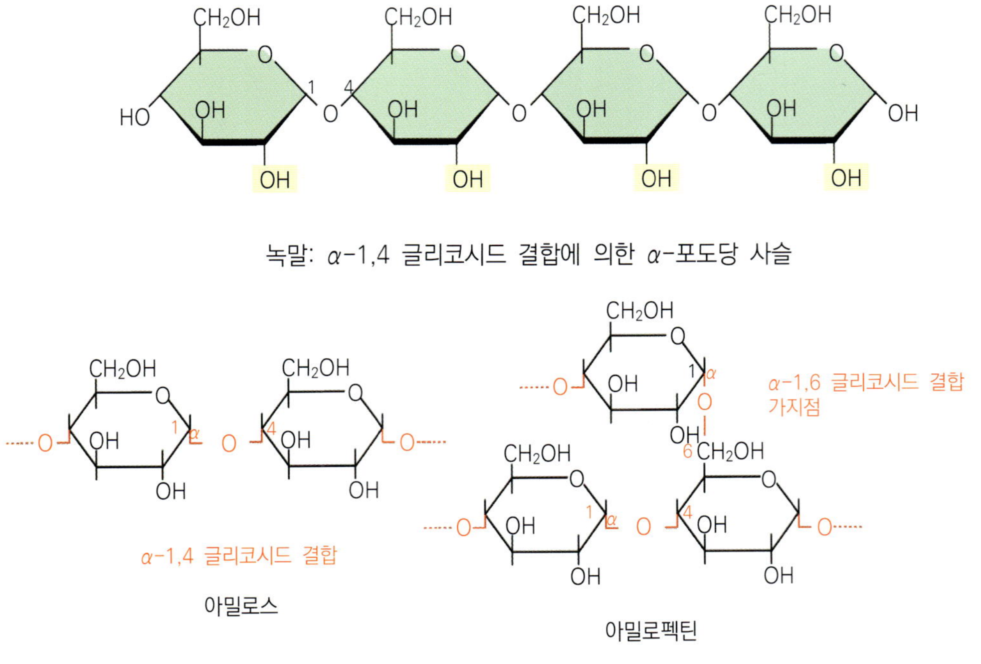

그림 3-4. **녹말 구조**

◆ 덱스트린

덱스트린(dextrin)은 녹말이 가수 분해되는 과정에서 생기는 물질로 점성이 강하다. 덱스트린에는 아밀로덱스트린(amylodextrin)과 에리트로덱스트린(erythrodextrin)과 아크루덱스트린(achroodextrin)이 있다. 덱스트린은 녹말과 엿당의 사이에 있는 물질로 보면 된다(그림 3-5). 아이오딘과의 반응에서 녹말은 청색을 띠고 에리트로덱스트린은 적색을 띠는데 분자량이 더 작아지면 색을 띠지 않는다. 즉 맥아당이나 포도당은 무색이다.

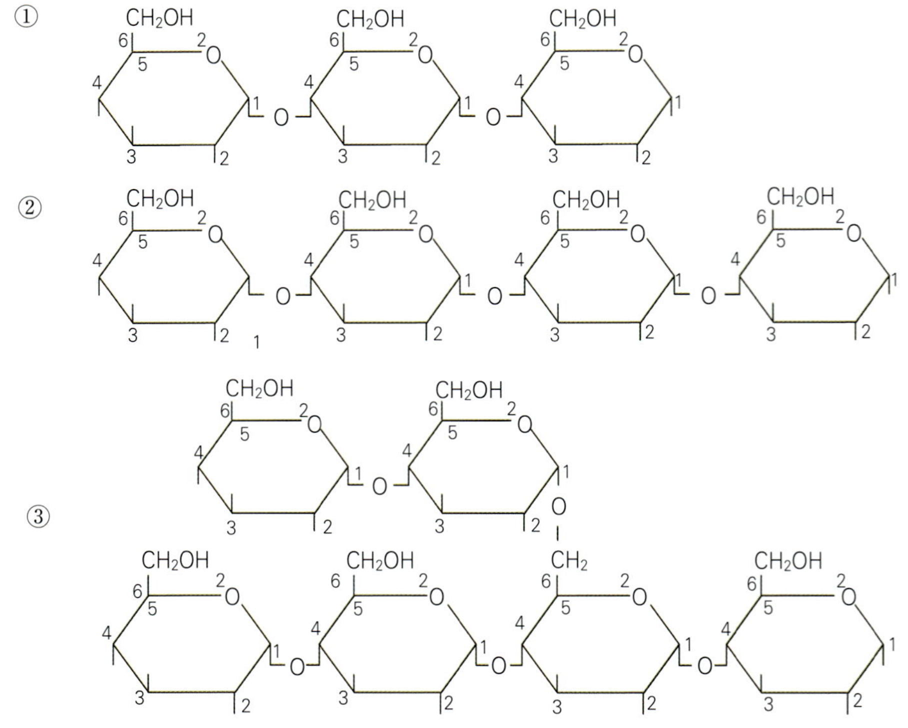

그림 3-5. **올리고당과 덱스트린**

① 말토트리오스(maltotriose)
② 말토테트로스(maltotetrose)
③ 덱스트린(limit dextrin, 6개 또는 그 이상의 포도당이 결합한 분자로 가지점은 α-나 β-아밀레이스에 의해 분해되지 않음

◆ 글리코젠

글리코젠(glycogen)은 동물성 녹말(animal starch)로도 불리며 포도당으로만 구성된 글루코산이다. 인체의 간이나 근육에 저장되었다가 필요할 때 분해되어 포도당을 공급해준다. 글리코젠의 구조는 아밀로펙틴과 유사하지만 아밀로펙틴보다 가지가 더 많다(그림 3-6). 글리코젠은 아이오딘과 반응하여 자색을 띤다. 글리코젠은 세포에서 포도당으로부터 형성된다. 이 과정을 글리코젠 합성(glycogenesis)이라고 한다. 반대로 글리코젠이 포도당으로 가수 분해되는 과정은 글리코젠 분해(glycogenolysis)라고 한다.

$$\text{포도당} \underset{\text{글리코젠 분해}}{\overset{\text{글리코젠 합성}}{\rightleftharpoons}} \text{글리코젠}$$

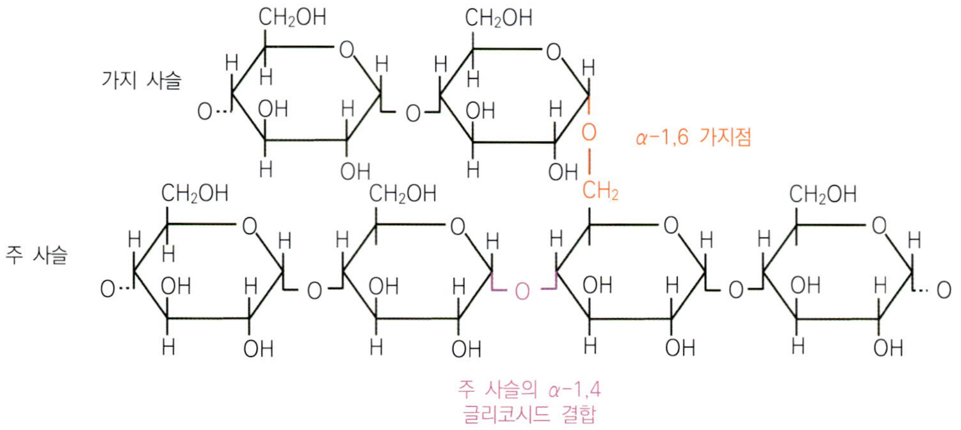

그림 3-6. **글리코젠 구조**

◆ 헤파린

헤파린은 혈액의 응고를 방지하는 항응고제(anticoagulant)로서 사용되는 다당류이다. 헤파린은 트롬빈(thrombin)과 다른 혈액 응고 인자를 불활성화한다. 이것은 혈액 가스 측정 시 항응고제로서 사용되고 있다. 헤파린은 글루쿠론산과 아미노기와 수산기에 황산기로 구성된 글루코사민(glucosamine)이 기본 단위가 되고, 이들이 반복적으로 나타나 형성된다. 헤파린은 인체 존재하는 가장 강한 유기산이다.

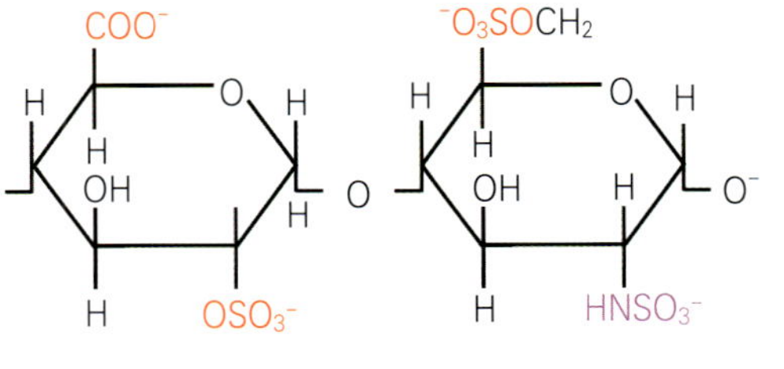

헤파린의 반복 단위

◆ 셀룰로스

목제, 면, 종이의 주성분은 셀룰로스(cellulose)이다. 셀룰로스는 모든 식물의 1차적인 구조 성분이며, 지구 표면에 가장 많은 탄수화물이다. 녹말과 마찬가지로 셀룰로스는 포도당 한 종류로만 구성된 다당류이다. α-아밀레이스는 α-1,4 글리코시드 결합만을 분해하기 때문에 β-1,4 글리코시드 결합으로 구성된 셀룰로스는 α-아밀레이스에 의해 분해되지 않는다. 셀룰로스를 섭취하는 목적 중의 하나는 대변의 부피를 늘려 변비를 막는 것이다.

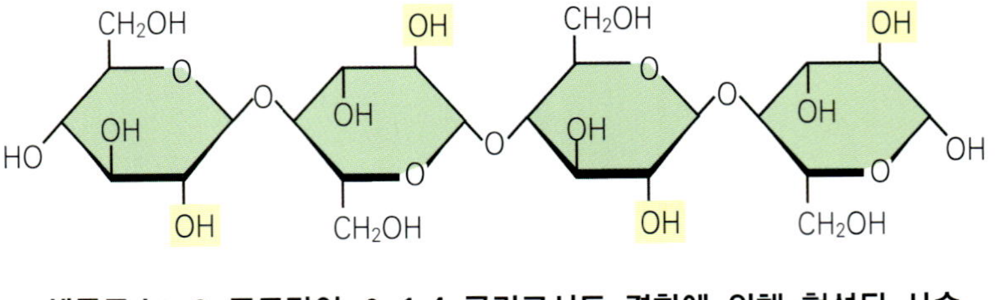

셀룰로스: β-포도당이 β-1,4 글리코시드 결합에 의해 형성된 사슬

셀룰로스는 물이나 대부분의 용매에 녹지 않으며, 아이오딘(요오드) 반응에서 색깔을 형성하지 않는다.

솜은 거의가 순수한 셀룰로스이다. 면섬유를 수산화나트륨 용액으로 처리하고 펴서 말리면, 그 섬유는 고도의 광택을 낸다. 그러한 면을 광택 가공 무명(mercerized cotton)이라고 한다.

셀룰로스는 또한 레이온(rayon)을 만드는 데 사용한다. 이 과정에서 정제된 나무 펄프(거의가 셀룰로스임)를 수산화나트륨 및 이황화탄소로 처리하면 비스코스(viscose)라고 하는 점성이 높은 액체로 전환된다. 이것을 산 용액에 매달려있는 블록의 작은 구멍으로 통과시키면 셀룰로스가 섬유로 재생되고 그다음에 실이 된다.

◆ 이눌린

뚱딴지(Jerusalem artichokes)에 있으며, 과당 한 종류만으로 구성된 프룩토산(fructosan) 다당류이다. 사구체(토리) 여과율을 측정하는 데 사용된다.

◆ 덱스트란

덱스트란(dextran)은 설탕에서 자란 세균에 의해 생성되는 다당류이다. 덱스트란의 구조는 크기와 가지를 내는 정도에 따라 다양한 형태가 존재한다. 의학 분야에서 덱스트란은 혈액의 수분을 유지시키고 혈액량을 증가시키는 데 사용되고 있다. 이빨의 표면에 덱스트란이 축적되면 플라크(plaque)가 생긴다.

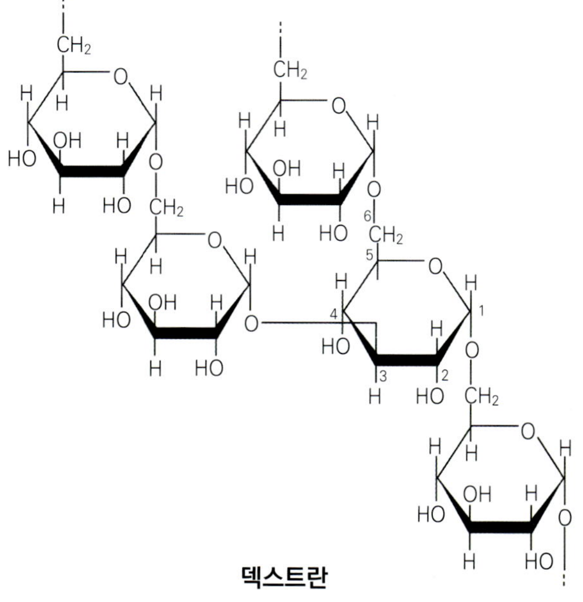

덱스트란

2. 당의 성질

1) 당도

당이라는 말을 하면, 흔히 단맛을 내는 물질을 떠올린다. 아무튼 당도(degree of sweetness)는 탄수화물만의 특수한 성질은 아니다. 하지만 많은 당들은 일정한 당도를 갖는다. 어떤 합성 화합물은 칼로리를 내지는 않으면서 큰 당도를 갖는다. 표 3-3에 여러 가지 당과 인공 감미료의 당도를 나타냈는데, 천연 당 중에서는 과당의 당도가 다른 당보다 상대적으로 높다.

표 3-3. 당 및 기타 화합물의 상대적 당도

과당	175	설탕	100
갈락토스	32	아스파르탐	15,000
포도당	75	사이클러메이트	3,000
젖당	16	사카린	35,000
맥아당	32		

사이클러메이트(cyclamate)는 1950년에 처음 상점에서 시판되었지만, 쥐에 다량을 사용했을 때 암을 일으킨다는 보고가 있은 후 미국에서는 사용이 금지되었는데, 그러나 캐나다에서는 사람에서 암 유발과의 상관관계가 규명되지 않아 그대로 사용되었다.

아스파르탐(aspartame)이 널리 사용되는 것은 부분적으로 사카린(saccharin)처럼 불쾌한 뒷맛이 없기 때문이며, 아스파르트산(aspartic acid), 페닐알라닌(phenylalanine) 및 메탄올로 가수 분해된다. 아스파르탐은 낮은 페닐알라닌 식이를 필요로 하는 사람을 제외하고는 안전한 것으로 알려져 있다. 그러나 최근 아스파르탐의 과다한 섭취는 조산의 위험을 높이는 것으로 나타났다.

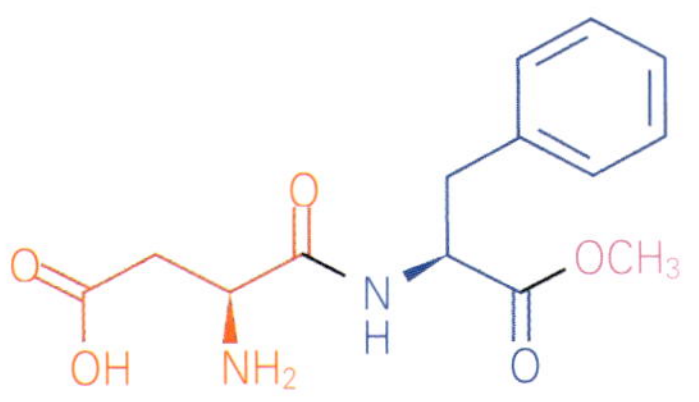

아스파르탐

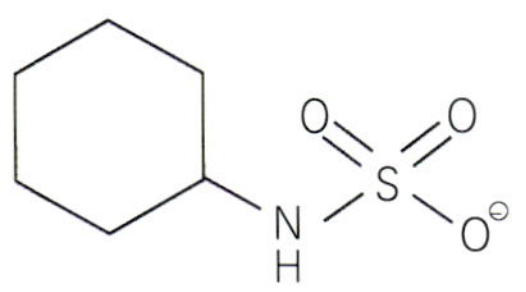

사이클러메이트

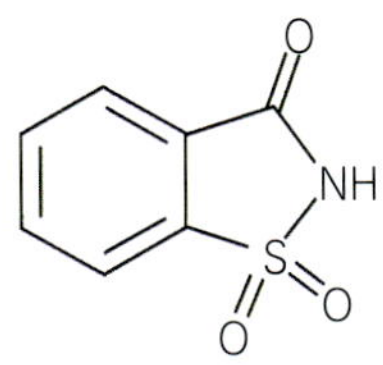

사카린

* 아스파르탐: 아스파르트산 + 페닐알라닌 + 메탄올

(2) 환원성

알데하이드기와 케톤기를 갖고 있는 단당류나 이당류는 구리나 철 이온을 환원시킬 수 있는데, 이러한 당을 환원당(reducing sugar)이라고 한다. 이러한 환원성은 소변이나 혈액에서 당을 검사하는 기초가 되기도 한다. 청색의 구리(II) 이온 Cu^{2+}($CuSO_4 \cdot 5H_2O$, cupric ion)이 환원당과 반응하면 환원되어 적색-오렌지색의 구리(I) 이온 Cu^+(Cu_2O, cuprous ion)을 형성한다(그림 3-4). 이당류 중 하나인 설탕은 알데하이드기와 케톤기가 글리코시드 결합을 만드는 데 참여하여 유리 상태의 작용기가 없기 때문에 비환원당(nonreducing sugar)이 된다. 이 반응에 사용되는 청색의 알칼리성 황산구리 용액을 베네딕트 용액(Benedict's solution)이라고 한다.

포도당 + Cu^{2+}(청색) $\xrightarrow[NaOH]{\text{가열}}$ 환원 구리(Cu^+, 적색-오렌지색 침전물) + 글루콘산

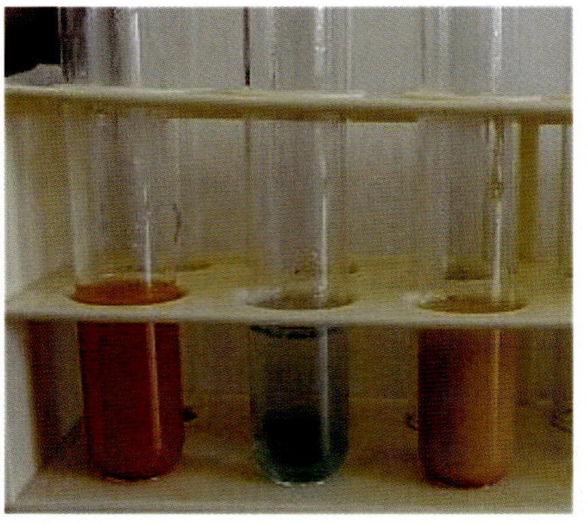

그림 3-4. 베네딕트 시험

가운데 청색 시험관이 베네딕트 반응 음성이다. 환원당의 농도에 따라 색깔이 청색(음성) 녹색(±), 황색(++), 오렌지색(+++), 적색(++++) 순서로 변한다.

3) 발효

포도당과 과당은 효모(yeast)의 존재 하에 에탄올과 이산화탄소를 형성하는데, 이를 발효(fermentation)라고 한다. 하지만 효모가 없는 상태에서는 발효 반응이 쉽게 일어나지 않는다. 효모는 이러한 특수 반응을 촉매하는 효소를 포함하고 있다. 갈락토스는 쉽게 발효되지 않으며, 오탄당은 효모가 있더라도 발효되지 않는다.

$$\underset{\text{포도당}}{C_6H_{12}O_6} \xrightarrow{\text{효소}} \underset{\text{에탄올}}{2C_2H_5OH} + \underset{\text{이산화탄소}}{2CO_2}$$

이당류인 맥아당과 설탕은 효모가 존재할 때 발효된다. 왜냐하면 효모는 엿당과 설탕을 각각 가수분해하는 효소인 슈크레이스(sucrase)와 말테이스(maltase)를 갖고 있기 때문이다.

에탄올(ethanol)은 보통 곡물 알코올(grain alcohol)이나 주정 알코올(drinking alcohol)도 불린다. 병원에서 알코올이라 함은 에탄올을 의미한다. 에탄올은 단백질을 변성시키는 작용이 있어서 병원에서 소독약으로 많이 사용하고 있다. 그런데 소독용 알코올로는 100% 알코올이 아닌 70% 알코올이 사용되고 있다. 그 이유는 100% 알코올은 세균의 세포벽 단백질을 빨리 단단하게 응고시켜 알코올이 내부로 침투하지 못하여 균이 사멸하지 않고 휴면기 상태로 되기 때문이다. 그러나 70% 알코올은 서서히 단백질을 응고시키기 때문에 세균의 내부까지 잘 침투하여 세균의 모든 단백질을 응고시킨다. 이러한 이유 때문에 소독용 알코올로는 70% 알코올이 사용되고 있다.

메탄올(methanol)은 우드 알코올(wood alcohol)이라고도 하는데, 이것은 보통 공업용으로 사용된다. 만일 메탄올을 15 mL 정도 섭취하면 눈이 멀 수 있으며, 30 mL를 섭취하면 사망에 이를 수도 있다. 메탄올이 호흡기나 피부를 통하여 흡수되지 않도록 주의해야 한다.

Practice Test

1. 정맥 주사로 주입할 수 있는 탄수화물은?
   a. 셀룰로스 b. 설탕 c. 젖당 d. 포도당 e. 글리코젠

2. 부제(비대칭) 탄소가 3개일 때 몇 개의 광학이성체가 생길 수 있는가?
   a. 2 b. 4 c. 8 d. 16 e. 32

3. 부제 탄소는 몇 개의 다른 원소나 원자단을 갖고 있는가?
   a. 1 b. 2 c. 3 d. 4 e. 5

4. 이당류는?
   a. 포도당 b. 맥아당 c. 셀룰로스 d. 녹말 e. 리보스

5. 육탄당은?
   a. 설탕 b. 젖당 c. 갈락토스 d. 리보스 e. 아라비노스

6. 동물에 저장되어 있는 탄수화물은?
   a. 셀룰로스 b. 포도당 c. 녹말 d. 글리코젠 e. 덱스트란

7. 다당류는?
   a. 녹말 b. 글리코젠 c. 셀룰로스 d. 헤파린 e. 이상 모두

8. 설탕의 가수 분해 산물은?
   a. 포도당 한 종류만 b. 과당 한 종류만 c. 포도당과 과당
   d. 포도당과 갈락토스 e. 리보스와 갈락토스

9. 알칼리성 Cu^{2+} 복합체는 무엇을 검사하는 데 사용하는가?
   a. 알데하이드 b. 케톤체 c. 산성 물질 d. 산화당 e. 지방산

10. 오탄당은?
    a. 맥아당 b. 탈로스 c. 글리세르알데하이드 d. 리보스 e. 만노스

11. 비환원당은?
    a. 맥아당 b. 만노스 c. 과당 d. 포도당 e. 설탕

【해답】

1. d 2. c 3. d 4. b 5. c 6. d 7. e 8. c 9. a 10. d 11. e

12. 당뇨병과 관련이 있는 당은?
a. 글리코젠　b. 맥아당　c. 포도당　d. 설탕　e. 젖당

13. 당도가 가장 높은 당은?
a. 설탕　b. 과당　c. 갈락토스　d. 젖당　e. 엿당

14. DNA를 구성하는 당은?
a. 포도당　b. 자일로스　c. 과당　d. 리보스　e. 디옥시리보스

15. 혈액 응고를 억제시키는 당은?
a. 헤파린　b. 덱스트린　c. 덱스트란　d. 글리코젠　e. 이눌린

16. 혈당이라 함은 어떤 당을 가리키는가?
a. 과당　b. 리보스　c. 갈락토스　d. 맥아당　e. 포도당

【해답】

12. c　13. b　14. e　15. a　16. e

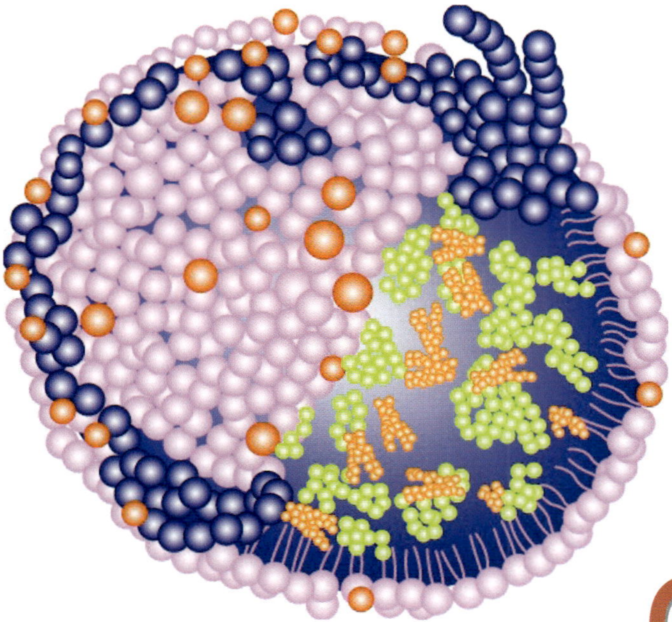

Chapter 4

Lipid
지질

학습목표

- 지질과 지방산의 일반적인 성질 이해하기
- 지질의 분류 이해하기
- 지방과 기름 구분하기
- 비누와 세제 구분하기
- 세포막의 인지질 역할 이해하기
- 아이코사노이드의 역할 설명하기

04 지질

1. 지질의 성질

지질은 생물에서 기원하는 생체분자(biomolecule)로서 다음과 같은 일반적인 성질을 가진다.

1. 물에 불용성이다.
2. 에테르(ether), 아세톤(acetone), 클로로포름(chloroform), 사염화탄소(carbon tetrachloride)와 같은 비극성 유기용매에 용해된다.
3. 기본적인 구성 원소는 탄소, 수소, 산소이며, 간혹 질소와 인을 포함하고 있다.
4. 대부분의 경우, 가수 분해에 의해 지방산을 생성하거나 에스테르를 형성하기 위해 지방산과 결합한다.
5. 식물과 동물 대사에 관여한다.

2. 지방산

단순 지질과 복합 지질은 가수 분해 시 지방산(fatty acid)을 생성한다. 지방산은 극성(친수성) 머리인 카르복실기(-COOH)와 비극성(소수성) 꼬리인 탄화수소 사슬로 구성되어 있다. 이렇게 지방산은 친수성과 소수성을 함께 지닌 양성 분자(amphipathic molecule)이다.

지방산은 짝수의 탄소로 구성되며, 탄화수소 사슬이 단일 결합으로만 형성된 것을 포화 지방산(saturated fatty acid)이라고 하며, 탄화수소 사슬에 한 개 혹은 그 이상의 이중 결합을 갖고 있는 것을 불포화 지방산(unsaturated fatty acid)이라고 한다(그림 4-1).

표 4-1에서 보는 바와 같이 불포화 지방산은 포화 지방산보다 녹는점이 더 낮다. 불포화도가 클수록 녹는점이 낮아진다. 18개의 탄소로 구성된 포화 지방산인 스테아르산(stearic acid)은 70℃에서 녹는다. 스테아르산과 똑같이 18개의 탄소로 구성되어 있지만 1개의 이중 결합을 갖고 있는 올레산(oleic acid)은 13℃에서 녹는다. 18개의 탄소로 구성되어 있으면서 2개의 이중 결합을 갖는 리놀레산(linoleic acid)은 -5℃에서 녹고, 3개의 이중 결합을 갖는 리놀렌산(linolenic acid)은 -10℃에서 녹는다. 이렇게 이중 결합이 많을수록 녹는점이 낮다.

지방산의 구조를 다음과 같이 간단히 나타낼 수 있다. 지방산 구조에서 탄소 번호는 카르복실기부터 시작한다. 카르복실기 다음의 2번 탄소는 α탄소, 3번 탄소는 β, 4번 탄소는 γ탄소 그리고 마지막 탄소는 ω탄소가 된다.

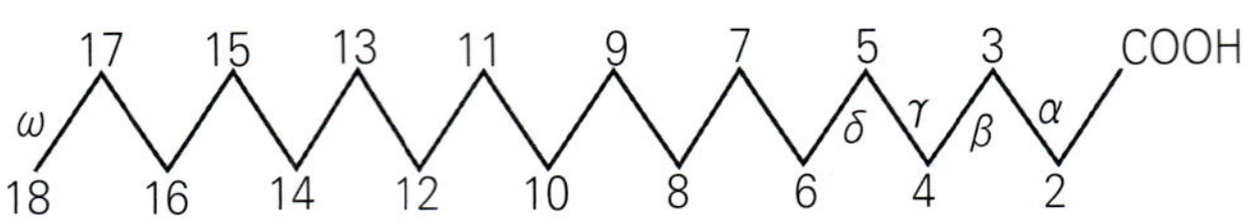

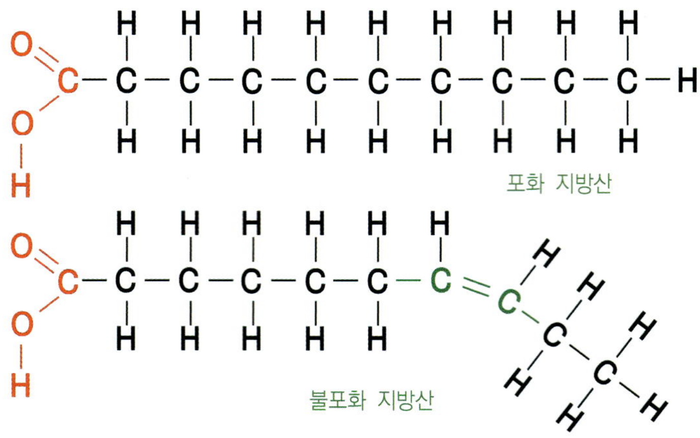

그림 4-1. 포화 지방산과 불포화 지방산의 구조

필수 지방산(essential fatty acid)에는 α-리놀렌산(omega-3 지방산)과 리놀레산(omega-6 지방산)이 있다. 이것은 인체에서 합성이 안 되기 때문에 음식물을 통해 얻어야 한다. 리놀레산은 옥수수, 목화씨, 땅콩 및 콩 기름에 풍부하고 올리브유나 코코넛유에는 없다.

표 4-1. 자연계에 존재하는 주요 지방산

이름	기호 (탄소 수:이중 결합 수)	구조	녹는점(℃)
포화 지방산(saturated fatty acid)			
라우르산 (lauric acid)	12:0	$CH_3(CH_2)_{10}COOH$	44.2
미리스트산 (myristic acid)	14:0	$CH_3(CH_2)_{12}COOH$	52
팔미트산 (palmitic acid)	16:0	$CH_3(CH_2)_{14}COOH$	63.1
스테아르산 (stearic acid)	18:0	$CH_3(CH_2)_{16}COOH$	69.6
아라키드산 (arachidic acid)	20:0	$CH_3(CH_2)_{18}COOH$	75.4
불포화 지방산(unsaturated fatty acid)			
팔미톨레산 (palmitoleic acid)	$16:1(\Delta^{9})$	$CH_3(CH_2)_5CH=CH(CH_2)_7COOH$	-0.5
올레산 (oleic acid)	$18:1(\Delta^{9})$	$CH_3(CH_2)_7CH=CH(CH_2)_7COOH$	16
리놀레산 (linoleic acid)	$18:2(\Delta^{9,12})$	$CH_3(CH_2)_4(CH=CHCH_2)_2(CH_2)_6COOH$	-5
α-리놀렌산 (α-linolenic acid)	$18:3(\Delta^{9,12,15})$	$CH_3(CH_2)(CH=CHCH_2)_3(CH_2)_6COOH$	-11
γ-리놀렌산 (γ-linolenic acid)	$18:3(\Delta^{6,9,12})$	$CH_3(CH_2)_4(CH=CHCH_2)_3(CH_2)_3COOH$	
아라키돈산 (arachidonic acid)	$20:4(\Delta^{5,8,11,14})$	$CH_3(CH_2)_4(CH=CHCH_2)_4(CH_2)_2COOH$	-50
EPA	$20:5(\Delta^{5,8,11,14,17})$	$CH_3(CH_2)(CH=CHCH_2)5(CH_2)_2COOH$	-54

EPA : eicosa pentaenoic acid

영아의 음식물에 필수 지방산이 없으면 체중이 감소하고 습진이 생긴다. 이러한 상태는 옥수수기름이나 아마기름의 투여로 치료할 수 있다. 그러나 상품화된 끓인 아마기름에는 인체에 독성이 강한 일산화 납을 함유하고 있기 때문에 이 목적으로 사용하면 안 된다.

옥수수 기름, 아마 기름, 버터, 돼지 기름 속에 어떤 지방산이 어떤 비율로 포함되어 있는지 표 4-2에 나타냈다.

표 4-2. 지방과 기름 속의 지방산 종류와 구성 비율(%)

	포화 지방산				불포화 지방산			
	미리스트산	팔미트산	스테아르산	기타 산	올레산	리놀레산	기타	아이오딘가
목화씨 기름	0~3	17~23	1~3		23~44	34~55	0~1	103~115
옥수수 기름	0~2	8~10	1~4		36~50	34~56	0~3	116~130
버터	8~13	25~32	8~13	4~11	22~29	3	3~9	26~45
돼지 기름	1	25~30	12~16		41~51	3~8	5~8	46~66

올레산은 자연계에 시스(cis)형으로 존재한다. 이것의 트랜스(trans)형은 엘라이드산(elaidic acid)이라고 한다(그림 4-2).

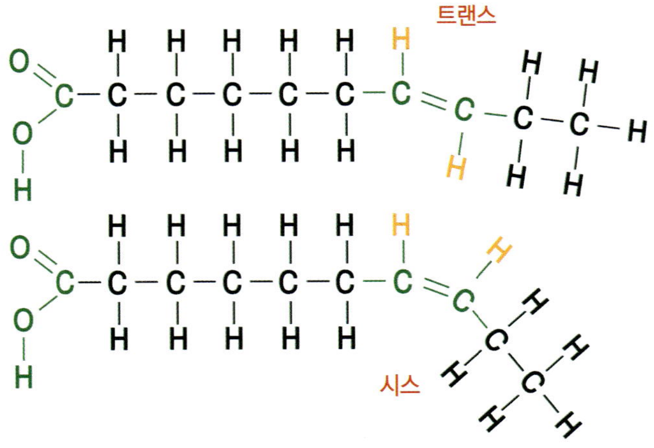

그림 4-2. 트랜스 및 시스 지방산

영양학이나 의학에서는 지방산을 나타낼 때 그리스문자인 오메가omega(ω)를 자주 사용하고 있는데, ω는 지방산의 카르복실기로부터 가장 멀리 떨어진 탄소부터 번호를 매긴다. 즉 메틸기의 탄소가 1번이 된다. 예를 들어 ω-3 지방산이란 ω-말단으로부터 3번째와 4번째 사이에 이중 결합이 있는 지방산이다. 가장 흔한 ω-3 지방산은 아이코사펜타에노산eicosapentaenoic acid(EPA)(20:5$\Delta^{5,8,11,14,17}$)과 α-리놀렌산α-linolenic acid(18:3$\Delta^{9,12,15}$)이다. 지방산 기호 20:0은 탄소 수(20):이중 결합 수(0)를 가리키며, Δ의 오른쪽 어깨에 붙인 위첨자는 이중 결합을 이루는 탄소 번호로서 이 번호는 카르복실기로부터 시작하는 번호이다.

◆ 지방산의 기능

지방산의 생물학적 기능은 지방을 구성하는 역할 외에도 다양한 기능을 갖고 있다. 예를 들면, 대부분의 인지질(phospholipid)과 당지질(glycolipid)은 지방산을 포함하고 있다. 아라키돈산(arachidonic acid, 20:4 $\Delta^{5,8,11,14}$)은 아이코사노이드(eicosanoid) 합성 시 전구체로서 작용하며, 이것은 학습과 기억에서 중추적 역할을 하는 신경 세포에 의한 글루탐산(glutamic acid)의 방출을 조절하는 것으로 알려져 있다. 글루탐산은 단백질을 구성하는 20가지 아미노산 중의 하나이지만 중추신경에서는 주요 흥분성 신경전달물질(excitatory neurotransmitter)로서 작용한다. 아난다마이드(anandamide, 산스크리트어로 "내부 행복"을 뜻함)는 에탄올아민(ethanol amine)과 아라키돈산이 아마이드 결합에 의해 형성된 분자이다. 이 지질은 테트라히드로카나비놀(tetrahydrocannabinol, 마리화나의 활성 성분)이 신경 세포막의 수용체에 결합할 때 내인성 리간드(endogeneous ligand)로서 작용하는 것으로 알려져 있다. 내인성 물질이란 체내에서 생성된 물질을 가리킨다. 시스-9-옥타데세노아마이드(cis-9-octadecenoamide)로 불리는 올레산(oleic acid)은 생리적 수면을 유도하는 신호 물질로 알려져 있다. 사람 젖에 있는 영양소인 도코사헥사에노산(docosahexaenoic acid, DHA; 22:6 $\Delta^{4,7,10,13,16,19}$)은 태아나 미숙아에서 정상적인 뇌와 시력이 발달하는 데 있어서 필수 물질이다.

3. 지질의 분류

지질은 단순 지질(simple lipid), 복합 지질(complex lipid), 전구체와 유도체로 분류된다.

◆ 단순 지질

단순 지질은 지방산의 에스테르(ester)이다. 단순 지질의 가수 분해는 다음과 같이 나타낸다.

$$\text{단순 지질} + H_2O \xrightarrow{\text{가수 분해}} \text{지방산} + \text{알코올}$$

만일 단순 지질을 가수 분해하여 3개의 지방산과 글리세롤(glycerol)이 생성되면, 이러한 단순 지질을 지방(fat) 또는 기름(oil, 油)이라고 한다. 가수 분해에 의해 지방산과 고분자량의 1가 알코올(monohydric alcohol)이 생성되는 단순 지질을 왁스(wax)라고 한다.

$$\underset{\text{산}}{RCOOH} + \underset{\text{알코올}}{R'OH} \rightleftharpoons \underset{\text{에스테르}}{RCOOR'} + \underset{\text{물}}{H_2O}$$

◆ 복합 지질

복합 지질은 가수 분해할 때 지방산과 알코올 외에 다른 물질이 생성되는 지질을 말한다. 대표적인 복합 지질은 인지질(phospholipid)과 당지질(glycolipid)이다.

인지질을 가수 분해하면 다음과 같이 된다.

$$인지질 + H_2O \xrightarrow{가수\ 분해} 지방산 + 알코올 + 인산 + 질소\ 화합물$$

인지질은 (1) 알코올이 글리세롤(glycerol)인 인산글리세라이드(phosphoglyceride)와 (2) 알코올이 스핑고신(sphingosine)인 인산스핑고사이드(phosphosphingoside)로 나뉜다.

당지질(당스핑고지질*glycosphingolipid*)을 가수 분해하면 다음과 같이 된다.

$$당지질 + H_2O \xrightarrow{가수\ 분해} 지방산 + 탄수화물 + 스핑고신(질소\ 함유\ 알코올)$$

◆ 지질 전구체 및 유도체

지질 전구체는 단순 및 복합 지질이 가수 분해될 때 생성되는 화합물이다. 지방산, 글리세롤, 스핑고신 및 기타 알코올이 지질 전구체에 해당한다. 지질 유도체는 지방산의 대사 변형에 의해 형성된 것으로 케톤체(ketone body), 스테로이드, 지방 알데하이드(fatty aldehyde), 프로스타글란딘(prostaglandin) 및 지용성 비타민이 이것에 해당한다.

4. 지방 및 기름

◆ 구조

지방은 3가 알코올인 글리세롤과 지방산이 결합하여 형성된 에스테르이며, 글리세롤에 지방산 1개가 결합한 것이 모노글리세라이드(monoglyceride, MG), 2개가 결합한 것이 디글리세라이드(diglyceride, DG), 3개가 결합한 것이 트리글리세라이드(triglyceride, TG)이다. 예를 들어, 글리세롤에 스테아르산 1개가 결합한 MG는 글리세릴 모노스테아르산염(glyceryl monostearate), 2개가 결합한 DG는 글리세릴 디스테아르산염(glycerl distearate), 3개가 결합한 TG는 글리세릴 트리스테아르산염(glyceryl tristearate) 또는 트리스테아린(tristearin)이라고 한다. 스테아르산은 포화 지방산이므로 그 산물은 지방(fat)이 된다. 지방산의 불포화도가 증가하면 녹는점이 감소한다. 녹는점이 실온 이하인 지방을 기름(oil)이라고 한다. 한 분자의 글리세롤에 결합하는 지방산은 3개가 모두 다를 수 있고 포화와 불포화 지방산이 섞여있을 수 있다.

국제순정응용화학연합(international Union of Pure and Applied Chemistry, IUPAC)과 국제생화학연합(International Union of Biochemistry, IUB)에서는 모노글리세라이드 대신 모노아실글리세롤(monoacylglycerol), 디글리세라이드 대신 디아실글리세롤(diacylglycerol)을, 트리글리세라이드 대신 트리아실글리세롤(triacylglycerol)로 쓰도록 권장하고 있다.

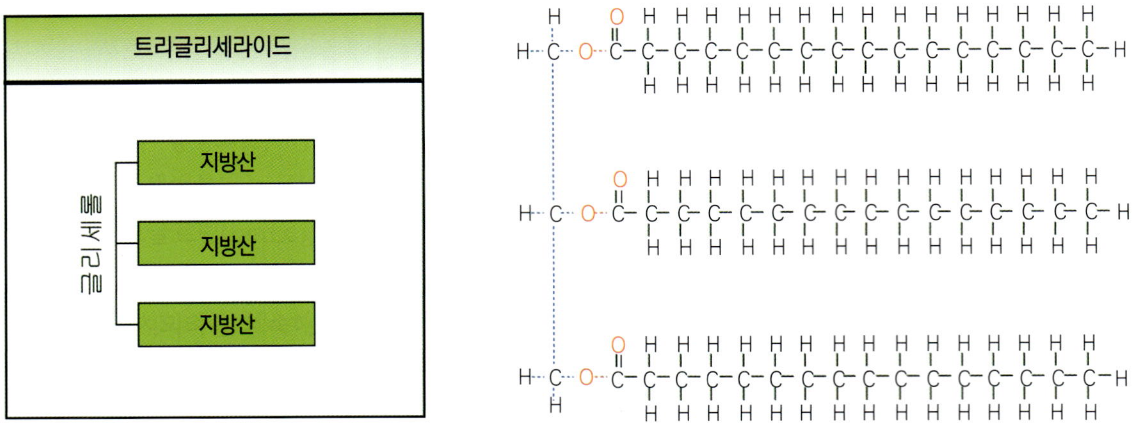

그림 4-3. **트리글리세라이드 구조**

◆ 아이오딘가

불포화 지방과 기름은 아이오딘과 쉽게 결합하지만, 포화 지방과 기름은 쉽게 결합하지 못한다. 불포화 지방이 많을수록 아이오딘과 더 잘 반응한다.

지방과 기름의 아이오딘가(iodine number)란 지방이나 기름 100 g에 존재하는 이중 결합과 반응한 아이오딘의 중량(g)이다. 지방과 기름의 불포화도가 높을수록 아이오딘가는 더 높아진다. 몇 가지 중요한 지방과 기름의 아이오딘가를 표 4-2에 나타냈다.

일반적으로 동물성 지방은 식물성 기름보다 낮은 아이오딘가를 갖는다. 이것은 식물성 기름이 동물성 지방보다 더 불포화되어 있다는 것을 가리킨다. 이러한 불포화의 증가는 몇 가지 상태의 변화를 동반한다. 즉, 동물성 지방은 고체이고, 식물성 기름은 액체이다. 지방의 아이오딘가는 70 미만이며, 기름의 요오드가는 70 이상이다.

동물성 및 식물성 기름을 포화 탄화수소의 혼합물인 미네랄 오일이나 조미료 또는 향수에 사용되는 휘발성의 방향성 액체인 에센스 오일과 혼동하면 안 된다.

◆ 체내에서의 지방 이용

지방은 신체의 중요한 에너지 연료 중 하나이다. 에너지 생성에 있어서 지방이 탄수화물이나 단백질보다 더 높다. 지방 1 g이 완전히 연소(산화)되면 9 kcal의 열을 생성하며, 탄수화물과 단백질 1 g이 완전히 연소(산화)되면 각각 4 kcal의 열을 생성한다.

지방은 또한 에너지원으로서 체내에 저장된다. 지방은 물 분자와 결합하지 않기 때문에 체내에 저장시 체중을 많이 나가게 하지 않는다. 지방은 지방조직(adipose tissue)에 저장되며, 중요한 장기를 보호해준다. 중요한 장기를 싸고 있는 지방은 충격을 흡수한다. 신체의 바깥쪽에 있는 지방은 추울 때 몸을 따뜻하게 유지시키는 열 절연체로서 작용한다. 지방은 또한 전기 절연체로서 작용하여 신경 자극이 빠르게 전달되도록 한다.

◆ 물리적 성질

순수한 지방과 기름은 각각 흰색의 고체와 황색의 액체이다. 순수한 지방과 기름은 냄새와 맛을 내지 않는다. 그렇지만 지방이 오랫동안 부패되면 불쾌한 냄새와 맛을 낸다. 이것을 산패(rancidity)라고 한다.

지방과 기름은 물에 녹지 않지만 벤젠, 아세톤 및 에테르와 같은 유기용매에는 잘 녹는다. 지방은 세포막을 통해 확산하지 않는다. 지방은 물보다 가볍고 미끄러운 느낌을 준다. 지방과 기름을 물과 섞어 진탕하면 일시적으로 유탁액이 된다. 하지만 비누와 같은 유화제를 사용하면 영구적인 유탁액이 만들어질 수 있다. 지방과 기름이 체내에서 소화되려면 먼저 담즙에 의해 유화되어야 한다.

◆ 화학적 반응

(1) 가수 분해

지방을 효소나 산 또는 알칼리로 처리하면 가수 분해되어 지방산과 글리세롤이 생성된다. 트리팔미틴(tripalmitin 또는 glyceryl tripalmitate)이 가수 분해되면 팔미트산 3분자와 글리세롤이 형성되며, 3분자의 물이 사용된다. 트라이팔미틴이 만들어 질 때 3분자의 물이 빠졌으므로 지방이 만들어지기 전의 물질로 다시 돌아가려면 3분자의 물이 첨가되어야 한다.

지방이 지방산과 글리세롤로 가수 분해될 때 여기서 생긴 글리세롤은 정제하여 의료 용도나 산업 용도로 사용할 수 있다.

$$\text{트리팔미틴} + 3H_2O \xrightarrow[\text{효소}]{\text{가열}} \text{3팔미트산} + \text{글리세롤}$$

(2) 비누화

비누화(saponification) 또는 검화란 지방을 수산화나트륨과 같은 강알칼리와 함께 가열할 때 글리세롤과 지방산염이 생성되는 과정을 말한다. 이러한 과정에 의해 생성된 지방산염이 비누이다.

$$\text{트리스테아린} + 3NaOH \xrightarrow{\text{가열}} \text{스테아르산나트륨(비누)} + \text{글리세롤}$$

(3) 수소화

기름이 지방보다 불포화 성분이 더 많다. 이것을 제외하면 지방과 기름은 비슷하다. 다시 말하면 이중 결합의 지방산은 지방보다 기름에 더 많다. 이러한 이중 결합에 수소를 첨가하면 이중 결합이 단일 결합으로 전환될 수 있다. 식물성 기름은 촉매제의 존재 하에 수소를 첨가하면 지방으로 전환될 수 있다. 이러한 과정을 수소화(hydrogenation)라고 한다. 수소화를 통해 소위 가정에서 사용하는 식물성 쇼트닝(shortening)을 만든다. 올레오마가린(oleomargarine)은 지방이나 기름에 향료와 염료, 그리고 비타민 A와 D를 첨가하여 수소화한 제품이다.

만일 수소 첨가 과정을 잘 조절하면, 수소화가 불완전하게 되어 버터나 라드(lard) 같이 동물성 지방에 있는 것보다 더 많은 탄소와 탄소 사이의 이중 결합을 갖는 수소화 식물성 기름(hydrogenated vegetable oil)이 된다. 수소화를 통해 시스cis 이중 결합의 일부가 트랜스trans 이성체로 전환된다. 어떤 연구 결과에 따르면 식이성 트랜스지방(trans-fat)은 심장 질환의 위험성을 증가시키는 것으로 나타났다. 한편 체내에 저장되어 있는 트랜스-올레산(trans-oleic acid)과 심근경색의 위험성 감소 사이에 관련이 있는 것으로 알려지고 있다.

(4) 아크롤레인 검사

아크롤레인 검사(acrolein test)는 글리세롤을 검사하는 것으로 지방과 기름의 검사에 자주 사용되고 있다.

글리세롤을 이황산수소칼륨(potassium bisulfate)과 같은 탈수소제와 섞고 고온으로 가열하면 아크롤레인이 생성된다. 이 물질은 맵고 자극성이 강한 냄새를 생성하기 때문에 쉽게 인식할 수 있다. 지방과 기름을 고온으로 가열하거나 태울 때 불쾌한 냄새가 나는 것은 아크롤레인 때문이다.

$$\text{글리세롤} \xrightarrow[KHSO_4]{\text{가열}} \text{아크롤레인} + 2H_2O$$

5. 왁스

천연 왁스(wax)는 미리실 알코올(myricyl alcohol, $C_{30}H_{61}OH$)이나 세릴 알코올(ceryl alcohol, $C_{26}H_{53}OH$) 같은 고분자의 알코올과 지방산이 결합한 에스테르이다. 지방산과 알코올은 보통 둘 다 포화되어 있다. 카나우바(carnauba) 왁스는 마이리실 알코올의 에스테르($C_{25}H_{31}COOC_{30}H_{61}$)이다. 벌 왁스도 또한 마이리실 알코올의 에스테르($C_{15}H_{31}COOC_{30}H_{61}$)이다. 왁스는 많은 생물체에서 보호막이나 방수벽 역할을 한다. 깃털, 동물 피부, 나뭇잎은 보통 비극성 화합물로 덮여있다. 어떤 생물은 왁스를 다른 목적으로 사용하기도 한다. 예를 들면, 향유고래(sperm whale)는 부력 조절과 소리를 만드는 데 왁스를 이용한다.

비록 천연 왁스가 양초, 윤활제, 화장품, 접착제 및 광택제를 만드는 데 사용되어 왔으나, 현재는 합성 왁스가 이들을 대체하고 있다. 집에서 보통 홈이나 구멍을 메울 때 사용하는 파라핀 왁스(paraffin wax)는 천연 왁스나 에스테르가 아니고 고분자량의 알케인 화합물이다(표 4-3).

표 4-3. 일반적인 왁스

이름	원료	용도
벌 왁스	벌집	광택, 의약품
고래 왁스(경랍)	향유고래	화장품, 양초
카나우바 왁스	카나우바 야자	마루 왁스, 광택
라놀린	양털	피부 연고

6. 인지질

인지질(phospholipid)은 인산염 에스테르로서 인산글리세라이드와 인산스핑고사이드로 구분한다. 인지질 중 가장 많은 것은 글리세로인지질(glycerophospholipid)이다. 가장 간단한 글리세로인지질은 디글리세라이드에 인산이 에스테르 결합을 한 포스파티드산(phosphatidic acid)이다. 생리적 pH에서는 보통 포스파티드산염(phosphatidate)으로 존재한다. 포스파티드산염들 간의 차이점은 서로 다른 지방산이 결합해 있는 것뿐이다. 어떤 글리세로인지질은 인산에 알코올이 에스테르 결합을 하고 있다. 이러한 글리세로인지질에는 포스파티딜콜린(phosphatidylcholine, 레시틴lecithin), 포스파티딜에탄올아민(phosphatidylethanolamine, 세팔린cephalin), 포스파티딜이노시톨(phosphatidylinositol), 포스파티딜세린(phosphatidylserine)이 있다.

모든 인지질은 물에 잘 용해되는 극성 머리와 수용액에서 응집을 나타내는 비극성 꼬리를 포함하고 있는 양성 분자(amphipathic molecule)이다. 이러한 이유로 인해 인지질은 물에서 저절로 미셀(micelle)이나 지질 이중층(lipid bilayer)을 형성한다(그림 4-4). 인지질은 모든 생물의 세포막을 구성하는 핵심 성분이다. 지질 이중층이 둥그런 낭을 형성할 때 이를 리포솜(liposome)이라고 한다.

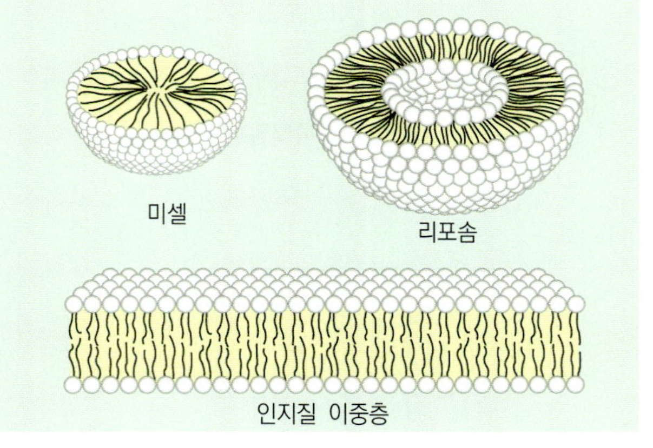

그림 4-4. **미셀, 리포솜 및 인지질 이중층**

인지질 중 두 번째로 많은 것이 스핑고미엘린(sphingomyelin)이다. 이것은 스핑고신(sphingosine)이라는 지질을 포함하고 있어서 스핑고지질(sphingolipid)이라고도 부른다. 모든 스핑고지질은 스핑고신의 아미노기에 지방산이 아마이드 결합(amide bond)을 통해 형성된 세라마이드(ceramide)를 갖고 있다. 스핑고미엘린에서 스핑고신의 C_1-OH기는 인산과 결합하고 여기에 콜린(choline)이나 에탄올아민(ethanolamine)이 결합하며, C_3-OH기는 정상적으로 유리 상태로 존재한다. 스핑고미엘린은 글리세로인지질과 마찬가지로 양성 분자로서 세포막의 지질 이중층을 형성한다. 신경 세포(뉴런)의 축삭(axon)을 둘러싸고 있는 말이집(myelin sheath)은 스핑고미엘린이 약 5%를 차지한다.

포스파티딜콜린과 포스파티딜이노시톨은 특수한 호르몬, 성장 인자, 신경전달물질 및 기타 리간드의 막 수용체로서 작용한다. 혈소판-활성 인자(platelet-activating factor, PAF)는 일종의 호르몬으로서 성분은 알킬아실글리세로인지질(alkylacylglycerophospholipid)이다. PAF는 백혈구에 의해 분비되어 백혈구, 간세포, 폐 세포 및 뇌 세포를 포함한 다양한 표적 세포의 수용체에 결합한다. PAF는 염증 및 앨러지 반응을 포함한 여러 가지 반응의 조절을 돕는다. 아무튼 PAF는 강력한 전령으로서 10^{-12}M로도 일부 반응성 세포를 활성화한다.

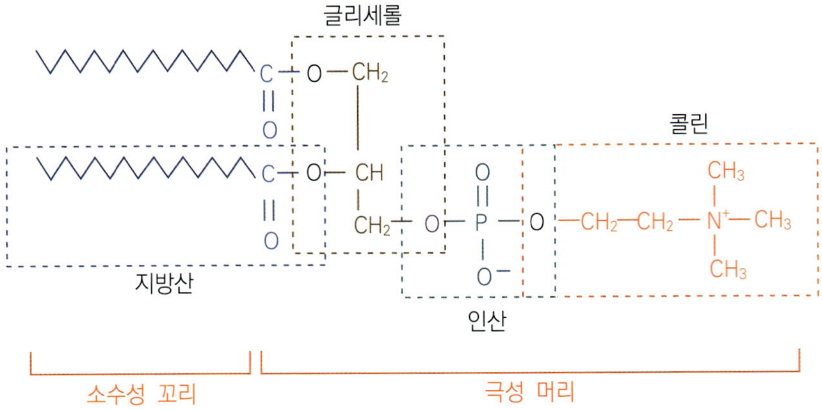

레시틴(포스파티딜콜린)

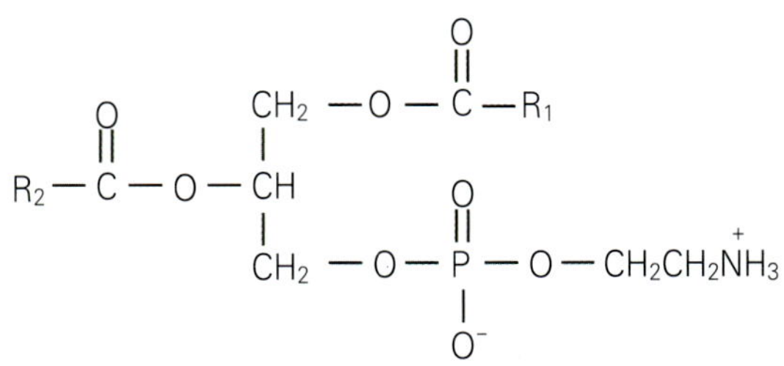

세팔린(포스파티딜에탄올아민)

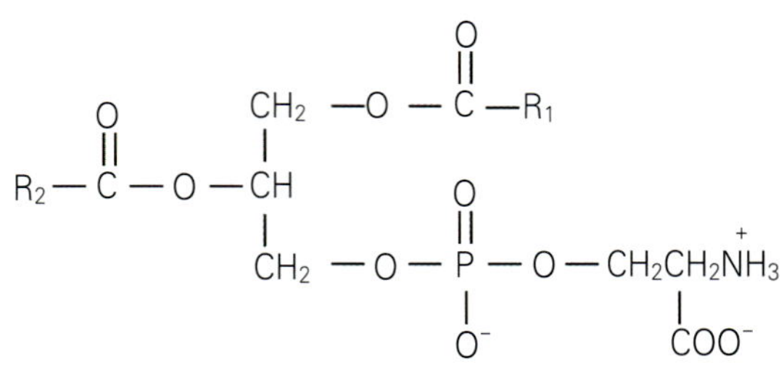

포스파티딜세린

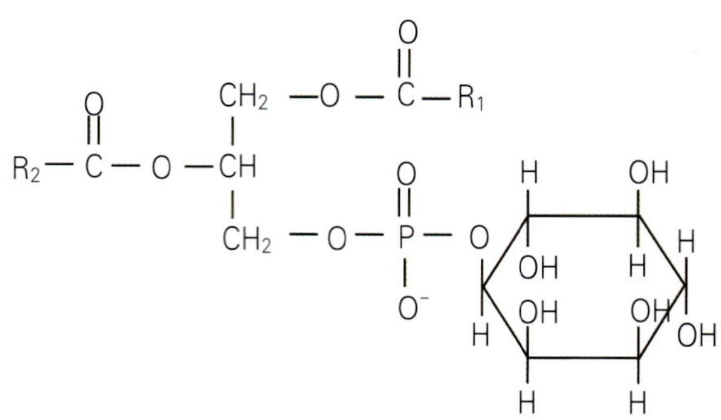

포스파티딜이노시톨

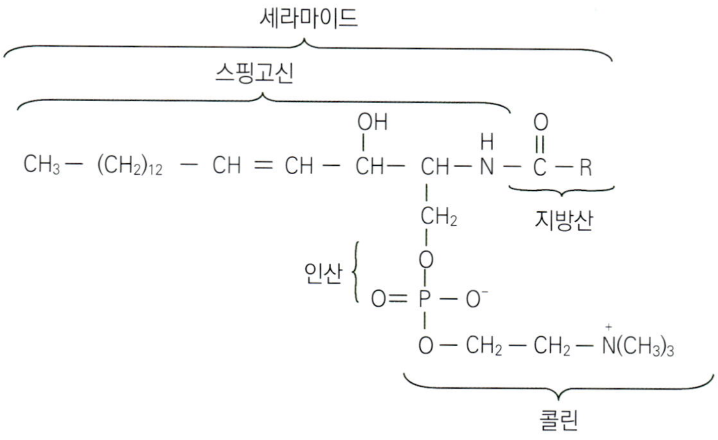

스핑고미엘린

7. 당지질

당지질(glycolipid)은 말 그대로 탄수화물을 포함하고 있는 지질이다. 가장 흔한 당지질은 세라마이드의 1번 탄소에 단당류나 올리고당류가 결합해 있는 형태이다. 이러한 양성 분자에서 극성 머리를 구성하는 탄수화물은 황산염이나 기타 변형된 형태로 존재한다. 당지질이자 스핑고지질인 세리브로사이드(cerebroside)의 경우에 탄수화물은 주로 포도당이나 갈락토스 같은 단당류로 구성되어 있다. 어떤 막에는 특히 세리브로사이드가 풍부하다. 예를 들면, 말이집(myelin sheath, 수초라고도 함)에서는 갈락토스-함유 세리브로사이드가 전체 지질의 약 15%를 차지한다.

세리브로사이드와 마찬가지로 강글리오사이드(ganglioside)도 당지질이자 스핑고지질이다. 이러한 양성 분자는 세리브로사이드의 단당류가 적어도 한 개의 N-아세틸뉴라민산염(N-acetylneuraminate)을 포함하고 있는 올리고당으로 치환된 것이다. N-아세틸뉴라민산(사이알산)은 생리적 pH에서 음전하를 띠기 때문에 막지질의 머리가 세리브로사이드처럼 전하를 띠지 않을 때보다 더 큰 극성을 나타낸다.

세포막에서 당지질은 세포-세포 상호작용, 세포 분열과 분화 조절, 정상 세포의 암 세포로의 전환, 바이러스 감염, 그리고 호르몬을 포함한 물질의 결합 등 주요 과정에 관여하고 있다. 적혈구 막에서 혈액형(A, B, AB, O)을 결정하는 혈액형 항원도 당지질이다.

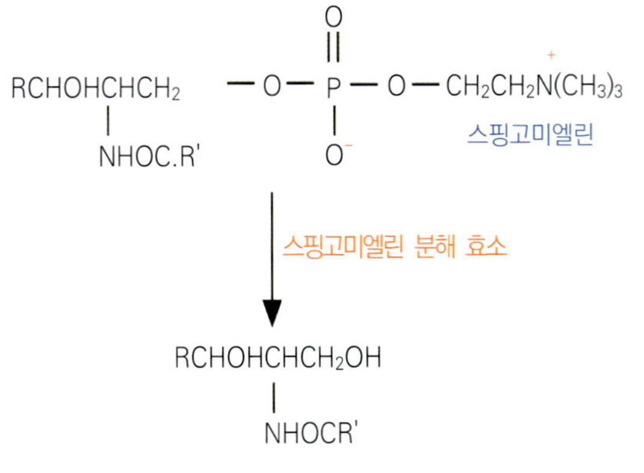

세라마이드

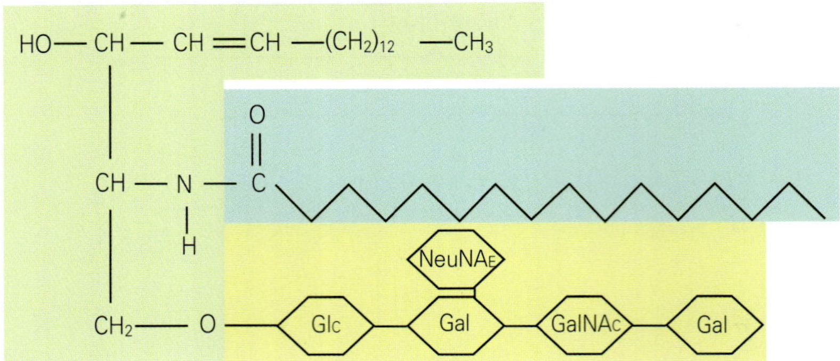

강글리오사이드

당지질과 관련된 주요 질환으로는 유전 질환인 테이-삭스병(Tay-Sachs disease)이 있는데, 이 질환은 헥소사미니데이스 A(hexosaminidase A)의 결핍으로 인해 부분적으로 분해된 강글리오사이드가 축적되어 신경계가 퇴행성 변성을 겪는다. 이러한 환자는 서서히 실명하고, 마비가 오고, 주위를 인식하지 못하다가(치매) 결국에는 3~4세 사이에 사망한다.

8. 아이코사노이드

아이코사노이드(eicosanoid, 그리스어 *eikosi*는 20을 의미함)는 아라키돈산(arachidonic acid)으로부터 유도된 생물학적으로 중요한 작용을 하는 물질 군이다. 주요 아이코사노이드는 프로스타글란딘(prostaglandins, PG), 트롬복산(thromboxanes, TX), 류코드리엔(leukotrienes, LT), 프로스타사이클린(prostacyclin)과 이들의 아형이다. 이들의 이름은 처음 검출된 세포에서 유래하였다. 즉 프로스타글란딘은 전립선(prostate gland)에서, 트롬복산은 혈소판(thrombocyte)에서, 그리고 류코트리엔은 백혈구(leukocyte)에서 유래하였다.

◆ 프로스타글란딘

프로스타글란딘은 5각형 고리와 2개의 곁가지를 갖고 있으며 전체 탄소 수는 20개이다. 하나의 곁가지 끝에 카르복실기(COOH)를 갖고 있다. 플로스타글란딘을 비롯한 아이코사노이드의 아형을 나타내는 대문자에 붙인 숫자는 고리 구조 밖에 있는 이중 결합의 수를 가리킨다. 예를 들면, PGE_2는 5각형 고리 밖에 2개의 이중 결합을 갖고 있는 프로스타글란딘 E의 약어이다. 트롬복산이나 류코트리엔의 약어에 붙인 숫자도 프로스타글란딘과 마찬가지로 이중 결합 수를 가리킨다.

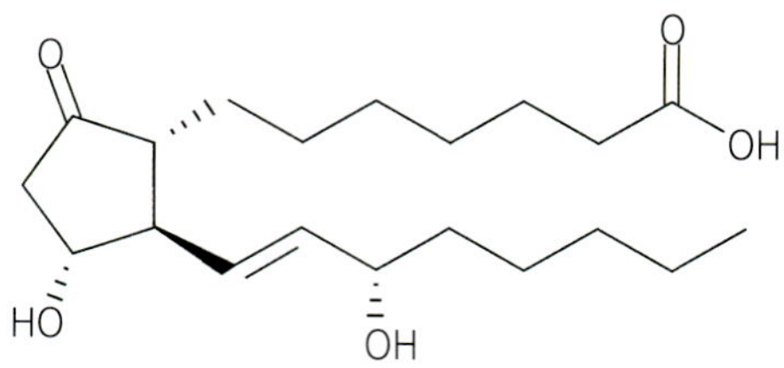

프로스타글란딘

프로스타글란딘은 남성 및 여성 생식기계, 간, 신장, 췌장, 심장, 폐, 뇌 및 장을 포함한 대부분의 조직에 분포하고 있다. 그러나 프로스타글란딘은 정액에 가장 많이 포함되어있다.

프로스타글란딘은 다음과 같은 광범위한 생리적 효과를 갖고 있다.

- 화학적, 물리적, 생리적, 병리학적 자극에 의해 초래된 어떤 변화에 대응하여 신체를 방어한다. 아스피린과 기타 항염증 약은 프로스타글란딘의 합성에 관여하고 있는 효소를 억제함으로써 부분적인 효과를 발휘한다.
- 위액 분비를 억제하고, 근육의 수축과 이완, 염증과 혈관 투과성, 체온 및 혈소판 응집을 조절한다.
- 부신에서 스테로이드 호르몬의 생성을 자극한다.
- 췌장(이자)에서 인슐린 분비를 자극한다.
- 뼈에서 칼슘 이온의 유리를 현저하게 자극한다. 악성 종양 조직에서 프로스타글란딘이 과다하게 생성되면 고칼슘 혈증과 뼈 용해를 초래한다.
- 임신 시 유산이나 자연 분만을 유도하는 데 사용될 수 있다.
- 고혈압을 치료하고, 기관지 천식을 완화시키고, 소화성 궤양을 고치는 데 사용될 수 있다.
- 혈소판, 갑상선, 황체, 샘뇌하수체 및 폐에서 cAMP를 증가시키고, 지방 조직에서 cAMP를 감소시킨다.
- 선천성 심장 질환을 갖고 태어난 청색아(blue baby)가 교정 수술을 받기 전 강장제로서 사용되고 있다.

임신 첫 7주 이내에 유산을 유도하는 대중화된 약물인 RU486(mifepristone)은 보통 프로스타글란딘과 함께 처방되는데 자궁을 수축시켜 배아를 유산시킨다. RU486 자체는 스테로이드와 프로게스테론의 길항 물질이다. 이것은 반응을 자극하지 않고 프로게스테론 수용체와 결합하여 프로게스테론이 결합하지 못하게 한다.

◆ 프로스타사이클린과 트롬복산

프로스타사이클린은 프로스타글란딘의 구조에 5각형 고리가 하나 더 추가되어 있어서 이름을 "-사이클린"이라고 부르게 되었다. 프로스타사이클린은 혈소판 응집을 강력하게 억제하고 혈관을 강력하게 확장시킨다.

트롬복산은 프로스타사이클린과 반대 작용을 지닌다. 따라서 트롬복산은 혈소판의 응집을 촉진시키고 평활근을 강력하게 수축시킨다. 트롬복산과 프로스타사이클린은 상호 조정을 통해 건강한 혈관계를 유지시킨다. 트롬복산은 cAMP의 생성을 억제시키고, 프로스타사이클린은 cAMP의 생성을 촉진시킨다.

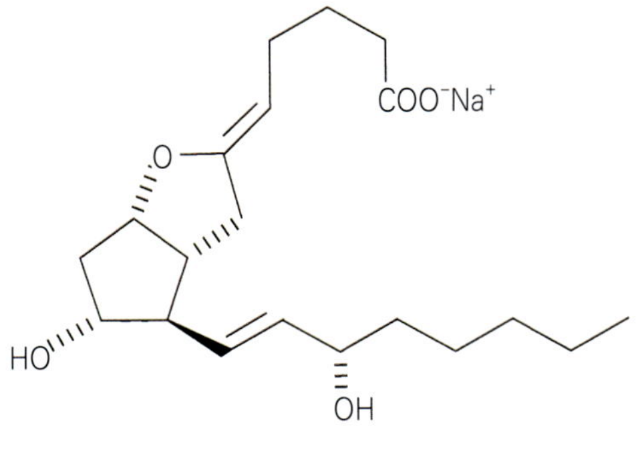

프로스타사이클린

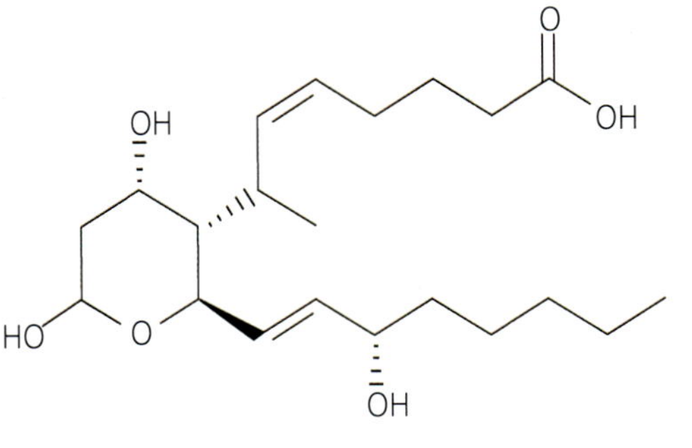

트롬복산

◆ 류코트리엔

류코트리엔은 아라키돈산에서 유도된 다른 하나의 아이코사노이드 군이다. 용어에 "tri"가 들어간 것은 이중 결합이 교대로 계속 세 번 나타나기 때문이다. 이 군에서 류코트리엔 C는 앨러지 반응에 관여한다. 그것은 천식 발작이 일어나는 동안 기관지를 수축시킨다.

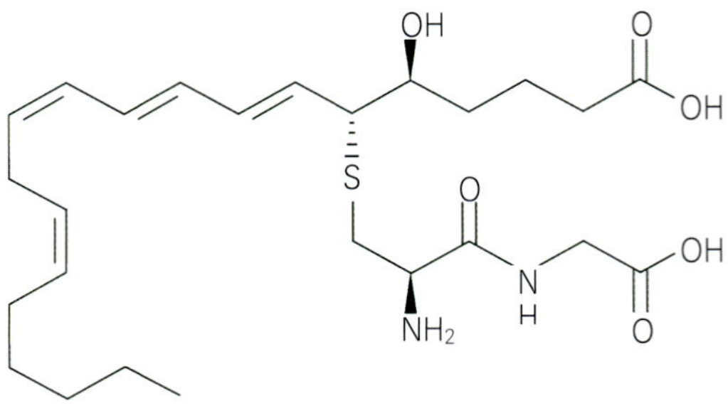

류코트리엔

9. 스테로이드

스테로이드(steroid)는 A, B, C, D로 표시한 네 개의 고리로 구성된 화합물이다. 각각의 스테로이드는 고리 안에 있는 이중 결합의 수와 위치가 다르다.

스테롤(sterol)은 17개의 탄소로 구성된 스테로이드 핵의 3번 탄소에 수산기(-OH)가 붙어있는 스테로이드이다. 주로 간에서 합성되는 스테롤인 콜레스테롤(cholesterol)은 인체에 가장 풍부한 스테로이드이다. 인체의 콜레스테롤은 지방을 비롯한 탄수화물 및 단백질과 같은 다른 물질로부터 유도되거나 합성된다. 나머지는 식이로부터 공급된다(표 4-5).

표 4-5. 식품에 포함된 콜레스테롤 양

식품	식품 양	콜레스테롤(mg)
버터	1 tbsp(15 g)	30
마가린	1 tbsp(15 g)	0
우유	224 g	35
닭고기(껍질 제거)	84 g	75
닭고기(프라이드)	84 g	111
간(쇠고기)	84 g	375
햄버거	84 g	85

* tbsp: tablespoon(~15 g)

콜레스테롤은 세포막의 구성 성분이자 담즙산(bile acid), 스테로이드 호르몬(steroid hormone), 비타민 D의 활성형인 1,25-디하이드록시콜레칼시페롤(1,25-dihydroxycholecalciferol), 즉 비타민 $1,25(OH)_2D_3$의 전구체가 된다. 콜레스테롤은 인체에서 이렇게 중요한 작용을 하고 있지만, 보통"나쁜 것"으로 인식되고 있다. 이것은 혈액 콜레스테롤 값과 심장 질환 사이에 매우 유의한 상관관계가 존재하기 때문이다. 식물이나 원핵세포에는 콜레스테롤이 거의 없다.

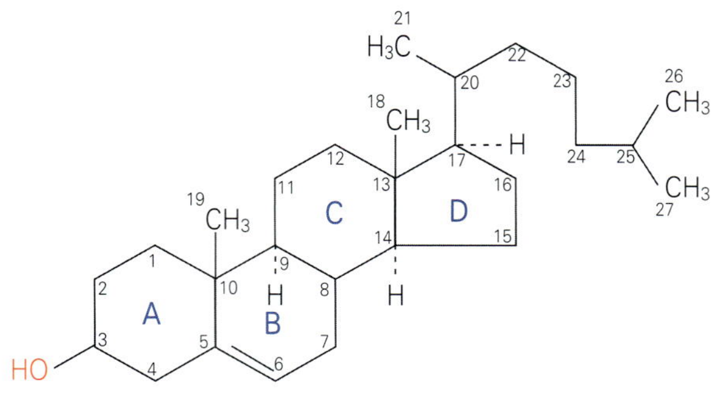

콜레스테롤

에르고스테롤(ergosterol)은 구조가 콜레스테롤과 비슷한 스테롤이다. 에르고스테롤은 자외선을 받으면 칼시페롤이 된다.

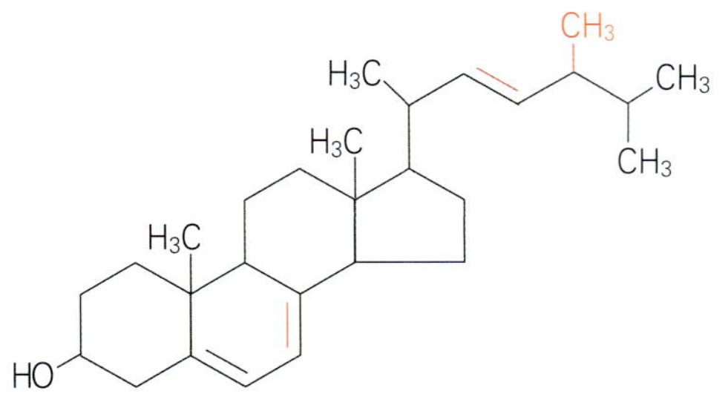

에르고스테롤

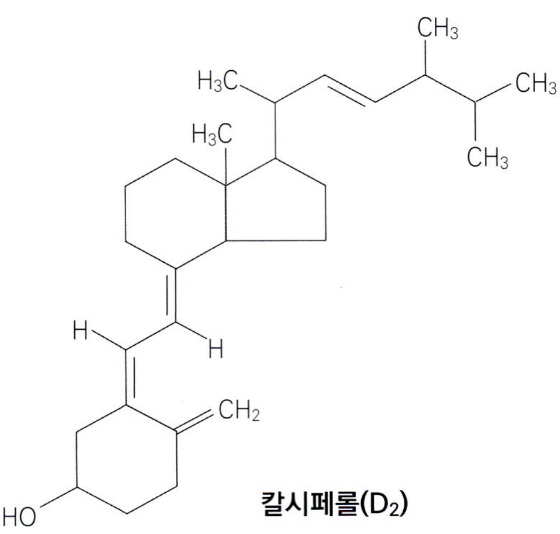

칼시페롤(D_2)

코르티솔(cortisol)과 알도스테론(aldosterone)을 포함한 코르티코스테로이드(corticosteroid)는 스테로이드 호르몬이다. 이들은 부신 피질(adrenal cortex)에서 생성되며, 각각 탄수화물과 전해질 대사를 조절한다. 코르티솔(하이드로코르티손*hydrocortisone*)과 이것의 유도체인 코르티손(cortisone, 11번 탄소에 케톤기를 가짐)은 항염증성이 있어 의약품으로 널리 이용되고 있다.

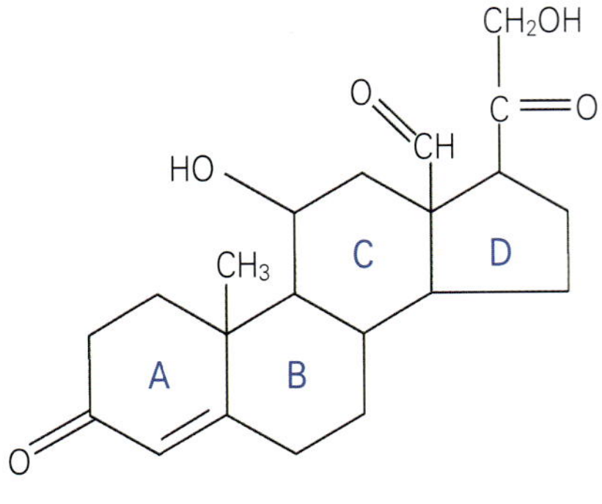

알도스테론

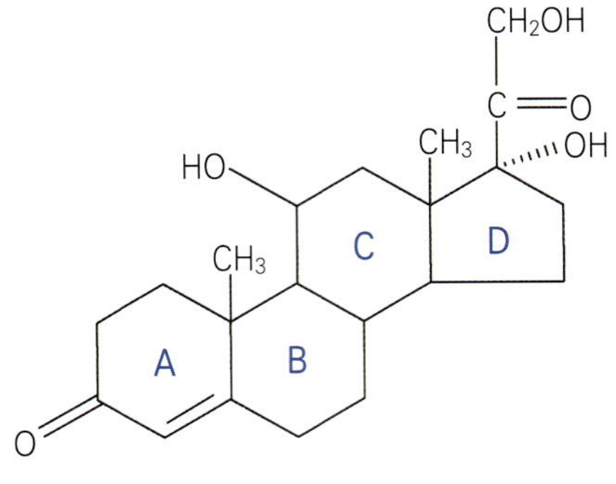

코르티솔

인체의 성 호르몬(sex hormone)과 그 유도체도 또한 스테로이드이다. 남성 호르몬인 테스토스테론(testosterone)과 2가지 여성 호르몬인 에스트라디올(estradiol, 에스트로겐estrogen의 한 종류)과 프로게스테론(progesterone)이 성 호르몬에 속한다. 이들 성 호르몬은 2차성징과 생식기의 발달과 유지를 조절한다. 이러한 스테로이드의 유도체는 피임약으로 사용되며, 또한 폐경 후 증후군(postmenoposal symptom) 치료를 비롯한 다양한 치료제로서 사용되고 있다. 남성 성호르몬과 인공적으로 합성된 유도체는 근육 생성을 포함한 합성 과정(anabolic process)을 자극하기 때문에 아나볼릭 스테로이드(anabolic steroid)라고 부른다. 운동선수들은 간혹 경기력을 향상시키기 위해 이러한 물질을 남용한다. 이것은 실제로 비정상적인 공격성, 간 손상 및 심장 질환을 일으킬 수 있다. 또한 이러한 물질은 2차 성징을 변화시키기도 한다. 일반적으로 호르몬의 불균형은 심각한 건강 문제를 야기할 수 있다.

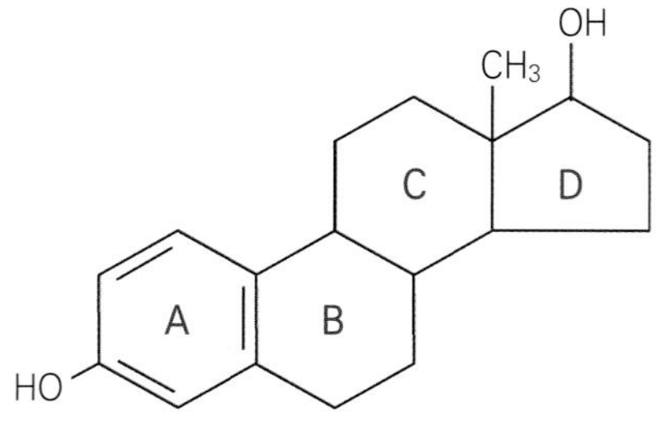

에스트라디올

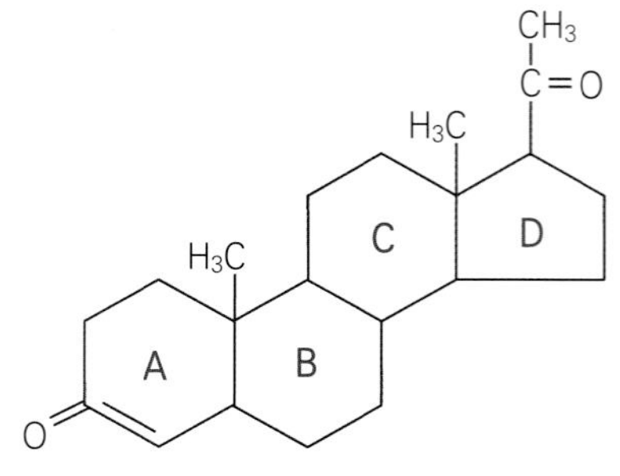

프로게스테론

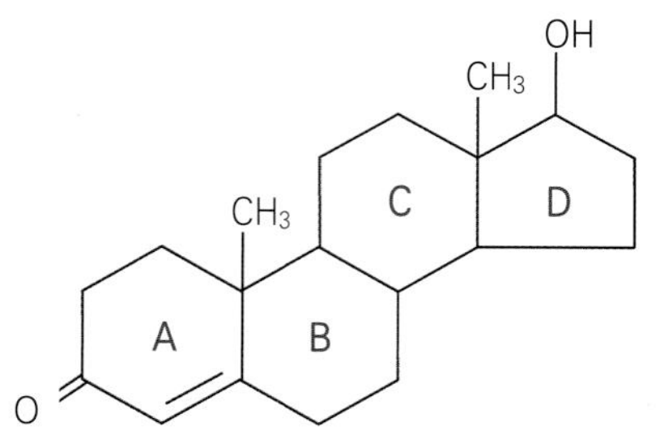

테스토스테론

담즙(bile)은 스테로이드, 기타 유기 화합물과 무기질을 포함하고 있는 혼합물이다. 담즙은 간에서 생성되어 담낭(gall bladder)에 저장되었다가 총담관을 통해 소장(십이지장)로 배설된다. 담즙에서 가장 많은 성분은 담즙산염(bile salt)과 포스파티딜콜린(phosphatidylcholine)인 레시틴(lecithin)이다. 타우로콜산(taurocholic acid, 타우린taurine과 결합해 있음)과 글리코콜산(glycocholic acid, 글리신glycine과 결합해 있음)을 포함한 담즙산염은 극성 부위와 비극성 부위를 함께 가지고 있는 양성 스테로이드이다. 담즙산염은 장에서 비극성 지질이 내용물 중에 균등하게 섞이게 하여 소화 효소(라이페이스lipase 등)가 잘 작용하도록 도와준다. 이러한 담즙산염(유화제emulsifier)의 작용을 유화작용(emulsification)이라고 하며 세제처럼 작용한다. 일부 항균성 스테로이드가 식물에서 동정되었으며, 1993년에는 돔발상어(dogfish shark, *Squalus acanthias*)에서 분리되었다. 이 항생제는 면역력이 떨어진 사람에게 잘 감염되는 칸디다(*Candida*) 진균을 포함한 광범위한 미생물을 사멸시킨다.

10. 지질단백질

스테로이드를 포함한 지질은 수용액에서 용해되지 않는다. 따라서 혈액에서 지질은 단독으로 존재하고 있는 것이 아니고 특수한 수송 물질과 결합하여 혈장에 섞여 있다. 비록 비에스테르형 지방산(nonesterified fatty acid), 즉 유리형 지방산(free fatty acid)은 혈장 알부민에 의해 수송되지만, 다른 지질은 특수한 단백질과 결합하여 지질-단백질 복합체를 형성하여 수송된다. 이러한 지질-단백질 복합체를 지질단백질(lipoprotein, 지방단백질 또는 지단백이라고도 부름)이라고 한다. 이 복합체에서 단백질 부분만을 아포지질단백질(apolipoprotein) 또는 아포단백질(apoprotein)이라고 한다. 아포지질단백질의 생성과 지질단백질의 조합은 주로 간과 장에서 일어난다. 지질단백질은 보통 밀도 또는 비중의 차이에 따라 다음과 같이 5종류로 분류된다.

1. 킬로미크론(chylomicron)
2. 초저밀도 지질단백질(very low density lipoprotein, VLDL)
3. 중간밀도 지질단백질(intermediate density lipoprotein, IDL)
4. 저밀도 지질단백질(low density lipoprotein, LDL)
5. 고밀도 지질단백질(high density lipoprotein, HDL)

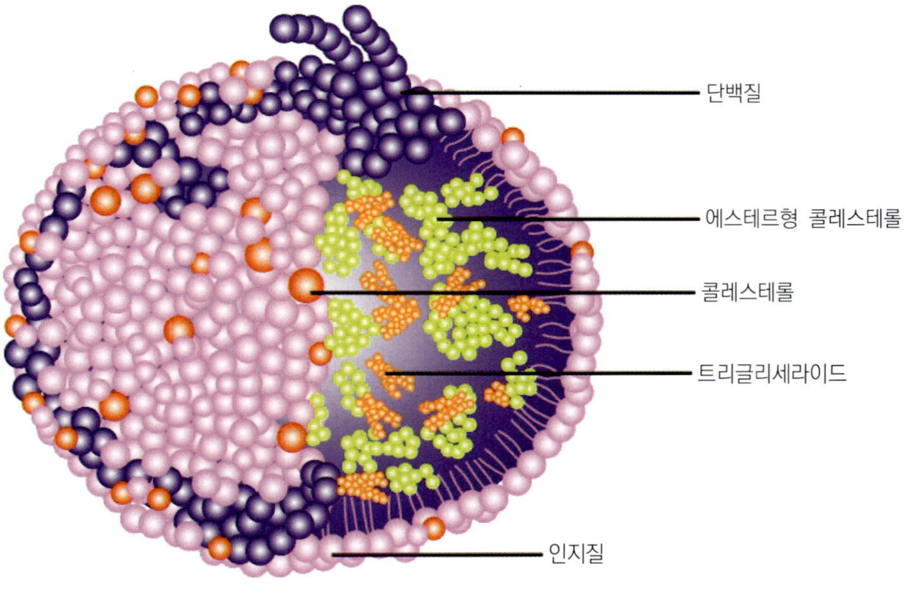

그림 4-5. **지질단백 구조**

이밖에도 지질단백질(a)[lipoprotein(a)]가 알려져 있는데, 이것은 간에서 합성된 아포지질단백질(a)가 LDL의 주요 아포지질단백질인 B-100에 붙어있는 일종의 LDL 변이형으로 생각된다. Lp(a)는 독립적으로 동맥경화와 관련이 있는 것으로 알려져 있다. 지질단백질의 구조를 보면, 중심부에는 소수성 분자들(트리글리세라이드, 에스테르형 콜레스테롤)이 있고 표면에는 양성 지질(인지질, 유리형 콜레스테롤)과 아포지질단백질이 있다(그림 4-5). 지질단백질이 혈액에 잘 섞이는 것은 아포지질단백질과 양성 지질 때문이다.

콜레스테롤 대사와 심장 질환에서 지질단백질의 역할은 지질 대사에서 살펴볼 것이다. 지질단백질 대사는 다른 질환과도 관련이 있는데, 예를 들어 아포지질단백질 E를 합성하는 유전자의 이상은 알츠하이머병(Alzheimer's disease, 퇴행성 뇌질환, 미국에서는 400만 명 이상이 이 질환에 걸려있음)의 위험 증가와 관련이 있다.

표 4-6. 주요 인체 혈장 지질단백질의 특성

	킬로미크론	VLDL	IDL	LDL	HDL
밀도(g/mL)	< 0.95	0.95 ~ 1.006	1.006 ~ 1.019	1.019 ~ 1.063	1.063 ~ 1.210
직경(nm)	> 70	26 ~ 70	22 ~ 24	19 ~ 23	4 ~ 10
전기영동 이동위치	원점	프리베타	베타와 프리베타 사이	베타	알파
단백질 함유율	2	8	19	22	50
주요 지질(%)	외인성 TG: 86	내인성 TG: 55	TG,: 23 CE: 29	CE: 42	인지질: 33
주요 아포지질단백질	A-I, A-II B-48 C-I, C-II, C-III	B-100 C-I, C-II, C-III E	B-100 C-I, C-II, C-III E	B-100	A-I, A-II C-I, C-II, C-III D E

TG: triglyceride, CE: cholesteryl ester

11. 콜레스테롤과 심장 질환

미국에서는 하루에 약 2000여 명이 심장 질환으로 사망하고 있으며 한국에서도 심장 질환으로 인한 사망자 수가 계속 증가하고 있다. 일차적인 위험 요인은 유전 인자, 콜레스테롤의 증가(고콜레스테롤 혈증) 및 흡연이다. 이차적인 위험 요인은 운동 부족, 스트레스, 영양 불량, 비만, 연령이다.

가장 흔한 심장 질환의 하나가 죽상경화증(atherosclerosis)인데, 이것은 혈관 내벽에 콜레스테롤이 축적되는 질환이다(그림 4-6). 손상된 내피 세포 부위를 통해 평활근 조직속으로 들어간 단핵구는 LDL-콜레스테롤을 섭취하여 거품 세포(foam cell)가 되어 혈관 벽에 축적된다. 두 가지 지질 중 콜레스테롤이 죽상경화증을 유발하는 더 큰 위험 인자이다. 이렇게 콜레스테롤이 축적되어 플라크가 형성되면 동맥이 딱딱해지고 혈액의 흐름을 제한할 수 있다. 심근경색(myocardial infarction)은 심장으로 혈액을 수송하는 동맥이 심하게 막히거나 혈전으로 인해 심근에 산소 공급이 제한되어 심근의 일부가 괴사되는 질환이다. 심근 세포가 손상되면, 심장 기능이 손상되고 사망에 이를 수도 있다. 뇌에서 혈전에 의해 혈액의 흐름이 제한되면 뇌졸중(stroke)이 일어난다.

죽상경화성 플라크(atherosclerotic plaque)는 고콜레스테롤 혈증에서 잘 형성된다. 따라서 심장 질환의 위험성을 평가하는 항목 중 하나로 혈액 콜레스테롤이 포함되어 있다. 양호한 혈액 콜레스테롤 값의 기준에 대해서는 일부 논쟁이 있지만 200 mg/dL 이하를 양호한 수치로 정하고 있다. 식이요법에서는 콜레스테롤과 포화 지방산이 낮고 용해성 섬유소가 많이 포함된 음식물을 섭취하도록 처방하고 있다. 운동도 또한 유익하다. 혈액 콜레스테롤 값은 주로 유전에 의해 결정되기 때문에 생활습관의 변화를 통해 낮추는 것은 제한적일 수밖에 없다. 유전적으로 민감한 사람들은 간혹 약물로 콜레스테롤 값을 낮추고 있다.

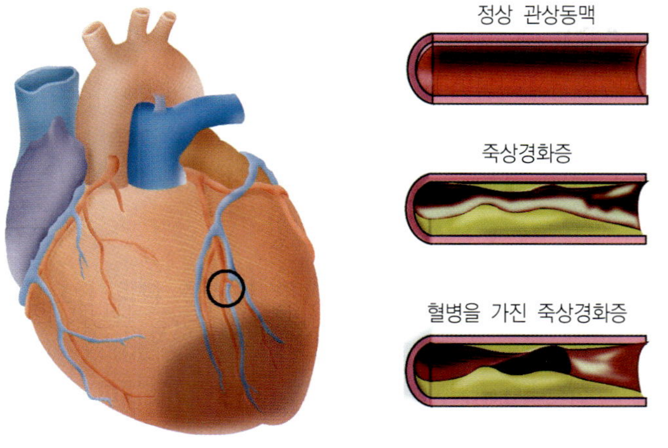

그림 4-6. **관상동맥의 죽상동맥경화증과 심근경색**

인체는 전형적인 식이에 포함되어 있는 콜레스테롤 양보다 훨씬 더 많은 양을 생성한다. 따라서 포화 지방이 풍부하고 콜레스테롤이 낮은 식이가 포화 지방이 낮고 콜레스테롤이 높은 식이보다 심장 질환의 위험성이 더 높다. 많은 사람들이 지방-콜레스테롤의 관계를 잘못 알고 있다. 포화 지방이 풍부한 어떤 식품의 경우 제조회사에서 콜레스테롤이 제거되었다는 광고를 내면 사람들은 이 식품은 심장에 안전할 것으로 믿지만 사실은 그렇지 않다는 것이다. 콜레스테롤이 제거된 버터와 정상적인 버터, 어느 것이 더 건강에 위험할까. 둘 사이에는 가격의 차이만 있을 뿐 위험성에 있어서는 유의한 차이가 없다. 아무튼 심장 질환의 위험성을 낮추려면 콜레스테롤과 포화 지방의 전체적인 섭취량을 줄여야 한다.

콜레스테롤과 심장 질환의 관계는 그 위험성이 혈액 콜레스테롤의 농도에 의해 일어나는 것이 아니기 때문에 복잡하다. 혈액에서 콜레스테롤을 수송하는 고밀도지질단백질(HDL)과 저밀도지질단백질(LDL) 사이의 콜레스테롤 분포는 매우 중요하다. HDL은 조직에 있는 콜레스테롤 간으로 수송하여 처리시키기 때문에 HDL-콜레스테롤은 "좋은" 콜레스테롤로 기술되고 있다. LDL-콜레스테롤은 혈액의 콜레스테롤을 말초조직으로 수송하기 때문에 "나쁜" 콜레스테롤이다. 따라서 오늘날 심장 질환 또는 관상동맥 질환(coronary artery disease, CAD)의 위험성 평가에 있어서는 총 콜레스테롤 농도 보다는 HDL-콜레스테롤과 LDL-콜레스테롤의 절대적 농도와 상대적 농도를 적용하고 있다(표 4-7).

표 4-7. **HDL- 및 LDL-콜레스테롤의 기준치**

	LDL-콜레스테롤(mg/dL)	HDL-콜레스테롤(mg/dL)
관상동맥 질환(CAD) 환자	≥ 160	< 35
관상동맥 질환이 없는 중년	< 130	≥ 60

혈액 LDL-콜레스테롤 농도는 부분적으로 지방 세포 및 간세포를 포함한 여러 세포로부터 LDL-콜레스테롤이 얼마나 빠르게 제거되느냐에 의해 결정된다. LDL-콜레스테롤이 세포로 들어가려면, 먼저 콜레스테롤을 포함하고 있는 LDL 입자가 세포막 표면에 있는 LDL 수용체(LDL receptor) 단백질과 결합해야 한다. 일단 결합이 되면 LDL과 수용체는 수용체-매개성 세포 내 반입 작용(receptor mediated endocytosis)을 통해 세포 안으로 들어간다. LDL이 수용체에 결하하면 세포막에 클래트린(clathrin)으로 덮인 부분이 세포 안으로 함몰되고 작은 낭을 형성한다. 클래트린 단백질은 전체 과정에서 중심 역할을 한다.

콜레스테롤을 흡수하는 세포의 능력은 주로 LDL 수용체의 선천적 성질에 의해 결정된다. 미국인의 경우 500명당 1명은 가족성 고콜레스테롤 혈증을 일으키는 정상 수용체 유전자와 비정상 수용체 유전자를 갖고 있는 것으로 조사되었다. 이러한 이형 접합성인 사람은 보통 TG와 HDL 값은 정상이지만 LDL 농도는 전형적으로 320 ~ 500 mg/dL의 값을 갖는다. 이러한 사람들은 대개 30, 40대에 심장 질환이 생긴다. 만일 가족성 고콜레스테롤혈증을 일으키는 유전자가 동형접합성이라면 이러한 사람들의 LDL-콜레스테롤 값은 매우 높으며 십대에 심각한 죽상 플라크로 발전하는 경향이 있다. 대부분은 20대를 넘기지 못하고 사망한다.

심장 질환의 위험성에 대한 평가는 지질단백질(a)의 존재로 인해 더욱 복잡해졌다. 지질단백질(a)는 일부 사람에서는 독립적인 선천적 위험성을 나타내는 것으로 나타났다. 지질단백질(a)의 농도는 일생동안 고정된 값을 갖도록 유전적으로 프로그램화되어 있다. 이 농도는 LDL, HDL, 운동, 흡연 및 많은 다른 요인들에 의해 영향을 받지 않는다. 이것은 사람에 따라 상당한 차이를 보인다. 아무튼 이 값이 클수록 심장 질환의 위험성은 더 커진다.

Practice Test

1. 복합 지질이 아닌 것은?
   a. 레시틴 b. 스핑고미엘린 c. 세팔린
   d. 강글리오사이드 e. 프로스타글란딘

2. 지방산으로 비누를 만들 때 필요한 것은?
   a. $CaCl_2$ b. O_2 c. H_2 d. NaOH e. HCl

3. 스테로이드는?
   a. 아라키돈산 b. 스핑고미엘린 c. 콜레스테롤
   d. 트롬복산 e. 트리글리세라이드

4. 불포화 지방산은?
   a. 스테아르산 b. 라우르산 c. 리놀레산
   d. 팔미트산 e. 미리스트산

5. 필수 지방산은?
   a. 팔미트산 b. 스테아르산 c. 올레산 d. 리놀레산 e. 아라키돈산

6. 혈액 응고에 필요한 지질은?
   a. 트롬복산 b. 프로스타사이클린 c. 류코트리엔 d. 프로스타글란딘

7. 지방과 기름에 필수적으로 포함되어 있는 것은?
   a. 인산기 b. 레시틴 c. 글리세롤 d. 콜레스테롤 e. 콜린

8. 기름이 지방보다 많은 것은?
   a. O_2 b. CO_2 c. 이중 결합 d. 수소 결합 e. N

9. 지방과 기름의 아이오딘가가 높을수록 무엇이 더 커지는가?
   a. 산패도 b. 산도 c. 불포화 d. 가수 분해 e. 수소화

10. 지질의 성질은?
    a. 가수 분해에 의해 지방산을 생성한다. b. 대부분 지방산과 결합하여 에스테르를 형성한다.
    c. 물에 불용성이다. d. 유기용매에 녹는다.
    e. 이상 모두

【해답】

1. e 2. d 3. c 4. c 5. d 6. a 7. c 8. c 9. c 10. e

11. 인지질은?
a. 트리글리세라이드 b. 레시틴 c. 올레산
d. 스테아르산 e. 콜레스테롤

12. 관상동맥 질환의 위험성을 높이는 지질단백질은?
a. 킬로미크론 b. VLDL c. IDL d. LDL e. HDL

13. 지방 소화에서 유화제로서 작용하는 것은?
a. 담즙산염 b. 트롬복산 c. 프로스타글란딘 d. 레시틴 e. 케톤체

14. 산과 알코올의 결합에 의해 형성된 산물은?
a. 에테르 b. 펩타이드 c. 에스테르 d. 아크롤레인 e. 케톤체

15. ABO 혈액형을 결정하는 항원은?
a. 인지질 b. 콜레스테롤 c. 트리글리세라이드 d. 당지질 e. 중성 지방

【해답】

11. b 12. d 13. a 14. c 15. d

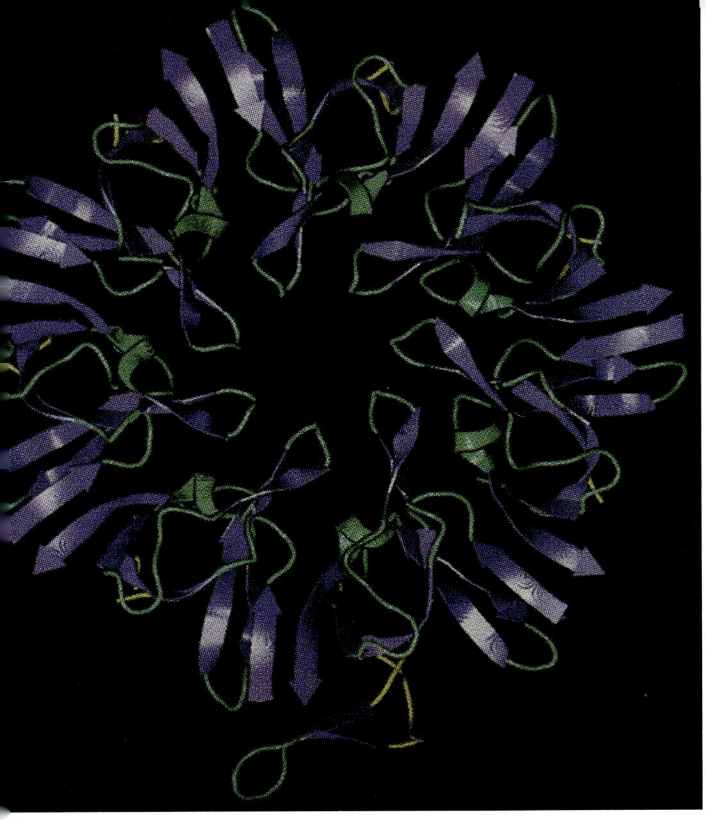

Chapter 5

Protein
단백질

학 습 목 표

- 단백질의 기원 이해하기
- 아미노산의 구조 및 반응과 친숙해지기
- 단백질을 기능, 모양 및 용해성에 따라 분류하기
- 단백질 변성의 중요성 이해하기
- 디펩타이드 그리기
- 단백질의 1차, 2차, 3차 및 4차 구조 설명하기

05 단백질(Protein)

단백질은 수분 다음으로 많은 세포의 주성분이다. 단백질은 탄수화물이나 지방보다 훨씬 더 복잡한 유기화합물이다. 모든 단백질에 포함되어 있는 공통적인 원소는 탄소, 수소, 산소 및 질소이다. 대부분의 단백질은 또한 황을 포함하고 있고, 어떤 것은 인을 포함하고 있고, 그리고 헤모글로빈은 특수하게 철을 포함하고 있다.

1. 기원

식물은 공기와 토양에 있는 무기질로부터 단백질을 합성한다. 하지만 동물은 그러한 물질로부터 단백질을 합성하지 못한다. 따라서 동물은 식물이나 다른 동물로부터 단백질을 얻어야 한다.

동물은 질소를 포함하고 있는 노폐물을 배설한다. 동식물의 부패와 더불어 노폐물은 토양에 있는 세균에 의해 용해성의 질소 화합물로 전환된다. 그다음에 이러한 용해성의 질소 화합물은 단백질을 합성하는 데 사용된다. 이러한 질소의 순환을 질소 회로(nitrogen cycle)라고 한다(그림 5-1).

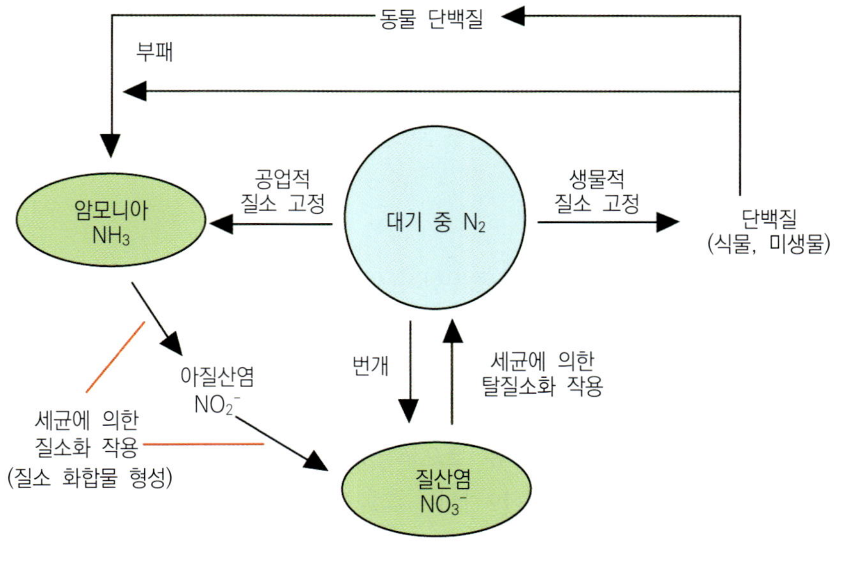

그림 5-1. **질소 회로**

2. 기능

단백질(protein)의 어원은 그리스어의 "*proteios*"에서 유래하였는데, 이것은 "제일 중요한"이라는 뜻이다. 단백질은 새로운 세포를 구성하고, 유지하고, 교체하는 데 필요한 물질이다. 따라서 단백질은 신체에서 가장 중요한 화합물이다. 단백질은 또한 에너지 연료이기도 하다. 단백질 1 g이 산화되면 탄수화물이 산화될 때와 똑같은 4 kcal의 열량을 생성한다.

단백질은 대사 조절(호르몬), 생화학적 반응 촉진(효소), 산소 수송(헤모글로빈, 미오글로빈), 철 저장(페리틴ferritin), 감염에 대한 신체 방어(항체), 흥분 전파(신경) 및 근육 활동(미오신, 액틴)과 관련이 있다. 그밖에도 단백질은 결합 조직(콜라겐collagen 및 엘라스틴elastin)을 포함한 피부, 털, 손톱과 발톱의 성분이 된다.

3. 분자량

단백질의 분자량은 탄수화물(포도당의 분자량 180 달톤)이나 지질과 비해 매우 크다. 인체에 존재하는 단백질의 분자량은 알부민 약 66,000 달톤, 헤모글로빈 약 64,000 달톤, 면역글로불린 G(IgG)는 약 150,000 달톤, IgM은 약 900,000 달톤에 이르며, 복합 단백질인 지질단백질(lipoprotein)은 거대분자로서 분자량은 몇 백 만 달톤에 이른다.

4. 아미노산

단백질은 아미노산(amino acid)이라고 하는 기본 단위 분자에 의해 구성된 큰 중합체(polymer)이다. 자연계에 존재하는 단백질을 가수 분해하면 20종류의 아미노산이 얻어진다. 이들 아미노산은 모두 L-아미노산이다.

1) 구성

아미노산은 산성 기(acidic group)인 카르복실기(-COOH)와 염기성 기(basic group)인 아미노기(-NH_2)기를 포함하고 있는 유기산이다. 카르복실기 바로 다음의 탄소가 α탄소이고, 그다음은 순서대로 β, γ, δ 탄소가 된다. α-아미노산의 구조식은 다음 그림과 같다. 그림에서 잔기 또는 측쇄(residue, R)을 제외한 나머지 구조는 모든 아미노산에 공통적이다.

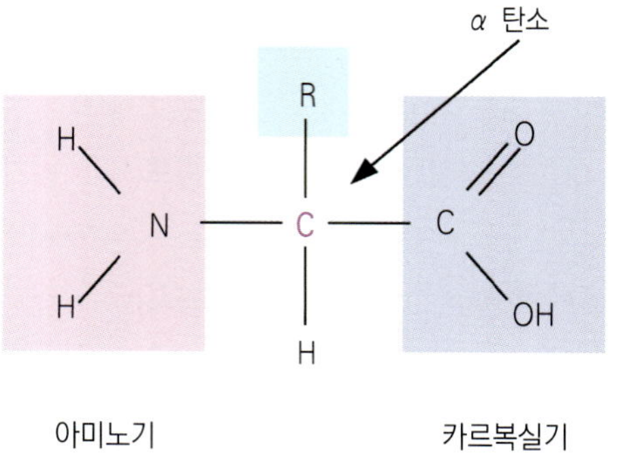

아미노산은 α 탄소에 붙어있는 R기의 극성(polarity)에 따라 극성(polar)과 비극성(nonpolar) 아미노산으로 나뉜다. R기가 비극성이면 극성인 아미노산보다 물에 잘 녹지 않는다. R기가 -OH, -SH, $-NH_2$, 또는 -COOH이면 극성 아미노산이다. 극성과 비극성 아미노산의 구조를 각각 그림 5-2와 그림 5-3에 나타냈다.

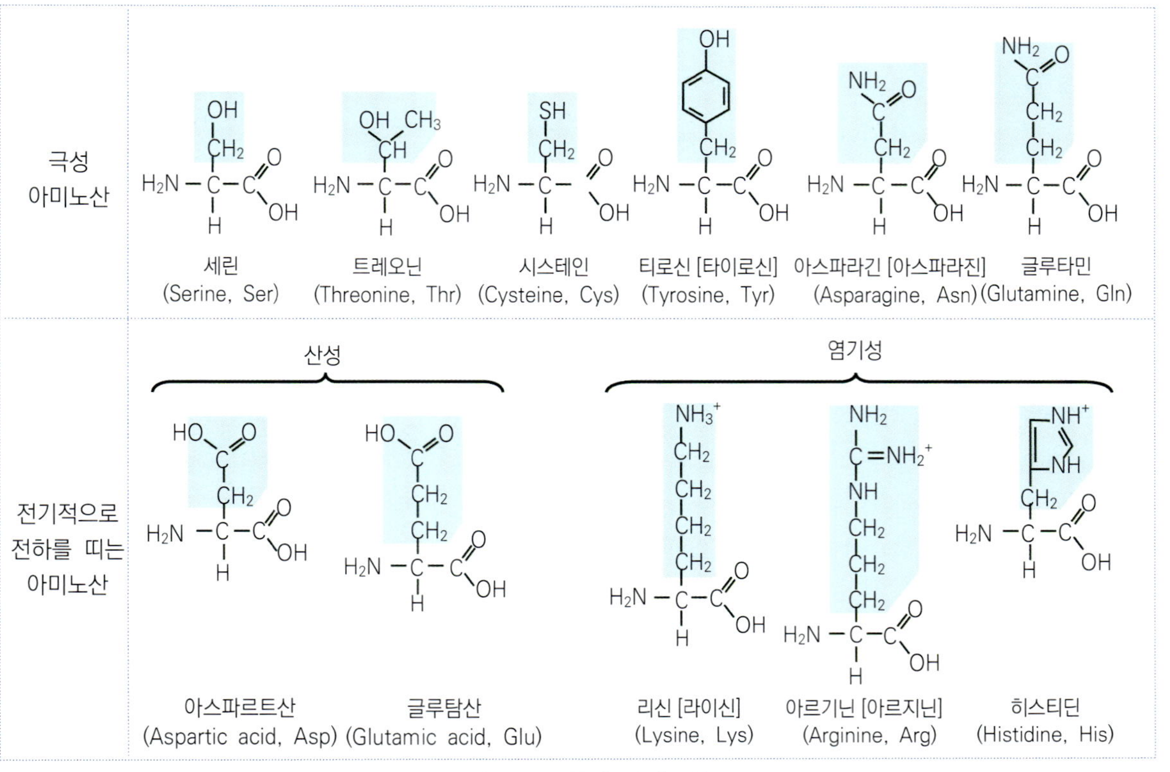

그림 5-2. 극성 아미노산

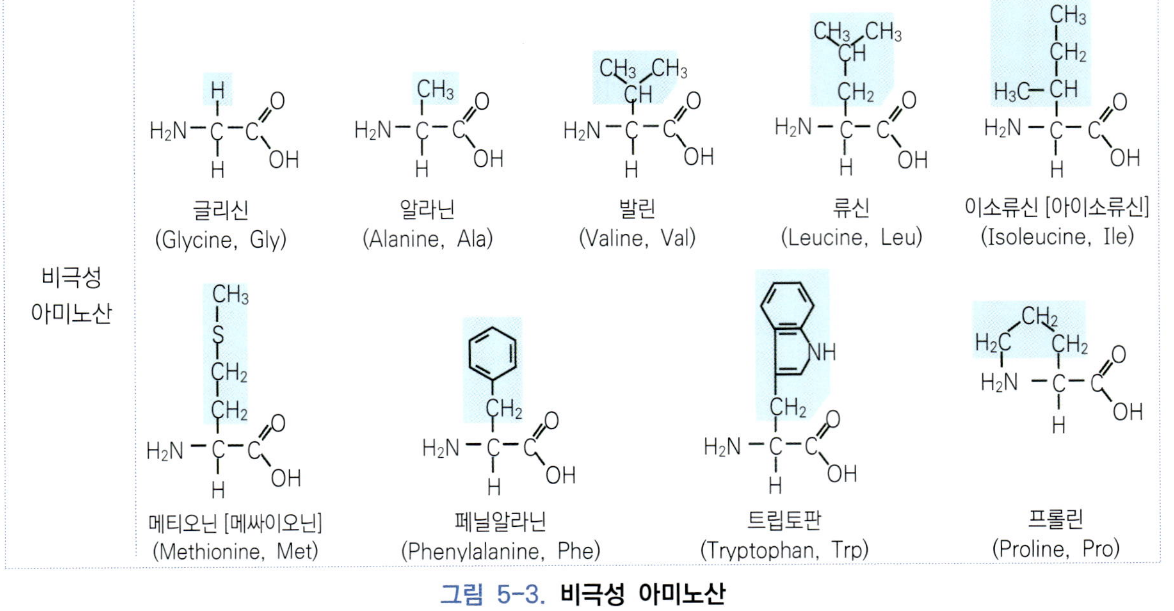

그림 5-3. 비극성 아미노산

* 황(S) 함유 아미노산: Cys, Met * 방향족 아미노산: Phe, Tyr, Trp * [ ]: 개정 용어

신체는 일부 아미노산을 합성할 수 있지만, 어떤 아미노산은 합성하지 못한다. 합성하지 못하는 아미노산은 음식물을 통해서 얻어야 하는데, 이러한 아미노산을 필수 아미노산(essential amino acid)이라고 한다. 표 5-1에 필수 아미노산과 체중 kg당 1일 요구량(mg)을 나타냈다.

표 5-1. 필수 아미노산과 체중 kg당 1일 요구량(mg)

아미노산	성인	영아	아미노산	성인	영아
이소류신	28	70	트레오닌	28	87
류신	42	161	트립토판	33	12
리신	44	103	발린	35	93
메티오닌	22	58	히스티딘		28
페닐알라닌	22	135			

2) 양성 성질

아미노산은 산성의 카르복실기와 염기성의 아미노기를 포함하고 있다. 용액에서 카르복실기는 아미노기에 프로톤을 줄 수 있다. 이렇게 되면 아미노산은 (+)와 (-)의 쌍극성 이온(zwitterion)을 띤다.

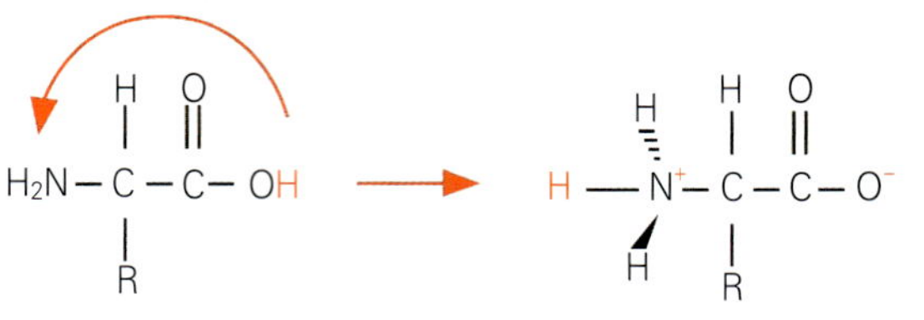

쌍극성 이온

아미노산은 양성(兩性) 분자(amphoteric molecule)이다. 따라서 산이나 염기와 반응할 수 있다. 아미노산이 자신의 등전점보다 염기성 용액에 있으면 음전하를 띠고 양극으로 끌린다. 반면에 아미노산이 자신의 등전점보다 산성 용액에 있으면 양전하를 띠고 음극으로 끌린다.

아미노산이 양성 분자이기 때문에 이것으로부터 구성되는 단백질도 또한 양성 분자이다. 이러한 양성 성질로 인하여 단백질은 혈액에서 완충제로서 작용한다.

어떤 pH에서 아미노산은 음극이나 양극으로 이동하지 않을 것이다. 그것은 이러한 pH에서 아미노산이 중성을 띠기 때문이다. 이렇게 총전하가 0이 되는 pH를 등전점(isoelectric point, pI)이라고 한다. 아미노산으로 구성된 단백질들도 각각의 등전점을 갖고 있다(표 5-2).

표 5-2. 단백질의 등전점

단백질	등전점(pI)	단백질	등전점(pI)
사람 혈청 알부민	4 ~ 5.8(4.9)	인슐린	5.3
헤모글로빈	6.7	IgG	6 ~ 7.3
피브리노겐	5.6	트랜스페린	5.7

단백질은 등전점에서 최소의 용해성, 최소의 점조성 및 최소의 삼투압을 갖는다. 단백질은 등전점보다 높은 pH에서 음전하를 띠고, 낮은 pH에서 양전하를 띤다.

5. 펩타이드

단백질은 많은 아미노산들이 펩타이드 결합(peptide linkage 또는 peptide bond)에 의해 연결된 거대분자이다. 두 개의 아미노산이 반응하면 첫 번째 아미노산의 카르복실기와 두 번째 아미노산의 아미노기가 반응하여 물 한 분자가 빠지고 탄소와 질소 사이에 결합이 생기는데, 이것이 펩타이드 결합이고, 그 결합물을 디펩타이드(dipeptide)라고 한다.

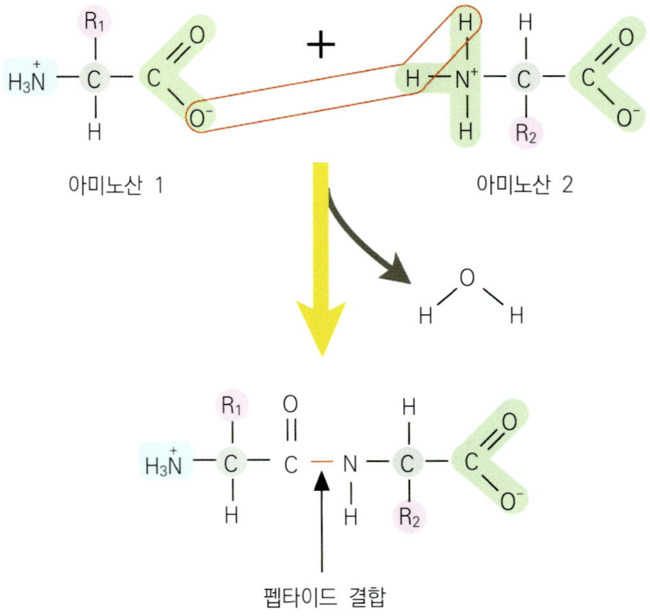

만일 세 개의 아미노산이 결합하면 트리펩타이드(tripeptide), 여러 개의 아미노산이 결합한 사슬을 폴리펩타이드(polypeptide)라고 한다.

6. 단백질의 구조

단백질이 산이나 염기 또는 어떤 효소에 의해 가수 분해될 때, 그 최종 산물은 아미노산이다.

단백질 $\overset{H_2O}{\rightleftharpoons}$ 프로테오스 $\overset{H_2O}{\rightleftharpoons}$ 펩톤 $\overset{H_2O}{\rightleftharpoons}$ 폴리펩타이드

$\overset{H_2O}{\rightleftharpoons}$ 트리펩타이드 $\overset{H_2O}{\rightleftharpoons}$ 디펩타이드 $\overset{H_2O}{\rightleftharpoons}$ 아미노산

* 프로테오스: proteose, 펩톤: peptone

단백질은 3차원의 구조를 갖는데, 구조의 복잡성 정도에 따라 1차 구조(primary structure), 2차 구조(secondary structure), 3차 구조(tertiary structure), 4차 구조(quaternary structure)로 나뉜다(그림 5-4).

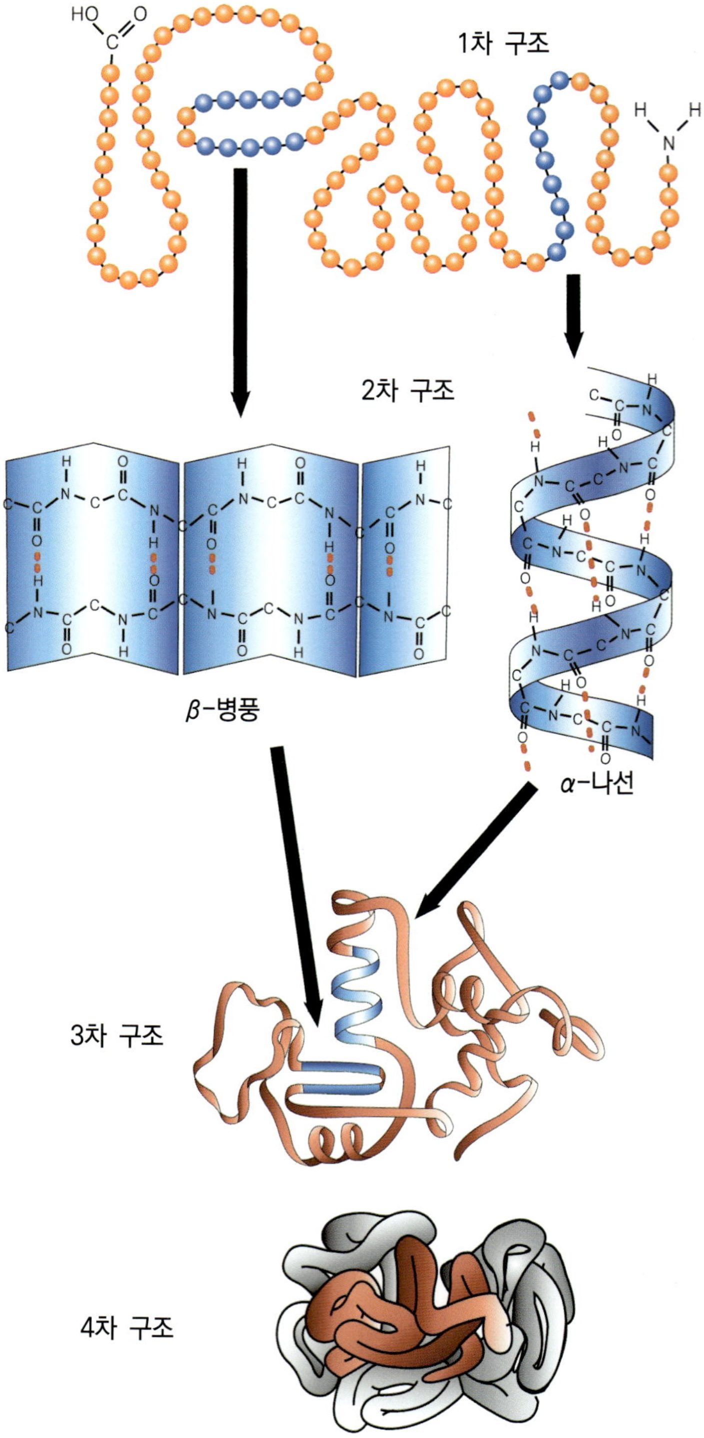

그림 5-4. 단백질의 구조

◆ 1차 구조

단백질의 1차 구조는 아미노산들이 펩타이드 결합에 의해 연결된 단순한 사슬로서 아미노산의 수나 배열을 가리킨다(그림 5-5).

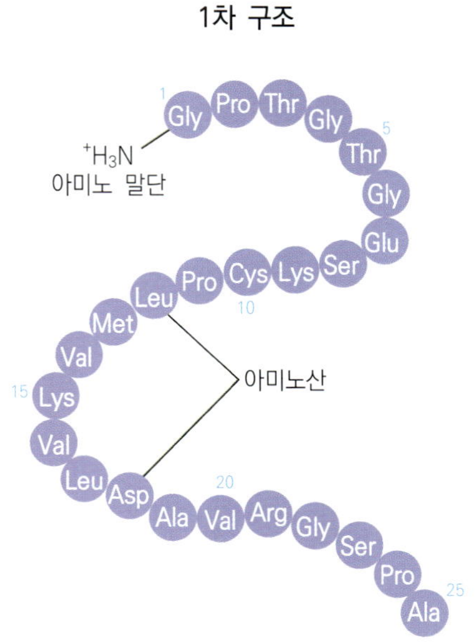

그림 5-5. **단백질의 1차 구조**

◆ 2차 구조

단백질의 2차 구조는 1차 구조의 폴리펩타이드 사슬 내부에서 C=O와 NH 사이의 수소 결합에 의해 사슬이 코일처럼 꼬인 구조(α-나선*helix*)나 두 펩타이드 사슬 사이의 수소 결합에 의해 종이가 접힌 모양의 구조(β-병풍*pleated sheet*)이다(그림 5-6(a,b)).

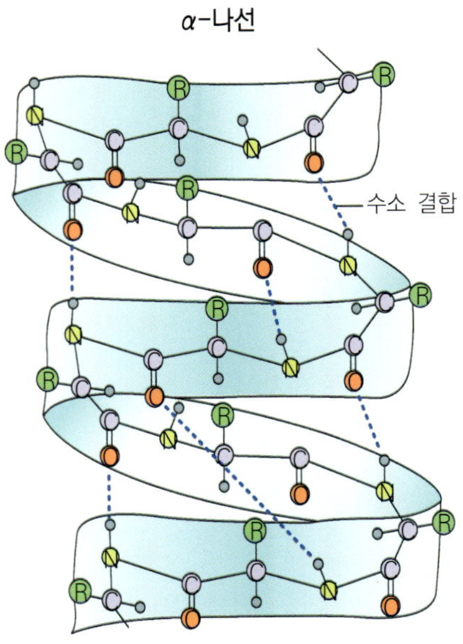

그림 5-6(a). **단백질의 2차 구조**

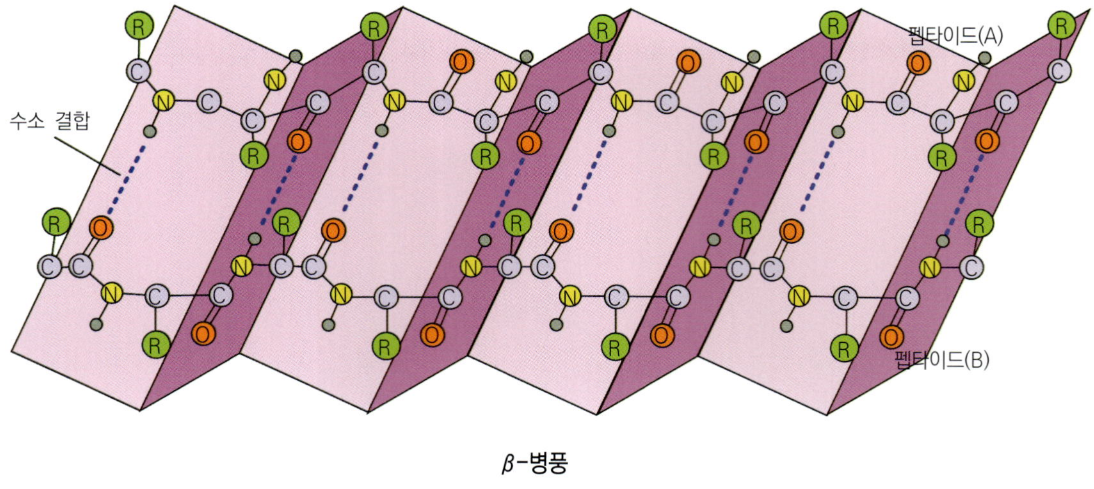

그림 5-6(b). **단백질의 2차 구조**

◆ 3차 구조

단백질의 3차 구조는 2차 구조의 사슬이 다양한 화학 결합, 즉 반데르발스 힘(van der Waals force), 소수성 상호작용(hyrophobic interaction), 이황화 결합(disulfide bond, -S-S-), 수소 결합, 이온 결합 등에 의해 형성된 더욱 복잡해진 삼차원적 구조이다(그림 5-7).

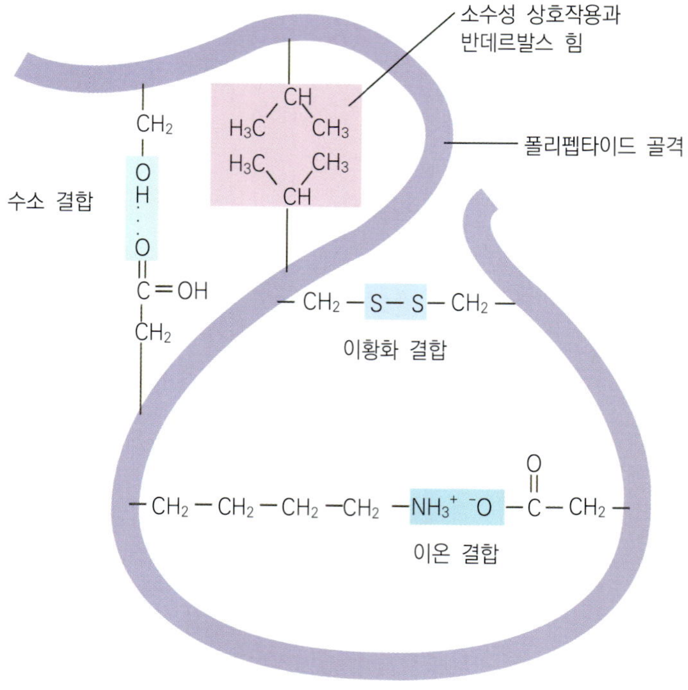

그림 5-7. **단백질의 3차 구조**

◆ 4차 구조

단백질의 4차 구조는 3차 구조 단백질이 소단위체(subunit)가 되어 2개 이상 결합해 있는 단백질을 말한다. 헤모글로빈은 3차 구조의 알파 사슬 2개와 베타 사슬 2개로 구성된 4량체(tetramer)의 4차 구조 단백질이다(그림 5-8).

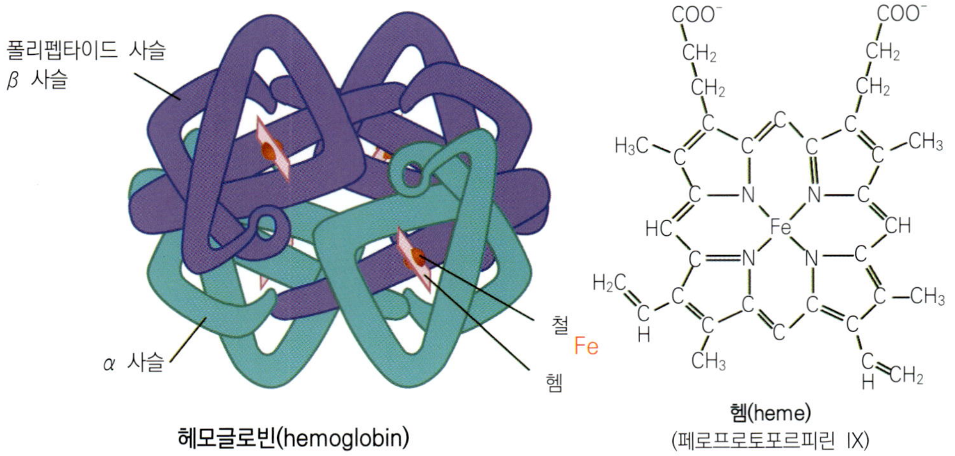

그림 5-8. **단백질의 4차 구조(헤모글로빈)**

7. 단백질 구성

단백질 중에 포함된 질소량은 단백질량의 약 16%를 차지한다. 단백질은 질소를 포함하고 있는 주된 식품이므로 질소량을 측정하면 단백질량을 구할 수 있다. 질소량에 6.25를 곱하면 단백질량이 된다. 식품 100 g을 분석하여 질소량이 4 g이면 단백질량은 4 × 6.25 = 25 g이 된다.

8. 단백질의 분류

단백질은 단순 단백질(simple protein), 복합 단백질(conjugated protein), 유도 단백질(derived protein)로 구분된다. 단순 단백질이란 가수 분해했을 때 아미노산만 생성되는 단백질을 말하며, 복합 단백질이란 가수 분해했을 때 아미노산 이외의 다른 성분이 생성되는 단백질을 말하며, 유도 단백질이란 화학적, 효소적 또는 물리적 작용에 의해 생성된 단백질을 말한다. 프로테오스(proteose), 펩톤(peptone), 폴리펩타이드, 트리펩타이드, 디펩타이드는 유도 단백질이다. 이러한 것들은 아미노산으로 가수 분해될 수 있다.

단백질은 용해성, 구성, 기능 또는 모양에 따라 분류한다.

1) 용해성에 의한 분류

단순 단백질은 여러 가지 용매에 대한 용해성에 따라 표 5-3과 같이 분류된다.

표 5-3. 단순 단백질의 성질

단백질	용해성	열 응고	보기
알부민	물과 염 용액에 녹음	응고됨	달걀 알부민, 혈청 알부민, 락트알부민(lactalbumin)
글로불린	물에는 약간 녹으나 염 용액에는 잘 녹지 않음	응고됨	혈청 글로불린, 락토글로불린(lactoglobulin), 식물성 글로불린
알부미노이드	모든 중성 용매와 희석 산 및 알칼리에 녹지 않음	응고되지 않음	털, 손톱 및 발톱, 깃털에 있는 케라틴; 콜라겐
히스톤	염 용액에 녹음, 많이 희석한 수산화 암모늄에 녹지 않음	응고되지 않음	가슴샘 중의 뉴클레오히스톤(nucleohistone), 헤모글로빈 중의 글로빈

2) 구성에 의한 분류

복합 단백질은 분자의 비단백성 부분(배합군prosthetic group)의 성질에 따라 분류한다(표 5-4).

표 5-4. 복합단백질

종류	배합군	보기
핵단백질	핵산	염색체
당단백질	탄수화물	혼탁액의 점액소
인단백질	인산	우유의 카세인
색소단백질	발색단	헤모글로빈, 헤모시아닌, 플라보단백질, 시토크롬
지질단백질	지질	혈장 지질단백질(킬로미크론, VLDL, LDL, HDL) * 지질 참조
금속단백질	금속	세룰로플라스민(구리 함유), 시데로필린(철 함유)

◆ 당단백질

당단백질(glycoprotein)은 다양하게 탄수화물을 포함하고 있는 단백질이다. 당단백질의 분자량은 15,000 달톤부터 1백만 달톤까지 다양하다. 당단백질에 포함되어 있는 탄수화물은 육탄당인 만노스와 갈락토스, 오탄당인 아라비노스와 자일로스, 그리고 뉴라민산(neuraminic acid)의 유도체인 시알산(sialic acid) 등이다. 포도당은 콜라겐에만 존재하고 다른 당단백질에는 존재하지 않는다.

당단백질은 동물, 식물, 세균, 바이러스 및 곰팡이를 포함한 대부분의 생물에 존재한다. 사람의 세포막에 있는 당단백질과 당지질은 약 5%의 탄수화물을 함유하고 있다. 글리코포린(glycophorin)은 사람의 적혈구 막에 존재하는 당단백질이다. 혈액이 응고되는 것을 억제하는 헤파린도 또한 당단백질이다.

그밖에 피브리노겐, 면역글로불린, 혈액형 항원, 타이록신 결합 단백질, 갑상선 자극 호르몬(TSH), 여포 자극 호르몬(FSH), 가수 분해 효소 및 핵산 분해 효소(nuclease)도 당단백질이다.

3) 기능에 의한 분류

단백질은 생물학적 기능에 따라 표과 같이 분류한다(표 5-5).

표 5-5. 기능에 의한 단백질 분류

단백질 종류	보기	용도
구조 단백질	콜라겐 케라틴	결합 조직의 구성 털, 손톱, 발톱의 구성
수축 단백질	미오신, 액틴	근육 수축
저장 단백질	페리틴	헤모글로빈을 만드는 데 필요한 철 저장
수송 단백질	헤모글로빈 혈청 알부민	산소 수송 철, 빌리루빈, 칼슘 등 수송
조절 단백질	호르몬(인슐린)	대사 조절(탄수화물 대사 조절)
촉매 단백질	효소	화학 반응 촉진
방어 단백질	면역글로불린 피브리노겐	항체 혈액 응고
독소 단백질	독액	독성 작용

4) 모양에 의한 분류

단백질은 모양에 따라 두 종류, 구상 단백질(globular protein)과 섬유상 단백질(fibrous protein)로 나뉜다.

구상 단백질은 모양이 공처럼 둥글며(길이와 넓이의 비율이 10 미만), 물에 잘 녹고, 확산이 용이하고, 잘 움직인다. 글로불린, 알부민, 헤모글로빈, 및 대부분의 효소가 이것에 속한다.

섬유상 단백질은 납작하며(길이와 넓이의 비율이 10 이상)물에 녹지 않는다. 피브린, 미오신, 케라틴, 콜라겐 등이 이것에 속한다.

9. 성질

1) 교질 작용

단백질은 물에서 교질 분산(colloidal dispersion)을 이룬다. 단백질은 여과지를 통과하나 막은 통과하지 못한다. 단백질이 막을 통과하지 못한다는 사실은 의미하는 바가 매우 크다. 혈액에 있는 단백질은 세포 속으로 들어갈 수 없어서 혈액에 그대로 남는다. 단백질은 막을 통과할 수 없기 때문에 소변에는 단백질이 없다. 따라서 소변에 단백질이 존재한다는 것은 사구체신염(glomerular nephritis)과 같은 신장 사구체(토리) 모세혈관(glomerular capillary)의 손상을 가리킨다.

2) 변성

3차원적 구조를 이루고 있던 단백질의 2차 및 3차 구조가 펩타이드 결합의 분해 없이 펴지면서 고유의 기능을 상실하는 것을 단백질 변성(protein denaturation)이라고 한다(그림 5-9).

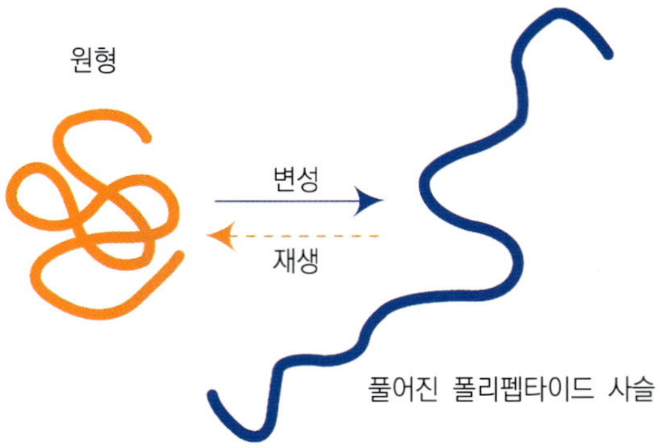

그림 5-9. **단백질 변성**

변성을 유발했던 조건을 제거했을 때 펴졌던 단백질 사슬이 본래의 형태로 돌아가 기능이 부활될 수도 있다. 이러한 변성을 가역적 변성(reversible denaturation)이라고 한다. 어떤 단백질은 비가역적인 변성을 이루는데, 이러한 단백질은 용액에서 응고되거나 침전된다.

3) 변성을 일으키는 시약이나 조건

◆ 알코올

프롤아민(prolamine)을 제외한 대부분의 단백질은 알코올에 의해 응고된다. 소독약으로 70% 알코올이 사용되는 것은 알코올이 세균의 표면 단백질을 서서히 응고시키면서 안으로 침투할 수 있기 때문이다. 100% 알코올은 세포벽의 단백질을 빠르고 강하게 응고시켜 알코올이 세균 안으로 들어가지 못함으로써 내부의 단백질이 손상되지 않고 휴지 상태로 들어간다. 그러나 세균은 죽은 것이 아니다. 알코올은 단백질과 수소 결합을 형성하여 비가역적으로 변성시킨다.

◆ 중금속염

염화수은이나 질산은과 같은 중금속염은 단백질을 침전시킨다. 이러한 중금속염은 단백질에 존재하는 이황화 결합과 염가교(salt bridge *반대전하를 띤 이온들의 정전기적 상호작용)를 끊어 비가역적으로 단백질을 변성시킨다. 그들이 체내로 들어오면 단백질을 응고시키고 파괴하기 때문에 독성이 매우 강하다. 이러한 독극물이 체내로 들어왔을 때는 달걀흰자를 섭취해야 해독할 수 있다. 이들 중금속은 달걀흰자와 반응하여 침전을 일으킨다. 위에서 형성된 침전물은 구토제를 복용시켜 위로부터 제거해야 한다. 묽은 질산은 용액은 신생아의 눈 소독제로서 사용되고 있다.

◆ 열

단백질은 약하게 가열하면 가역적인 변성을 일으키지만 세게 가열하면 몇 가지 결합이 끊겨 비가역적으로 변성된다. 단백질 농도가 높은 달걀흰자는 가열에 의해 응고된다. 세균에 존재하는 단백질도 가열에 의해 응고되고 파괴된다. 수술실에서 사용하는 수술용 기구나 의류는 고온 멸균법으로 멸균한다.

◆ 알칼로이드 시약

탄느산(tannic acid) 및 피크르산(picric acid)과 같은 알칼로이드 시약(alkaloidal reagent)은 단백질과 결합하여 불용성의 화합물을 형성한다. 이 시약은 염가교와 수소 결합을 끊어 단백질을 비가역적으로 변성시킨다.

탄느산은 화상을 치료하는 데 널리 사용되어 왔다. 화상 부위에 탄느산을 바르면 단백질이 응고하여 강한 덮개를 만들기 때문에 그 부위에서의 수분 손실이 감소한다. 또한 공기에 노출되는 것을 줄여준다.

◆ 방사선

자외선이나 X선은 단백질을 응고시킬 수 있다. 단백질에 방사선을 조사하면 수소 결합과 소수성 결합이 끊어져 그것이 비가역적으로 변성된다. 인체의 피부는 태양으로부터 나오는 자외선을 흡수하고 차단하여 내부 세포에 도달하지 않게 한다. 암세포에 있는 단백질은 정상 세포에 있는 것보다 방사선에 더 민감하다. 그래서 암 조직을 파괴하기 위해 X선을 조사하는 것이다.

◆ pH

pH의 변화는 수소 결합과 염가교를 끊을 수 있다. 단백질은 농염산, 농황산 및 농질산과 같은 강산에 의해 응고된다.

◆ 산화제 및 환원제

표백제 및 질산 같은 산화제와 아황산염(sulfite) 및 옥살산염(oxalate) 같은 환원제는 단백질의 이황화 결합을 끊어 그것을 비가역적으로 변성시킨다.

◆ 염석

대부분의 단백질은 포화염 용액에 녹지 않고 변화 없이 침전한다. 단백질이 포함된 혼합물에 포화염 용액[NaCl, Na_2SO_4, $(NH_4)_2SO_4$]을 첨가하면 단백질이 침전한다. 이것을 여과하면 단백질이 제거된다. 그다음 투석(dialysis)을 통해 단백질을 정제할 수 있다. 이렇게 염 용액을 이용하여 단백질을 제거하는 과정을 염석(salting out)이라고 한다.

10. 크로마토그래피

크로마토그래피(chromatography)는 아미노산, 단백질 또는 지질 등이 섞여있는 혼합물에서 어떤 특정한 성분을 분리하기 위해 사용하는 분석 기법이다. 분리 방법(기구)이나 원리에 따라 크로마토그래피는 칼럼 크로마토그래피(column chromatography), 종이 크로마토그래피(paper chromatography), 박층 크로마토그래피(thin layer chromatography, TLC), 고성능(고속) 액체 크로마토그래피(high performance liquid chromatography, HPLC) 및 가스 크로마토그래피(gas chromatography, GC) 등으로 분류된다.

모든 종류의 크로마토그래피(chromatography)는 아주 간단한 원리에 기초한다. 검사할 시료가 이동상(mobile phase)과 정지상(stationary phase *정지상은 고정상이라고도 함)이라는 서로 상이한 실체와의 상호작용에 놓인다. 이동상 물질인 가스 혹은 액체가 흡착제(sorbent)라고 하는 고체 혹은 액체의 정지상 부분을 통과하면서 시료를 수송한다.

만일 시료 성분 중의 어떤 것이 정지상과 친화성(affinity)이 강하여 결합하면 크로마토그래피 시스템을 느리게 통과한다. 이와 반대로, 정지상에 대한 친화성이 약한 분자는 이동상이 이동할 때 함께 빠르게 정지상 시스템을 통과한다. 이렇게 이동상을 따라 물질이 정지상을 통과하여 빠져나오는 것을 용출(elution)이라고 한다.

정지상에 대한 용질의 친화성은 용질의 종류에 따라 서로 다르기 때문에 분자를 분리할 수 있다. 크로마토그래피 시스템을 통하여 혼합물을 이동시키는 일반적인 과정을 전개(development)라고 한다.

◆ 칼럼 크로마토그래피

칼럼 크로마토그래피는 긴 유리관(칼럼)을 사용하며, 그 안에 정지상 역할을 하는 매질을 넣는다. 칼럼 속에는 세파덱스(Sephadex * 덱스트란이나 아가로스를 가교하여 합성한 것으로 겔 입자에는 구멍이 있음)이나 이온 교환 수지(ion-exchange resin) 같은 매질이 채워져 있다. 시료를 칼럼 상부의 입구에 넣고 용매를 가하면 물질이 정지상과의 친화성에 따라 순차적으로 칼럼의 하부로 빠져나온다(그림 5-10).

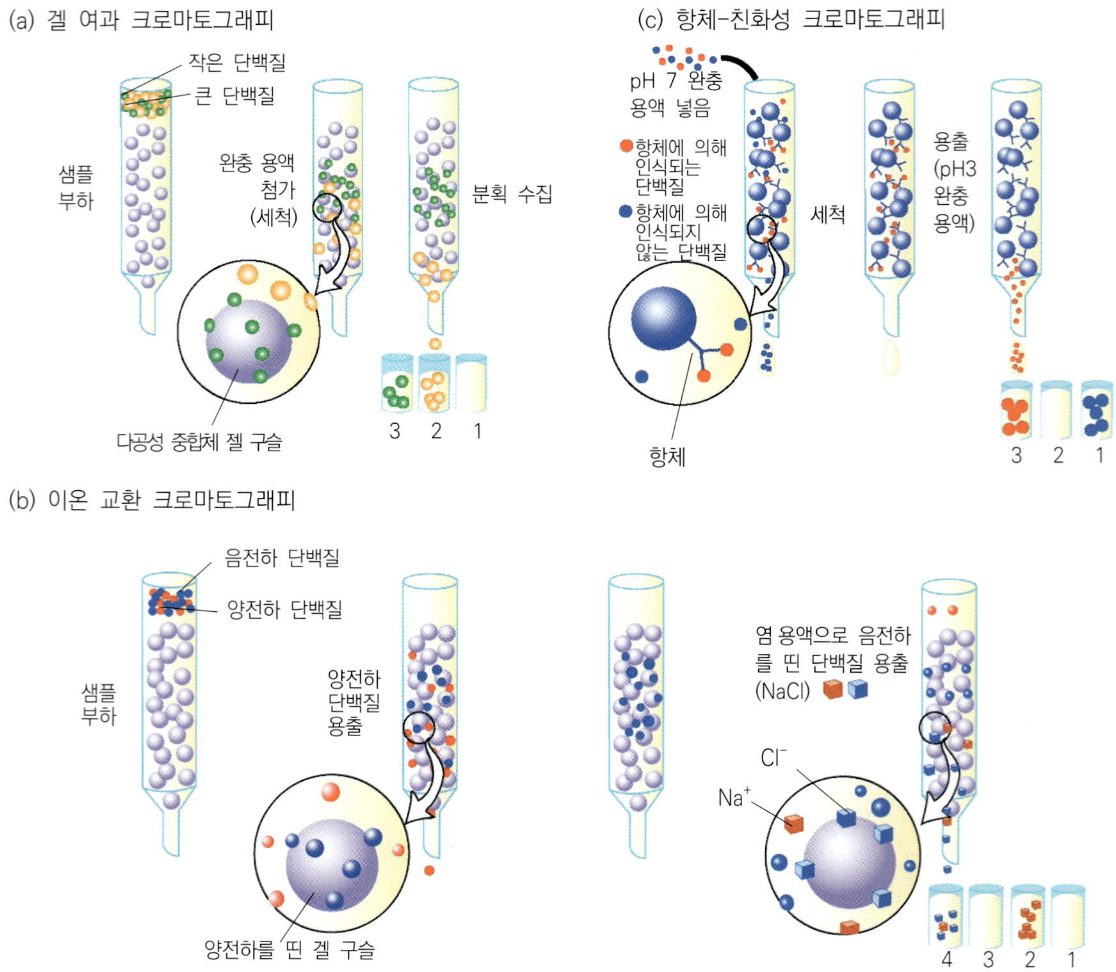

그림 5-10. 크로마토그래피의 종류와 원리

(a) 겔 여과 크로마토그래피: 정지상-다공성 겔, (b) 이온 교환 크로마토그래피: 정지상-이온 교환 수지,
(c) 항체-친화성 크로마토그래피: 정지상-항체 결합 구슬

◆ 종이 크로마토그래피 및 박층 크로마토그래피

종이 크로마토그래피의 정지상은 종이에 포함되어 있는 수분이고, 이동상은 유기용매이다(그림 5-11). 종이에 대한 친화성이 강하면 이동거리가 작고, 친화성이 약하면 이동거리가 크다.

박층 크로마토그래피(TLC)는 지지체로서 유리판 등이 사용되는 것을 제외하면 종이 크로마토그래피와 매우 유사하다. 유리판 위에 알루미나나 실리카겔을 얇게 코팅한 것을 정지상으로 하여 그 위에 시료를 도포하고 상자에 비스듬히 넣은 후 전개시킨다.

종이 크로마토그래피와 TLC는 분리한 물질의 성분을 확인하기 위해 이동률(Rf, rate of flow)을 구한다.

$$\mathrm{Rf} = \frac{\text{물질의 이동 거리}}{\text{용매의 이동 거리}}$$

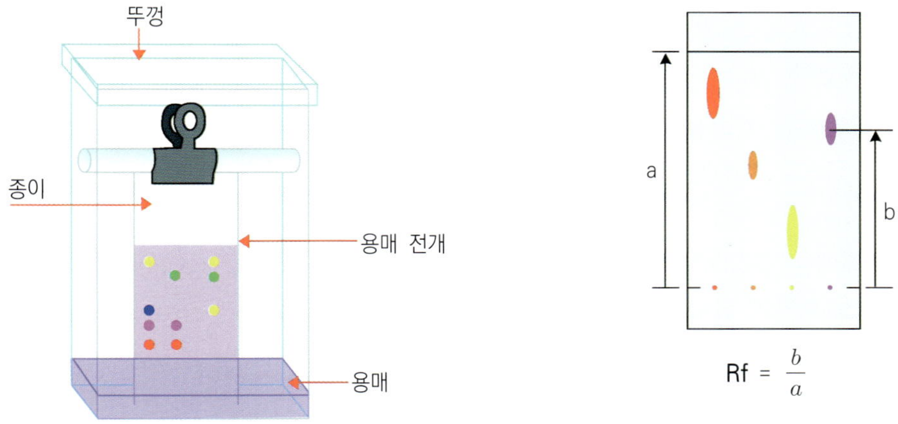

그림 5-11. **종이 크로마토그래피**

◆ HPLC 및 GC

앞에서 설명한 칼럼 크로마토그래피는 시료가 칼럼을 통과해야 하기 때문에 물질을 분리하는데 많은 시간이 소요된다. 그래서 시료가 칼럼을 빨리 통과할 수 있도록 고압 펌프를 사용한 것이 고성능(고속) 액체 크로마토그래피(HPLC)이다. HPLC에서 이동상은 유기용매이다(그림 5-12).

가스 크로마토그래피(GC)는 시료가 항온조를 통과할 때 시료중의 물질(분자량 500 이하의 휘발성 화합물)이 기화되면서 이동상인 가스와 함께 이동하면서 검출기에서 농도가 측정된다(그림 5-13).

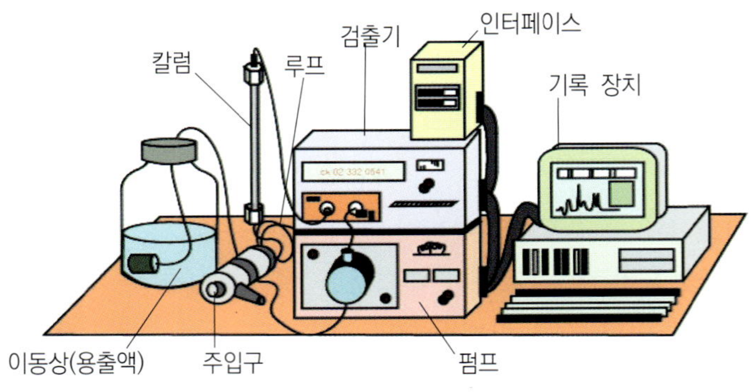

그림 5-12. **고성능 액체 크로마토그래피(HPLC)**

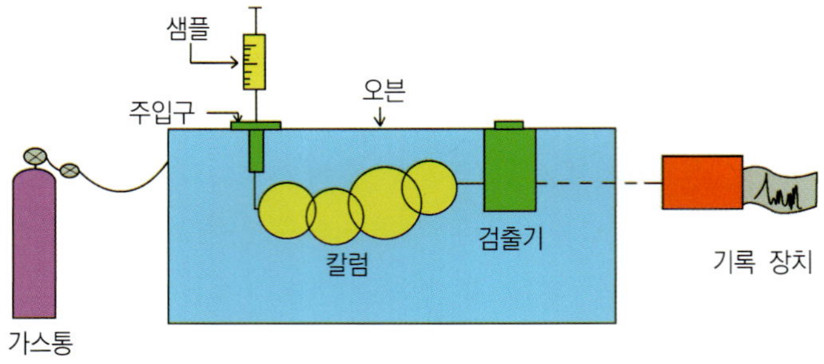

그림 5-13. **가스 크로마토그래피(GC)**

11. 전기영동과 혈청 단백질

전기영동(electrophoresis)은 혼합물을 전하의 세기에 따라 분리하는 기법이다. 현재 이 기법은 혈청 단백질을 정량적으로 분리하고 동종 효소(isoenzyme)를 측정하는 데 사용되고 있다.

전하를 띤 입자를 전류가 흐르는 전기장(electric field)에 놓으면 (+)이온을 띠고 있는 입자는 음극(cathode)으로 이동하고, (-)이온을 띠고 있는 입자는 양극으로 이동한다. 이렇게 이동하는 현상을 전기영동(electrophoresis)이라고 한다.

혈청 단백질의 분석에는 셀룰로스 아세트산염 막(cellulose acetate membrane)을 지지체로서 사용하는 방법이 많이 이용되어 왔고(그림 5-14), 근래에는 주로 전기삼투(electroendosmosis)를 이용한 모세관 전기영동(capillary electrophoresis, CE)이 이용되고 있다.

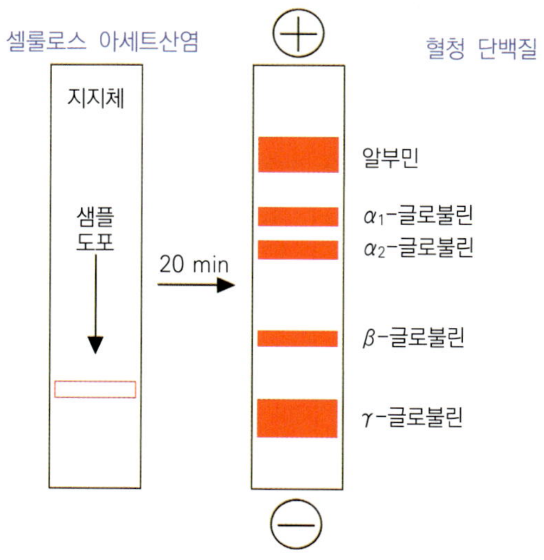

그림 5-14. **혈청 단백질 전기영동**

혈청 단백질을 전기영동으로 분리하면 5개의 분획이 생기며, 양극에 가장 가까운 것부터 알부민, α_1-글로불린, α_2-글로불린, β-글로불린, γ-글로불린 분획이란 이름을 붙였다. 여기서 알부민은 한 종류의 단백질이지만 다른 분획에는 여러 가지 단백질들이 섞여있다. 예를 들면, 갑상선 호르몬인 티록신을 수송하는 단백질인 TBG(thyroxine binding globulin)와 부신 피질 호르몬인 코르티솔(cortisol)을 수송하는 트랜스코르틴(transcortin)은 프리알부민(prealbumin) 분획에, 헤모글로빈을 수송하는 합토글로빈(haptoglobin)과 구리를 수송하는 세룰로플라스민(ceruloplasmin)은 α_2-글로불린 분획에, 철을 수송하는 트랜스페린(transferrin)은 β-글로불린 분획에, 그리고 면역글로불린은 γ-글로불린 분획에 포함되어 있다(그림 5-15, 표 5-6).

정상인의 혈청 단백질 농도는 6.0 ~ 8.2 g/dL이며, 이중 알부민이 약 60%를 차지한다.

분획	농도(g/dL)	분획비(%)
알부민	3.5 ~ 5.2	50 ~ 65
α_1-글로불린	0.1 ~ 0.4	2 ~ 6
α_2-글로불린	0.5 ~ 1.0	6 ~ 13
β-글로불린	0.6 ~ 1.2	8 ~ 15
γ-글로불린	0.7 ~ 1.6	10 ~ 20

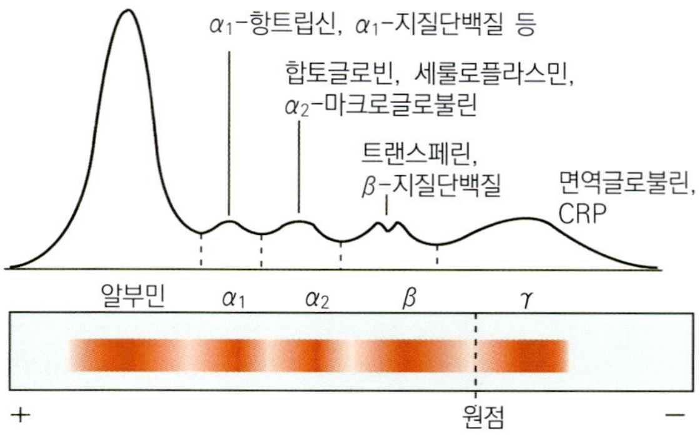

그림 5-15. **셀룰로스 아세트산염막에 의한 혈청 단백질 전기영동 분획**

질병 진단에 도움이 되는 트랜스티레틴(transthyretin), α_1-산성 당단백질(α_1-acid glycoprotein), α_1-항트립신(α_1-antitrypsin), α_1-태아 단백질(α_1-fetoprotein), 합토글로빈(haptoglobin), 세룰로플라스민(ceruloplasmin), 트랜스페린(transferrin, 또는 siderophilin), 피브리노겐(fibrinogen), C-반응성 단백질(C-reactive protein, CRP), 지질단백질, 면역글로불린 등의 특성을 표 5-6에 나타냈다. 이러한 단백질 중 α_1-산성 당단백질, α_1-항트립신, 합토글로빈, 세룰로플라스민, C4, C3, CRP는 염증(감염, 자가면역 질환 등)이나 조직 손상(외상, 수술, 심근경색, 종양 등)과 같은 비특이적인 급성기 반응(acute phase reaction)에서 증가한다. 반면에 알부민, 프리알부민, 트랜스페린은 급성기 반응에서 감소한다.

표 5-6. 질병 진단에 도움이 되는 주요 혈장 단백질의 특성

전기영동 위치	단백질	반감기	등전점 (pI)	분자량 (달톤)	기능
프리 알부민	레티놀 결합 단백질 (retinol binding protein, RBP)	12 hr		21,000	레티놀(비타민A) 수송
	트랜스티레틴 (transthyretin, TTR)	48 hr	4.7	54,980	갑상선 호르몬 수송
알부민	알부민	15~19일	4~5.8	66,300	수송단백질, 혈장 삼투압 유지
알파1-글로불린	α_1-지질단백질(HDL)			200,000	지질 수송
	α_1-항트립신(antitrypsin)	4일	4.8	51,000	단백질 분해 효소 저해
	α_1-산성 당단백질	5일	2.7~4	40,000	양이온 약물 및 호르몬 결합
	α_1-태아 단백질 (fetoprotein, AFP)		2.7	69,000	주요 태아 단백질, 간세포암에서 증가
알파2-글로불린	합토글로빈(haptoglobin)	2일0	4.1	85,000~840,000	헤모글로빈 수송, 용혈 감소
	α_2-마크로글로불린 (macroglobulin)	5일	5.4	720,000	단백질 분해 효소 억제
	세룰로플라스민 (ceruloplasmin)	4.5일	4.4	132,000	산화 효소 활성, 구리 함유, 급성상 반응 물질
베타-글로불린	트랜스페린(transferrin)	7일	5.7	79,600	철 수송
	피브리노겐		5.8	341,000	피브린 혈병 형성
	보체4(C_4)			206,000	면역 반응(보체 인자)
	보체3(C_3)			180,000	면역 반응(보체 인자)
	β_2-저분자글로불린 (microglobulin)			11,800	사람백혈구항원(HLA)의 성분
	헤모펙신(hemopexin)			57,000~80,000	헴(heme) 결합
	β-지질단백질(LDL)			3,000,000	지질 수송
	pre β-지질단백질(VLDL)			250,000	지질 수송
감마-글로불린	IgG(immunoglobulin G)	24일	6~7.3	144,000~150,000	항체
	IgA(immunoglobulin A)	6일		~160,000	항체(분비액)
	IgM(immunoglobulin M)	5일		900,000	항체(초기 반응)
	IgD(immunoglobulin D)			170,000	항체
	IgE(immunoglobulin E)			190,000	항체(알레르기)
	C-반응성단백질 (C-reactive protein, CRP)		6.2	~115,000	감염 인자에 대응하는 비특이적 방어, 세포 부스러기 제거

From: Burtis CA, Ashwood ER, Bruns DE. TIETZ Fundamentals of Clinical Chemistry, 6th ed., pp. 298. Missouri: Saunders Elsevier, 2008.

Practice Test

1. 아미노산은?
   a. 벤젠 b. 톨루엔 c. 글리신 d. 히스톤 e. 글리세롤

2. 단백질을 변성시키지 못하는 것은?
   a. 산 b. 물 c. 열 d. 알코올 e. 생리식염수

3. 단백질을 구성에서 단순히 아미노산 사이의 결합에 의해 형성된 사슬 구조는?
   a. 1차 구조 b. 2차 구조 c. 3차 구조 d. 4차 구조 e. 알파-헬릭스

4. 방향족 아미노산은?
   a. 글리신 b. 알라닌 c. 글루탐산 d. 리신 e. 페닐알라닌

5. 3개의 다른 아미노산이 형성할 수 있는 펩타이드의 종류는 몇 개인가?
   a. 1 b. 2 c. 3 d. 4 e. 5

6. 염색체는 어떤 단백질인가?
   a. 당단백질 b. 인단백질 c. 지질단백질 d. 핵단백질 e. 금속단백질

7. 철 수송 단백질인 트랜스페린의 혈청 단백질 전기영동 분획 위치는?
   a. 알부민 b. 알파1-글로불린 c. 알파2-글로불린
   d. 베타-글로불린 e. 감마-글로불린

8. 단백질의 3차 구조와 관련이 있는 것은?
   a. 수소 결합 b. 이황화 결합 c. 이온 결합
   d. 정전기적 상호작용 e. 이상 모두

9. 필수 아미노산은?
   a. 발린 b. 글루타민 c. 티로신 d. 시스테인 e. 알라닌

10. 단백질 중에 포함된 질소량은 약 몇 %인가?
    a. 10 b. 16 c. 29 d. 33 e. 40

【해답】

1. c 2. b 3. a 4. e 5. c 6. d 7. d 8. e 9. a 10. b

11. 정지상과 이동상에 대한 물질의 친화성에 기초한 단백질 분석법은?
   a. 전기영동 b. 뷰렛 반응 c. 닌히드린 반응
   d. 크로마토그래피 e. 켈달법

12. 급성상 반응 단백질이 아닌 것은?
   a. 알파1-항트립신 b. 알파1-산성 당단백질 c. 합토글로빈
   d. CRP e. 트랜스페린

13. 항체의 성분은?
   a. 레시틴 b. 히스톤 c. 면역글로불린 d. 헤파린 e. 프리알부민

14. 혈청 단백질 중 가장 많은 양을 차지하는 것은?
   a. 알부민 b. 알파1-글로불린 c. 알파2-글로불린
   d. 베타-글로불린 e. 감마-글로불린

15. 인체의 혈장 단백질 중 구리를 운반하는 청색 색소 단백질은?
   a. 헤모펙신 b. 알부민 c. 세룰로플라스민
   d. 트랜스페린 e. 합토글로빈

【해답】

11. d 12. e 13. c 14. a 15. c

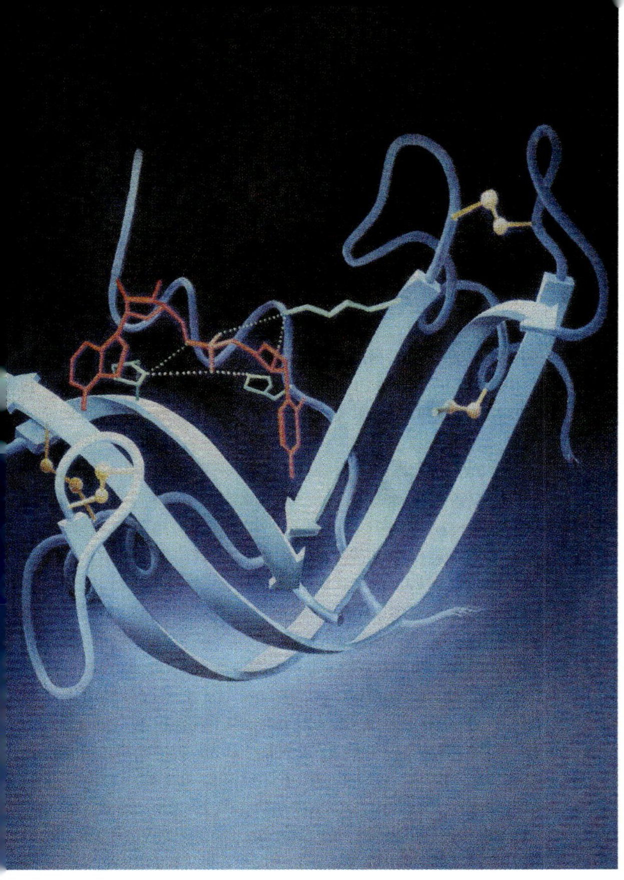

Chapter 6

Enzyme
효소

학 습 목 표

- 효소의 기능 이해하기
- 활성제와 저해제 구분하기
- 효소 활성 방식 이해하기
- 주효소와 조효소 구분하기
- 효소의 분류 기준 알아두기
- 혈장 효소 농도의 임상적 의의 알아두기

06 효소(Enzyme)

효소(enzyme)는 생물학적 촉매제(biological catalyst)이다. 촉매제란 화학 반응을 촉진시키는 물질을 말한다. 촉매제는 화학 반응에 영향을 미치지만 그 자신은 영구적으로 변형되거나 없어지지 않는다. 따라서 효소는 반복해서 화학 반응을 촉매할 수 있다.

효소는 생물체에서 생성되는 단백질 유기 촉매제이다. 효소와 반응하는 물질을 기질(substrate)이라고 한다. 그리고 기질과 결합하는 효소 부위를 활성 부위(active site)라고 한다. 동일한 반응에서 효소가 촉매하는 반응이 효소가 촉매하지 않는 반응보다 활성화 에너지(activation energy)가 더 낮다. 다시 말하면, 효소는 활성화 에너지가 덜 들어가는 길(화학 경로)을 제공한다.

효소와 비생물학적 촉매제(무기 촉매제*inorganic catalyst*)의 차이점은 무엇일까? 효소가 다른 촉매제보다 우수한 점이 몇 가지가 있다. 효소와 무기 촉매제의 유사점과 차이점을 정리하면 다음과 같다(표 6-1).

1. 효소는 촉매하는 힘이 훨씬 크다. 적혈구 안에서 일어나는 다음 반응을 생각해보자.

$$CO_2 + H_2O \xrightleftharpoons{\text{탄산 탈수 효소}} H_2CO_3$$

탄산 탈수 효소(carbonic anhydrase)는 효소가 없을 때보다 똑같은 반응을 1천만 배 이상 반응 속도를 높여준다. 일반적으로 효소는 효소가 없을 때보다 반응 속도를 100만 배에서 1조 배 이상까지 높인다. 일부 소수의 무기 촉매제도 그렇게 반응률을 높일 수 있다.

2. 효소는 다양한 특이성(specificity)을 나타낸다. 어떤 효소는 절대 특이성(absolute specificity)을 나타낸다. 이러한 효소는 한 가지 기질하고만 작용한다. 예를 들면, 석신산 탈수소 효소(succinic acid dehydrogenase)는 석신산을 푸마르산(fumaric acid)으로 전환시킨다. 그런데 석신산 탈수소 효소는 특별히 석신산에만 작용할 뿐만 아니라 트랜스 이성체(trans isomer)인 푸마르산만 생성하고 시스 이성체(cis isomer)인 말산(malic acid)은 생성하지 않는다.

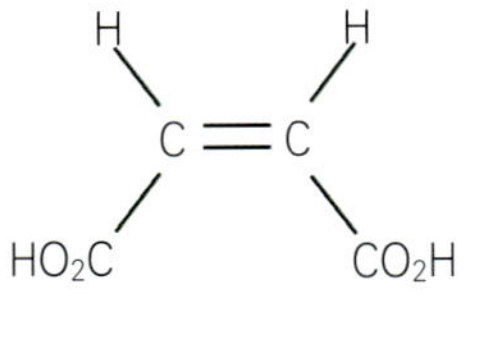

말산

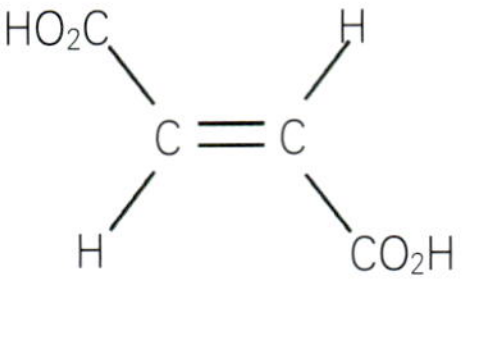

푸마르산

두 번째 예로, 산화질소(NO) 생성을 촉매하는 산화질소 합성 효소(nitric oxide synthase)를 생각해보자. 모든 세포에는 산소가 충분히 공급되고 있는 반면에 이러한 특별한 반응을 위한 질소원은 한 가지밖에 없다. 그것은 바로 아미노산인 아르기닌(arginine)이다.

$$\text{아르기닌} \xrightarrow{\text{산화질소 합성 효소}} \text{시트룰린} + \text{NO}$$

어떤 효소는 입체 특이성(streospecificity)을 나타낸다. 예를 들면, 아르기네이스(arginase)는 L-아르기닌만 가수 분해하고, D-아르기닌은 가수 분해하지 못한다.

어떤 효소는 결합 특이성(linkage specificity)을 나타낸다. 특정한 기(group) 사이에 형성된 결합에만 작용하여 분해한다. 예를 들면, 효소인 트롬빈(thrombin)은 아르기닌과 글리신 사이에 형성된 결합만 분해하고 다른 아미노산 사이에 형성된 결합은 분해하지 않는다.

어떤 효소는 반응 특이성(reaction specificity)을 나타낸다. 이러한 효소는 특정한 형태의 반응을 촉매한다. 예를 들면, 에스테르 분해 효소(esterase)는 에스테르의 가수 분해를 촉매하며, 탄수화물 분해 효소(carbohydrase)는 탄수화물의 가수 분해를 촉매한다.

어떤 효소는 기 특이성(group specificity)을 나타낸다. 키모트립신(chymotrypsin)은 단백질을 구성하는 페닐알라닌, 트립토판 또는 티로신과 같은 방향족 아미노산에 작용하여 가수 분해한다.

3. 효소의 활성은 잘 조절되지만 무기 촉매제는 조절이 힘들다. 세포에는 효소의 활성을 증가시키고 감소시킬 수 있는 물질이 있다. 따라서 세포가 필요로 하는 특정한 반응 속도로 작용할 수 있다.

표 6-1. 효소와 무기 촉매제의 비교

유사점	차이점
• 둘 다 소량을 필요로 한다.	• 효소는 복잡한 단백질인 반면 무기 촉매제는 간단한 무기분자이다.
• 둘 다 반응 속도를 촉진시키지만, 반응을 시작하게 할 수는 없다.	• 효소는 분자량이 크지만 무기 촉매제는 분자량이 작다.
• 둘 다 활성화 에너지를 감소시킨다.	• 효소의 반응은 특이적이지만 무기 촉매제의 반응은 비특이적이다.
• 둘 다 일시적으로 기질과 결합한다.	• 효소는 온도와 pH의 영향을 많이 받지만 무기 촉매제는 받지 않는다.
• 둘 다 성분의 변화가 없으며 반복해서 사용될 수 있다.	• 효소는 보조인자(cofactor) 같은 특수 물질에 의해 조절되지만 무기 촉매제는 그렇지 않다.
• 둘 다 최종 산물의 성질과 양을 변경시키지 않는다.	• 효소는 쉽게 불활성화되지만 무기 촉매제는 그렇지 않다.
• 둘 다 반응이 가역적으로 일어날 수 있다.	• 효소는 생물학적 반응만을 촉매한다.

효소의 이름은 국제효소위원회(international enzyme commission, IEC)에서 규정한 명명법에 따라 정한다. IEC는 효소 이름을 기질에서 따오도록 하고 있다. 그리고 이름 끝에는 접미어 "-ase"를 붙인다. 아미노기 전이 반응을 예로 들어보자.

반응 1: IEC 이름

아스파르트산 + 알파-케토글루타르산 $\xrightarrow{\text{AST}}$ 옥살로아세트산 + 글루탐산

* AST: aspartate aminotransferase

반응 2: 과거 이름

아스파르트산 + 알파-케토글루타르산 $\xrightarrow{\text{GOT}}$ 옥살로아세트산 + 글루탐산

* GOT: glutamate oxaloacetate transaminase

위의 반응 1의 효소 이름 AST는 IEC 규정에 맞게 기질에서 이름을 따왔다. 그리고 반응 2의 효소 이름 GOT는 생성물에서 이름을 따왔다. 따라서 근래에는 GOT라는 이름보다는 AST라는 이름을 많이 사용하고 있다. 하지만 위에서 분비하는 단백질 분해 효소인 펩신(pepsin)처럼 접미어 "-ase"를 붙이지 않고 오래전부터 사용하던 이름을 지금까지 사용하고 있는 경우도 있다.

1. 효소 반응

효소는 단백질이므로 열, 알코올, 강산, 강알칼리 등에 의해 응고될 수 있다. 현재 많은 효소는 결정체 형태로 제조되고 있다.

1) 온도

모든 화학 반응은 온도의 영향을 받는다. 일정한 온도까지는 온도가 높을수록 반응 속도가 더 빨라진다(그림 6-1). 그렇지만 온도가 너무 높으면 단백질이 변성되어 불활성화고 기능을 상실한다.

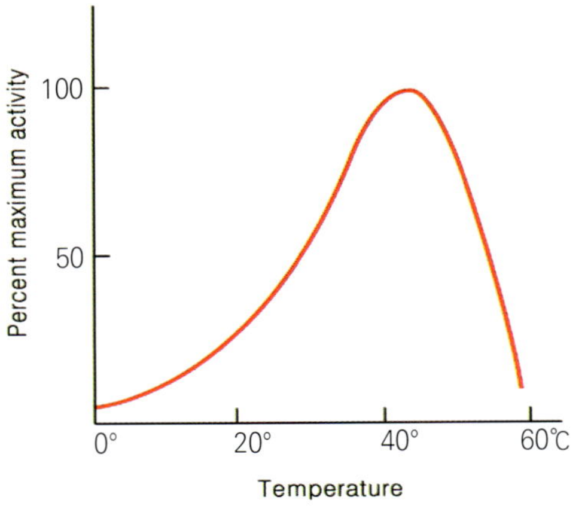

그림 6-1. **효소 활성에 대한 온도의 영향**

효소의 반응 속도가 가장 높을 때의 온도를 최적 온도(optimum temperature)라고 한다. 최적 온도보다 높으면(60℃ 또는 그 이상) 효소가 응고되고, 최적 온도보다 낮으면 반응 속도가 느려진다. 인체에 있는 대부분의 효소의 최적 온도는 40℃ 부근이거나 신체의 온도에 가깝다. 인체의 효소는 체내에서 최고의 효율을 나타낸다. 10℃ 이상에서 효소의 반응 속도는 최적 온도까지 10℃가 상승할 때마다 2배씩 빨라진다.

2) pH

모든 효소는 반응이 잘 일어나는 pH를 갖고 있다. 그중에서도 최대 반응이 일어나는 pH를 최적 pH(optimum pH)라고 한다. 예를 들면, 위액에 있는 펩신의 최적 pH는 약 2이다. 반면에 이자액에 있는 키모트립신의 최적 pH는 약 8이다(그림6-2). 만일 기질의 pH가 효소의 최적 pH와 너무 큰 차이가 나면 효소는 전혀 기능을 발휘하지 못한다. 그렇지만 체액은 완충제를 포함하고 있어서 pH는 보통 최적 pH로부터 많이 벗어나지 않는다.

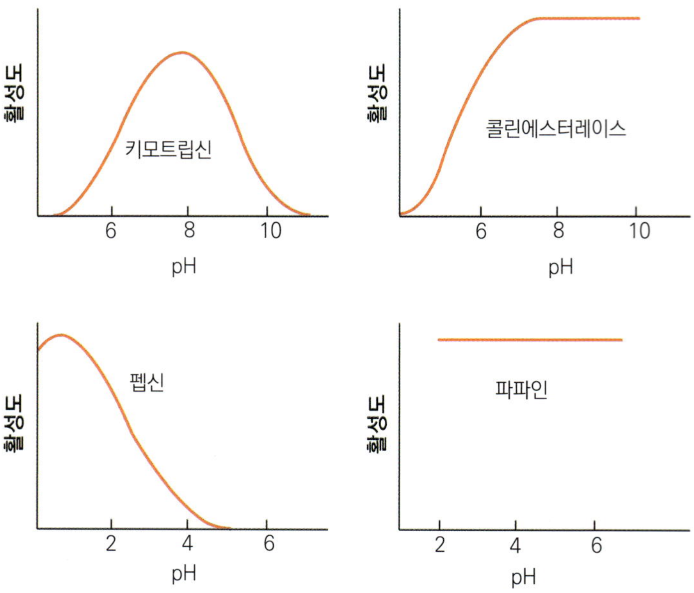

그림 6-2. **효소 활성에 대한 pH의 영향**

3) 농도

모든 화학 반응이 그렇듯이 속도는 반응물의 농도 증가에 따라 빨라진다. 효소의 양이 일정하면 기질이 증가함에 따라 일정한 한계까지 반응 속도가 높아진다(그림 6-3). 또한 기질의 양이 충분할 때는 효소의 양이 증가함에 따라 반응 속도가 높아진다.

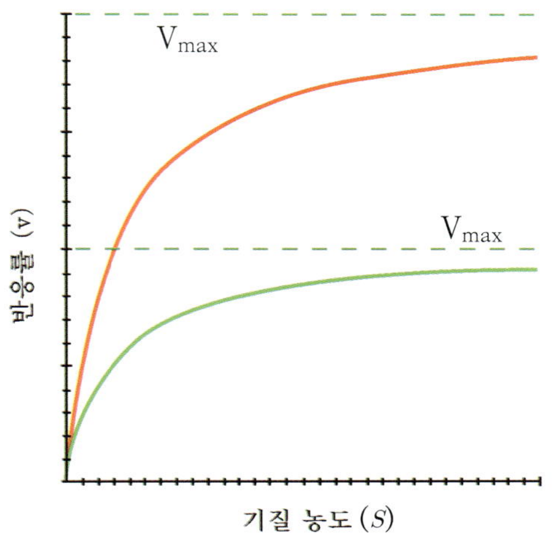

그림 6-3. **효소 활성에 대한 기질 농도의 영향**
적색은 녹색보다 효소량이 많을 때의 반응률을 나타낸 것이다.

2. 활성제와 저해제

효소의 활성을 증가시키는 무기물질을 활성제(activator)라고 한다. 예를 들면, 마그네슘 이온(Mg^{2+})은 포스파테이스(phosphatase)와 크레아틴 카이네이스(creatine kinase)의 활성제이고, 아연 이온(Zn^{2+})은 탄산 탈수 효소의 활성제이다.

효소 저해제(inhibitor)란 효소의 활성을 부분적이거나 또는 완전히 억제하는 물질을 말한다. 효소의 활성 부위(active site)에 가역적으로 결합하여 기질의 접근을 차단하는 효소 저해제는 경쟁적 저해제(competitive inhibitor)라고 한다(그림 6-4). 이러한 효과는 기질 농도를 증가함으로써 극복될 수 있다. 효소의 활성 부위 외의 다른 하나의 부위에 결합하여 효소 활성을 방해하는 저해제를 비경쟁적 저해제(noncompetitive inhibitor)라고 한다. 이러한 저해제는 효소의 형태를 변경시켜 효소의 활성을 감소시키거나 정지시킨다(그림 6-5). 비가역적 저해제(irreversible inhibitor)는 효소와 강한 공유 결합을 형성하여 효소를 불활성화시킨다. 이러한 효과는 기질 농도를 증가시켜도 극복되지 않는다.

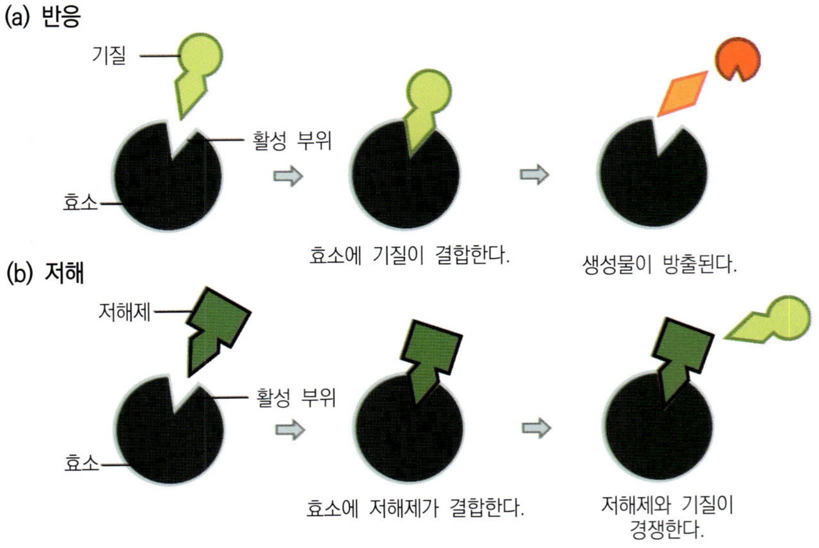

그림 6-4. **경쟁적 저해**

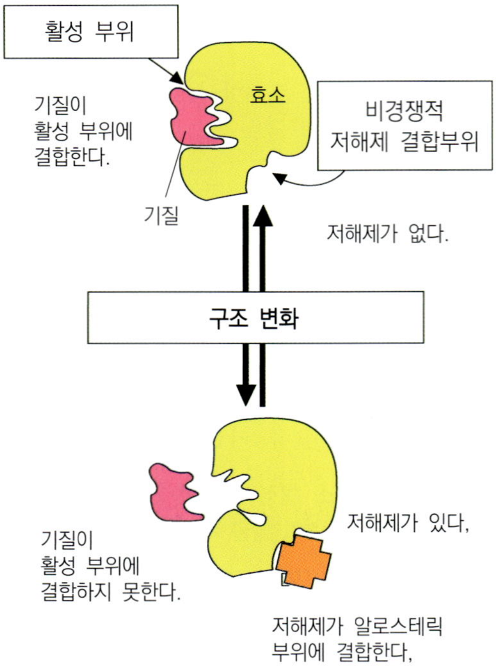

그림 6-5. **비경쟁적 저해와 비가역적 저해 모형**

잘시타빈(zalcitabine, dideoxycytidine)은 사람 면역 결핍 바이러스(HIV)에 감염된 환자에 사용된다. 세포 내에서 잘시타빈은 활성적 대사물질인 디디옥시사이티딘 5′-삼인산(dideoxycytidine 5′-triphosphate, ddCTP)으로 전환된다. ddCTP는 그다음 바이러스 역전사 효소(viral reverse transcriptase)의 기질인 디옥시사이티딘삼인산(dCTP)의 경쟁적 저해제로서 작용한다. 이러한 경쟁적 억제로 인해 HIV-1의 복제가 억제된다.

가열, pH의 변화, 강산, 강알칼리, 알칼로이드 시약(alkaloidal reagent) 등도 단백질을 변성시킬 수 있다. 이러한 것을 비특이적 저해제(nonspecific inhibitor)라고 한다. 이러한 저해제는 모든 효소에 동일하게 작용한다. 특이적 저해제는 한 가지 효소나 특정 기에만 영향을 미친다. 시안화 이온(cyanide ion, CN^-) 같은 독성 물질은 시토크롬 산화 효소(cytochrome oxidase)의 활성을 억제한다.

1) 독약(독극물)

많은 효소 저해제는 효소 활성에 대한 그들의 효과 때문에 유해하다. 수은과 납 화합물은 효소의 황화수소기 또는 티올기(-SH)와 반응하여 효소의 구조를 변형시키기 때문에 유해하다. 이렇게 해서 효소가 활성을 잃으면 납 및 수은 중독의 여러 가지 증상들, 즉 평형, 청각, 촉각, 시각의 비가역적 상실 등이 나타난다.

유기인 화합물은 뇌에 있는 신경전달물질인 아세틸콜린(acetylcholine)을 가수 분해하는 콜린에스터레이스(cholinesterase)의 비가역적 저해제로서 작용하기 때문에 유해하다. 그러한 유기인 화합물을 신경독약(신경독극물)이라고 한다. 신경독약에는 말라티온(malathion) 및 파라티온(parathion)과 같은 살충제와 전쟁 시 사용하는 신경가스 등이 있다.

신경독약으로 인해 신경전달물질이 수용체에 결합한 채로 계속 있게 되면 흥분이 계속 생겨 결국 근육이 과다한 자극을 받아 심장의 박동이 빨라지고 불규칙해지고 근육 경련이 나타나며 심하면 사망에 이르게 된다. 말초 신경에서 이런 현상이 일어나면 근육이 수축상태로 있어서 호흡이 곤란할 수도 있다. 그렇지만 유기인 화합물에 대한 해독제가 있다. 해독제는 효소로부터 독성 물질을 치환시킨다. 아트로핀(atropine) 같은 것은 과다한 아세틸콜린의 효과를 차단시킨다.

2) 약물

어떤 효소 저해제는 유해하지만, 어떤 것은 생명에 유익하다. 페니실린(penicillin)은 세균의 세포벽을 만드는데 필요한 효소인 트랜스펩티데이스(transpeptidase)의 저해제이다. 만일 세포벽이 만들어지지 않으면 삼투압에 의해 수분이 세균 안으로 들어가 세균이 붕괴되고 사멸한다. 그렇지만 새로운 세균은 페니실리네이스(penicillinase)를 만들어 페니실린을 불활성화한다. 이러한 새로운 균주를 파괴하려면 변형시킨 페니실린을 사용해야 항생 효과를 갖는다.

고리형 AMP(cAMP)는 탄수화물과 지방을 저장하는 세포 안에서 효소를 조절하는 화학전령으로서 작용한다. cAMP가 없으면 세포 내에서 최대 속도로 작용하는 효소 활성이 혼란을 일으킨다. 이렇게 cAMP가 부적당하게 공급되면 세포가 무절제하게 증식하는데, 이것이 암이다.

3. 효소 활성

효소는 어떻게 작용하는가? 그리고 효소는 왜 특정한 기질하고만 반응하는가?

효소는 기질이 결합하는 활성 부위(active site)를 갖고 있다. 활성 부위는 단백질 사슬의 여러 부위로 구성되어 있다. 이러한 부위들은 단백질 사슬이 접히고 굽어지고 해서 한군데로 모여 활성 부위라는 비교적 작은 구역을 형성한다. 효소가 열에 의해 변성되면 효소가 활성을 잃게 되는데, 이것은 구조 배열이 얼마만큼 중요한가를 가리킨다(그림 6-6).

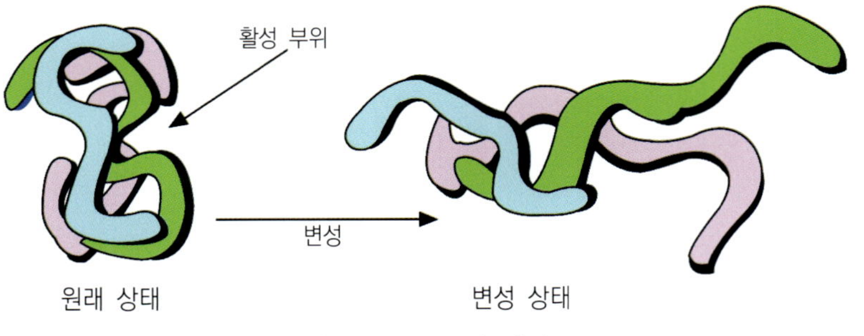

그림 6-6. **효소의 변성**

효소 활성은 두 단계를 거쳐 일어난다. 먼저 효소의 활성 부위에 기질이 결합하여 효소-기질 복합체를 만든다. 이 효소-기질 복합체(enzyme-substrate complex)는 그다음 생성물과 유리 효소(free enzyme)로 분해된다. 여기서 효소는 변함 없이 동일한 반응을 계속 반복한다. 효소의 활성 부위에는 그것에 꼭 맞는 화학 구조를 가진 분자만 결합할 수 있다. 이것이 소위 "자물쇠와 열쇠 모델(lock-and-key model)"이론이다(그림 6-7).

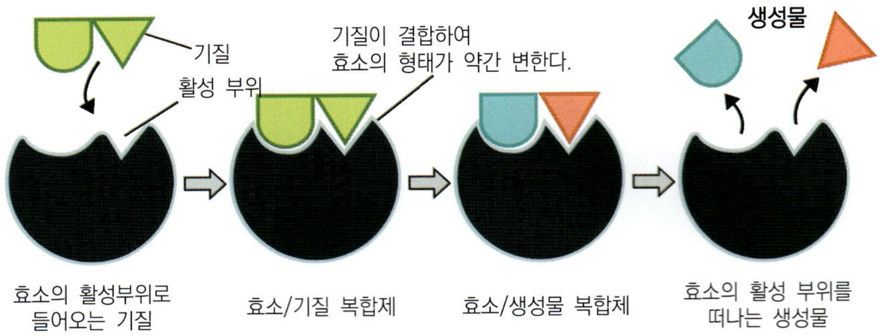

그림 6-7. **효소와 기질의 상호작용**

기질 이외의 다른 물질이 활성 부위에 꼭 맞는다면, 그 물질은 경쟁적 저해제가 되고 이로 인해 활성이 방해되는 것을 경쟁적 저해(competative inhibition)라고 한다.

저해제가 활성 부위 이외의 다른 부위(allosteric, other site)에 가역적으로 결합하면 비경쟁적 저해(noncompetitive inhibition) 또는 다른 자리 저해(allosteric inhibition)라고 한다.

1) 효소의 동역학

그림 6-8에서 보는 바와 같이 효소 농도가 일정할 때 효소의 반응 속도(일정한 시간 동안 생성물을 얼마만큼 많이 만들어 내는가의 정도)는 초기에는 기질 농도의 증가와 비례하여 증가한다(1차 반응*first-order reaction*). 그러나 어느 시점이 되면 생성물의 형성 속도가 더 이상 증가하지 않는다. 이러한 상태를 최대 반응 속도(maximum velocity, V_{max})라고 한다. 이렇게 생성물이 평행 상태에 있는 반응을 0차 반응(zero-order reaction)이라고 한다. 이때 1/2 V_{max}에 해당하는 기질 농도를 K_m(미카엘리스-멘텐 정수*Michaelis-Menten constant*)이라고 한다. K_m값이 크면 효소와 기질의 친화성(affinity)이 작은 것이고, K_m값이 작으면 친화성이 큰 것을 가리킨다.

미카엘리스-멘텐은 반응 속도와 기질 농도 사이의 관계에 대한 가설을 수학적으로 다음과 같이 나타냈다.

$$v = \frac{V_{max}[S]}{K_m + [S]}$$

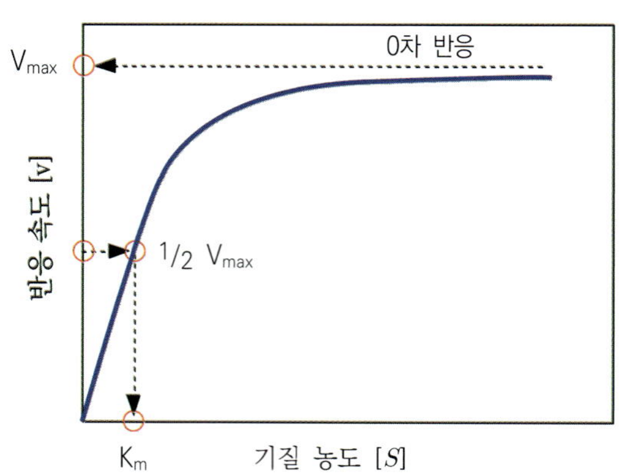

그림 6-8. **미카엘리스-멘텐 곡선**

라인위버-버크는 곡선을 선형으로 나타내기 위해 미카엘리스-멘텐식의 양변에 역수를 취하여 직선으로 변형시켰다.

$$v = \frac{V_{\max}[S]}{K_m + [S]}$$

$$\frac{1}{v} = \frac{K_m}{V_{\max}[S]} + \frac{[S]}{V_{\max}[S]}$$

$$\frac{1}{v} = \frac{K_m}{V_{\max}} \times \frac{1}{[S]} + \frac{1}{V_{\max}}$$

$$y = ax + b$$

라인위버-버크식을 1차 방정식으로 나타내면, $y = 1/v$, $a = K_m/V_{max}$, $x = 1/[S]$, $b = 1/V_{max}$에 해당한다. 이것을 그래프로 나타낸 것을 라인위버-버크 이중 역수 도표(Lineweaver-Burk double reciprocal plot)라고 한다(그림 6-9).

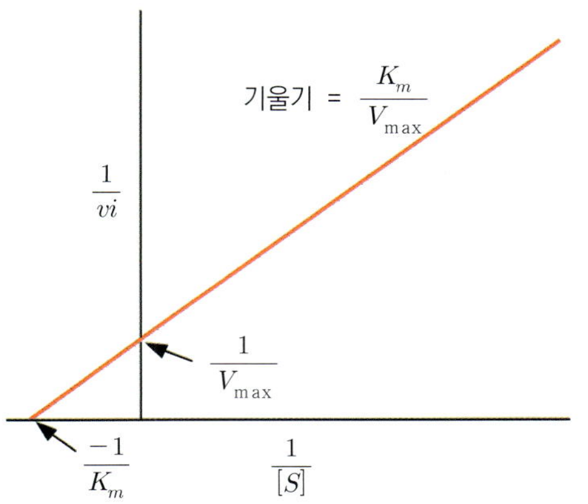

그림 6-9. **라인위버-버크 도표**

라인위버-버크 도표를 이용하여 효소 저해의 종류에 따라 어떤 변화가 있는지 살펴보자.

가역적인 경쟁적 저해에서는 기질과 저해제가 경쟁하기 때문에 K_m은 증가하나 기질농도를 늘리면 결국 V_{max}는 변하지 않는다(그림 6-10).

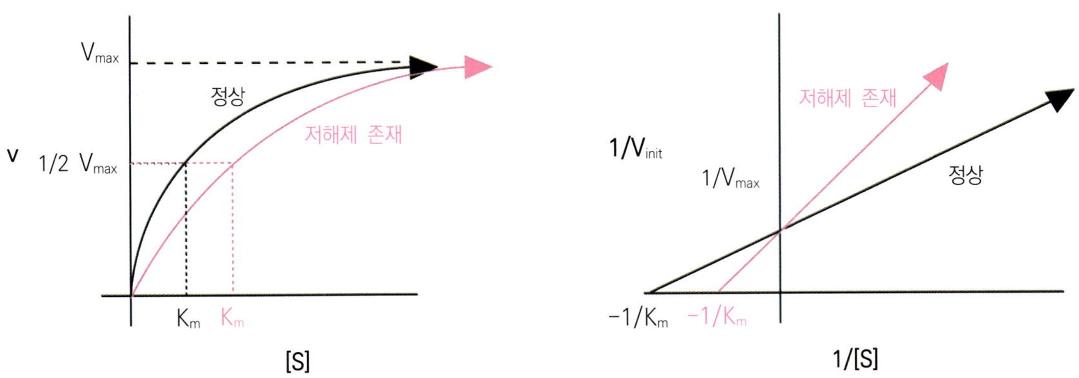

경쟁적 저해 시 V_{max}는 변하지 않지만 K_m은 증가한다.

그림 6-10. **경쟁적 저해**

가역적인 비경쟁적 저해에서는 저해제가 활성 부위 이외의 다른 결합 부위(allosteric binding site)에 가역적으로 결합하여 효소의 형태를 변형시켜 기질의 결합을 방해하거나 기질이 결합해도 생성물을 만들지 못하게 한다. 따라서 K_m은 변함이 없으나 V_{max}는 감소한다(그림 6-11).

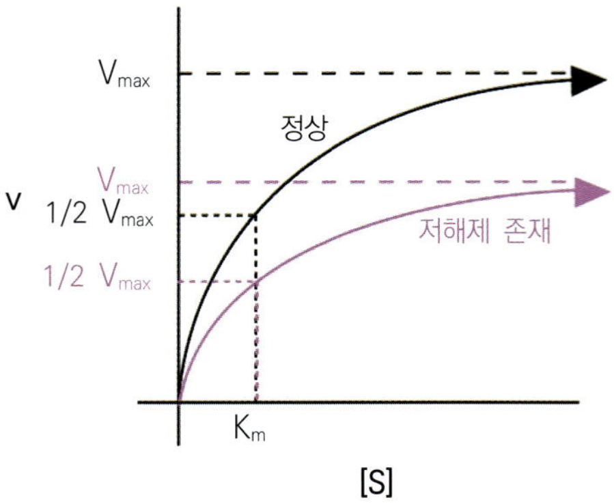

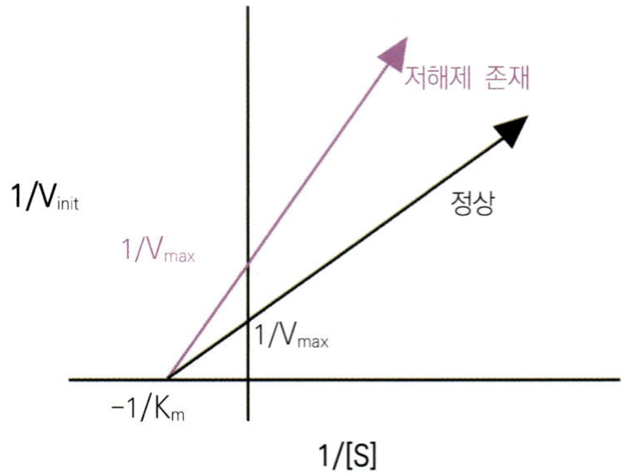

비경쟁적 저해 시 V_{max}는 감소하지만 K_m은 변하지 않는다.

그림 6-11. 비경쟁적 저해

비가역적 저해 또는 무경쟁적 억제(uncompetitive inhibition)는 저해제가 효소-기질 복합체에만 결합하여 효소 작용을 저해하는 것으로 유리형의 효소와는 결합하지 않는다. 그러므로 기질 농도가 증가하여도 저해 강도는 영향을 받지 않으며 저해제가 있는 경우에 기질(S)과 효소(E)가 복합체(ES)를 만들기 위해 잘 결합하여 K_m값이 감소한다. 뱀독이나 신경가스가 비가역적 저해제이다. 무경쟁적 저해에서는 K_m과 V_{max}가 둘 다 감소한다(그림 6-12).

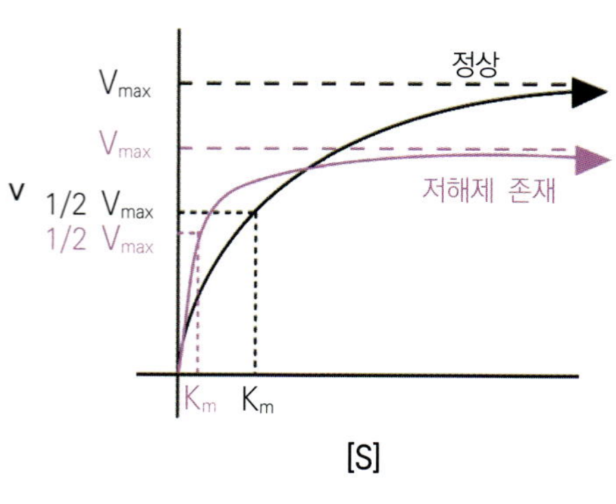

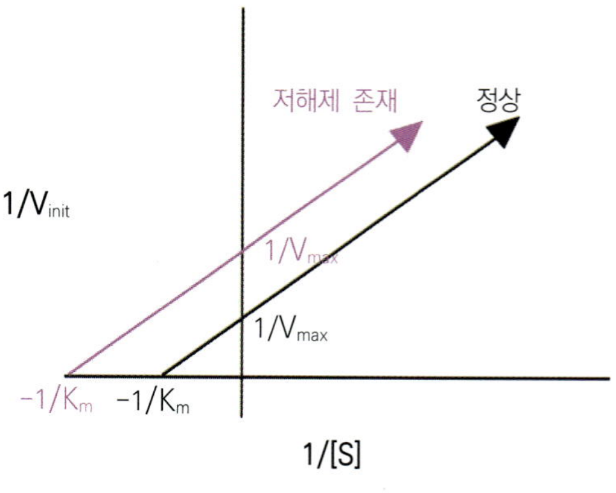

무경쟁적 저해 시 V_{max}와 K_m이 둘 다 감소한다.

그림 6-12. 무경쟁적 저해

4. 주효소와 조효소

효소는 단백질이다. 그런데 펩신 및 트립신 같은 효소는 아미노산만으로 구성된 단순 단백질이지만 어떤 효소는 단백질과 비단백질 부분을 포함하고 있는 복합 단백질이다. 복합 단백질에서 단백질 부분을 주효소(apoenzyme)라고 하고, 비단백질 부분(유기화합물)을 조효소(coenzyme)라고 한다. 그리고 주효소와 조효소가 결합한 효소를 전효소(holoenzyme)라고 한다.

1) 조효소

조효소는 단백질이 아니다. 따라서 열에 의해 활성을 잃지 않는다. 조효소는 보통 비타민이거나 비타민에서 유도된 화합물들이다. 조효소는 주효소와 결합하여 효소 작용을 돕는다.

조효소 A(CoA)는 신체의 탄수화물, 지질 및 단백질 대사에 필수적인 성분이다. 그것은 또한 아세틸화 반응(acetylation reaction)을 일으킨다. CoA를 가수 분해하면 판토텐산(pantothenic acid, 비타민 B), 아데닌(퓨린), 리보스(당), 인산 및 메르캅토에탄올아민(mercaptoethanolamine, 황 함유)가 생긴다.

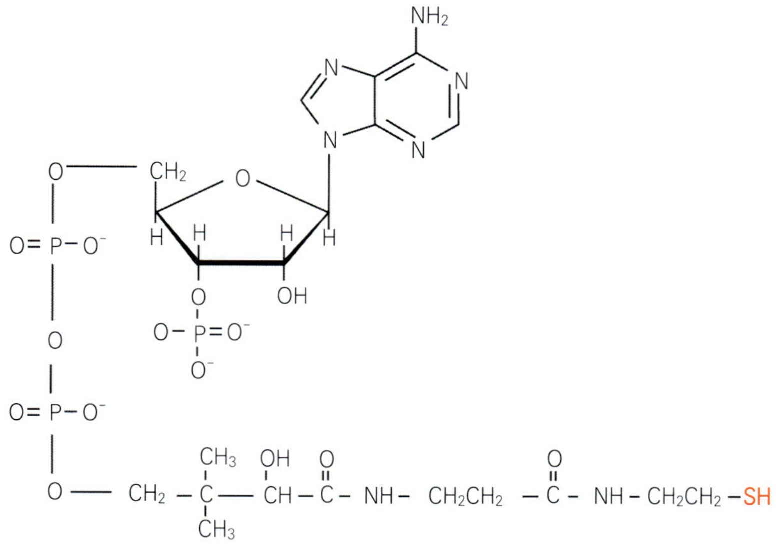

조효소 A(coenzyme A, CoA)

아세틸 조효소 A(acetyl CoA)는 황 원자에 아세틸기가 결합해 있다. 아세틸 CoA는 시트르산(크렙스) 회로에서 옥살로아세트산염의 산화에 관여하고 있다.

니코틴아미드(nicotinamide)는 두 가지 조효소, 니코틴아미드 아데닌 디뉴클레오타이드(nicotinamide adenine dinucleotide, NAD^+)와 니코틴아미드 아데닌 디뉴클레오타이드 인산(nicotinamide adenine dinucleotide, $NADP^+$)의 중요한 구성 성분이다. 이러한 조효소는 미토콘드리아에서 일어나는 대부분의 산화-환원 반응에 관여하고 있다. 그것들은 또한 TCA 회로에도 참여하고 있다. NAD^+와 $NADP^+$의 구조식은 다음과 같다.

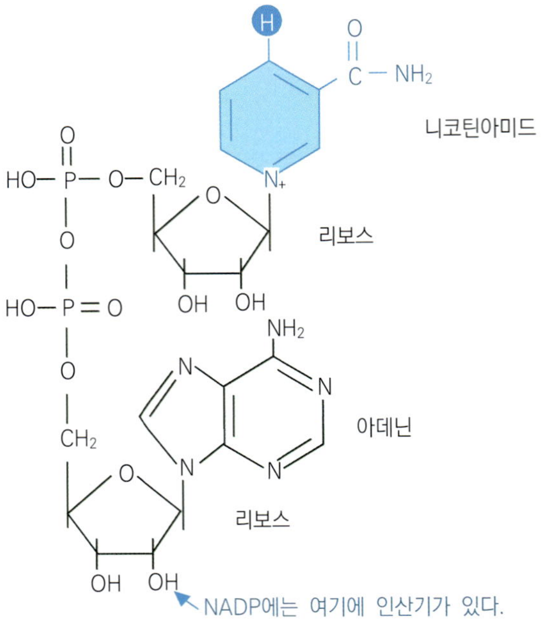

NAD⁺가 NADH로 환원될 때 다른 하나의 수소 원자가 그림 6-13에서 보는 바와 같이 탄소 원자에 붙는다. 그리고 질소 원자의 하전이 없어지고 질소와 탄소 사이의 이중 결합이 단일 결합으로 바뀐다. 최근의 연구에 의하면 NADH를 NAD⁺로 전환시키는 NADH 탈수소 효소에 결함이 있으면 낭성섬유증(cystic fibrosis)이 발생하는 것으로 밝혀졌다.

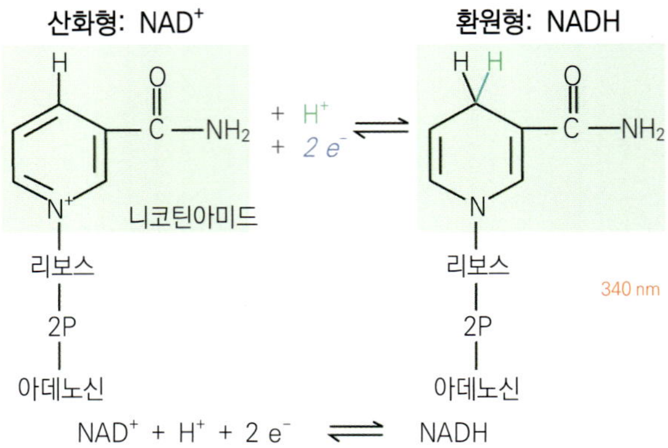

그림 6-13. 산화형 NAD⁺와 환원형 NADH

조효소 Q는 미토콘드리아에 있으며 구조가 비타민 K 및 비타민 E와 비슷하다.

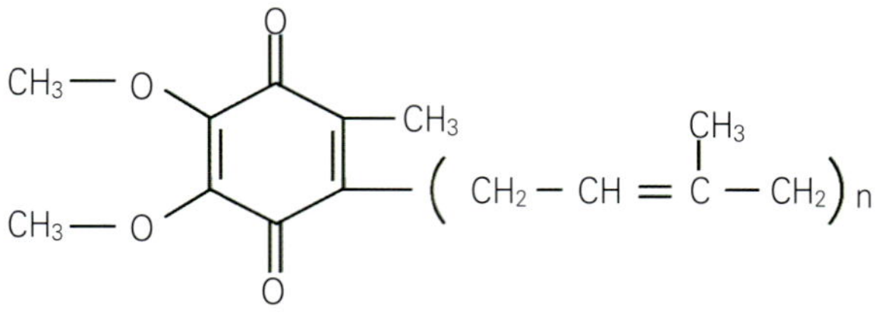

유비퀴논 (산화형)

조효소 Q는 전자 전달계와 산화적 인산화 반응에 관여한다.

조효소는 비타민 B가 많다. 피리독신(pyridoxine, 비타민 B_6)의 유도체인 피리독살 인산(pyridoxal phosphate)은 아미노산 대사에 관여하고 있다. 리보플라빈(riboflavin), 판토텐산(pantothenic acid), 니코틴아미드(nicotinamide), 티아민(thiamine) 및 리포산(lipoic acid)과 같은 비타민 B는 산화-환원 반응에 관여한다. 엽산 및 코발아민(cobalamin, 비타민 B_{12})과 같은 비타민 B는 다른 조효소의 일부를 구성한다.

5. 효소의 분류

국제생화학연합의 효소위원회(enzyme commission, EC)는 효소의 기질에 대한 반응 형식에 기초하여 효소를 크게 6개의 그룹으로 분류하였으며 각 그룹마다 1부터 6까지 고유의 번호를 붙였다. 따라서 각 그룹에 속한 효소는 모두 첫 번째 번호가 동일하며 그다음 숫자부터는 모두 다르다. 이렇게 효소를 숫자로 표기한 것을 EC코드라고 한다.

1. 산화 환원 효소(oxidoreductase, EC 1.): 두 기질 사이의 산화-환원 반응을 촉매한다.
2. 전이 효소(transferase, EC 2.): 하나의 기질로부터 다른 하나의 기질로 수소 이외의 원자단(기능기)의 전달을 촉매한다.
3. 가수 분해 효소(hydrolase, EC 3.): 여러 가지 결합의 가수 분해를 촉매한다.
4. 분해 · 부가 효소(lyase, EC 4.): 가수 분해를 하지 않고 기질로부터 원자단의 제거를 촉매한다. 이때 생성물은 이중 결합을 갖는다.
5. 이성질화 효소(isomerase, EC 5.): 기하학, 광학 또는 위치 이성체의 상호 전환을 촉매한다.
6. 연결 효소(ligase, 또는 합성 효소synthetase, EC 6.): ATP가 분해될 때 생기는 에너지를 사용하여 두 분자의 결합을 촉매한다.

1) 산화 환원 효소

산화 환원 반응을 촉매하는 효소군이다. 기질에서 수소 제거를 촉매하는 효소를 탈수소 효소(dehydrogenase)라고 한다. 예를 들면, 알코올 탈수소 효소(acohol dehydrogenase)는 알코올로부터 2개의 수소(2개의 전자)를 제거하여 알데하이드(aldehyde)를 생성하며, 전자는 NAD^+로 이동하여 NADH가 된다.

$$CH_3CHHOH + NAD^+ \xrightleftharpoons{\text{알코올 탈수소 효소}} CH_3CHO + NADH + H^+$$

기질로부터 전자를 취하여 그것을 산소에 주어 과산화수소를 생성하는 효소를 산화 효소(oxidase)라고 한다. 예를 들면, 포도당 산화 효소(glucose oxidase)는 β-D-포도당과 반응하여 글루콘산(gluconic acid)과 과산화수소를 생성한다.

$$\beta\text{-D-포도당} + O_2 + H_2O \xrightarrow{\text{포도당 산화 효소}} \text{글루콘산} + H_2O_2$$

기질과 분자 상태의 산소를 반응시켜, 기질 가운데로 산소를 들여보내는 반응을 촉매하는 효소를 산소 첨가 효소(oxygenase)라고 한다. 산소 첨가 효소 중 분자 상태의 산소 중 산소 원자 1개를 기질에 주고(monooxygenase) 1개는 물을 만드는 효소를 수산화 효소(hydroxylase)라고 한다.

$$\text{기질-H} + O_2 + NADPH + H^+ \rightarrow \text{기질-OH} + NADP^+ + H_2O$$

과산화 효소(peroxidase)는 산소가 전자 수용체가 되는 것은 아니고 과산화수소를 이용하여 물을 생성한다.

$$\text{기질-}H_2 + H_2O_2 \rightarrow \text{기질} + 2H_2O$$

카탈레이스(catalase)는 과산화수소를 분해하여 산소와 물 분자를 생성한다.

$$H_2O_2 \rightarrow H_2O + 1/2\ O_2$$

2) 전이 효소

전이 효소는 하나 분자에서 다른 하나의 분자로 원자단을 전달한다.

카이네이스(kinase)는 ATP로부터 기질에 인산을 전달한다. 효소 이름은 인산이 전달되는 기질의 이름에 카이네이스를 붙이면 된다. 예를 들면, 크레아틴 카이네이스(creatine kinase)는 다음의 반응을 촉매한다.

$$\text{크레아틴} + ATP \rightleftharpoons \text{크레아틴인산} + ADP$$

아미노산에 있는 아미노기를 케톤기를 가진 반응 물질에 전달하는 효소를 아미노기 전이 효소(aminotransferase 또는 transaminase)라고 한다. 예를 들면, 아스파르트산 아미노기 전이 효소(aspartate aminotransferase, AST)는 다음의 반응을 촉매한다.

$$\text{아스파르트산} + \alpha\text{-케토글루타르산} \rightarrow \text{옥살로아세트산} + \text{글루탐산}$$

그밖에 전이 효소에는 무기인의 첨가에 의해 결합을 끊는 가인산 분해 효소(phosphorylase), 반응물질에 활성화된 단당류를 전달하는 글리코실기 전이 효소(glycosyl transferase) 등이 있다.

3) 가수 분해 효소

가수 분해 효소는 C-O, C-N, C-C 등의 결합을 물을 첨가하여 끊는 효소이다. 효소 이름은 기질이나 효소가 작용하는 결합에서 따온다. 가수 분해 효소에는 펩티데이스(peptidase), 단백질 분해 효소(protease), 에스터레이스(에스테르 가수 분해 효소, esterase), 아밀레이스(amylase), 라이페이스(lipase), 포스포라이페이스(phospholipase), 글리코시데이스(glycosidase), 포스파테이스(phosphatase) 등이 있다. 소화 효소와 용해소체 효소(lysosomal enzyme)는 가수 분해 효소이다(표 6-2). 예를 들면, 아세틸콜린 에스터레이스(acetylcholinesterase)는 다음의 반응을 촉매한다.

$$아세틸콜린 + H_2O \rightarrow 아세트산 + 콜린$$

표 6-2. **소화 효소**

효소	작용
1. 탄수화물 가수 분해 효소(carbohydrase)는 탄수화물을 단순 당으로 가수 분해한다.	
프티알린(ptyalin)	녹말 → 덱스트린, 맥아당, 포도당 * 타액선 아밀레이스
수크레이스(sucrase)	설탕 → 포도당, 과당
말테이스(maltae)	맥아당 → 포도당
락테이스(lactase)	젖당 → 포도당, 갈락토스
아밀롭신(amylopsin)	녹말 → 덱스트린, 맥아당, 포도당 * 췌장(이자) 아밀레이스
2. 에스터레이스(esterase)는 에스테르를 산과 알코올로 가수 분해한다.	
위 라이페이스(gastric lipase)	지방 → 지방산, 글리세롤
스테압신(steapsin)	지방 → 지방산, 글리세롤 * 췌장 라이페이스
포스파테이스 (phosphatase)	인산 에스테르 → 인산
3. 단백질가수 분해 효소(protease)는 단백질을 단백질 유도체와 아미노산으로 분해한다.	
펩신(pepsin)	단백질 → 폴리펩타이드
트립신(trypsin)	단백질 → 폴리펩타이드
키모트립신(chymotrypsin)	단백질 → 폴리펩타이드
4. 펩티데이스는 폴리펩타이드를 아미노산으로 분해한다.	
아미노펩티데이스(aminopeptidase)	폴리펩타이드 → 아미노산 * 장액에 있음
카르복시펩티데이스(carboxypeptidase)	폴리펩타이드 → 아미노산 * 이자액에 있음
5. 핵산 가수 분해 효소(nuclease)는 핵산을 가수 분해한다. 리보핵산 가수 분해 효소(ribonuclease)와 디옥시리보핵산 가수 분해 효소(deoxyribonuclease)가 있다.	

4) 분해 부가 효소

분해 부가 효소(lyase)는 C-O, C-N, C-C 등의 결합을 분해하여, 물, 암모니아, 이산화탄소 등의 원자단을 제거하고 이중 결합을 남기는 반응을 가역적으로 진행한다.

탈수 효소(dehydatase)는 기질에서 물 분자를 제거하고 기질에 이중 결합을 형성한다. 탈카르복실레이스(decarboxylase)는 기질의 카르복실기에서 이산화탄소를 제거한다.

5) 이성질화 효소

시스-트랜스(cis-trans), 케토-엔올(keto-enol), 광학 이성체 등 여러 종류의 이성체 사이의 상호 전환을 촉매하는 효소군이다. 라세메이스(racemase)는 D-형과 L-형의 상호 전환을 촉매한다. 뮤테이스(mutase)는 어떤 원자단을 분자 안에서 전이시킨다. 예를 들면, 포스포글루코뮤테이스(phosphoglucomutase)는 포도당 1번 탄소에 있는 인산(포도당-1-인산)을 6번 탄소(포도당-6-인산)로 전이시킨다. 글루코뮤테이스는 α-포도당을 β-포도당으로 전환시킨다.

6) 연결 효소(합성 효소)

고에너지 결합을 가수 분해하면서 생기는 에너지를 이용하여 두 분자의 결합을 촉매하는 효소군을 말한다. 예를 들면, 피루브산염 카복실레이스(pyruvate carboxylase)와 글루타민 합성 효소(glutamine synthetase)는 연결 효소이면서 각각 다음 반응을 촉매한다.

피루브산 + CO_2 + ATP → 옥살아세트산 + ADP + Pi

글루탐산 + NH_3 + ATP → 글루타민 + ADP + Pi

6. 동종 효소

동종 효소(isozyme)는 아이소엔자임(isoenzyme), 동질 효소 또는 동위 효소 등으로 다양하게 불리고 있으며, 동일한 화학 반응을 촉매하지만(같은 EC번호임) 아미노산 배열이 약간 다른 효소로 정의되고 있다. 어떤 특정한 효소의 동종 효소는 분자의 크기가 크게 다르지 않지만, 각 동종 효소는 상이한 폴리펩타이드 구조를 갖고 있으며, 기질이나 보조 인자에 대한 친화성에 차이가 있다. 동종 효소는 다음 세 가지 점이 다를 수 있다.

첫째, 특수 인자에 의한 억제의 정도, K_m값(미카엘리스 정수) 및 기질에 대한 반응성 등이 다르다.
둘째, 열에 대한 안정성이나 전하 등, 물리적 성질이 다르다.
셋째, 아미노산 조성과 면역학적 반응성 등, 생화학적 성질이 다르다. 4차 구조로 구성된 어떤 효소들은 다양한 분자 형태로 존재한다. 효소 단백질의 이러한 다른 형태를 동종 효소라고 한다.

분자상의 다른 특징은 주로 전기영동이나 크로마토그래피로 조사할 수 있다. 효소의 총 활성만으로 판단하기 어려운 경우에도, 동종 효소를 측정하면 명확한 정보를 얻을 수 있다. 동종 효소의 특성은 다음과 같다.

① 동종 효소는 효소 분자의 변체들이지만, 같거나 비슷한 촉매 작용을 수행한다.
② 어떤 동종 효소는 단일 유전자에 의해 생산되고, 합성 후에 변형된다.

③ ② 이외의 동종 효소는 하나 이상의 유전자로부터 합성된다.
④ 동종 효소 변체들은 서로 다른 조직에서 유래한다.
⑤ 동종 효소는 동일 개체 내에 존재한다.

7. 임상 효소

임상 효소(clinical enzyme) 또는 진단 효소(diagnostic enzyme)란 혈액(혈장, 혈청)이나 소변을 비롯한 체액 내의 효소를 측정하여 병을 진단하고 관리하고 예후를 판단하는 데 이용되는 효소이다.

혈장에는 성격상 두 그룹의 효소, 즉 혈장 특이 효소(plasma specific enzyme)와 혈장 비특이 효소(plasma nonspecific enzyme)가 있다.

혈장 특이 효소는 혈액에서의 효소 활성 발현이 생물학적으로 의의가 있는, 다시 말하면 혈장에서 고유의 기능을 발휘하는 효소이다. 이러한 효소는 주로 간에서 생성된다. 따라서 간의 단백질 합성 기능을 평가하는 데 이용하기도 하지만 이를 목적으로 측정하는 경우는 거의 없다. 트롬빈(thrombin), 플라스민(plasmin), 레시틴-콜레스테롤 아실기 전이 효소(lecithin-cholesterol acyltransferase, LCAT), 지질단백질 라이페이스(lipoprotein lipase, LPL) 등은 혈장 특이 효소이다.

혈장 비특이 효소는 원래 혈장에서는 어떤 작용도 없으며 장기의 손상이나 특정 장기로부터 과다하게 생성되어 혈액으로 유출된 효소이다. 이러한 효소는 어느 정도 기관 특이성이 있으므로 측정하면 손상되었거나 이상이 있는 기관이 어느 것인지 확인할 수 있고 또한 손상 정도를 추정할 수 있다. 인체의 세포는 정상적으로 일정한 시간이 되면 붕괴되므로 정상인에서도 혈장에는 적은 양의 혈장 비특이 효소가 존재한다. 그러나 병적 상태에서는 이러한 효소가 혈장에 증가한다.

1) 임상적으로 중요한 효소

임상에서 병을 진단하기 위해 많이 측정하는 효소는 표 6-3과 같다.

표 6-3. 주요 임상 효소

효소	EC 코드	진단 목적
알칼리성 포스파테이스 Alkaline phosphatase(ALP)	3.1.3.1	뼈 및 간 질환
산성 포스파테이스 Acid phosphatase(ACP)	3.1.3.2	전립샘 암, 사정액 유무(법의학)
아밀레이스 Amylase(AMY)	3.2.1.1	급성 췌장염
크레아틴 카이네이스 Creatine kinase(CK)	2.7.3.2	심근경색, 근육 질환
감마 글루타밀기 전이 효소 γ-Glutamyltransferase(GGT)	2.3.2.2	간 질환
아스파르트산 아미노기 전이 효소 Aspartate aminotransferase(AST)	2.6.1.1	심근경색, 간 및 근육 질환
알라닌 아미노기 전이 효소 Alanine aminotransferase(ALT)	2.6.1.2	간 질환
젖산 탈수소 효소 Lactate dehydrogenase(LD)	1.1.1.27	심근경색, 간 질환, 악성 종양
라이페이스 Lipase(LP)	3.1.1.3	급성 췌장염

2) 임상적으로 중요한 동종 효소

병을 진단하기 위해 LD와 CK 동종 효소가 자주 측정되고 있다. LD는 H(heart)형과 M(muscle)형이라는 두 종류의 소단위체(subunit)가 조합하여 구성된 4량체(tetramer) 단백질이므로 5종류의 동종 효소가 존재한다(표 6-4). 각 동종 효소는 기관에 따라 분포 비율이 다르다. 따라서 동종 효소를 측정하면 보다 자세한 정보를 얻을 수 있다.

표 6-4. LD 동종 효소

동종 효소	조직	질환	혈청 분포(%)
LD_1(HHHH)	심장, 적혈구	심근경색(MI), 용혈성 빈혈	14 ~ 26
LD_2(HHHM)	심장, 적혈구	거대적아구성 빈혈, 급성 신장경색, 용혈 검체	29 ~ 39
LD_3(HHMM)	폐, 림프구, 비장, 췌장	폐색전증, 폐렴, 림프구 증가증, 급성 췌장염, 암	20 ~ 26
LD_4(HMMM)	간	간 손상 또는 염증	8 ~ 16
LD_5(MMMM)	골격근	골격근 손상	6 ~ 16

CK는 B(brain)형과 M(muscle)형이라는 두 종류의 소단위체가 조합하여 구성된 2량체 단백질이므로 3종류의 동종 효소, 즉 CK-BB(CK_1), CK-MB(CK_2), CK-MM(CK_3)이 존재한다. CK는 심근이나 골격근에 많이 분포한다.

LD나 CK의 동종 효소에 붙인 번호는 전기영동에서 양극(+)쪽으로 빨리 이동한 순서이다.

8. 효소원

효소원 또는 지모겐(zymogen)은 효소의 불활성 전구체이다. 대부분의 소화 효소와 혈액응고 관련 효소는 활성화되기 전까지 효소원 형태로 존재한다. 소화 효소의 경우에 이렇게 효소원으로 존재하는 것은 위나 췌장(이자)의 조직을 보호하는 데 필요하다. 혈액 응고 효소의 경우도 혈병이 사전에 형성되는 것을 피하기 위함이다.

효소원(불활성)		활성 효소
펩시노겐(pepsinogen)	→	펩신(pepsin)
트립시노겐(trypsinogen)	→	트립신(trypsin)
프로트롬빈(prothrombin)	→	트롬빈(thrombin)

CLINICAL FOCUS : 심근경색(MI)의 생화학적 진단

1) 혈청 효소 검사

심근경색(myocardial infarction, MI)을 진단하는 데 이용되는 효소에는 CK, CK-MB, AST, LD, LD_1, LD_2가 있다. CK_2(CK-MB)는 급성 심근경색 후 4~8시간에 활성이 급격히 상승하고, 12~24시간에 최고치에 도달하며 24~72시간에 정상으로 회복된다. 심근경색에서 이들 효소의 특징적인 변화 양상은 아래 그림과 같다. 정상인의 혈청 LD_1/LD_2은 1이하(<1)이지만, 심근경색에서는 LD_1/LD_2이 1이상(>1)이다. AST도 '심장 효소' 항목의 하나로 가끔 측정된다.

2) 기타 생화학 검사

(1) 미오글로빈(Myoglobin)

발작 후 1~3시간에 검출할 수 있다. 이 검사는 응급실에서 흉통 환자 중 MI를 선별하는 데 유용하다. 미오글로빈 검사는 MI진단의 조기지표가 된다.

(2) 트로포닌 I 및 T(Troponin I and T)

심근성 트로포닌 I(cardiac troponin I, cTnI) 및 T(cTnT)는 급성 MI를 진단하는 데 민감하고 특이적인 마커가 된다. CK-MB와 마찬가지로 이 단백질들은 경색 시작 3~12시간 이내에 손상된 심근으로부터 방출되지만, 이것은 다른 마커들보다 훨씬 오랫동안 증가한 채로 남는다.

트로포닌 T는 정상 수준으로 회복하는 데 약 2주가 걸리며, 트로포닌 I는 5~10일이 걸린다. 트로포닌 T는 MI의 진단에 매우 성공적으로 사용해 오고 있다.

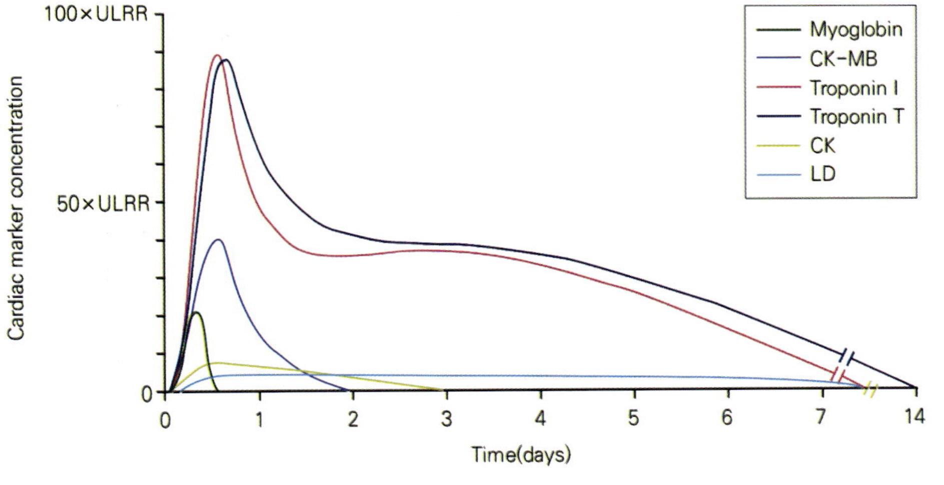

급성 심근경색에 따른 혈청 심장 생체표지자(cardiac biomarker)의 변화

ULRR(upper limit of referance range): 기준 범위 상한치

CLINICAL FOCUS : 간 질환의 생화학적 진단

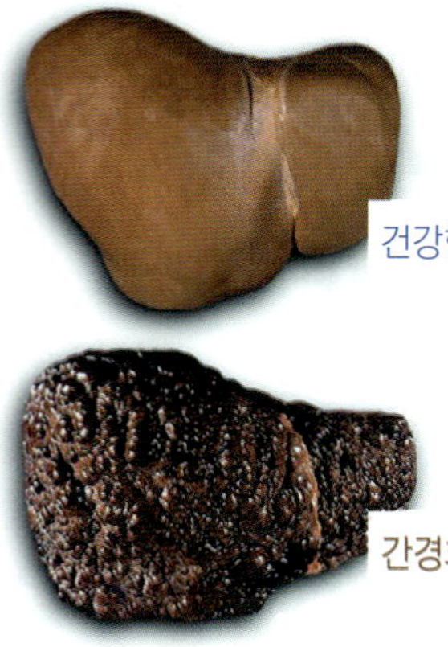

혈청 효소 검사

간 질환의 진단 및 간 기능 검사(liver function test, LFT)에 이용되는 효소는 AST, ALT, LD, ALP, GGT(γ-GTP)이다. 간 질환의 종류에 따라 이러한 효소들은 다양하게 증가한다(표 6-5).

일반적으로 AST와 ALT의 증가는 간 세포 손상을 가리키고, 빌리루빈과 알칼리성 포스파테이스 (ALP)의 증가는 담즙 정체증(cholestasis)을 가리킨다.

간 질환에서는 이러한 효소 외에 빌리루빈, 암모니아 등이 많이 증가한다.

표 6-5. 간 질환에서 예상되는 효소 활성의 변화

질환형태	혈청 효소 활성			
	ALP	AST	ALT	GGT
급성 간염	S	H	H	S
만성 간염	R-S	S	S	R-S
알코올성 간염	M	S	S	M-H
담즙 정체증	M-H	R-S	R-S	H
간경화증	R-S	R-S	R-S	R-S
간암	S-M	S	S	H

* R=기준범위, S=약간 증가(<1.5×R), M=중등도 상승(1.5-4×R), H=매우 상승(>4×R)

Practice Test

1. 심근경색을 진단하는 데 유용한 효소는?
   a. 크레아틴 카이네이스　b. 레닌　c. 세룰로플라스민
   d. 아밀레이스　e. 라이페이스

2. 효소의 성분은?
   a. 탄수화물　b. 지질　c. 단백질　d. 핵산　e. 비타민

3. 효소의 단백질 부분만을 무엇이라고 하는가?
   a. 저해제　b. 조효소　c. 주효소　d. 활성제　e. 전효소

4. 콜린 에스터레이스(choline esterase)의 작용을 저해하는 것은?
   a. 황　b. 납　c. 인　d. 수은　e. 아연

5. 효소의 불활성 전구체를 무엇이라고 하는가?
   a. 항생제　b. 효소원　c. 항대사 물질　d. 알로스테라아제　e. 기질

6. 페니실린은 무엇을 치료하는 데 사용하는가?
   a. 바이러스　b. 암　c. 세균 감염　d. 말라리아　e. 이상 모두

7. 많은 성분이 조효소로서 작용하는 것은?
   a. 비타민　b. 호르몬　c. 인지질　d. 탄수화물　e. 아미노산

8. 탄수화물 가수 분해 효소(carbohydrase)는?
   a. 라이페이스　b. 아밀레이스　c. 펩신
   d. 키모트립신　e. 펩티데이스

9. 위액에 있는 펩신의 최적 pH는?
   a. 10　b. 7　c. 5　d. 4　e. 2

10. 많은 산화 환원 효소가 있는 곳은?
   a. 세포질　b. 미토콘드리아　c. 세포막　d. 핵　e. 리보솜

11. 임상 효소 중 산화 환원 효소는?
   a. AST　b. ALT　c. CK　d. GGT　e. LD

【해답】

1. a　2. c　3. c　4. c　5. b　6. c　7. a　8. b　9. e　10. b　11. e

12. 간 질환의 진단과 관련이 없는 효소는?

a. AST b. ALT c. ALP d. CK e. GGT

13. 효소 반응에서 K_m에 대한 설명으로 틀린 것은?

a. 효소와 기질의 친화성을 나타내는 지표이다.
b. 값이 클수록 효소와 기질의 친화성이 크다.
c. 미카엘리스-멘텐 상수이다.
d. 최대 반응 속도의 1/2에 해당하는 기질 농도이다.
e. 경쟁적 저해에서 증가한다.

14. 췌장염에서 증가하는 것은?

a. ACP b. ALP c. AST d. AMY e. CK

15. K_m은 변함이 없으나 V_{max}가 감소하는 저해의 종류는?

a. 경쟁적 저해 b. 비경쟁적 저해 c. 반경쟁적 저해
d. 공동 저해 e. 비가역적 저해

16. 혈청에 존재하는 대부분의 임상 효소들은 섭씨 몇 도(℃)에서 가장 활발하게 작용하는가?

a. 0 b. 10 c. 20 d. 37 e. 60

【해답】

12. d 13. b 14. d 15. b 16. d

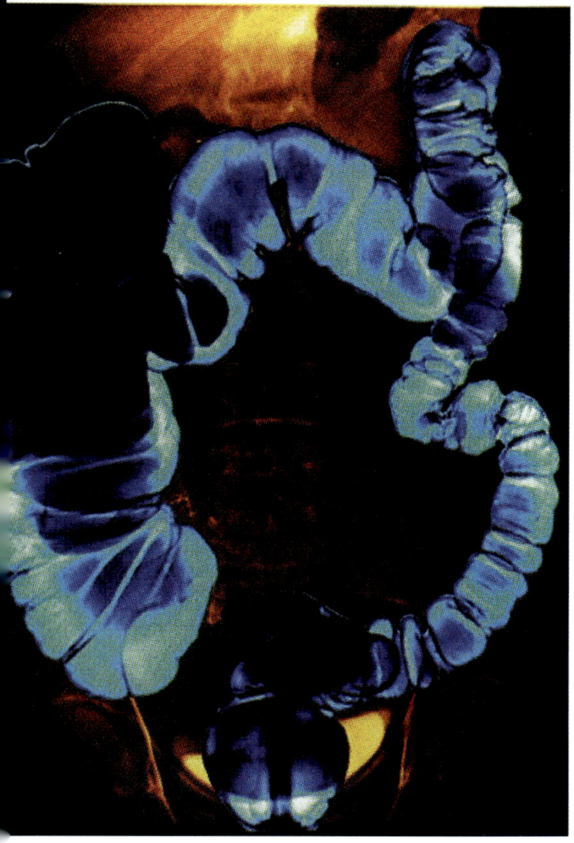

Chapter 7

Digestion
소화

학 습 목 표

- 입, 위 및 장에서의 소화 경로 이해하기
- 탄수화물, 지질, 단백질, 비타민 및 무기질의 흡수 설명하기
- 대변의 형성 이해하기
- 탄수화물의 부적당한 소화와 흡수의 영향 인식하기

07 소화(Digestion)

대부분의 음식물(탄수화물, 지방, 단백질)은 보통 물에 용해되지 않는 큰 분자로 구성되어 있다. 이러한 음식물이 소화관에서 흡수되려면 먼저 작은 가용성의 분자로 분해되어야 한다. 소화(digestion)란 음식물 분자가 장관 벽을 통해 흡수될 수 있을 정도로 작고 단순한 분자로 분해되는 과정을 말한다.

소화는 가수 분해 효소(hydrolase)에 의해 이루어진다. 가수 분해 효소는 탄수화물을 가수 분해하여 단당류를, 지방을 가수 분해하여 지방산과 글리세롤을, 그리고 단백질을 가수 분해하여 아미노산을 생성한다.

그렇지만 모든 음식물이 반드시 소화를 필요로 하는 것은 아니다. 단당류는 이미 단순 분자이므로 소화를 필요로 하지 않는다. 또한 무기염이나 비타민도 소화를 필요로 하지 않는다.

소화는 입, 위, 소장에서 일어나는데, 각각의 소화 기관은 특정한 가수 분해 효소를 갖고 있다.

1. 입에서의 소화

음식물은 씹기를 통해 타액과 섞인다. 타액은 음식물을 적셔서 잘 삼킬 수 있도록 해준다. 타액의 약 99%는 수분이고, 나머지 0.5%는 뮤신(mucin, 윤활제로서 작용함), 몇 가지 무기염(완충제로서 작용함), 타액선 아밀레이스(salivary amylase, 녹말을 가수 분해함), 혀 라이페이스(lingual lipase, 트리글리세라이드를 가수 분해함) 및 K^{+}, Ca^{2+}, HCO^{3-}, SCN^{-} 같은 무기 이온이 차지하고 있다. 정상적인 타액의 pH는 5.75 ~ 7.0(최적 pH 6.6)이다.

2. 위에서의 소화

음식물을 삼키면 그것은 식도를 통해 위 속으로 들어가고 그곳에서 위액과 섞인다. 위액은 위벽에 있는 위샘(gastric gland)에서 분비된다. 음식물이 위 속으로 들어오면 위에서는 호르몬인 가스트린(gastrin)을 생성한다. 가스트린은 혈액으로 들어간 후 다시 위벽에 작용하여 위액 분비를 촉진시킨다.

위액은 하루에 2 ~ 3 L가 분비된다. 정상적인 위액은 투명하고 담황색이며 pH는 1 ~ 2이다. 위액은 97 ~ 99%가 수분이고 0.5%가 염산이다. 염산으로 인해 위액의 pH는 낮다. 어떤 병적인 상태에서 위액의 산도가 정상보다 낮을 때 이것을 저산증(hypoacidity)이라고 하며, 이것은 보통 위암이나 악성 빈혈에서 많이 나타난다. 반대로 위액의 산도가 높은 상태를 고산증(hyperacidity)이라고 하며, 이것은 위궤양, 고혈압 또는 위염(위벽의 염증)이 있을 때 많이 나타난다.

위에 있는 염산은 단백질을 변성시킨다. 다시 말하면 복잡한 3차원적 구조의 폴리펩타이드 사슬을 폄으로써 단백질 분해 효소가 잘 작용하도록 한다. 또한 위액의 pH는 낮기 때문에 입을 통해 들어온 세균을 파괴한다.

위액에는 효소원인 펩시노겐(pepsinogen)과 라이페이스를 포함하고 있다. 이러한 효소 외에도 위벽에 있는 벽세포는 내인성 인자(intrinsic factor)를 분비한다. 내인성 인자는 비타민 B_{12}가 혈액으로 잘 흡수되도록 한다. 만일 내인성 인자가 결핍되면 악성 빈혈이 일어난다.

3. 장에서의 소화

위에 있는 음식물은 산성이다. 이러한 산성 물질이 소장으로 들어오면 소장의 점막에서는 세크레틴(secretin)이라는 호르몬을 방출한다. 세크레틴은 췌장을 자극하여 췌장액과 중탄산염(HCO_3^-)의 분비를 촉진시킨다.

소장으로는 세 종류의 소화액, 즉 1) 췌장액, 2) 장액, 3) 담즙이 들어간다.

1) 췌장액

췌장액(pancreatic juice, 이자액 또는 췌액)에는 몇 가지 소화 효소, 즉 트립시노겐(trypsinogen), 키모트립시노겐(chymotrypsinogen), 카르복시펩티데이스(carboxypeptidase), 라이페이스(lipase), 프로엘라스테이스(proelastase) 및 아밀레이스(amylase) 등이 포함되어 있다. 이밖에 췌장액에는 에스테르형 콜레스테롤을 유리형 콜레스테롤과 지방산으로 분해하는 효소인 콜레스테롤 에스터레이스(cholesterolesterase)와 리보핵산(ribonucleic acid, RNA)을 뉴클레오타이드(nucleotide)로 분해하는 효소인 RNA 가수 분해 효소(ribonuclease), 디옥시리보핵산(deoxyribonucleic acid, DNA)을 뉴클레오타이드(nucleotide)로 분해하는 효소인 DNA 가수 분해 효소(deoxyribonuclease), 그리고 인지질을 지방산과 리소인지질(lysophospholipid)로 분해하는 포스포라이페이스 A_2(phospholipase A_2)가 포함되어 있다.

2) 장액

장액(intestinal fluid)에는 폴리펩타이드의 아미노기 말단에서 아미노산을 제거하는 아미노펩티데이스(aminopeptidase), 폴리펩타이드의 카르복실기 말단에서 아미노산을 제거하는 카르복시펩티데이스(carboxypeptidase), 디펩타이드를 분해하는 디펩티데이스(dipeptidase), 포스포글리세라이드(phosphoglyceride), 그리고 핵단백질 및 유기인의 가수 분해를 촉매하는 효소가 포함되어 있다.

3) 담즙

담즙(bile)은 간에서 생성되고 담낭(쓸개)에 저장된다. 담낭은 수분과 담즙에 있는 일부 성분을 흡수한다. 지방이 소장으로 들어오면 소장에서 콜레시스토키닌(cholecystokinin, CCK)이 분비된다. 이 호르몬은 혈액을 통해 담낭으로 전달되어 담낭을 수축시켜 담즙을 십이지장으로 배출시킨다.

담즙은 황갈색부터 녹색을 띠는 점조성 액체이며 pH는 7.8 ~ 8.6으로 알칼리이다. 담즙은 알칼리성이기 때문에 장으로 들어온 산성의 위액을 중화시킨다. 담즙에 포함되어 있는 주요 성분은 담즙산염(bile salt), 담즙 색소(bile pigment) 및 콜레스테롤이다. 담즙에는 소화 효소가 없다. 담즙산염은 콜레스테롤 대사의 최종 산물이다. 체내의 많은 약물과 독소 외에 Ca^{2+}, Zn^{2+}, Hg^{2+} 같은 무기 이온은 담즙을 통해 제거된다.

4) 담즙산염

가장 중요한 두 가지 담즙산염(bile salt)은 글리코콜산나트륨(sodium glycocholate)과 타우로콜산나트륨(sodium taurocholate)이다.

담즙산염은 표면장력을 낮추고 표면적을 증가시키기 때문에 지방의 유화 작용을 돕는다. 또한 담즙산염은 소화에 있어서 지방을 유화시켜 췌장(이자) 라이페이스(steapsin)가 잘 작용하도록 한다.

담즙산염은 장에서 지방산이 잘 흡수되도록 돕는다. 지방산이 흡수된 후 담즙산염의 7/8은 재흡수되어 간으로 되돌아간 후 다시 담즙을 통해 배설되고(장간순환) 나머지 1/8은 대변을 통해 배설된다. 담즙산염은 또한 장 운동을 자극한다.

담즙산

담즙산(bile acid)은 24개의 탄소로 구성된 스테로이드 화합물이다. 일차 담즙산인 콜산(cholic acid)과 케노디옥시콜산(chenodeoxycholic acid)은 간에서 콜레스테롤로부터 합성된다(그림 7-1). 사람의 담즙에는 케노디옥시콜산이 45%, 콜산이 31%, 그리고 장에서 형성되는 이차 담즙산인 디옥시콜산이 24%를 차지한다. 담즙산은 담즙으로 배설되기 전에 글리신(glycine)이나 타우린(taurine)과 결합한다. 글리신과 타우린이 결합하는 비율은 약 3:1이다.

타우로- 및 글리코-콜산		타우로- 및 글리코-케노디옥시콜산
↓	세균 효소에 의한 분해	↓
콜산	일차 담즙산	케노디옥시콜산
↓	세균 효소에 의한 -OH 제거	↓
디옥시콜산	이차 담즙산	리토콜산

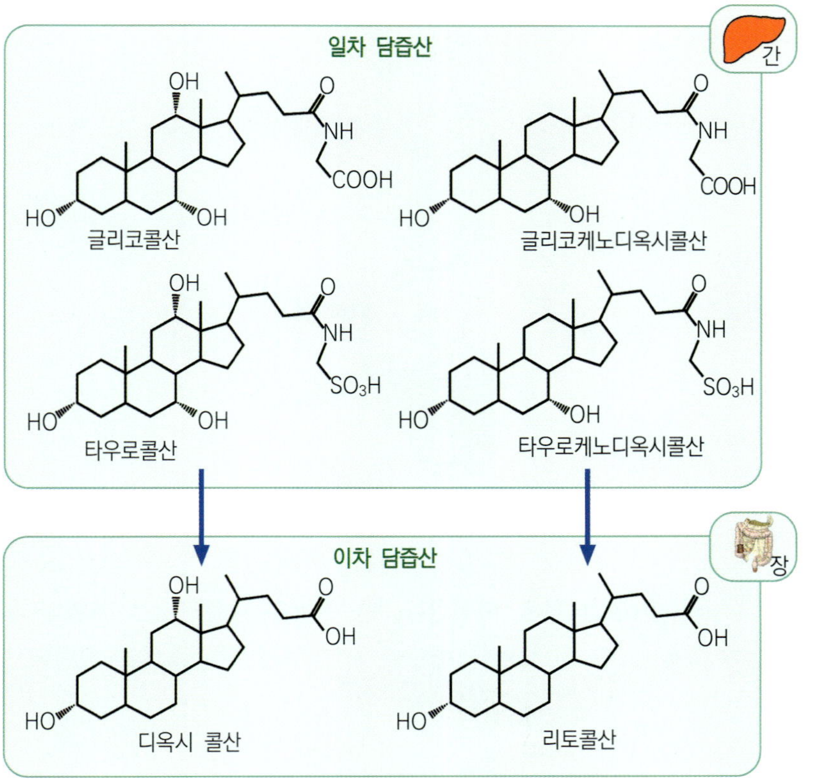

그림 7-1. **담즙산 구조**

5) 담즙 색소

적혈구는 생존해 있으면서 산소를 운반하다가 110 ~ 120일 후에 골수, 비장(지라)이나 간의 그물내피 세포에 의해 파괴된다. 적혈구는 시간당 약 1 ~ 2억 개(1초에 약 250만 개)가 파괴되며, 이것을 하루로 계산하면 매일 5.8 g의 헤모글로빈이 없어지는 것이 된다. 헤모글로빈은 헴[heme, 구조명은 페로프로토포르피린(ferroprotoporphyrin)임]과 철로 분해된다. 인체는 헴으로부터 철을 제거하여 다시 사용한다. 철이 제거된 나머지 헴 성분은 빌리버딘(biliverdin)이 된다. 그다음 빌리버딘은 빌리루빈으로 환원된 후 그물내피 세포로부터 혈액으로 방출된다. 혈액에서 빌리루빈은 알부민과 비공유적으로 결합한 후 간으로 운반되고 담즙을 통해 배설된다. 빌리루빈은 주요 담즙 색소(bile pigment)이다. 담즙을 통해 장으로 들어온 빌리루빈은 대부분이 우로빌리노겐 및 우로빌린으로 전환되지만 일부는 스테르코빌리노겐(stercobilinogen) 및 스테르코빌린(stercobilin)으로 전환된다.

만일 담관이 폐쇄되어 담즙을 통해 빌리루빈이 배설되지 못하거나 간 질환이 심하여 담즙으로 빌리루빈을 분비하지 못하거나 용혈성 질환으로 인해 빌리루빈 생성이 급증하면 빌리루빈이 혈액에 증가하여 피부나 각막이 노랗게 변한다. 이것을 황달(jaundice)이라고 한다.

6) 콜레스테롤

체내에 콜레스테롤이 너무 많으면 간은 담즙을 통해 소장으로 콜레스테롤을 배설한다. 간혹 콜레스테롤이 담낭에서 침전하여 담석(쓸개돌)을 만들기도 한다(그림7-1).

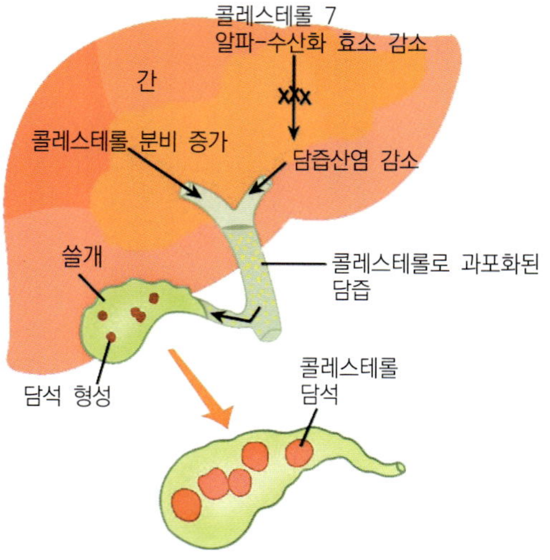

그림 7-2. **쓸개돌 형성**

인체는 하루에 약 1 g의 콜레스테롤을 배설한다. 약 절반은 담즙산으로 전환된 후 대변을 통해 제거된다. 나머지 절반은 중성 스테로이드로서 배설된다. 그렇지만 담즙으로 배설된 많은 양의 콜레스테롤은 장에서 재흡수된다.

4. 탄수화물 소화

소화는 입에서부터 시작된다. 씹는 것은 물리적 소화이지만 음식물의 입자를 줄이는 작용인 동시에 소화 효소와 접촉하는 표면적을 넓히는 효과를 가지고 있다.

1) 입에서의 소화

침에는 일명 프티알린(ptyalin)이라고 하는 침샘 아밀레이스(salivary amylase)가 포함되어 있다. 이 효소는 녹말을 가수 분해하여 맥아당을 생성한다. 아밀레이스는 pH 4 이하에서는 작용을 하지 못한다. 따라서 pH가 1.5인 위액과 섞이면서 활성을 상실한다. 위에서 아직 활성을 상실하지 않는 일부 아밀레이스는 여전히 탄수화물을 가수 분해한다. 하지만 위액과 완전히 섞이면 활성이 멈춘다. 침의 주용 기능은 음식물을 적셔서 잘 삼킬 수 있도록 해주는 것이다.

2) 위에서의 소화

위에는 탄수화물 가수 분해 효소(carbohydrase)가 없다. 타액 아밀레이스는 위 속으로 들어온 음식물이 위액과 완전히 섞이면서 활성을 상실한다.

3) 장에서의 소화

탄수화물의 소화는 췌장액과 장액에 있는 효소의 작용을 통해 주로 소장에서 일어난다.

췌장액에는 녹말과 덱스트린을 맥아당으로 가수 분해하는 췌장 아밀레이스가 포함되어 있다. 이렇게 생성된 맥아당은 장 점막 세포에서 생성하는 효소인 말테이스(maltase)에 의해 포도당으로 가수 분해된다. 췌장 아밀레이스의 최적 pH는 6.9 ~ 7.0이다. 장 점막 세포는 말테이스 외에도 설탕을 분해하는 수크레이스(sucrase)와 젖당을 분해하는 락테이스(lactase)를 포함하고 있다.

포도당과 같은 단당류를 섭취할 경우에 단당류는 바로 흡수되어 혈액으로 들어간다. 많은 성인은 점막 락테이스가 결핍되어 우유를 소화하지 못한다. 그러한 성인은 복부 경련, 복부 팽창 및 설사 등의 증상을 동반하는 우유 불내성(milk intolerance)을 나타낸다.

$$\underset{\text{녹말}}{(C_6H_{10}O_5)n} + H_2O \xrightarrow{\text{췌장 아밀레이스}} \underset{\text{맥아당}}{C_{12}H_{22}O_{11}}$$

$$\underset{\text{맥아당}}{C_{12}H_{22}O_{11}} + H_2O \xrightarrow{\text{말테이스}} \underset{\text{포도당}}{2\ C_6H_{12}O_6}$$

5. 지방 소화

1) 입에서의 소화

혀의 뒤쪽에서 분비되는 혀 라이페이스(lingual lipase)는 우유에 존재하는 트리글리세라이드에 잘 작용한다. 혀 라이페이스의 최적 pH는 4.0 ~ 4.5이지만, 2.0 ~ 7.5에서도 활성을 나타낸다.

2) 위에서의 소화

위 라이페이스(최적 pH가 7 ~ 8)는 위에 있지만 위액의 pH가 1 ~ 2로 낮아서 지질은 거의 소화되지 않는다. 지방이 소화되려면 먼저 유화되어야 하는데 위에서는 유화가 일어나지 않는다. 만일 유화된 지방을 섭취하면 위에서도 소량의 지방이 가수 분해된다. 영아의 위액 pH는 성인보다 더 높다. 이것은 우유에 있는 지방의 가수 분해에 중요한 조건이 된다.

3) 장에서의 소화

소장에서 췌장 라이페이스는 지방을 가수 분해하여 글리세롤과 지방산을 생성한다. 이러한 작용은 유화제인 담즙산염의 도움을 받는다.

$$\text{지방} + \text{수분} \xrightarrow{\text{췌장 라이페이스}} \text{지방산} + \text{글리세롤}$$

6. 단백질 소화

침에는 단백질을 가수 분해하는 효소가 없다. 따라서 입에서는 단백질 소화가 일어나지 않는다.

1) 위에서의 소화

효소원(zymogen)인 펩시노겐(pepsinogen)은 위에서 염산과 혼합되면서 활성 효소인 펩신(pepsin)으로 전환된다. 펩신은 단백질을 가수 분해하여 폴리펩타이드를 생성한다.

송아지의 위액에는 카세인(casein)을 응고시켜 파라카세인(paracasein)으로 만드는 효소인 레닌(rennin)이 존재한다. 파라카세인은 우유에 있는 칼슘 이온에 의해 침전된다. 응고된 우유는 응고되지 않은 우유보다 위속에 더 오래 남는다. 따라서 더 쉽게 소화가 이루어진다. 하지만 사람의 위액에는 레닌이 존재하지 않는다.

소화 과정에서 나타나는 소화 효소를 표 7-1에 요약하였다.

표 7-1. **소화 요약**

소화 종류	소화 장소	소화액과 효소	기질	생성물
침	입	**침**		
		침샘 아밀레이스 (프티알린)	녹말, 글리코젠	맥아당 덱스트린
		혀 라이페이스		
위	위	**위액**		
		염산	펩시노겐	펩신
		펩신	단백질	폴리펩타이드
		라이페이스	지방	지방산, 글리세롤
장	소장	**장액**		
		엔테로키네이스	트립시노겐	트립신
		아미노펩티데이스	폴리펩타이드	아미노산
		디펩티데이스	펩타이드	아미노산
		말테이스	맥아당	포도당
		수크레이스	설탕	포도당, 과당
		락테이스	젖당	포도당, 갈락토스
		췌장액		
		트립신	단백질	폴리펩타이드
		키모트립신	단백질	폴리펩타이드
		췌장 아밀레이스	녹말, 글리코젠	포도당, 맥아당, 덱스트린
		췌장 라이페이스	지방	지방산, 글리세롤
		카르복시펩티데이스	폴리펩타이드	아미노산
		포스파테이스	유기인산	유리인산
		폴리뉴클레오티데이스	핵산	뉴클레오타이드
		뉴클레오시데이스	뉴클레오사이드	퓨린, 피리미딘, 인산, 오탄당
		엘라스테이스	단백질, 폴리펩타이드	폴리펩타이드, 디펩타이드
		RNA 가수 분해 효소	RNA	뉴클레오타이드
		DNA 가수 분해 효소	DNA	뉴클레오타이드
		에스테르형 콜레스테롤 가수 분해 효소	에스테르형 콜레스테롤	콜레스테롤, 지방산
		포스포라이페이스 A_2	인지질(레시틴)	리소레시틴, 지방산

2) 소장에서의 소화

췌장액에 있던 효소원인 트립시노겐(trypsinogen)은 장에 있는 효소인 엔테로키네이스(enterokinase)에 의해 트립신(trypsin)으로 전환된다. 그다음에 트립신은 키모트립시노겐(chymotrypsinogen)을 키모트립신(chymotrypsin)으로 전환시킨다. 트립신과 키모트립신은 단백질, 프로테오스(proteose) 및 펩톤(peptone)을 폴리펩타이드로 가수 분해한다. 트립신과 키모트립신의 최적 pH는 8 ~ 9이다.

장 효소인 아미노펩티데이스(aminopeptidase)와 디펩티데이스(dipeptidase)는 폴리펩타이드와 디펩타이드를 가수 분해하여 아미노산을 생성한다. 췌장액에 있는 카르복시펩티데이스(carboxypeptidase)도 또한 폴리펩타이드를 가수 분해하여 아미노산을 생성한다.

췌장액에 있는 프로엘라스테이스(proelastase)는 트립신에 의해 엘라스테이스로 전환된다. 엘라스테이스는 단백질과 폴리펩타이드에 작용하여 각각 폴리펩타이드와 디펩타이드를 생성한다.

7. 탄수화물 흡수

탄수화물의 주된 소화는 소장에서 일어난다. 그곳에서 다당류와 이당류는 포도당, 과당 및 갈락토스 같은 단당류로 가수 분해된다. 단당류는 소장의 벽을 통해 확산과 능동 수송에 의해 직접 혈액 속으로 들어가 수송된다. 혈액으로 들어간 단당류는 문정맥(portal vein)을 통해 간으로 수송된 후 일반 순환을 통해 인체의 모든 부위로 전달된다. 단당류는 열과 에너지를 생성하기 위해 산화된다. 단당류의 일부는 다당류인 글리코겐으로 전환되어 간이나 근육에 저장된다. 나머지는 지방으로 전환되어 지방 조직에 저장된다.

8. 지방 흡수

지방의 소화는 주로 소장에서 일어난다. 지방이 소화되어 생긴 생성물은 모노글리세라이드, 디글리세라이드, 지방산 및 글리세롤인데 이들은 장의 점막을 통과하여 점막 세포에서 트리글리세라이드 및 인지질로 다시 전환된 후 지질단백질을 형성한 후 장벽의 융모에 분포해 있는 유미림프관 속으로 들어간 후, 흉관을 거쳐 정맥혈액 속으로 들어간다.

장에서 지질이 흡수되려면 담즙산염이 필요하다. 지방산이 흡수된 후 담즙산염은 간으로 되돌아와 다시 담즙으로 배설된다. 탄소 수가 10 ~ 12개 미만인 지방산은 장벽을 통해 직접 혈액 속으로 수송된다.

9. 단백질 흡수

단백질 가수 분해의 최종 산물은 아미노산이다. 아미노산은 주로 소장에서 흡수되며 포도당의 능동 수송과 비슷하게 효소를 필요로 한다. 아미노산이 혈액 속으로 수송되는 메커니즘에는 여섯 가지가 있다.

1. 글리신과 같은 작고 중성인 아미노산을 위한 수송 시스템
2. 페닐알라닌과 같은 크고 중성인 아미노산을 위한 시스템
3. 리신과 같은 염기성 아미노산을 위한 시스템
4. 아스파르트산과 같은 산성 아미노산을 위한 시스템
5. 프롤린을 위한 시스템
6. 매우 작은 펩타이드를 위한 시스템

아미노산은 특정한 경로를 경유하여 흡수될 때 서로가 경쟁한다. 따라서 류신의 농도가 높으면 이소류신과 발린의 흡수가 저하한다. 간혹 단백질은 소화되지 않은 채 직접 혈액으로 흡수되기도 한다. 이러한 현상은 장 점막에 대한 단백질의 투과성이 커서 일어나는 것으로 초유에 있는 항체는 이러한 메커니즘을 통해 혈액 속으로 들어간다.

10. 철 흡수

인체의 철은 다른 무기질과 다르게 배설이 아닌 흡수에 의해 조절된다. 성인의 체내에는 약 3 ~ 5 g의 철이 함유되어 있다. 경구적으로 섭취한 철의 약 5 ~ 10%는 정상적으로 흡수된다. 그것의 대부분은 소장의 상부인 십이지장(샘창자)에서 흡수된다. 비타민 C(아스코르브산) 및 단백질 같은 환원제와 함께 위 산도는 음식물 중의 철을 안정하고, 흡수가 가능하고, 수용성인 Fe^{2+} 복합체로 전환되는 것을 돕는다. 철의 흡수를 어렵게 하는 요인들은 다음과 같다.

1. Fe^{3+}가 Fe^{2+}로 환원되어야 흡수된다.
2. 소장의 pH가 비교적 높아서 불용성의 철 화합물이 증가한다.
3. 철은 담즙산염과 불용성의 화합물을 형성한다.
4. 인산염은 불용성의 철 화합물을 형성한다.
5. 철 흡수는 위 산도를 필요로 한다.

위액에 HCl이 결핍되면(무염산증)대부분의 철 흡수가 억제된다. 따라서 제산제(antacid)를 복용하면 철 흡수가 감소될 수 있다.

혈장에서 철은 트랜스페린(transferrin * 1분자는 Fe^{3+} 2분자와 결합함)이라는 단백질과 결합하여 수송된다(그림7-3). 페리틴(ferritin)은 저장 철로서 흡수된 Fe^{2+}가 장 점막 세포에서 Fe^{3+}로 산화된 후 아포페리틴(apoferritin)과 결합한 용해성의 복합체이다. 페리틴은 인체의 모든 조직에 있지만 주로 골수, 간, 비장 같은 그물내피 세포에 많다. 인체 철의 10 ~ 20%는 페리틴으로 존재한다. 헤모시데린(hemosiderin)도 저장철이지만 이것은 불용성이며 그물내피 세포에만 존재한다.

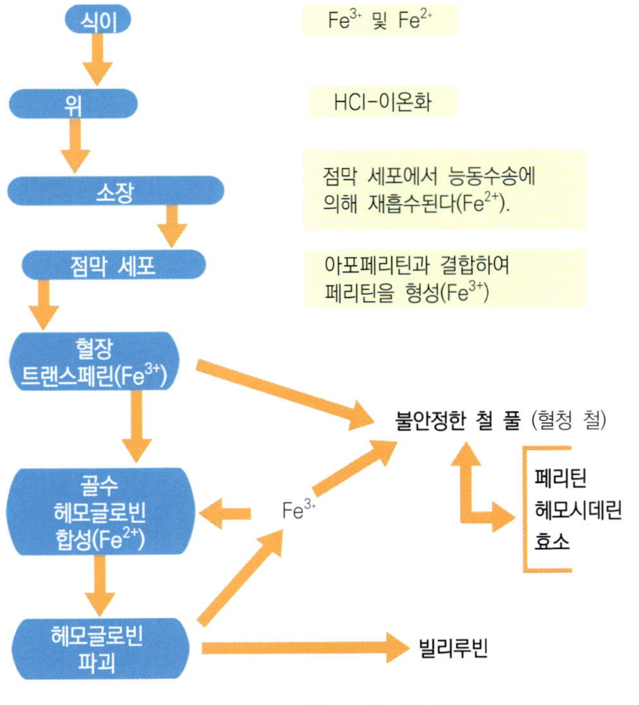

그림 7-3. **철 대사**

11. 비타민 흡수

대부분의 비타민은 소장의 상부에서 흡수된다. 지용성 비타민(A, D, E, K)이 흡수되기 위해서는 지방과 담즙산염이 필요하다. 멀티 비타민이 들어있는 캡슐을 물과 함께 섭취할 경우 지용성 비타민의 흡수에 필요한 지방은 제공되지 않는다. 비타민 B_{12}가 흡수되려면 위에서 생성되는 내인자(intrinsic factor)와 결합해야 한다. 이 복합체는 소장의 하부에서 볼 수 있다. 인체에 존재하는 영양소들의 흡수 부위를 표 7-2에 나타냈다.

표 7-2. 인체 영양소의 흡수 장소

소장	대장
포도당, 기타 단당류	담즙산염
모노글리세라이드(MG)	전해질
글리세롤	수분
콜레스테롤	
아미노산	
펩타이드	
비타민	
전해질(Fe^{2+}, Ca^{2+}, PO_4^{3-})	

12. 대변 형성

단당류, 글리세롤, 지방산 및 아미노산이 흡수되고 소장에 남아있던 나머지 내용물은 대장으로 간다. 대장에는 소화되지 않는 물질(셀룰로스), 소화되지 못한 입자, 사용되지 않은 소화액, 소화관의 벽에서 유리된 상피 세포, 담즙산염, 무기염 등이 포함되어 있다. 대장 속으로 들어간 물질은 반액체이며 많은 물을 포함하고 있다. 이러한 수분의 대부분과 일부 염은 대장에서 흡수되고 나머지 내용물은 대변으로 배설된다. 대장에서는 소화가 거의 일어나지 않거나 전혀 일어나지 않는다.

대장은 세균이 성장하는데 이상적인 조건을 갖추고 있으며 대변의 25 ~ 50%는 세균이 차지하고 있다. 세균은 탄수화물을 발효시켜 수소, 이산화탄소, 메탄(메테인) 가스, 부티르산 및 젖산을 생성한다. 가스는 장을 팽창시켜 복부 팽만을 일으킨다. 산은 장 점막을 자극하고 설사를 일으킬 수도 있다. 특히 영아에서 산은 엉덩이의 피부를 헐게 한다. 이러한 상태에 있는 영아는 단백질 섭취량을 늘리고 탄수화물 섭취량을 줄여야 한다. 세균은 또한 비타민 K를 생성한다.

아미노산의 일부는 세균의 작용에 의해 카르복실기가 분리되어 토메인(ptomaine)이라는 독성 아민이 생성된 된다. 예를 들어 탈카르복실 작용에 의해 리신(lysine)으로부터 카다베린(cadaverine)이, 오르니틴(ornithine)으로부터 푸트레신(putrescine)이 그리고 히스티딘(histidine)으로부터 히스타민(histamine)이 생성된다. 이러한 독성 물질은 대장에서 흡수되어 간으로 간 후 그곳에서 해독되어 소변으로 배설된다.

장에서 트립토판(tryptophan)은 일련의 반응을 거쳐 인돌(indole)과 스카톨(skatole)을 생성한다. 이들 물질이 일차적으로 대변의 냄새를 결정한다.

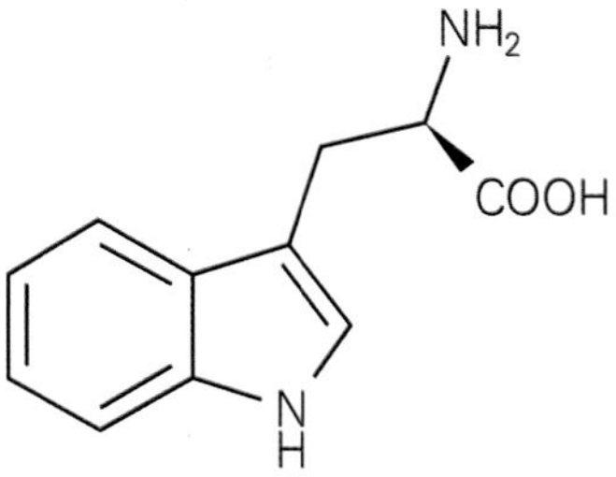

트립토판

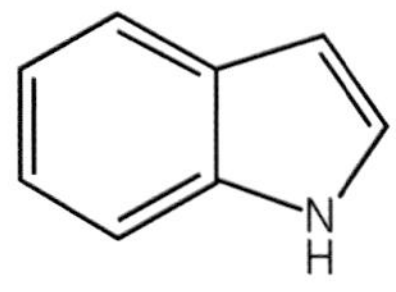

인돌

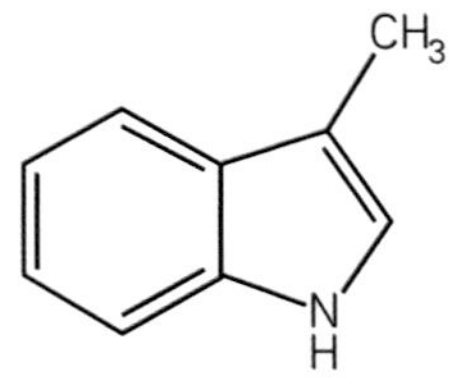

스카톨

13. 식이 섬유

식이 섬유(dietary fiber)는 인체의 소화관에서 효소에 의해 소화되지 않는 물질을 가리킨다. 식이 섬유에는 셀룰로스(cellulose), 리그닌(lignin), 펙틴(pectin), 고무(gum) 및 펜토산(pentosan) 등이 있다. 이러한 식이 섬유는 비록 체내에서는 소화되지 않지만 장에 머무는 동안 수분 저류에 도움을 주는 유익한 효과를 가지고 있다. 따라서 대변이 더 부드럽고 크게 형성된다. 섬유가 풍부한 음식물을 섭취하면 심혈관 질환, 당뇨병, 대장암 및 게실증(diverticulosis)의 발생률을 감소시킨다. 밀기울과 같은 불용성의 섬유가 많으면 결장 기능을 발휘하는 데 유익하다. 반면에 용해성의 섬유가 많으면 혈청 콜레스테롤을 낮추는 데 도움이 된다.

14. 탄수화물의 소화와 흡수 결함

락테이스(lactase)가 결핍된 사람들은 우유를 잘 소화시키지 못하고 복부 경련, 설사 및 방귀 등을 일으킨다. 이러한 증상은 젖당의 축적과 그로 인하여 삼투 작용이 일어나기 때문에 나타난다. 이러한 증상을 일으키는 다른 하나의 원인은 장내세균에 의한 젖당의 발효이다. 이때도 가스가 차고 자극이 일어난다.

신생아의 경우 한차례 설사를 하면 락테이스를 생성하는 장내세균이 일시적으로 감소하여 젖당을 잘 처리하지 못한다. 이럴 때는 장이 회복될 때까지 일시적으로 수일 동안 젖당이 포함되어 있는 우유를 먹이면 안 된다. 락테이스가 결핍된 성인은 우유나 유가공 제품을 먹으면 안 된다.

일부 사람들은 유전적으로 수크레이스(sucrase)가 결핍되어 있다. 초기 어린 시절에 나타나는 증상은 락테이스 결핍 때의 증상과 비슷하다.

어떤 사람들은 이당류 가수 분해 효소(disaccharidase)가 없어서 이당류를 배설하는 이당류 설사증(disacchariduria)을 일으킨다.

포도당과 갈락토스의 흡수 장애는 수송체 메커니즘의 결함으로 인해 생기는 선천적 장애이다. 이러한 환자에서 과당(프룩토스, fructose)은 수송체 메커니즘을 이용하지 않기 때문에 정상적으로 흡수된다.

만일 영양분의 흡수에 혼란이 생기면 표 7-3와 같은 다양한 증상들이 나타난다.

표 7-3. 영양소의 흡수 장애 효과

흡수 장애 물질	증상
젖당	우유 불내성
비타민 K	출혈, 타박상
철, 비타민 B_{12}, 엽산	빈혈
단백질 생성물	부종
칼슘, 마그네슘, 비타민 D	테타니(강직)
칼슘, 단백질 산물	골다공증
중성 아미노산	하아트눕병

Practice Test

1. 위에서 HCl의 기능은?

a. 펩시노겐을 펩신으로 전환함　b. 단백질 변성　c. 미생물 파괴

d. H^+ 공급　e. 이상 모두

2. 담즙산염의 기능은?

a. 장 운동 촉진　b. 지방산 흡수 촉진　c. 표면장력 저하

d. 지방 소화 촉진　e. 이상 모두

3. 대부분의 음식물 소화가 일어나는 곳은?

a. 위　b. 대장　c. 입　d. 소장　e. 식도

4. 성인은 어떤 효소의 결핍으로 우유나 유제품을 처리하지 못하는가?

a. 락테이스　b. 수크레이스　c. 아밀레이스

d. 엔테로키네이스　e. 말테이스

5. 식이 섬유는 무엇의 발생률을 감소시키는가?

a. 담석(쓸개돌)　b. 대장암　c. 그레이브스병

d. 알츠하이머병　e. 간암

6. 음식물의 흡수는 대부분이 어디에서 일어나는가?

a. 입　b. 식도　c. 위　d. 소장　e. 대장

7. 소화는 어떤 작용에 의해 일어나는가?

a. 가수 분해　b. 용혈　c. 산화　d. 이성화　e. 환원

8. 담즙은 어디에서 생성되는가?

a. 위　b. 간　c. 소장　d. 췌장　e. 대장

9. 녹말 소화의 최종 산물은?

a. 갈락토스　b. 젖당　c. 맥아당　d. 포도당　e. 설탕

10. 위장관계에서 pH가 가장 낮은 곳은?

a. 입　b. 식도　c. 위　d. 소장　e. 대장

【해답】

1. e　2. e　3. d　4. a　5. b　6. d　7. a　8. b　9. d　10. c

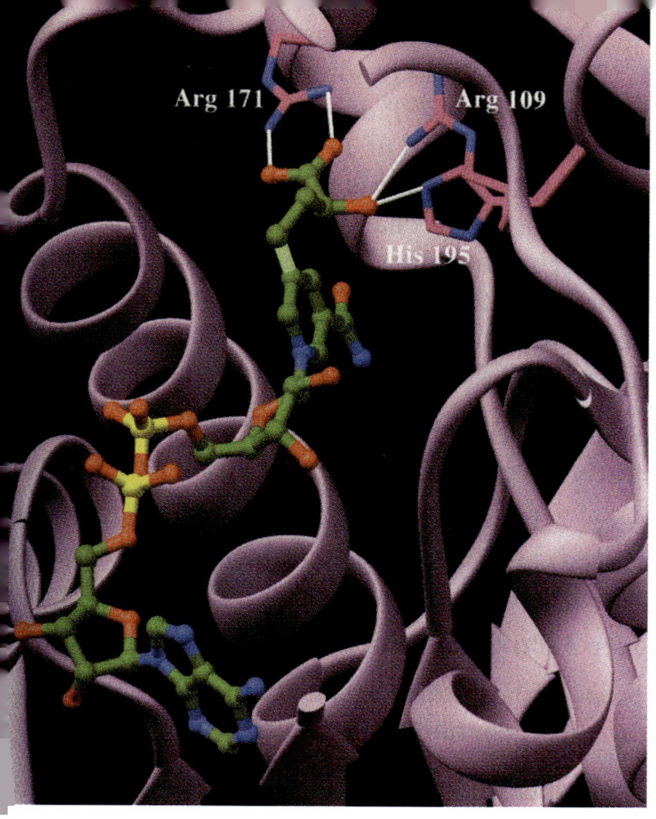

Chapter 8

Carbohydrate metabolism
탄수화물 대사

학습목표

- 정상 및 비정상 혈당치의 의미 이해하기
- 대사에서 ATP의 역할 기술하기
- 글리코겐 합성 및 글리코겐 분해 이해하기
- 해당과 육탄당 일인산 경로 이해하기
- TCA회로에서 산화의 역할 기술하기
- 전자 전달계 이해하기
- 당신생 역할 이해하기
- 전체적인 탄수화물 대사 토론하기
- 혈당 조절 호르몬과 당뇨병에서의 대사변화 이해하기

08 탄수화물 대사(Carbohydrate metabolism)

생화학에서 두 가지 주요 의문점이 있는데, 그중 하나는 세포가 자신의 환경에서 어떻게 에너지를 얻느냐는 것이고, 다른 하나는 큰 분자를 어떻게 합성하느냐는 것이다. 이에 대한 대답을 총괄적으로 말하면, "이러한 것들은 '대사(metabolism)'를 통해서 이루어진다."고 말할 수 있을 것이다.

생물 시스템에서 에너지라 함은 ATP(아데노신 삼인산, adenosine triphosphate)를 가리키며, 이것은 근육 수축과 운동, 분자와 이온의 능동 수송, 생체분자의 합성 등에 사용된다. 이러한 ATP는 복잡하지만 잘 알려진 대사 과정을 거쳐 생성된다.

생물 시스템에서는 에너지가 충분할 경우 에너지 연료를 분해하지 않고 큰 분자로 합성하여 저장한다. 탄수화물, 지질, 단백질 대사는 서로 밀접한 관계를 갖고 진행된다(그림 8-1).

에너지를 생성하는 대사 과정은 그림 8-2와 같이 크게 3단계로 구분한다. 첫 번째 단계는 큰 분자인 탄수화물, 지질, 단백질이 구성 단위로 분해되는 과정이고(포도당, 지방산, 글리세롤, 아미노산 생성), 두 번째 단계는 구성 단위로부터 대사에서 중심 역할을 하는 공통 핵심 물질이 만들어지는 과정이고(아세틸 CoA의 생성), 세 번째 단계는 핵심 물질로부터 ATP가 만들어지는 과정이다(크렙스 회로, 산화적 인산화 반응).

1. 혈당

탄수화물의 최종 소화 산물은 단당류인 포도당, 과당 및 갈락토스이다. 그런데 과당과 갈락토스는 간에서 포도당으로 전환되기 때문에 혈액에 남아있는 주된 단당류는 포도당이다. 임상에서 혈당(blood sugar)이란 용어를 많이 사용하고 있는데, 이것은 혈액 포도당을 가리킨다. 혈당치(blood glucose level)는 식사의 영향을 많이 받는다. 따라서 공복 상태에서 채혈했느냐 또는 식후에 채혈했느냐에 따라 혈당치는 변화가 심하다. 임상적으로 혈당치라 함은 공복 상태에서의 값을 말한다. 정상적인 성인의 공복 혈당치는 70 ~ 105 mg/dL의 범위 안에 있다. 식사를 하면 보통 30분에서 1시간 사이에 120 ~ 130 mg/dL까지 상승한다. 그렇지만 이러한 상태는 인슐린의 작용에 의해 1시간 30분에서 2시간 안에 정상적인 공복 상태의 값으로 되돌아온다.

혈당치가 70 mg/dL 이하인 것을 저혈당(hypoglycemia)이라 하고, 100 mg/dL 이상인 것을 고혈당(hyperglycemia)이라고 한다. 사람의 뇌는 에너지를 거의 전부 포도당에 의존하는데 하루에 약 120 g을 사용한다. 따라서 저혈당에서는 뇌에 에너지 공급이 부족하여 어지럽고 심하면 의식을 상실하기도 한다.

에너지를 생성하기 위해 포도당이 계속해서 사용되지만 공복 상태에서 혈당치는 일정한 값을 유지한다. 식사 후처럼 혈당치가 상승하면 간은 과다한 포도당을 다당류인 글리코젠으로 전환시킨다. 이러한 과정을 글리코젠 합성(glycogenesis)이라고 한다. 이렇게 합성된 글리코젠은 일정량이 간과 근육에 저장되며 나머지는 지방으로 전환되어 저장된다.

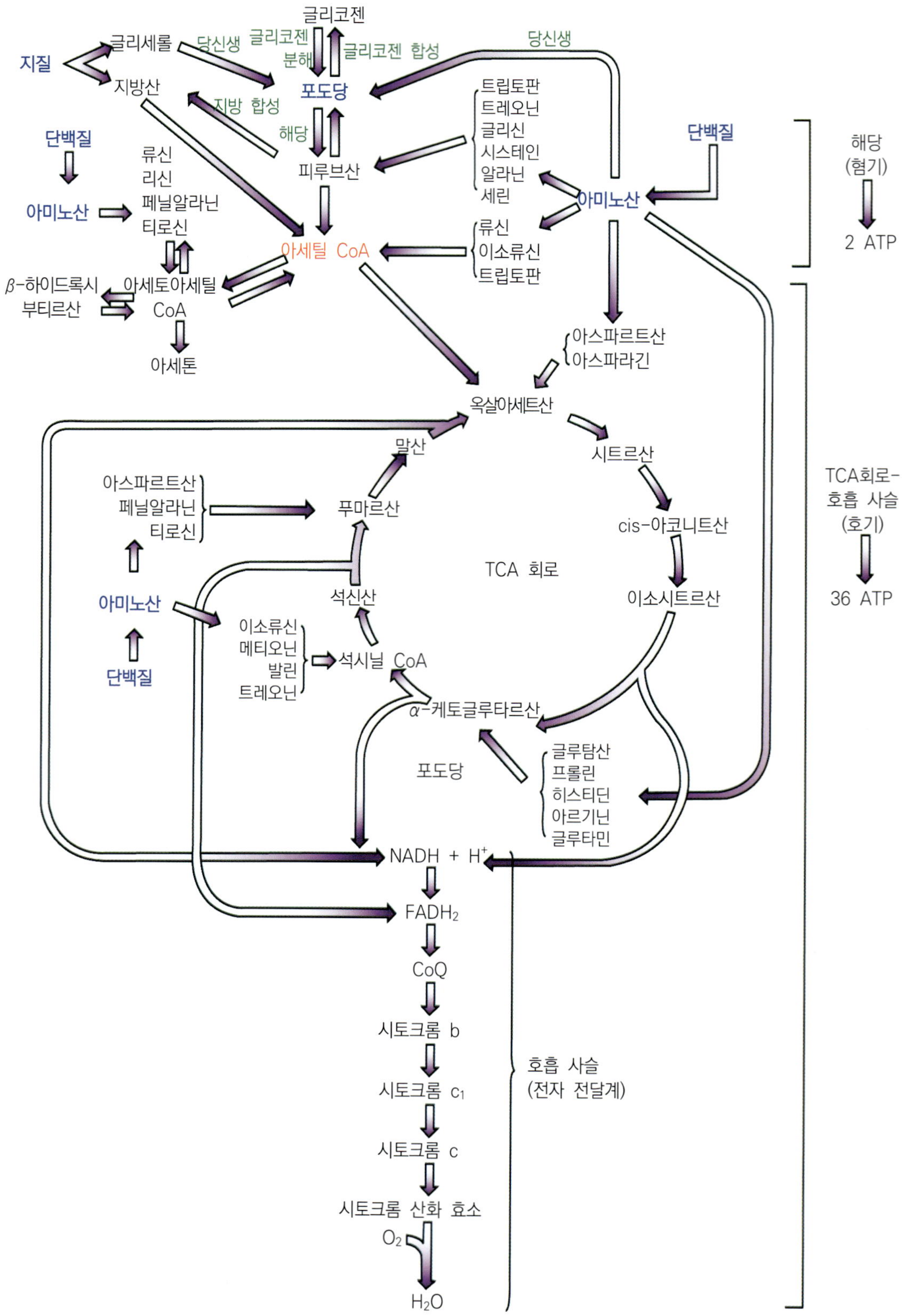

그림 8-1. 탄수화물, 지질 및 단백질 대사의 상호관계

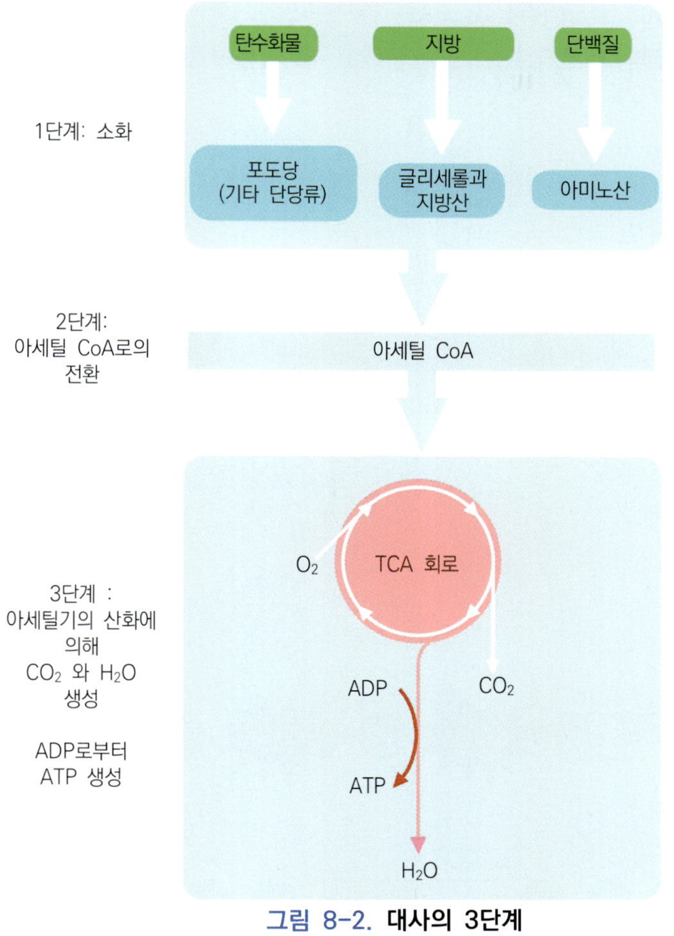

그림 8-2. **대사의 3단계**

혈액에 있는 포도당은 인슐린의 작용에 의해 세포 속으로 많이 들어간다. 포도당은 신체에서 계속해서 일어나는 정상적인 산화 반응에 의해 혈액으로부터 제거된다.

포도당은 정상적으로 소변에 나타나지 않는다. 정상적인 상태에서 신장 사구체(토리)에서 여과된 포도당은 거의 100%가 요세관에서 재흡수된다. 그렇다고 포도당이 소변으로 전혀 배설되지 않는 것은 아니고 현재의 측정법으로는 검출되지 않을 정도의 미량이 배설되기는 한다. 하지만 혈당이 신장의 요세관에서 흡수할 수 있는 용량을 가리키는 신역치(renal threshold) 160 ~ 180 mg/dL를 넘으면 포도당이 소변으로 배설된다. 이렇게 포도당이 포함되어 있는 소변을 당뇨(glycosuria)라고 한다.

혈액 포도당은 (1) 인슐린 분비, (2) 글리코젠 합성, (3) 지방으로의 전환, (4) 신체에서의 정상적인 산화 반응, (5) 신역치를 초과할 때 신장을 통한 배설 등의 요인에 의해 제거된다.

음식물을 섭취하고 2 ~ 3시간이 지나면 간은 글리코젠을 포도당으로 전환한다. 이러한 과정을 글리코젠 분해(glycogenolysis)라고 한다. 간에 있는 글리코젠은 10시간 후에 소진될 것이다. 신체는 그다음에 아미노산이나 글리세롤로부터 포도당을 합성한다. 이 과정을 당신생(gluconeogenesis)이라고 한다.

2. 에너지원

신체에 필요한 에너지는 가수 분해 시 다량의 에너지를 생성하는 어떤 고에너지 화합물로부터 유래한다. 이러한 형태의 주요 화합물은 아데노신 삼인산(adenosine triphosphate, ATP)이다. ATP

가 아데노신이인산(adenosine diphosphate, ADP)과 무기인으로 가수 분해되면 7,600 cal/mol의 열을 방출한다. ADP도 AMP와 무기인으로 가수 분해될 때 에너지를 방출할 수 있다.

(a) ATP는 3개의 인산기, 리보스 및 아데닌으로 구성된다.

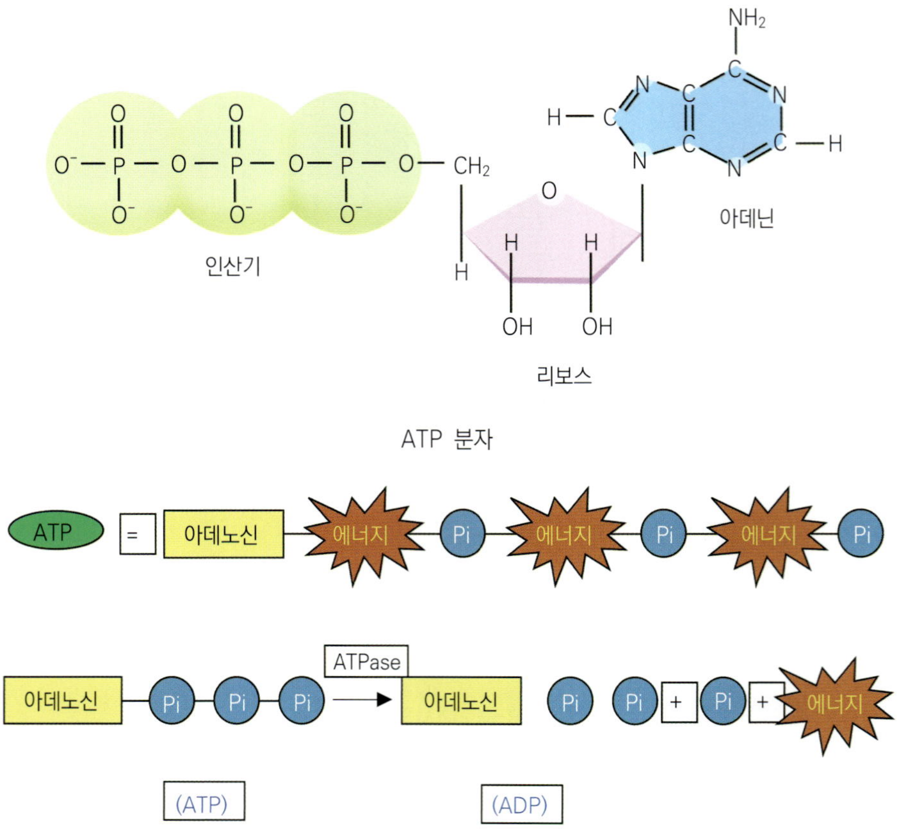

ATP의 공급이 제한적이어서 ADP는 무기인과 결합하여 ATP를 형성하는데 이때 에너지가 사용된다. 이러한 과정을 인산화(phosphorylation)라고 한다. 이 반응에 사용된 연료 중 하나가 포도당이다. 포도당의 산화는 많은 효소 반응 단계를 포함하고 있는 복잡한 과정이다.

인체에서 일어나는 탄수화물의 대사를 요약하면 다음과 같다.

1. 글리코겐 합성(glycogenesis): 포도당으로부터 글리코겐이 합성되는 과정
2. 글리코겐 분해(glycogenolysis): 글리코겐이 포도당으로 분해되는 과정
3. 해당 과정(glycolysis): 포도당 1분자가 2분자 피루브산로 분해되는 과정
4. 오탄당 인산 경로(pentose phosphate pathway): 포도당의 대체 산화 경로로서 NADPH가 생성되는 과정
5. TCA 회로(크렙스 회로Krebs cycle 또는 시트르산 회로citric acid cycle)와 전자 전달계(electron transport system): 이산화탄소와 물이 형성되는 최종 산화 과정
6. 당신생(gluconeogenesis): 글리세롤이나 아미노산 같은 비탄수화물인 물질로부터 포도당이 형성되는 과정

3. 글리코젠 합성

글리코젠 합성은 포도당으로부터 글리코젠이 형성되는 과정이다. 이러한 과정은 주로 간과 근육에서 일어난다. 간은 고탄수화물 식이를 섭취한 후 글리코젠의 약 5%를 함유할 수도 있다. 하지만 12시간 공복 상태가 되면 글리코젠이 거의 없다.

포도당이 글리코젠으로 전환되는 것을 전체적으로 나타내면 다음과 같다.

$$nC_6H_{12}O_6 \underset{\text{글리코젠 분해}}{\overset{\text{글리코젠 합성}}{\rightleftharpoons}} (C_6H_{12}O_6)n + nH_2O$$

포도당 　　　　　　　 글리코젠

아무튼 이 반응은 위의 반응식이 가리키는 것처럼 결코 단순하지가 않다. 글리코젠 합성은 다음과 같은 여러 단계를 거쳐 일어난다.

1) 포도당이 글루코키네이스(glucokinase)와 인슐린의 존재하에 반응하여 포도당-6-인산(G-6-P)으로 된다.

$$\text{포도당} + \text{ATP} \xrightarrow[\text{인슐린}]{\text{글루코키네이스}} \text{G-6-P} + \text{ADP}$$

2) G-6-P는 포스포글루코뮤테이스(phosphoglucomutase)의 촉매에 의해 포도당-1-인산(G-1-P)으로 된다.

$$\text{G-6-P} \xrightarrow{\text{포스포글루코뮤테이스}} \text{G-1-P}$$

3) G-1-P는 UDPG 파이로인산화 효소(UDPG pyrophosphorylase)의 촉매하에 우리딘 삼인산(uridine triphosphate, UTP)과 반응하여 우리딘 이인산 포도당(uridine diphosphate glucose, UDPG)으로 된다.

$$\text{G-1-P} + \text{UTP} \xrightarrow{UDPG\ \text{피로포스포릴레이스}} \text{UDPG} + \text{피로인산}$$

4) UDPG에 있는 포도당은 글리코젠 합성 효소(glycogen synthetase)와 가지 효소(branching enzyme)에 의해 글리코젠으로 된다. 글리코젠 합성 효소는 인슐린과 고리형 아데노신 일인산(cyclic adenosine monophosphate, cAMP)에 의해 조절된다. 가지 효소는 1,4-글리코시드 결합이나 1,6-글리코시드 결합을 형성하는 데 관여한다.

$$\text{UDPG} \xrightarrow[\text{가지 효소}]{\text{글리코젠 합성 효소}} \text{글리코젠}$$

5) UDP는 ATP와 반응하여 UTP로 재생된다.

UDP + ATP → UTP + ADP

전체적인 반응은 그림 8-3과 같다.

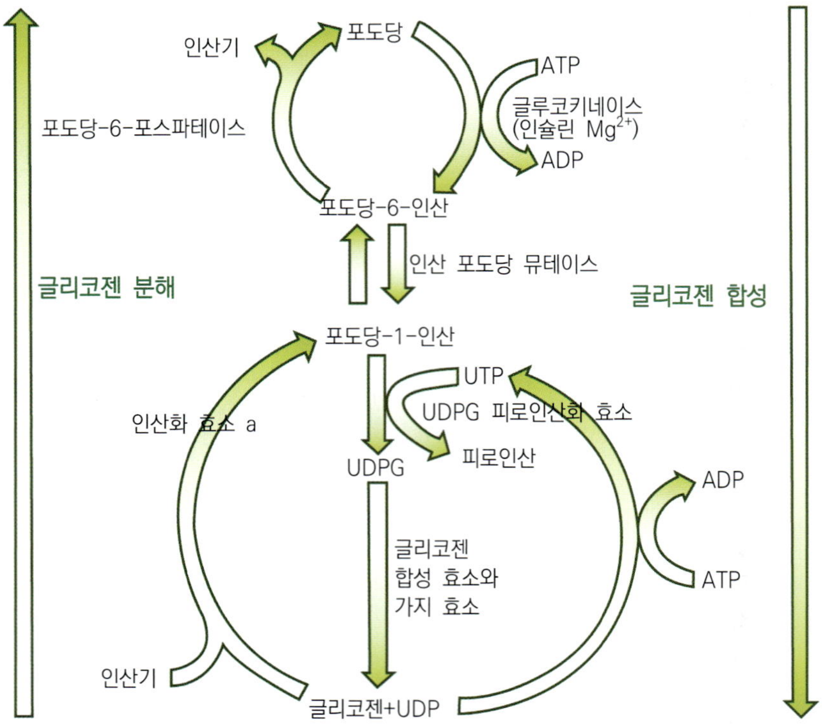

그림 8-3. **글리코젠 분해와 합성 과정**

4. 글리코젠 분해

글리코젠 분해는 글리코젠 합성의 역반응이 아니다. 글리코젠 분해에서, 글리코젠은 글리코젠 인산화 효소(glycogen phosphorylase)에 의해 G-1-P로 전환되고, 이것은 다시 인산포도당뮤테이스에 의해 G-6-P로 전환된다. G-6-P는 그다음 근육에는 없고 간에 있는 포도당-6-포스파테이스(glucose-6-phosphatase)에 의해 포도당으로 전환된다(그림 8-3).

간과 근육에서 글리코젠이 G-6-P로 전환하는 데 cAMP가 포함되어 있다. 신체가 스트레스를 받으면 호르몬을 생성하고, 그것은 혈액을 통해 간으로 수송되어 아데닌 사이클레이스(adenyl cyclase)를 활성화한다. 이 효소는 ATP로부터 cAMP를 생성한다. 그다음에 cAMP는 단백질 카이네이스(protein kinase)를 활성화하고, 단백질 카이네이스는 인산화 효소 b 카이네이스(phosphorylase b kinase)를 활성화한다. 그다음 이것은 글리코젠이 포도당으로 전환되도록 한다. 동일한 형태의 반응이 근육 글리코젠이 G-6-P로 전환되는 데 포함되어 있다. cAMP는 또한 글리코젠 합성 효소를 불활성화한다. 따라서 글리코젠 합성이 멈춘다.

5. 글리코젠 저장병

글리코젠은 정상적으로 간과 근육에 저장된다. 일부 유전 질환에서는 글리코젠이 포도당으로 다시 전환되지 못하고 축적된다.

폰기에르케병(von Gierke's disease)은 간세포에 포도당-6-포스파테이스가 결핍되어 간에 글리코젠이 축적되는 병이다. 이 병이 나타날 때 저혈당, 케톤증(ketosis), 고지혈증 등도 나타나며, 글리코젠 저장이 증가하여 간이 비대해진다.

폼페병(Pompe's disease)은 리소좀 효소로서 글리코젠의 분해를 촉매하는 알파-1,4-글루코시데이스(α-1,4-glucosidase)의 결핍으로 인해 글리코젠이 전신에 축적되는 질환이다. 영아에서는 심부전이나 호흡부전이 발생하여 치명적이다. 소아에서는 정신지체와 긴장 저하가 나타나고 대부분은 20세 이전에 사망한다.

코리병(Cori's disease) 또는 포르브스병(Forbes's disease)은 탈가지 효소(debranching enzyme)의 결핍으로 글리코젠이 간, 골격근, 심장에 비정적으로 많이 저장되는 질환이다. 이 병은 폰기에르케병처럼 심하지 않다.

기타 글리코젠 저장병으로 안더스병(Andersen's disease)은 간과 심장 부전으로 대개 첫 해에 사망한다. 맥아들 증후군(McArdle's syndrome)은 글리코젠 분해와 관련된 효소인 인산화 효소 b의 결핍으로 인해 골격근에 많은 양의 글리코젠이 축적되는 질환이다. 증상은 심하지 않으며 운동 후 나타나는 근육 피로와 강직이 특징이다. 타루이병(Tarui's disease)은 인산화 효소의 결핍으로 인해 많은 양의 글리코젠이 근육에 저장되는 질환이다.

6. 해당 과정

해당 과정(glycolysis)은 포도당이나 글리코젠이 산화되어 피루브산이나 젖산으로 되는 과정으로 세포질에서 일어나며 산소가 없어도 일어나는 혐기성 과정이다. 해당은 근육 수축에 필요한 ATP를 공급하기 위해 일어나는 첫 번째 반응이다. 해당은 엠덴-마이어호프(Embden-Meyerhof) 경로라고도 부른다.

해당의 전체적인 반응을 요약하면 다음과 같다.

$$\text{포도당-6-인산} + 2\text{ADP} \rightarrow 2\text{피루브산} + 2\text{ATP}$$

이렇게 형성된 ATP는 근육 수축에 이용되며, 그 결과 ADP로 전환된 후 다시 재생된다.

해당은 그림과 같은 여러반응단계를 거친다.

글리코젠은 글리코젠 인산화 효소(glycogen phosphorylase)의 작용에 의해 포도당-1-인산으로 전환되며, 이것은 그 다음 인산 포도당 뮤테이스(phosphoglucomutase)에 의해 포도당-6-인산으로 된다. 포도당-6-인산은 또한 글루코키네이스(glucokinase)의 존재 하에 포도당과 ATP의 반응으로부터도 형성될 수 있다.

1단계 포도당이 헥소키네이스(hexokinase)의 작용에 의해 ATP와 반응하여 포도당-6-인산을 생성한다.

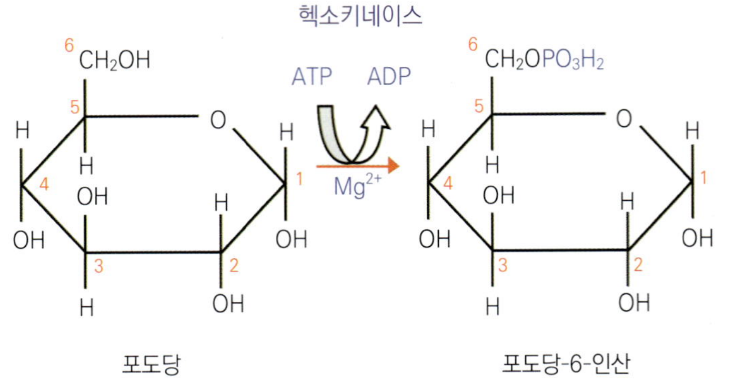

2단계 포도당-6-인산이 인산포도당 이성질화 효소(phosphoglucose isomerase)의 작용에 의해 과당-6-인산으로 된다.

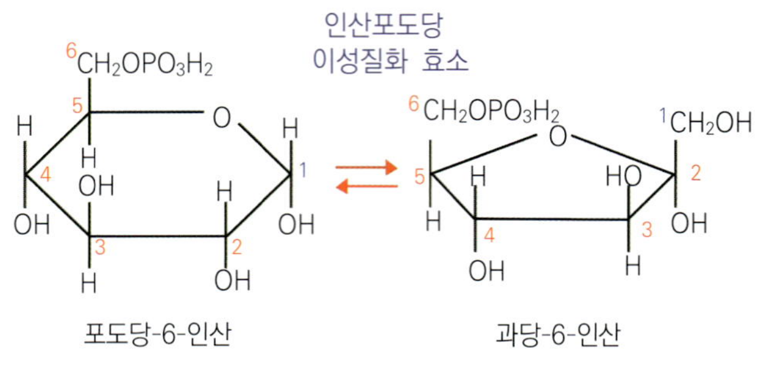

3단계 과당-6-인산이 인산과당키네이스(phosphofructokinase)의 작용에 의해 과당-1,6-이인산으로 된다. 이 반응에서 ATP가 ADP로 전환된다.

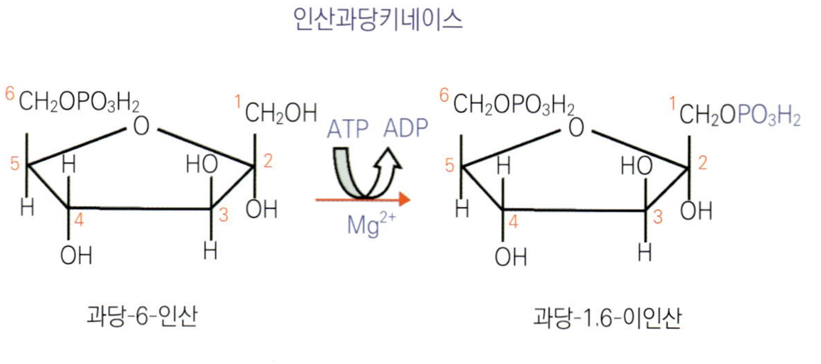

4단계 과당-1,6-이인산이 알돌레이스의 작용에 의해 3탄소 화합물인 글리세르알데하이드-3-인산과 디하이드록시 아세톤 인산(dihydroxyacetone phosphate, DHAP)으로 된다. 디하이드록시아세톤 인산은 삼탄당 인산 이성화 효소(triosephosphate isomerase)의 작용에 의해 글리세르알데하이드-3-인산으로 전환된다.

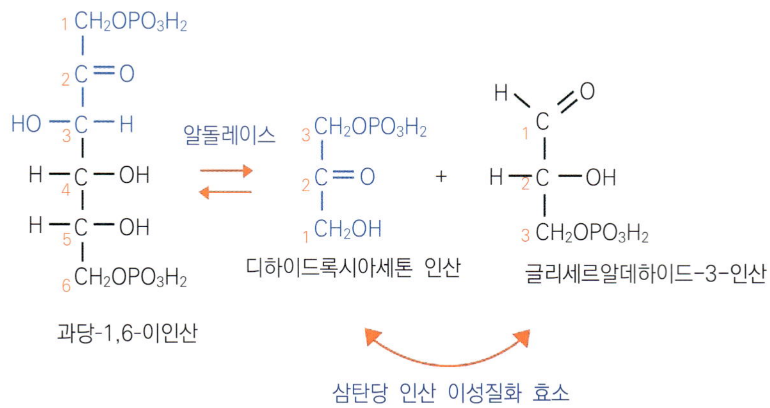

5단계 글리세르알데하이드-3-인산은 글리세르알데하이드-3-인산 탈수소 효소의 작용에 의해 1,3-이인산글리세르산염(1,3-diphosphoglycerate, DPG)으로 된다. 이 반응에서 NAD^+가 NADH로 환원된다. 여기서 생성된 NADH가 글리세롤 인산 왕복 경로(glycerol phosphate shuttle, 근육 세포에서 일어남)를 거치면 $FADH_2$가 생성되므로 2분자의 ATP가 생성되고(그림 8-4), 말산-아스파르트산 왕복 경로(malate-aspartate shuttle, 간세포에서 일어남)를 거치면 NADH가 생성되므로 3분자의 ATP가 생성된다(그림 8-5).

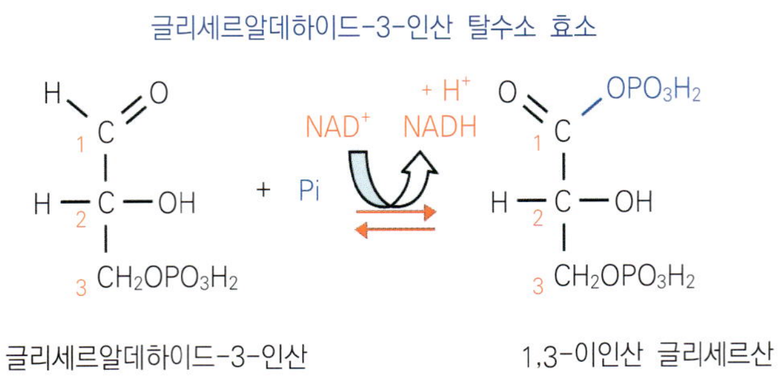

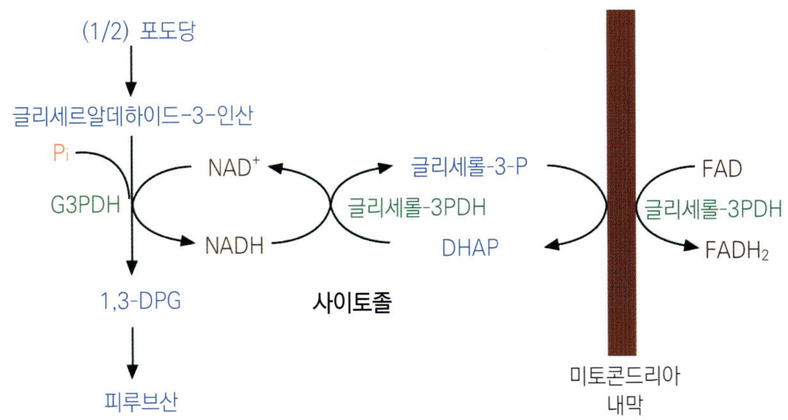

그림 8-4. 글리세롤 인산 왕복 경로

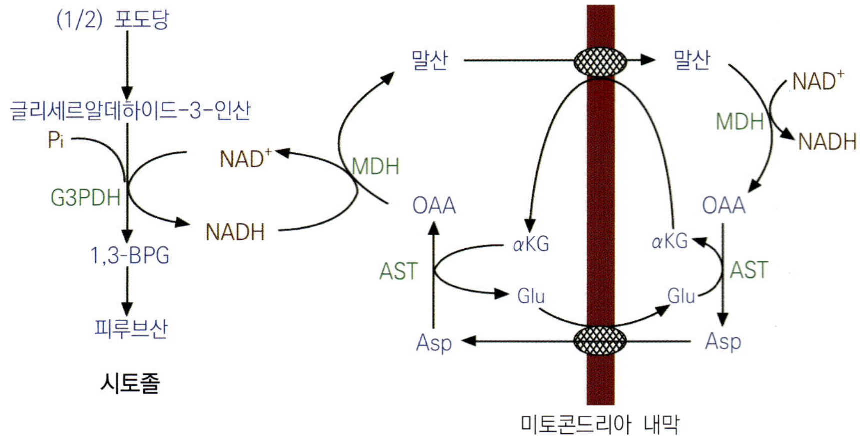

1. α-KG: α-ketoglutarate 2. ASP: asparate 3. AST: aspartate aminotrasferase
4. MDH: malate dehydrogenase 5. OAA: oxaloacetate

그림 8-5. 말산-아스파르트산 왕복 경로

6단계 1,3-이인산글리세르산이 인산글리세르산(phosphoglycerate kinase)의 작용에 의해 3-인산글리세르산으로 된다. 이 반응에서 2ADP가 2ATP로 전환된다.

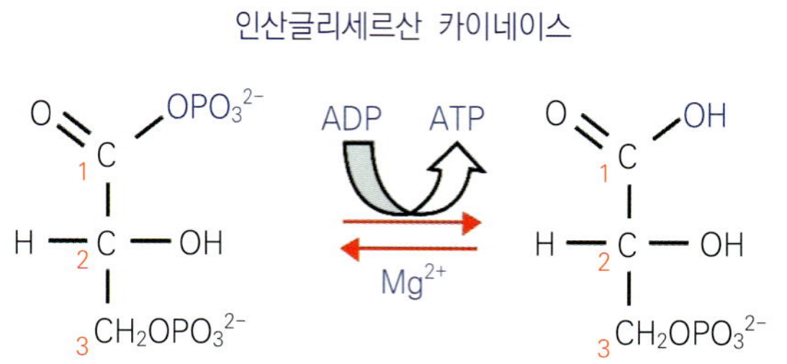

1,3-이인산글리세르산 ,3-인산글리세르산

7단계 3-인산글리세르산이 인산글리세르산 뮤테이스(phosphoglycerate mutase)의 작용에 의해 2-인산글리세르산으로 된다.

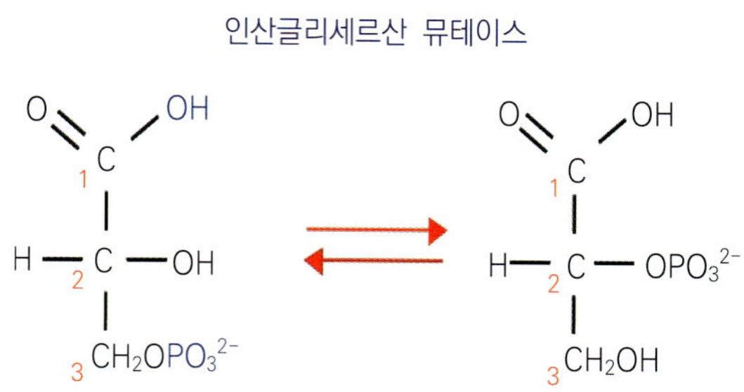

3-인산글리세르산 2-인산글리세르산

8단계 2-인산글리세르산이 에놀레이스(enolase)의 작용에 의해 인산엔올피루브산(phosphoenolpyruvic acid)으로 된다.

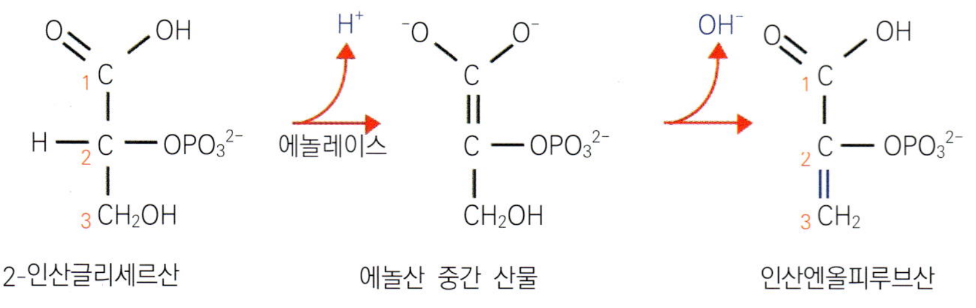

9단계 인산엔올피루브산은 피루브산 카이네이스(pyruvate kinase)의 작용에 의해 피루브산으로 된다. 이 반응에서 2ADP가 2ATP로 전환된다.

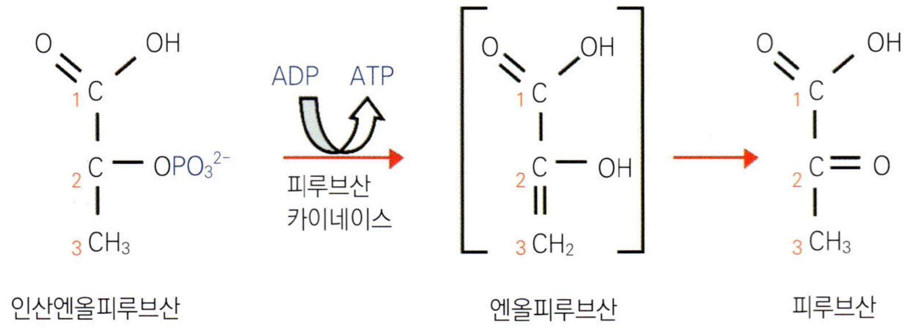

10단계 피루브산이 젖산 탈수소 효소(lactate dehydrogenase, LD)에 의해 젖산으로 된다. 이 반응에서 NADH가 NAD^+로 산화된다.

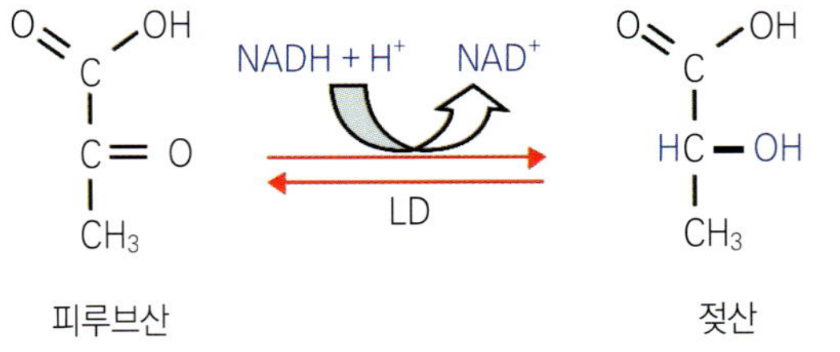

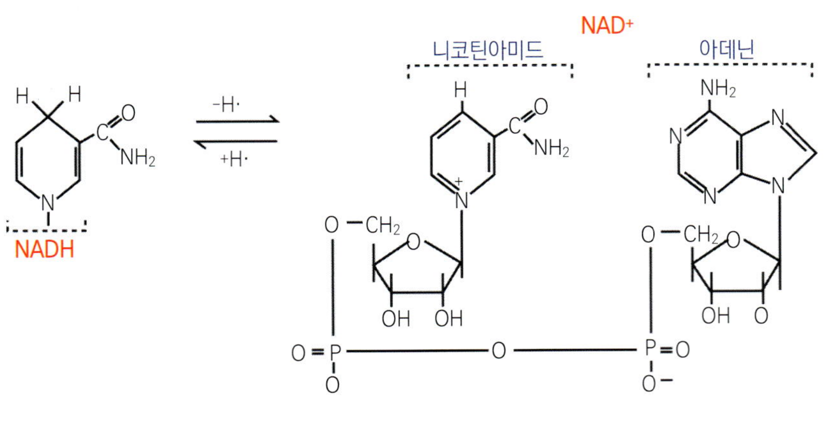

해당 과정에 포함된 일련의 반응을 그림 8-6에 요약하였다. 이 반응들 중 3개는 비가역적 반응이다. 즉, 포도당-6-인산은 포도당으로, 과당-1,6-이인산은 과당-6-인산으로, 그리고 피루브산은 인산엔올피루브산으로 전환되지 못한다. 해당의 반응 속도는 주로 입체 이성 효소(allosteric enzyme)인 인산프룩토키네이스에 의해 조절된다. 이 효소의 작용은 ATP의 농도가 높으면 억제되고, 반대로 낮으면 촉진된다. 해당은 또한 생합성에 필요한 화합물을 제공한다. 따라서 인산프룩토키네이스는 지방산 및 시트르산(citric acid)과 같은 화합물의 수준에 의해 조절된다.

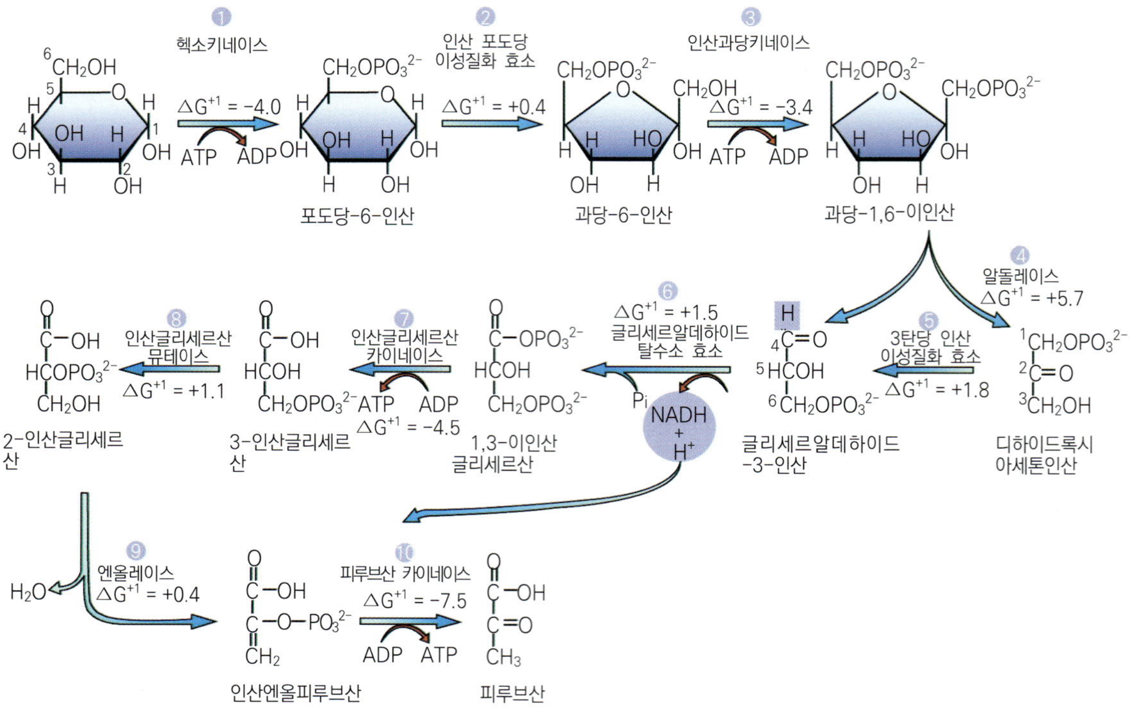

그림 8-6. 해당 과정

적혈구는 1,3-이인산글리세르산(1,3-diphosphoglycerate)을 2,3-이인산글리세르산(2,3-DPG)으로 전환시키는 데 필요한 두 가지 효소를 갖고 있다. 2,3-DPG는 적혈구에서 산소 수송을 조절하는 물질이다. 혈액에 산소가 저하하면, 2,3-DPG가 증가하여 헤모글로빈으로부터 더 많은 산소가 해리되고, 결국 조직 세포에 많은 산소가 전달된다.

이러한 반응에 따라 근육 속의 글리코젠은 피루브산으로 그다음은 젖산으로 전환된다. 형성된 젖산의 약 1/5은 이산화탄소와 물로 산화되면서 근육 수축에 필요한 에너지를 재공급해준다. 나머지 4/5의 젖산은 글리코젠으로 다시 돌아간다. 일부 젖산은 근육에서 글리코젠으로 전환된다. 나머지 젖산은 혈액을 통해 간으로 전달되어 그곳에서 글리코젠으로 전환된다. 젖산이 에너지를 생성하는 데 사용되려면 우선 피루브산으로 전환되어야 한다.

호기 상태에서 일부 젖산의 산화는 많은 양의 에너지를 생성한다. 젖산 1분자가 산화되면 18분자의 ADP가 ATP로 전환된다. 근육이 수축하고 이완된 후 전체적인 변화라는 것은 글리코젠의 부분적 손실이다. 하지만 혈액 포도당이 근육 글리코젠으로 전환됨으로써 글리코젠이 다시 보충된다. 이 과정을 근육 글리코젠 합성(muscle glycogenesis)이라고 한다.

이렇게 글리코젠이 젖산으로 되고, 일부 젖산이 다시 글리코젠으로 전환되는 회로를 젖산 회로(lactic acid cycle) 또는 코리 회로(Cori cycle)라고 한다(그림 8-7).

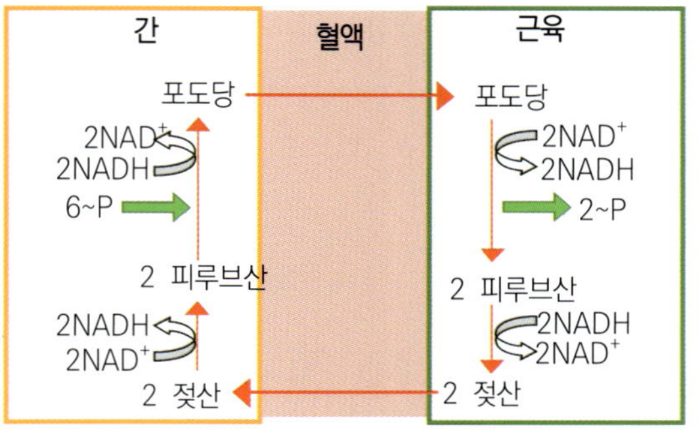

그림 8-7. **코리 회로**

7. 오탄당 인산 경로

포도당이 젖산으로 산화되는 과정은 해당 이외에 오탄당 인산 경로(pentose phosphate pathway) 또는 육탄당 일인산 경로(hexose monophosphate pathway)라고 하는 일련의 반응을 통해서도 진행된다(그림 8-8). 이러한 일련의 반응은 핵산과 뉴클레오타이드를 합성하는 데 필요한 오탄당을 공급하는 과정이기 때문에 중요하다. 또한 지방산과 스테로이드를 합성하는 데 필요한 NADPH를 생성하기 때문에 중요하다. 이 경로는 근육보다 지방 조직에서 더 활발하게 일어난다. 여기서 주의해야 할 점은 이 경로는 ATP를 생성하는 경로가 아니라는 것이다. 리보스는 글리세르알데하이드-3-인산으로 더 대사될 수 있다. 포도당-6-인산 탈수소 효소(G-6-PD)가 유전적으로 결핍되면 용혈성 빈혈이 일어난다. G-6-PD의 결핍은 또한 말라리아에 대하 저항성을 제공한다. 아무튼 이 효소의 결핍은 적혈구의 NADPH 수준을 감소시킨다. 적혈구 안에 있는 NADPH의 주된 역할은 항산화제인 글루타티온(glutathione)의 수준을 적정하게 유지하는 것이다. 글루타티온과 같은 항산화제가 없으면 적혈구는 여러 가지 약물에 의해 쉽게 산화된다.

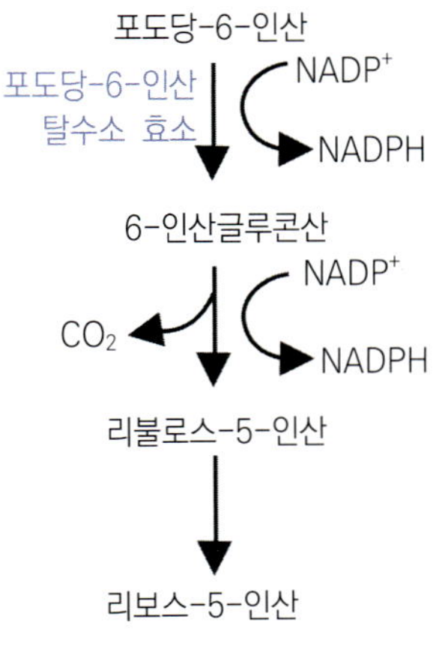

그림 8-8. **오탄당 인산 경로**

8. 호기성 대사 과정: TCA 회로

산소가 충분한 상태에서 일어나는 호기성 대사란 혐기성 해당으로부터 생성된 젖산과 피루브산을 일련의 반응을 통하여 이산화탄소와 물로 전환하는 과정을 말한다. 이러한 일련의 반응을 트리카르복실산 회로(tricarboxylic acid cycle, TCA) 또는 시트르산 회로(citric acid cycle) 또는 크렙스 회로(Krebs cycle)라고 부른다(그림 8-9). 이 회로는 헤모글로빈에 의해 조직 세포로 수송된 산소를 이용하기 때문에 호기성이라는 용어를 사용하고 있으며 미토콘드리아에서 일어난다.

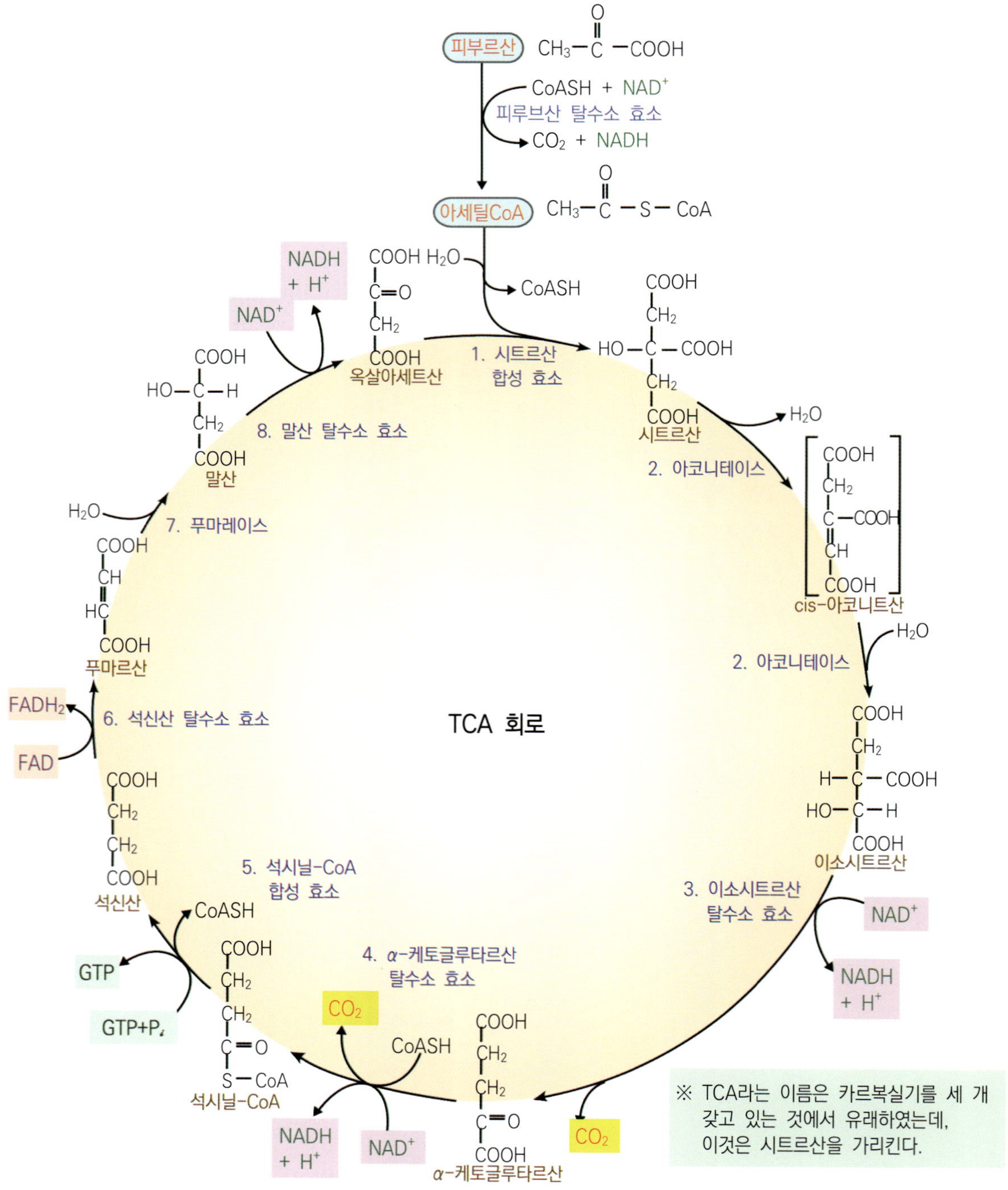

그림 8-9. TCA 회로

포도당 한 분자가 완전히 산화되면 36 또는 38 분자의 ATP가 생성된다(표 8-1). 여기서 형성된 ATP의 대부분은 산화적 인산화 반응(oxidative phosphorylation)으로부터 만들어진 것이다.

고에너지 인산 결합마다 7.6 kcal/mol이 생성된다면, 포도당 1분자에서는 총 36×7.6 kcal/mol, 즉 274 kcal/mol이 생성된다. 이론적으로는 포도당이 호기적 해당 과정을 거쳐 완전히 산화된다면 686 kcal/mol의 자유 에너지(free energy)가 생성된다. 따라서 실제로 ATP로서 보존되는 에너지 효율성은 약 40% 정도에 그친다.

호기성 과정의 첫 단계는 피루브산으로부터 아세틸-CoA(acetyl-CoA)가 형성되는 것이다.

아세틸 CoA는 탄수화물, 단백질 및 지질 대사에 있어서 공통적으로 거치는 전환물질이다. 아세틸-CoA는 TCA 회로의 "연료"가 된다. 아세틸-CoA는 옥살아세트산(oxaloacetic acid)과 반응하면서 TCA 회로로 들어간다. 이 회로의 종점에서는 다시 옥살아세트산이 다시 만들어진다(표 8-2). 아세틸-CoA는 이산화탄소로 산화되고 동시에 NADH와 $FADH_2$가 생성된다. 이러한 물질들은 미토콘드리아의 내막 위에서 작용하는 전자 전달계(electron transport system) 속으로 들어간다. TCA 회로의 전체적인 반응은 다음 식으로 요약할 수 있다.

$$\text{Acetyl-CoA} + 3NAD^+ + FAD + GDP + Pi + 2H_2O \rightarrow 2CO_2 + CoA + 3NADH + 2H^+ + FADH_2 + GTP$$

표 8-1. 포도당 1분자로부터 생성되는 ATP의 수

ATP원	ATP 분자 수	형성된 기타 화합물
해당 과정	2	2NADH
피루브산 → 아세틸-CoA	0	2NADH
TCA 회로	2(GTP)	$2GTP+6NADH+2FADH_2$
해당 작용에서 2NADH의 산화적 인산화 반응	4*	
피루브산→아세틸 CoA 과정의 2NADH	6	
TCA 회로의 6NADH	18	
TCA 회로의 $2FADH_2$	4	
	합계 36	

GTP = guanosine triphosphate

* 글리세롤 인산 왕복 경로 통과 시에는 4분자의 ATP가 생기고, 말산-아스파르트산 왕복 경로 통과 시에는 6분자의 ATP가 생기므로 포도당 1분자로부터는 38분자의 ATP가 생긴다.

표 8-2. TCA 회로 반응

단계	반응	효소
1	아세틸-CoA+옥살아세트산+H_2O→시트르산+CoA-SH	시트르산 합성 효소
2	시트르산→이소시트르산	아코니테이스
3	이소시트르산+NAD^+→α-케토글루타르산+NADH+CO_2+H^+	이소시트르산 탈수소 효소
4	α-케토글루타르산+NAD^++CoA-SH →석시닐-CoA+NADH+CO_2+H^+	α-케토글루타르산탈수소 효소
5	석시닐-CoA+GDP+Pi→석신산+GTP+CoA-SH	석시닐-CoA 합성 효소
6	석신산+FAD→푸마르산+$FADH_2$	석신산 탈수소 효소
7	푸마르산+H_2O→L-말산	푸마레이스
8	L-말산+NAD^+→옥살로아세트산+NADH+H^+	말산 탈수소 효소

9. TCA 회로에서 비타민 B의 역할

TCA 회로가 적절하게 기능을 하려면 네 가지 비타민 B가 필요하다.

리보플라빈(riboflavin)은 α-케토글루타르산 탈수소 효소(α-ketoglutarate dehydrogenase)와 석신산 탈수소 효소(succinate dehydrogenase)의 조효소인 플라빈 아데닌 디뉴클레오타이드(flavin adenine dinucleotide, FAD^+)의 성분이 된다.

비타민 B_1인 티아민(thiamine)은 α-케토글루타르산 탈수소 효소에 의한 탈카르복실 반응(decarboxylation) 시 작용하는 조효소이다. 리포산(lipoic acid)도 또한 α-케토산의 탈카르복실 반응에 포함되어 있다. 니아신(niacin)은 시트르산회로에서 탈수소효소의 조효소인 NAD를 구성한다. 판토텐산(pantothenic acid)은 조효소 A로서 작용한다.

10. 산화적 인산화 반응: 전자 전달계

전자 전달사슬 또는 전자 전달계(electron transport system)에서는 전자가 일련의 단계를 거쳐 NADH로부터 산소에 전달되고 NAD^+와 FAD가 다시 만들어지며 H_2O가 생성된다. 생성된 에너지는 ATP를 형성하는 데 사용된다(그림8-10).

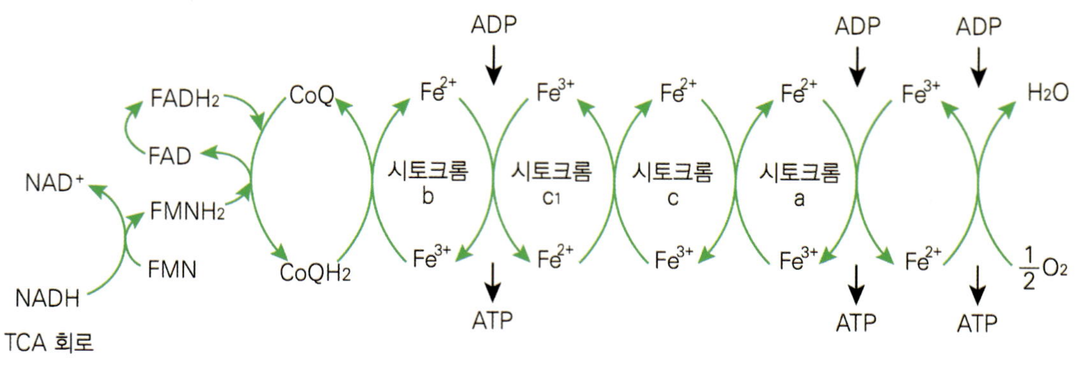

그림 8-10. 전자 전달계

전자 전달 사슬의 전체적인 반응은 많은 양의 NADH와 $FADH_2$가 TCA 회로로부터 생성되고 조직에 산소가 풍부하게 공급되기 때문에 산화적 인산화 반응이라고 부른다. 전체적인 반응은 다음과 같이 진행된다.

$$NADH + H^+ + 3ADP + Pi + 1/2O_2 \rightarrow NAD^+ + 3ATP + H_2O$$

전자 전달 사슬에는 NADH, $FADH_2$, 조효소 Q(ubiquinone)와 헴(heme) 함유 복합체인 몇 가지 시토크롬(cytochrome)이 포함되어 있다.

시토크롬 중 하나인 시토크롬 산화 효소(cytochrome oxidase)는 산소를 결합하고, 전자 전달계 내의 다른 시토크롬으로부터 전자를 받아 환원되고, 최종적으로는 산소에 전자를 주어 물로 전환시키는 반응이다. 이러한 연속적인 반응에서 산소는 마지막 단계에서만 반응한다. 시토크롬 산화 효소는 2가지 금속, 즉 철과 구리를 포함하고 있다. 이렇게 특별한 효소는 주로 TCA 회로의 대사 과정에서 산소를 받아들이는 작용을 하며, 생명 유지에 절대적으로 필요한 물질이다. 시안화물 중독(cyanide poisoning)과 같이 시토크롬 산화 효소의 작용이 억제되면 모든 세포의 활동이 매우 빠르게 정지된다. 시토크롬 산화 효소는 전자를 구리로부터 철로 그리고 산소로 전달하는 역할을 한다. TCA 회로에서 생성되는 다른 하나의 고에너지 화합물은 GTP이다. GTP는 ATP와 서로 교환될 수 있다.

◆ 화학삼투 이론

1961년 영국의 Peter Mitchell이 제안한 화학삼투 이론(chemiosmotic theory)이 있는데, 이 이론은 미토콘드리아 막을 통한 양성자의 이동을 가지고 산화적 인산화 반응을 설명한 것이다. 이 이론은 다음과 같다.

1. 미토콘드리아 막은 이온들, 특히 프로톤(H^+)를 통과시키지 않고 외막에 축적하여 막 내외에 전기화학적 전위차를 형성한다.
2. ATP합성은 미토콘드리아 내막의 안쪽에 있는 효소의 작용에 의해 일어난다.
3. ATP합성은 막의 특수한 관문을 통하여 미토콘드리아 내막의 바깥쪽에서 안쪽으로 양성자가 이동하기 때문에 나타난다.
4. 전위차는 막에 있는 ATP 합성 효소가 작용하도록 한다.
5. 호흡 사슬은 막에서 세 번 산화-환원 고리로 접혀있으며, 각 고리는 호흡 사슬의 부위와 일치한다.

11. 당신생

당신생(gluconeogenesis)은 아미노산(amino acid)이나 글리세롤(glycerol) 같은 비탄수화물의 물질로부터 포도당이 형성되는 대사 과정을 가리킨다. 이 과정은 신장에서도 약간 일어나지만 주로 간에서 일어난다(그림 8-11).

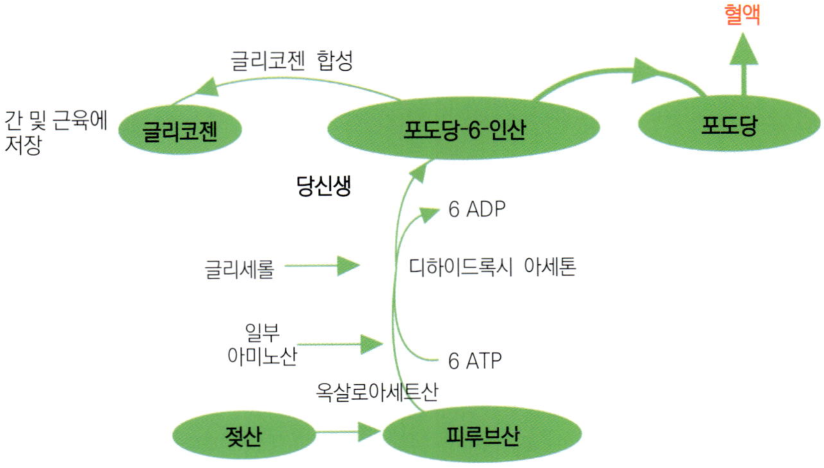

그림 8-11. 당신생

인체가 정상적으로 기능하기 위해서는 포도당이 지속적으로 공급되어야 한다. 혈액에 포도당이 너무 적으면 뇌 세포가 제대로 작동하지 못하며 심하면 혼수와 사망에 이를 수도 있다. 무산소(혐기적) 상태에서는 포도당이 골격근에 에너지를 공급하는 유일한 연료이다. 젖샘(유선)에서는 포도당이 젖당의 전구체이며, 태아에 의해 활발하게 사용된다. 당신생은 이용할 수 있는 탄수화물이 충분하지 못할 때 인체의 필요량을 채우기 위해 일어난다.

당신생은 고단백질 식이에 의해 증가하고, 고탄수화물 식이에 의해 감소한다. 기아 상태에서는 조직의 단백질이 분해되어 생긴 아미노산으로부터 당신생을 통해 포도당이 공급된다. 당뇨병이 심할 때는 식이 단백질뿐만 아니라 조직 단백질도 당신생에 동원되기 때문에 몸이 쇠약해진다. 당신생의 대사 경로는 해당 과정의 경로의 반대 경로가 아니다. 몇 가지 반응은 가역적이지 않기 때문에 당신생에서는 몇 가지가 해당 과정과 다른 반응이 일어난다.

12. 육탄당의 상호 전환

과당과 갈락토스는 그림 8-12에서 보는 것처럼 포도당으로 전환된다. 이러한 반응으로 미루어볼 때 필수 탄수화물은 존재하지 않는다. 어떤 육탄당도 다른 당을 생성하는 데 사용될 수 있다.

갈락토스혈증(galactosemia)은 갈락토스가 포도당으로 전환하지 못해 생기는 유전질환이다. 이와 반대로 포도당이 갈락토스로 되는 역반응은 영향을 받지 않는다. 그래서 갈락토스가 축적된다. 신생아에서 혈액에 갈락토스가 증가하면 정신지체, 백내장, 발육부진을 초래한다. 이러한 환자에게 갈락토스를 제거한 식이를 제공하면 정신지체를 제외한 모든 증상이 완화될 수 있다.

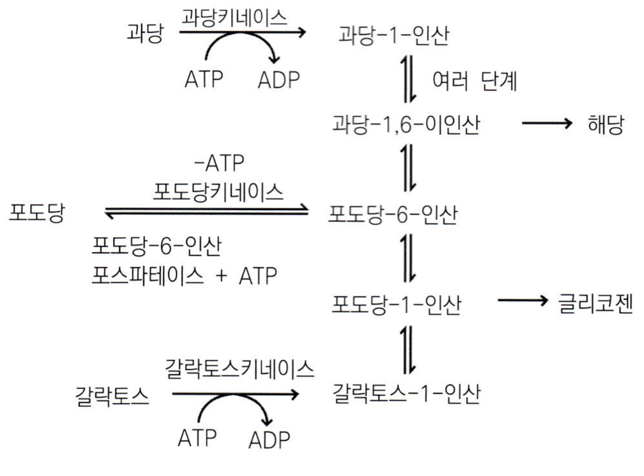

그림 8-12. 육탄당의 상호 전환
과당키네이스: fructokinase, 포도당키네이스: glucokinase, 갈락토스키네이스: galactokinase

13. 혈당 조절 호르몬

혈액에서 당을 제거하거나 공급하는 데 있어서는 간이 중요한 역할을 한다. 정상적인 혈당 수준을 유지시키기 위한 간의 활동은 몇 가지 호르몬에 의해 조절된다. 혈당 조절에 관여하고 있는 주된 호르몬은 인슐린(insulin)과 글루카곤(glucagon) 그리고 에피네프린(epinephrine)이며, 그밖에도 뇌하수체 전엽 호르몬인 성장 호르몬(growth hormone), 부신 피질 호르몬인 코르티솔(cortisol)도 제한적이기는 하지만 탄수화물 대사에 영향을 미친다. 소마토스타틴(somatostatin)은 인슐린과 글루카곤의 과다 분비를 억제한다(표 8-3).

표 8-3 혈당에 대한 호르몬의 영향

혈장 포도당 농도		호르몬 작용	방출 신호
감 소	증 가		
인슐린		일차 : 글리코젠 합성, 포도당의 세포 유입, 트리글리세리드 합성, 해당 과정	혈당 상승
	글루카곤	일차 : 글리코젠 분해, 당신생, 지방 분해	혈당 감소
	에피네프린	이차: 글리코젠 분해, 인슐린 길항 작용	신경 자극
	코르티솔	이차 : 당신생, 인슐린 길항 작용	부신 피질 자극 호르몬
	성장 호르몬	이차 : 해당 억제, 인슐린 길항 작용	성장 호르몬 방출 호르몬
소마토스타틴(억제조절자)		삼차 : 인슐린과 글루카곤의 방출 억제	위장관계의 음식물

◆ 인슐린

인슐린은 혈당치에 영향을 미치는 주요 호르몬이며, 그것의 작용에 대한 이해는 당뇨병을 연구하는 데 중요한 전제 조건이 된다. 인슐린은 췌장의 랑게르한스섬(islets of Langerhans) β세포에서 분비되는 단백질 호르몬이다. 인슐린은 세포막에 있는 수용체를 통하여 작용하며, 그것의 주요 표적조직은 간, 근육 및 지방조직이다.

인슐린의 전체적인 효과는 대사 연료의 세포 섭취와 저장을 촉진하는 것이다(그림 8-13). 인슐린이 없으면 포도당이 대부분의 조직 세포로 들어갈 수 없다. 인슐린은 글루카곤, 에피네프린(아드레날린), 코르티솔 및 성장 호르몬과 반대 작용을 한다. 혈당 농도는 이러한 호르몬의 균형에 의해 조절된다.

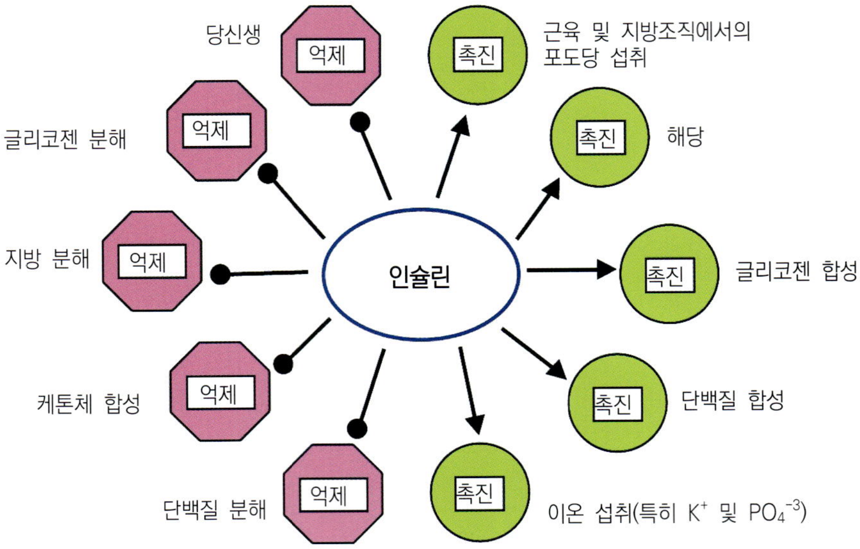

그림 8-13. **인슐린의 작용**

◆ 당뇨병

당뇨병(diabetes mellitus)은 임상에서 직면하는 가장 흔한 내분비 질환이다. 그것은 인슐린의 절대 및 상대적 결핍 또는 인슐린 저항에 기인한 고혈당증(hyperglycemia)이 특징인 증후군으로서 정의될 수 있다.

원발성 당뇨병은 1형과 2형 당뇨병으로 분류된다. 이들은 역학, 임상 증상 및 병태 생리학에 있어서 다른 특징을 나타낸다. 속발성 당뇨병은 췌장 질환, 쿠싱 증후군(Cushing syndrome, 부신 피질 기능 항진증)과 같은 내분비 질환, 약물 치료 및 극히 드물지만 인슐린 수용체의 이상으로부터 초래될 수 있다.

가. 1형 당뇨병: 소아형 당뇨병

1형 당뇨병은 전체 당뇨병의 약 5 ~ 10%를 차지한다. 그것은 어떤 연령에서든 나타날 수 있지만 보통은 9~14세에 가장 많이 발생하며, 약 75%가 18세 전에 나타나는 것으로 알려졌다. 그래서 1형 당뇨병을 소아형 당뇨병이라고도 한다. 인슐린의 절대적인 결핍은 인슐린-생성 β세포가 자가면역에 의해 파괴될 때 나타난다. 그밖에도 바이러스 감염이나 독소 같은 환경적 요소와 혈청 중에 랑게르한스섬 세포에 대한 항체가 존재할 때도 나타난다. 이 질환의 유전적 관계는 다원발생적(polygenic)이다.

나. 2형 당뇨병: 성인형 당뇨병

2형 당뇨병은 전체 당뇨병의 약 90%를 차지하며, 어떤 연령에서든 나타날 수 있다. 그러나 2형 당뇨병은 대개 40세에서 80세 사이에 나타나지만 최근에는 젊은 사람들에서도 증가하는 추세에 있다. 그래서 2형 당뇨병을 성인형 당뇨병이라고도 한다. 2형 당뇨병에서는 인슐린의 작용에 대한 말초 전체의 저항성이 있다(표 8-4). 그래서 인슐린 값은 정상이거나 높을 수도 있다. 2형 당뇨병과 가장 관련된 증상은 비만(obesity)이다. 유전적 관계가 강하다.

표 8-4 인슐린 저항의 원인

인슐린 저항 위치	가능성 있는 결함	당뇨병에서의 역할
수용체 전(prereceptor)	인슐린 수용체 항체 비정상 분자 존재	희귀함
수용체(receptor)	인슐린 수용체 감소 친화성 감소	당뇨병에서 유의성 없음
수용체 후(postreceptor)	신호 전달 이상: 결함이 있는 티로신 인산화	인슐린 저항의 가장 일반적인 형태

다. 임신성 당뇨병(gestational diabetes mellitus, GDM)

GDM은 임신 중반기 이후에 나타나며, 태반 호르몬인 태반성 락토겐(placental lactogen, hPL)의 분비 증가로 인하여 인슐린의 일부 수용체 후(postreceptor) 활성이 억제되기 때문에 일어난다. GDM은 시간 경과에 따라 악화되며 태아에게 위험하기 때문에 반드시 고혈당증을 치료해야 한다. GDM 산모로부터 출생한 신생아는 과체중, 폐의 성장 지연, 췌장의 β세포 과형성 및 기형아로 발전할 수 있다. 일부 GDM 환자는 몇 년 후 2형 당뇨병으로 발전할 위험성이 그렇지 않은 여성에 비해 15 ~ 60%가 더 높지만 대부분은 출산 후 정상으로 돌아오며 거의 재발되지 않는다. GDM 병력의 여성이 당뇨병이 없더라도 3년마다 당뇨병 검사를 받도록 권고하고 있다.

◆ 당뇨병에서의 대사 변화

당뇨병에서는 인슐린의 부족으로 인해 근육 및 뇌 조직에서의 포도당 흡수(glucose uptake)가 억제되어 혈액에 포도당이 증가하고 고혈당증이 된다. 이렇게 되면 이들 조직에서는 에너지 연료로서 우선 저장 탄수화물인 글리코겐을 이용하지만, 이것은 하루 분의 공급량에도 미치지 못한다. 따라서 이들 조직에서 필요한 에너지는 지방산으로부터 충족된다(지방산의 β-산화).

당뇨병이 심할 경우에는 간세포에서 당신생이 활발히 일어나, 당신생의 시작 물질인 옥살아세트산(oxaloacetic acid)이 고갈된다. 따라서 아세틸-CoA가 TCA 회로를 통하여 대사되는 것이 급격히 감소한다. 반면에 아세틸-CoA는 간의 미토콘드리아에서 두 분자가 축합되어 아세토아세틸-CoA(acetoacetyl-CoA)로 된 후, 케톤체(아세토아세트산, β-하이드록시부티르산, 아세톤)로서 혈액으로 방출되어 당뇨병성 케톤산증(diabetic ketoacidosis, DKA)을 일으키기도 하고 또한 콜레스테롤을 합성하는 데 이용되기도 한다(그림 8-14). 치료되지 않은 인슐린 의존성 당뇨병에서는 몇 가지 특징적인 변화를 종합해 보면 다음과 같다.

- 혈액 인슐린 농도 감소
- 혈액 포도당 농도 증가(고혈당증 *hyperglycemia*)
- 소변 포도당 농도 증가(당뇨 *glucosuria*)
- 혈액 케톤체 농도 증가(케톤증 *ketosis*, 산증 *acidosis*)
- 단백질 당화 속도(rate of protein glycosylation) 증가(조직 상해)

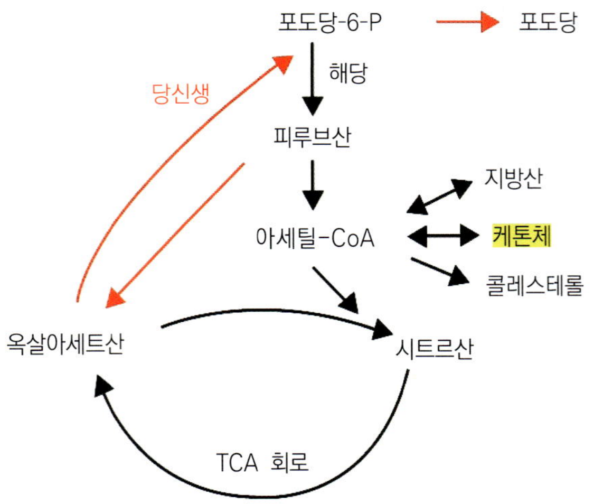

그림 8-14. **당뇨병에서의 대사 변화**

14. 당부하 검사(Glucose Tolerance Test)

정상인에서는 혈당치가 상승할 경우 이것이 신호가 되어 췌장의 랑게르한스섬 β-세포에서 인슐린이 분비된다. 인슐린은 포도당의 세포 흡수를 촉진하여 혈당치를 낮춘다. 그러나 당뇨병 환자의 경우는 인슐린의 생성이 부족하든가 혈당 증가에 대한 반응이 느려 혈당치가 증가한 채로 오랫동안 남는다(그림 8-15). 당부하 검사는 일정량의 당을 경구적으로 섭취하든지 또는 주사하여 당 처리에 대한 능력을 평가하는 검사이다. 공복 시 혈당이 정상치보다 높은 값을 나타내는 경우에는 반드시 이 검사를 실시해야 한다. 성인의 경구 당부하 검사(oral glucose tolerance test)에서는 50 ~ 100 g(평균 75 g)의 포도당을 투여한다. 포도당 투여 후 2시간이 경과한 다음 혈당을 측정한다. 이 값이 200 mg/dL를 초과하면 당뇨병으로 진단한다.

◆ 당뇨병의 진단 기준

표 8-4의 검사 기준에 하나라도 해당되면 당뇨병으로 진단한다. 여기서 혈당치는 혈장을 시료로 하여 측정한 값을 말한다. 수시 혈당치(random plasma glucose level)란 공복상태가 아닐 때, 식사의 영향은 피한 상태에서 채혈하여 측정한 값을 말한다. 공복이 중요한 이유는 혈당은 식사의 영향을 많이 받기 때문이다.

표 8-5. 당뇨병의 진단 기준

1. 수시 혈당치: ≥ 200 mg/dL + 당뇨병 증상(소변량 증가, 심한 갈증, 피로, 체중 감소 등)
2. 공복 혈당치: ≥ 126 mg/dL
3. 경구 당부하 검사의 2시간 혈당치: ≥ 200 mg/dL
4. 당화혈색소(HbA_{1c}): ≥ 6.5%

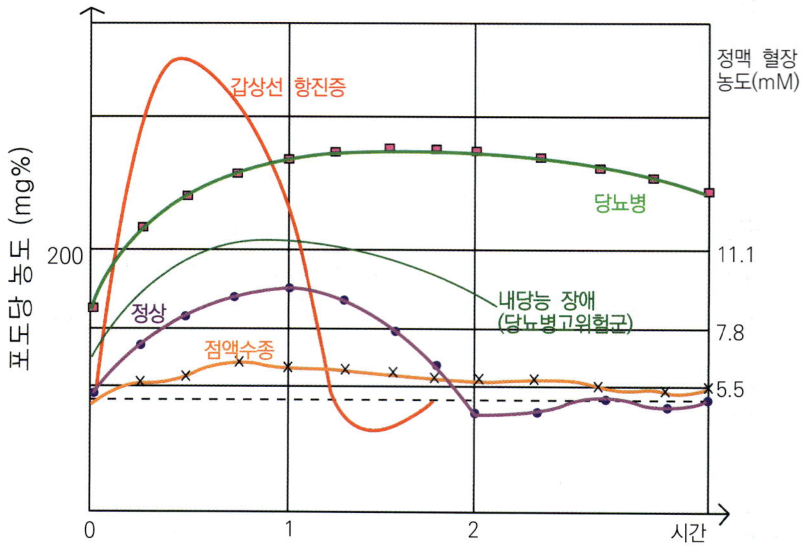

그림 8-15. 당부하 검사 곡선

CLINICAL FOCUS : 당뇨병 관련 검사

현재 병원에서 많이 이용하고 있는 당뇨병 관련 검사는 1) 혈당 검사, 2) 요당 검사, 3) 당부하 시험, 4) HbA_{1c} 등이다. 이들 검사의 적용 등은 다음과 같다.

검사 종류	내용
혈당	당뇨병 진단을 위해 혈액의 포도당 농도를 측정한다. 성인의 혈장 또는 혈청 정상 범위는 74~100 mg/dL이며(전혈 65~95 mg/dL), 60세 이상은 82~115 mg/dL, 90세 이상은 75~121 mg/dL이다. 미국 당뇨병협회(2007년)에서는 당뇨병, 공복 혈당 장애 및 당부하 장애에 대한 기준을 다음과 같이 정하였다. **당뇨병** 1. 당뇨병의 전형적인 증상이 있고 임의의(수시) 혈당치(혈장 포도당 농도)가 200 mg/dL(11.1 mmol/L) 이상이다. 2. 공복 혈당치가 126 mg/dL(7 mmol/L)이상이다. 3. 경구 당부하 시험에서 2시간의 혈당치가 200 mg/dL 이상이다. **공복 혈당 장애** 공복 혈당치가 100~126 mg/dL이면 공복 혈당 장애라고 한다. **내당능(당부하) 장애(당뇨병 고위험군)** 다음의 두 조건을 충족해야 한다. 1. 공복 혈당치: 126 mg/dL(7 mmol/L) 미만 2. 경구 당부하 시험(OGTT) 2시간치: 140~199 mg/dL(6.1~7.0 mmol/L) From the American Diabetes Association. Standards of Medical Care-2007. Diabetes Care 2007:30(Suppl 1):S4-S41
요당	요 시험지로 측정하며 소변에서 당이 발견되면 혈당치가 160~180 mg/dL 이상임을 의미한다. 당뇨병이 심하면 요 시험지의 케톤체 검사도 양성을 나타내며, 혈액 콜레스테롤 값도 증가한다.
HbA_{1c}	HbA_{1c}는 헤모글로빈과 포도당이 결합한 당화 단백질로 6~8주 전의 평균 혈당치를 반영한다. 정상치는 4.0~6.0%이며, 6.5%가 임계점(cutpoint)이다. 6%는 혈당 126 mg/dL에 해당한다. HbA_{1c} 1%는 혈당 29 mg/dL에 해당한다.

Practice Test

1. 해당 과정의 주된 종말 산물은?
   a. 이산화탄소 b. 피루브산 c. 아세틸-CoA
   d. 포도당 e. 포스포엔올피루브산

2. 당신생은 주로 어디에서 일어나는가?
   a. 췌장 b. 소장 c. 간 d. 위 e. 근육

3. TCA 회로에서 직접 생성되지 않는 것은?
   a. ATP b. $FADH_2$ c. GTP d. NADH e. CO_2

4. ATP는 몇 개의 고에너지 결합을 갖고 있는가?
   a. 1 b. 2 c. 3 d. 4 e. 5

5. 글리코젠 합성은 주로 어디에서 일어나는가?
   a. 신장 b. 간 c. 위 d. 뇌 e. 소장

6. 오탄당 인산 경로는 무엇을 생성하기 때문에 중요한가?
   a. GTP b. ATP c. NADPH d. NADH e. FAD

7. TCA 회로는 무엇을 CO_2로 전환하는가?
   a. 포도당 b. 아세틸-CoA c. 젖산 d. 피루브산 e. 지방산

8. 인슐린의 기능은?
   a. 해당 작용 촉진 b. 글리코젠 합성 촉진
   c. 포도당의 세포 섭취 촉진 d. 단백질 합성 촉진
   e. 이상 모두

9. 정상인의 공복 혈당치는 몇 mg/dL인가?
   a. 50 ~ 70 b. 70 ~ 100 c. 100 ~ 150 d. 150 ~ 180

10. 적혈구의 산소 수송 조절 인자인 2,3-DPG는 어디에서 생성되는가?
   a. 글리코젠 합성 b. TCA 회로 c. 해당 과정
   d. 당신생 e. 코리 회로

【해답】

1. b 2. c 3. a 4. c 5. b 6. c 7. b 8. e 9. b 10. c

11. 포도당 1몰이 완전히 산화되면 몇 몰의 ATP가 생성되는가?
a. 2 b. 5 c. 15 d. 30 e. 36

12. 비탄수화물인 물질로부터 포도당을 합성하는 대사 과정은?
a. 해당 과정 b. 글리코겐 분해 c. 글리코겐 합성
d. TCA 회로 e. 당신생

13. TCA 회로의 대사물질이 아닌 것은?
a. 옥살아세트산 b. 시트르산 c. α-케토글루타르산
d. 아세토아세트산 e. 말산

14. 당뇨병에서 일어나는 변화가 아닌 것은?
a. 혈당 증가 b. 요당 증가 c. 혈액 케톤체 증가
d. 혈액 콜레스테롤 증가 e. 지방 분해 감소

15. 과거 6~8주 전의 평균 혈당치를 반영하는 검사는?
a. 혈당 b. 요당 c. HbA_{1c} d. 당화 알부민 e. 당부하 검사

16. 당신생을 촉진시키는 호르몬은?
a. 성장 호르몬 b. 코르티솔 c. 인슐린 d. 티록신 e. 에피네프린

【해답】

11. e 12. e 13. d 14. e 15. c 16. b

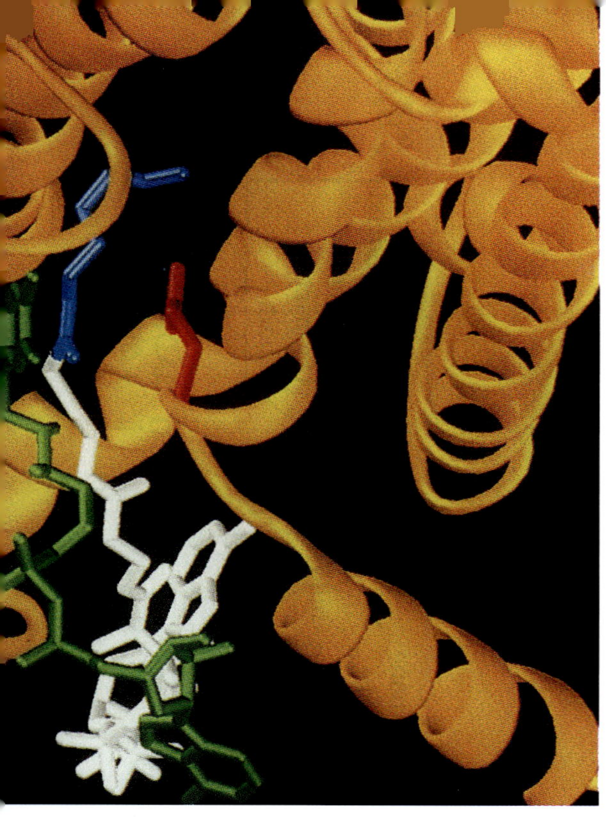

Chapter 9

Lipid metabolism
지질 대사

학습목표

- 지방의 산화 메커니즘 기술하기
- 지방 산화시 에너지 생성 경로 이해하기
- 케톤체의 역할 알아두기
- 지방산 산화의 손상으로 인해 유발되는 대사 질환
- 지방 합성 경로 이해하기
- 지질 단백질의 종류와 기능 이해하기
- 죽상 경화증과 지질의 관계 설명하기

09 지질 대사(Lipid metabolism)

1. 혈장 지질 수준

소화 과정에서 지방과 인지질은 유화된 후 지방산과 글리세롤로 가수 분해된다. 이러한 생성물들은 장 점막 세포에서 트리글리세라이드로 합성되어 지질단백질 입자를 형성한 후 림프액으로 들어간 다음 흉관을 거쳐 혈액으로 들어간다. 아무튼 지질은 물에 녹지 않기 때문에 장 점막 세포에서 수용성의 단백질과 결합하여 지질단백질을 형성한 후 혈액을 통해 수송된다.

비정상적인 지질 대사는 저지질단백질혈증(hypolipoproteinemia)이나 고지질단백질혈증(hyperlipoproteinemia)을 초래한다. 비정상적인 상태를 나타내는 가장 일반적인 질환은 당뇨병이다. 당뇨병에서는 인슐린의 결핍으로 인해 고트리글리세라이드혈증(hypertriglyceridemia)이 발생하고 콜레스테롤이 증가할 수 있다.

2. 지방 흡수

지방의 소화는 주로 소장에서 일어나며, 소화에 의해 지방산과 글리세롤이 생성된다. 지방이 장에서 소화되려면 먼저 담즙에 포함되어 있는 유화제인 담즙산염(bile salt)에 의해 유화되어야 한다. 지방의 소화 산물은 융모의 유미관을 통해 림프관으로 들어간다. 림프관 속에 있는 것은 재합성된 지방이다. 지질단백질 형태로 림프관 속으로 들어간 지방은 흉관을 거쳐 혈액 속으로 들어간 다음 간으로 수송된다. 식사 후에는 혈액에 지방이 증가하여 몇 시간 동안 높은 수준을 유지하다 점차적으로 감소하여 공복 수준에 이른다. 식후 6시간까지는 공복 상태보다 높은 값을 나타낸다.

간에서 지방의 일부는 인지질로 전환된다. 따라서 간에서는 지방과 인지질로부터 지질단백질을 만들어 혈액으로 방출한다. 스핑고미엘린(sphingomyelin)이나 레시틴(lecithin) 같은 인지질은 신경과 뇌 조직을 형성하는 데 필요하다. 레시틴(포스파티딜콜린)은 조직에 지방을 수송해준다. 다른 하나의 인지질인 세팔린(cephalin)은 정상적인 혈액 응고에 포함되어 있다. 간에서 나온 일부 지방은 세포 속으로 들어가서 에너지를 생성하는 데 사용된다. 세포에 필요한 양 이상의 과다한 지방은 지방 조직(adipose tissue)에 저장된다.

트리글리세라이드가 지방산과 글리세롤로 가수 분해되는 것을 지방 분해(lipolysis)라고 하는데, 이것은 주로 조직 내의 cAMP의 양에 의해 조절된다. cAMP의 생성을 자극하고, 그래서 지방 분해를 증가시키는 호르몬은 에피네프린(epinephrine), 노르에피네프린(norepinephrine), 글루카곤(glucagon), 부신 피질 자극 호르몬(adrenocorticotropic hormone, ACTH), α 및 β 멜라닌 생성 세포 자극 호르몬(α and β melanocyte stimulating hormone, MSH), 갑상선 자극 호르몬(thyroid stimulating hormone, TSH), 성장 호르몬(growth hormone, GH) 및 바소프레신(vasopressin)이다. 이와 반대로 인슐린과 프로스타글란딘은 cAMP의 수준을 감소시킴으로써 지방 분해율을 감소시킨다.

cAMP를 분해하는 효소는 카페인(caffeine) 및 테오필린(theophylline)과 같은 메틸 크산틴(methyl xanthine)에 의해 억제된다. 즉 커피를 많이 마시는 사람은 cAMP가 높고, 그로 인해 지방분해가 증가하여 결국 체내에 지방산이 제한적이기는 하지만 오랫동안 증가한 채로 남는다.

3. 지방의 산화

지방(트리글리세라이드, TG)의 산화는 두 가지의 분해 산물, 즉 지방산과 글리세롤의 산화를 포함하고 있다. 지방 조직에서 트리글리세라이드가 글리세롤과 지방산으로 분해되는 과정을 그림에 요약하였다(그림 9-1). 이 과정은 인슐린과 포도당 증가에 의해 억제된다.

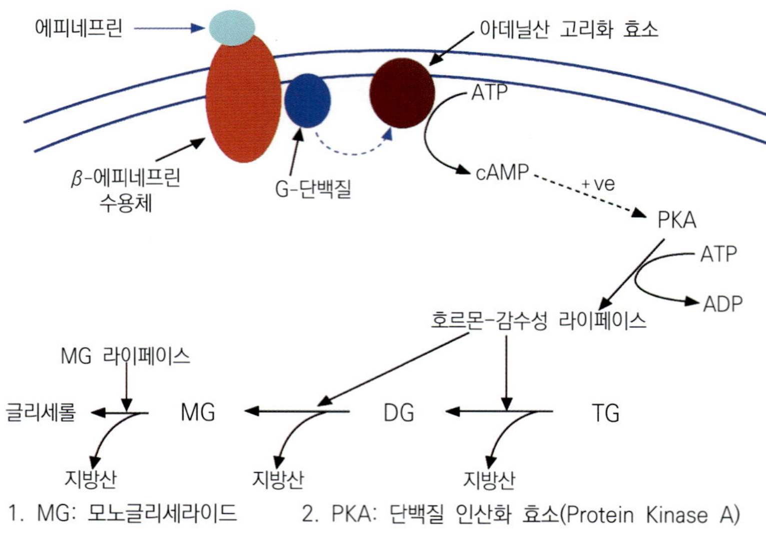

그림 9-1. 지방 조직에서의 호르몬 유도 트리글리세라이드 분해

◆ 글리세롤의 산화

지방의 분해산물인 글리세롤은 글리세롤 카이네이스(glycerol kinase)에 의해 글리세롤-3-인산으로 되고, 이것은 글리세롤 인산 탈수소 효소(glycerophosphate dehydrogenase)에 의해 해당의 중간산물이기도 한 디하이드록시아세톤 인산염(dihydroxyacetone phosphate)으로 산화된다. 이 화합물은 간이나 근육에서 글리코젠으로 전환되거나 피루브산으로 되어 TCA 회로로 들어간다. 이렇게 글리세롤은 탄수화물 대사 경로를 통해 대사화된다.

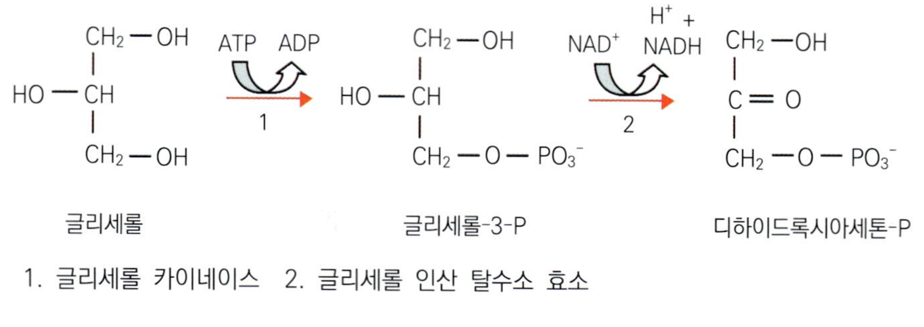

◆ 지방산의 산화

지방산의 산화에 대한 이론은 몇 가지가 있다. 최초의 이론은 1905년 Knoop에 의해 제안되어 현재까지 많이 사용되고 있는 β-산화(β-oxidation)이다. 이 이론은 지방산의 카르복실기 말단에서 두 번째 탄소(β 탄소)가 산화되는 과정을 포함하고 있다. β-산화가 한번 일어날 때마다 지방산 사슬에서 두 개의 탄소가 제거된다. 다시 말하면, 18개 탄소 사슬의 지방산이 β-산화를 한번 거치면 사슬에서 탄소 두 개가 제거되어 16개의 탄소 사슬로 된다. 이러한 반응은 산화가 완성될 때까지 계속 일어난다(그림 9-2). β-산화를 거쳐 생성된 아세틸-CoA는 TCA 회로로 들어간다. 이 회로에서 생성된 $FADH_2$와 $NADH + H^+$는 호흡 사슬로 들어간다.

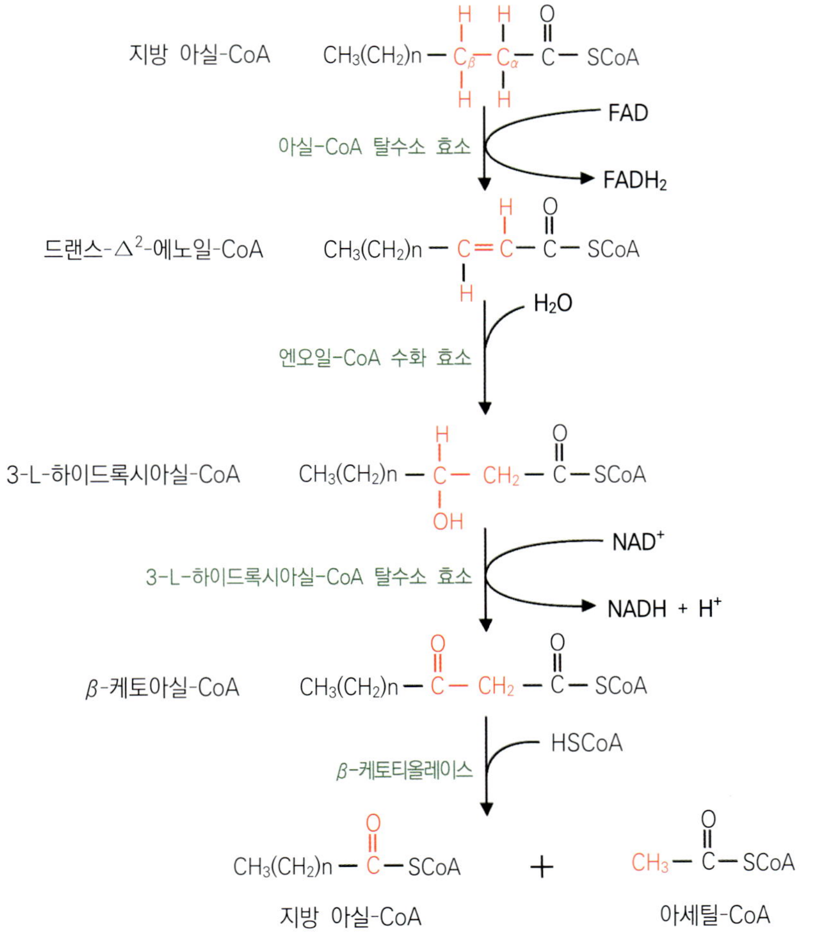

그림 9-2. 지방산의 β-산화

만일 홀수의 탄소를 가진 지방산이 산화되면 최종 산물은 아세틸-CoA와 프로파이오닐 CoA (propionyl CoA)가 된다. 프로파이오닐 CoA는 일련의 반응을 거쳐 석시닐-CoA(succinyl-CoA)로 되고, 그다음에 석시닐-CoA는 아세틸-CoA처럼 TCA 회로로 들어간다. 이러한 반응은 비타민 B_{12}와 바이오틴(biotin)을 필요로 한다.

불포화 지방산은 천천히 대사화된다. 그들은 먼저 세포 내에 있는 몇 가지 탈수소 효소에 의해 환원된 후 β-산화를 거친다.

◆ 지방산 산화에 의해 생성된 에너지

지방 1 g의 산화는 탄수화물이나 단백질 1 g이 산화될 때보다 두 배 이상의 에너지를 생성한다. 왜 그런지 이유를 살펴보자.

TCA 회로를 통해 아세틸-CoA가 산화되면 1몰당 12몰의 ATP를 생성한다. 만일 16개의 탄소로 구성된 팔미트산 1몰이 산화되면 8개의 2탄소 단위가 생기기 때문에 8 × 12 = 96 ATP가 생성된다. 아무튼 지방산의 초기 산화에서는 2 ATP가 사용된다. 이와 더불어 지방산 산화 회로를 통하여 7 $FADH_2$(1$FADH_2$는 2 ATP에 해당함)와 7 NADH(1 NADH는 3 ATP에 해당함)를 생성되므로 총 35 ATP가 추가된다. 따라서 전체 생성되는 ATP는 96 - 2 + 35 = 129몰이 된다(표 9-1).

표 9-1. 16-탄소 지방산(팔미트산)의 산화에 의해 형성된 ATP

대사	산화 결과		ATP수
생성	acetyl-CoA TCA 회로	8 12ATP	+96
	7$FADH_2$	(7 × 2ATP)	+14
	7NADH	(7 × 3ATP)	+21
소비	아세틸-CoA 초기 활성화		-2
총계	총계		+129

ATP 1몰을 형성하는데 7.6 kcal가 필요하므로 팔미트산 1몰이 ATP를 형성하는 데는 129 × 7.6 = 980 kcal가 필요하다. 팔미트산 1몰은 이론적으로 2,340 kcal를 생성한다. 따라서 에너지 보존의 효율성은 980/2340, 즉 42%가 된다.

4. 케톤체(아세톤체)

탄수화물 대사가 제한적으로 일어나는 당뇨병이나 기아 상태에서 신체는 뇌와 근육에 당신생을 통해서 포도당을 공급한다. 이를 위해 TCA회로 대사물질인 옥살아세트산(oxaloacetate)을 사용한다. 이렇게 되면 TCA 회로에서 이용할 수 있는 옥살아세트산의 양이 감소하고, 이로 인해 아세틸-CoA를 적절하게 사용하지 못하므로 간세포에 아세틸-CoA가 증가한다. 더욱이 아세틸-CoA는 지방산의 β산화로 인하여 더 증가한다. 이와 같이 증가한 아세틸-CoA는 간에서 디아실레이스(deacylase)에 의해 아세토아세트산(acetoacetic acid)으로 전환된다. 아세토아세트산은 그다음에 아세톤(acetone)과 β-하이드록시부티르산(β-hydroxybutyric acid)으로 전환된다(그림 9-3).

아세토아세트산, β-하이드록시부티르산 및 아세톤을 케톤체(ketone body) 또는 아세톤체(acetone body)라고 한다. 그들은 혈액을 통해 근육이나 조직으로 수송되며 다시 아세토아세틸-CoA로 되돌아간 후 정상적으로 산화된다. 혈액이나 소변 등에는 아세토아세트산 20%, β-하이드록시부티르산 78%, 아세톤 2%의 비율로 존재한다. 아무튼 당뇨병이나 기아 상태에서는 간에서 생성하는 케톤체의 양이 근육이나 조직에서 산화시키는 양보다 많기 때문에 혈액에 케톤체가 축적된다.

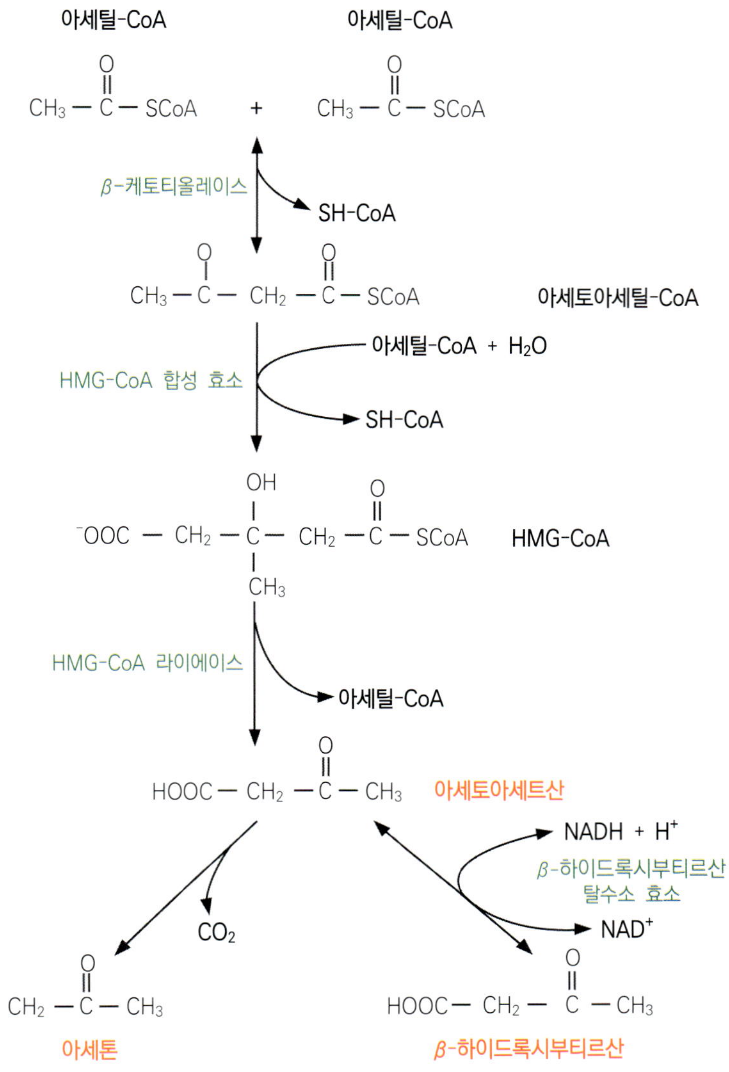

그림 9-3. **케톤체 형성**

◆ 케톤증

혈액에 케톤체가 과다하게 축적된 상태를 케톤혈증(ketonemia)이라고 한다. 소변에 케톤체가 과다하게 축적된 상태를 케톤뇨증(ketonuria)이라고 한다. 혈액과 소변에 케톤체가 증가한 상태를 종합적으로 케톤증(ketosis)이라고 한다. 케톤증에서 아세톤은 휘발성 물질이기 때문에 호흡을 통해 배출된다. 케톤증은 당뇨병, 기아, 심한 간 손상, 고지방 및 저탄수화물 식이 때 나타난다.

당뇨병에서 신체는 탄수화물을 산화하는 게 불가능하다. 그 대신 지방을 산화하는데 그로 인해 혈액과 소변에 케톤체가 축적된다. 케톤체는 산성 물질이어서 케톤증에서는 혈액의 pH가 낮아진다. 이를 당뇨병성 케톤산증(diabetic ketoacidosis, DKA)이라고 한다. 이 상태가 진행되면 치명적인 혼수에 이를 수도 있다. 이러한 케톤체를 몸에서 제거하는 데에는 수분 섭취가 필요하다. 만일 당뇨병에서 수분 섭취를 늘리지 않으면 탈수가 나타난다. 당뇨병성 탈수는 소변에 포도당의 증가로 인하여 나타나는 다뇨(polyuria) 때문에 일어난다.

마찬가지로 기아가 지속되는 상태나 고지방 저탄수화물 식이 상태에서는 탄수화물 대신 지방이 산화되어 케톤증과 산증이 함께 나타나는 케톤산증을 초래한다.

간 손상이 심할 때는 간에 필요한 양의 글리코젠을 저장하지 못한다. 이렇게 탄수화물이 부족할 때 지방이 산화되어 케톤증을 일으킨다.

5. 지방산 산화의 손상에 의해 초래되는 대사 질환

자메이칸 구토병(Jamaican vomiting disease)은 아키(akee)나무의 익지 않은 생과일을 먹었을 때 초래되는 질병이다. 이러한 익지 않은 생과일에는 아실-CoA 탈수소 효소(acyl-CoA dehydrogenase)를 불활성화하는 독소 물질인 하이포글라이신(hypoglycin)이 포함되어 있어서 β-산화가 억제되고 따라서 저혈당증이 일어난다.

레프숨병(Refsum's disease)은 파이탄산(phytanic acid)의 축적에 의해 초래되는 희귀성 유전 질환이다. 파이탄산은 β-산화를 억제한다. 간성 카르니틴 팔미토일기 전이 효소 결핍은 저혈당증과 혈장의 케톤체 저하를 일으킨다. 근육 카르니틴 팔미토일기 전이 효소 결핍은 지방산 산화를 손상시켜 근육 약화를 일으킨다.

6. 지방 저장

신체에 필요한 양 이상으로 지방이 많으면, 피하의 지방 조직과 내장 주위에 저장된다. 이렇게 저장된 지방은 몇 가지 목적을 갖고 있다.

1. 식량(에너지 연료) 비축
2. 장기 지지
3. 장기에 대한 충격 흡수
4. 외부 온도의 급격한 변화가 내부에 전달되지 않도록 하는 절연 작용

체내에 저장되어 있는 지방은 혈액에 있는 지방과 평형을 이루고 있다. 다시 말하면, 지방 조직에 저장되어 있는 지방은 단순히 저장되어 있는 상태로 존재하는 게 아니라 혈액으로 나오고 다시 또 지방 조직에 저장되고 하는 동적인 상태가 계속해서 일어난다.

비만(obesity, 정상 체중의 20%를 초과할 때)은 과다한 지방이 지방 조직으로서 축적된 상태이다. 비만인 사람은 몸이 연소하는 것보다 더 많은 음식을 섭취하기 때문에 과잉의 에너지 연료가 지방으로 전환되고, 그것이 지방 조직으로서 축적된다. 신체에서 필요로 하는 열량 그 이상의 음식물을 섭취했을 때 매 9 kcal마다 1 g의 지방으로 축적되는 것으로 보면 된다.

대부분의 사람들은 나이가 들어감에 따라 과체중이 되는 경향이 있다. 이것은 나이가 들면 젊었을 때보다 운동량이 줄어들고 게다가 몸을 유지하는 데 필요한 열량도 줄어들기 때문이다.

비만은 일반적으로 수명을 단축시킨다. 과체중인 사람은 정상인보다 심혈관 질환이나 당뇨병 및 간 질환 등에 걸릴 위험성이 높다. 나이와 키에 따른 정상적인 체중보다 10% 이상의 과체중을 나타낸 사람들은 의학적 문제를 일으킬 수 있다. 이러한 사람들은 의사의 처방에 따라 적절한 다이어트를 해야 한다.

간에 트리글리세라이드가 과다하게 축적되면 간경화증과 간 기능의 손상을 초래할 수 있다. 그와 같은 축적은 유리 지방산이 증가하거나 유리 지방산으로부터 지질단백질의 생성이 차단되었을 때 일어날 수 있다.

만성 알코올 중독은 또한 고지혈증(hyperlipidemia)을 일으키고 결국에는 간경화증을 일으킨다.

7. 지방 합성

포도당이 지방으로 전환되는 지방 합성(lipogenesis)은 간과 지방 조직에서 일어나는데 지방 조직에서 우세하게 일어난다. 인슐린은 간과 지방 조직에서의 지방 합성을 촉진시킨다. 지방 합성률을 조절하는 주요 인자는 생물의 영양 상태이다. 고탄수화물 식이를 하는 사람에서는 지방 합성률이 증가한다. 반면에 칼로리가 제한된 식이나 고지방 식이 또는 당뇨병과 같이 인슐린이 결핍될 때는 지방 합성률이 감소한다. 지방 합성률이 감소하면 혈장의 유리 지방산 농도가 증가한다.

지방산의 합성은 미토콘드리아와 세포질에서 일어나는데 특히 세포질에서 우세하게 일어난다. 미토콘드리아에서는 기존의 지방산 사슬 길이를 길게 하는 반응이 일어나며, 반면에 세포질에서는 아세틸-CoA로부터 지방산을 합성하는 반응이 일어난다.

아세틸-CoA로부터 지방산이 합성되는 과정은 다음과 같은 과정을 거친다.

반응 1. 지방산 합성에 투입되는 성분은 아세틸-CoA이다. 이것은 아세틸-CoA 카르복실화 효소(acetyl-CoA carboxylase)에 의해 카르복실기가 결합하여 말로닐-CoA(malonyl-CoA)로 된다. 카복실화 효소의 조효소는 비오틴(biotin)이다. 비오틴이 COO^-를 운반한다.

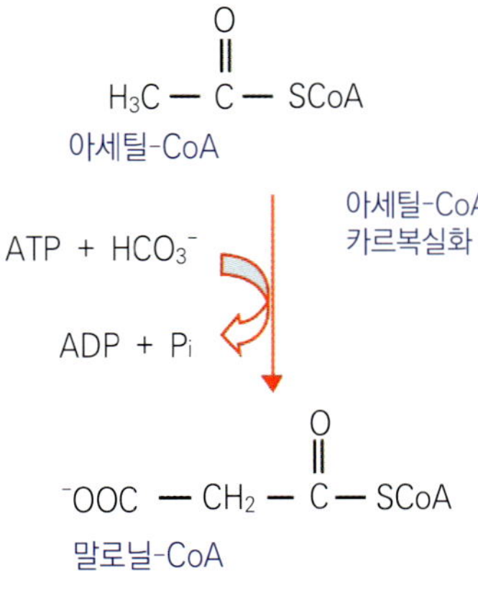

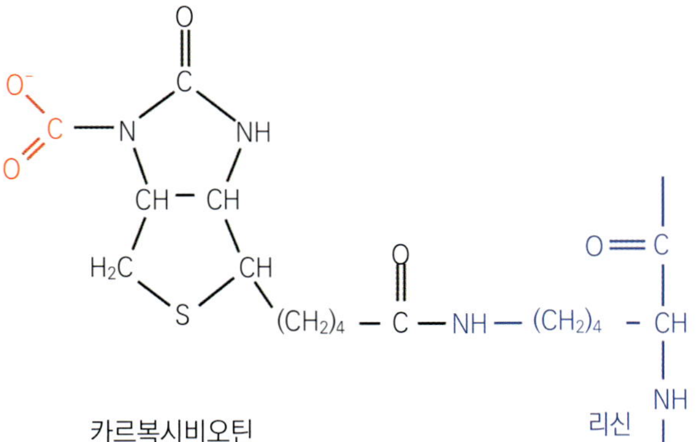

카르복시비오틴

반응 2, 3. 말로닐-CoA가 다른 하나의 아세틸-CoA와 반응하여 아세토아세틸 복합체(acetoacetyl complex)를 형성한다.

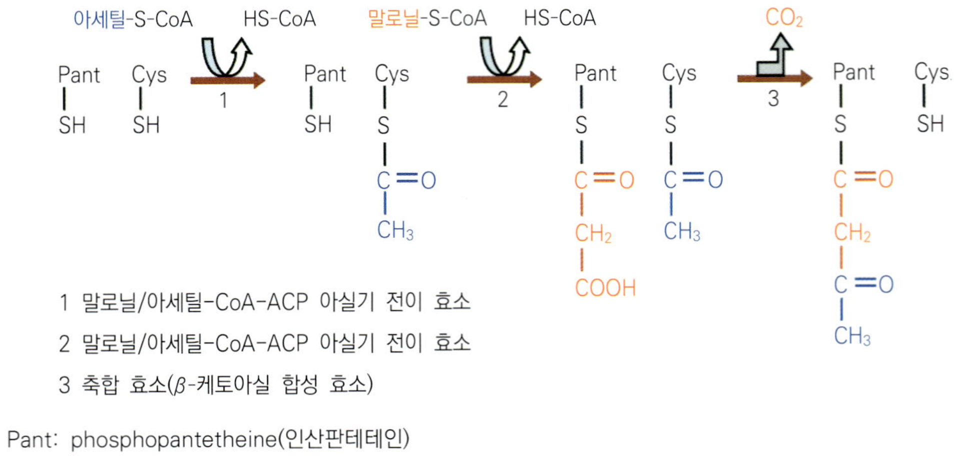

앞의 반응에서 추가되었던 탄소가 제거되었다. 그것은 주로 아세틸-CoA에서 α 탄소를 활성화에 사용되었다. 그래서 축합 반응이 일어났다. 여기에 필요한 효소 복합체를 지방산 합성 효소(fatty acid synthetase)라고 하며 이것은 몇 가지 효소로 구성된 복합체이다.

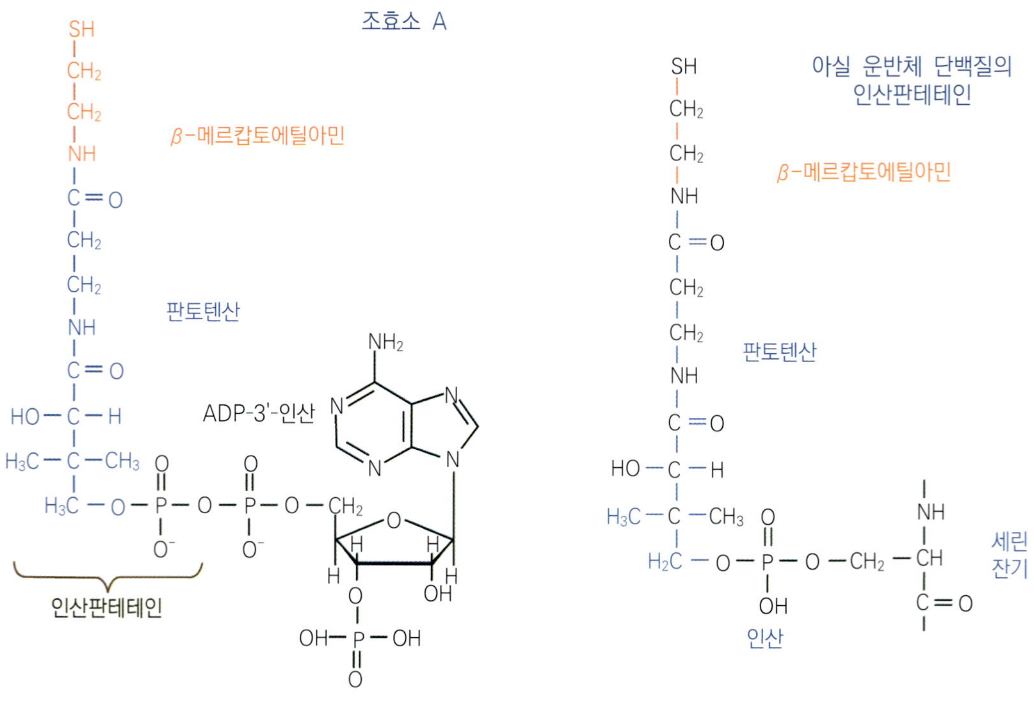

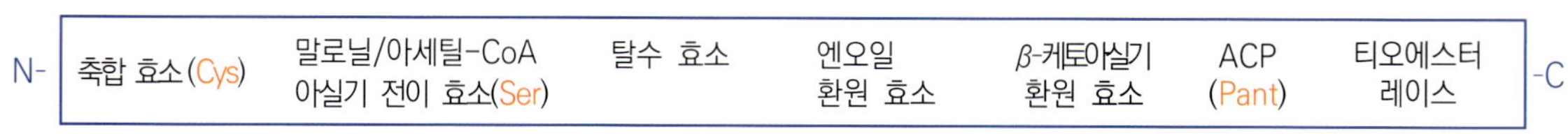

지방산 합성 효소의 1차 구조 배열 순서

반응 4. 아세토아세틸 복합체의 케톤기가 NADPH에 의해 알코올기로 환원된다.
반응 5. 앞에서 생성된 알코올이 탈수되면서 불포화 물질로 된다.
반응 6. 앞에서 생성된 불포화 물질이 NADPH에 의해 환원되어 포화 물질로 된다.

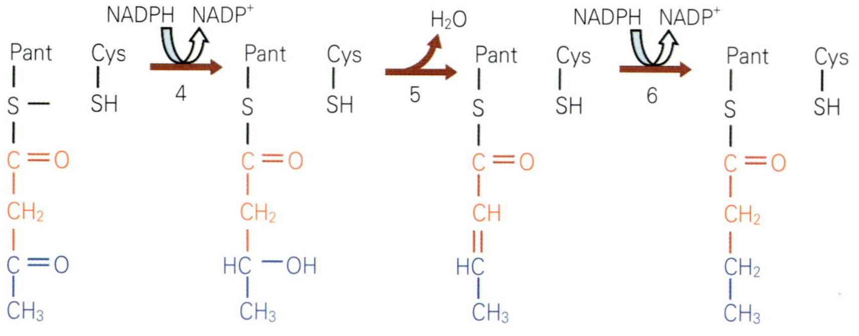

4 β-케토아실-ACP 환원 효소
5 β-하이드록시아실-ACP 탈수 효소
6 엔오일-ACP 환원 효소

반응 7. 반응 6의 생성물이 계속 반복하여 이 회로를 거친다. 이 회로를 한 번 거칠 때마다 2개의 탄소 원자가 첨가된다. 이 회로는 신체가 필요로 하는 지방산이 만들어질 때까지 계속 진행된다.

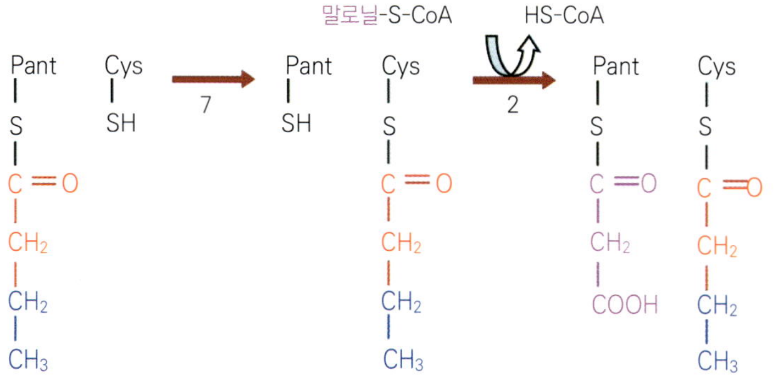

7 축합 효소
2 말로닐/아세틸-CoA-ACP 아실기 전이 효소 (반복)

지방산은 포도당이나 케톤체로부터 합성된다(그림 9-4).

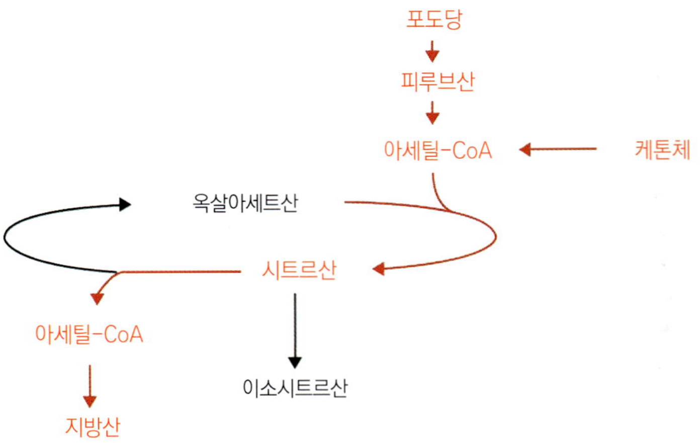

그림 9-4. 지방산 합성

8. 인지질 합성

인지질(phospholipid)은 세포막의 골격을 형성하는 주성분이기 때문에 매우 중요하다. 그림 9-5에서 보는 바와 같이 디글리세라이드는 지방(트리글리세라이드)의 합성 과정에서 나타나는 중간대사물질이다.

1,2-디글리세라이드는 다음과 같은 과정을 거쳐 레시틴(lecithin)으로 전환될 수 있다. 이 반응에서 사이티딘 삼인산염(cytidine triphosphate, CTP)는 콜린 인산염(choline phosphate)의 활성제로서 작용한다.

CDP콜린은 디글리세라이드와 반응하여 포스파티딜콜린(phosphatidylcholine), 즉 레시틴을 형성한다. 콜린이 결합했던 자리에 콜린 대신 에탄올아민(ethanolamine), 이노시톨(inositol), 세린(serine)이 결합하면 각각 포스파티딜에탄올아민(phosphatidylethanolamine), 포스파티딜이노시톨(phosphatidylinositol), 포스파티딜세린(phosphatidylserine)이라는 인지질이 형성된다.

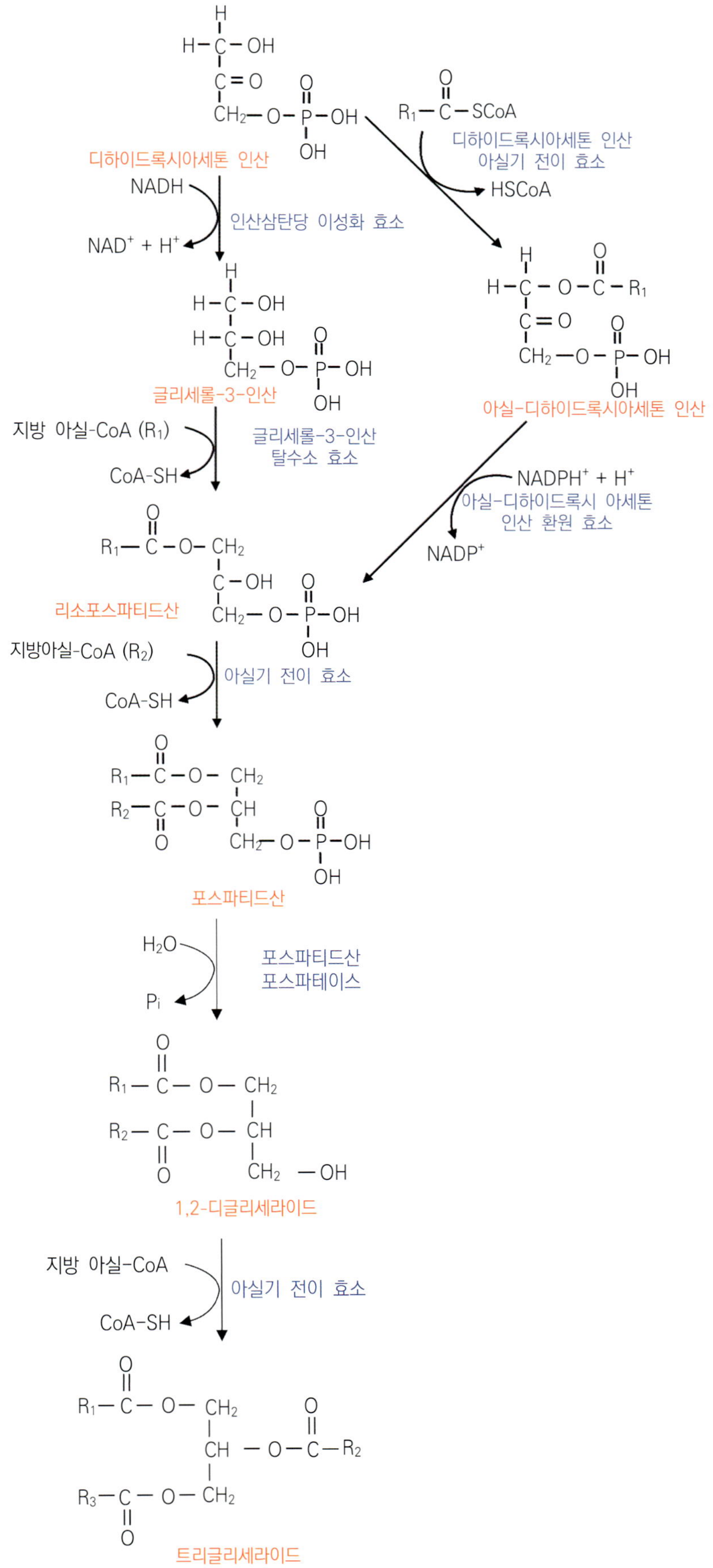

그림 9-5. **트리글리세라이드 합성**

9. 콜레스테롤

콜레스테롤은 신체의 모든 세포 특히 뇌와 신경조직에서 볼 수 있다. 콜레스테롤은 동물성 지방에 있고 식물성 지방에는 없다. 성인은 정상적으로 1일에 약 500 mg의 콜레스테롤을 섭취한다. 게다가 매일 500 mg의 콜레스테롤을 합성한다. 신체에서 합성한 콜레스테롤의 약 50%는 간에서, 15%는 장에서 합성한다. 아무튼 유핵세포(핵을 갖고 있는 세포)를 포함하고 있는 거의 모든 조직은 콜레스테롤을 합성할 수 있다.

콜레스테롤은 정상적으로 담즙을 통해 배설된다. 그렇지만 때때로 담석을 형성하여 담낭에 머무를 수도 있다. 콜레스테롤이 큰 동맥벽에 침착하면 동맥이 딱딱해지는 죽상 경화증으로 된다. 죽상 경화증이 나타나면 혈관의 직경이 감소하고, 동맥벽의 탄력성이 감소한다. 이렇게 되면 혈액이 혈관 속을 흐르다 좁아진 부위에서 혈관과의 마찰이 커지고 결국에는 혈관이 손상되고 혈전을 만든다. 이러한 현상이 심장에서 일어나면 혈전이 관상동맥을 차단하여 심장 근육에 혈액을 공급하지 못하여 차단된 부위의 심근 세포는 괴사한다. 이러한 심장의 병적인 상태를 심근경색(myocardial infarction, MI)이라고 한다.

콜레스테롤은 비타민 D, 성호르몬, 부신 피질 호르몬의 전구체로서도 중요하다.

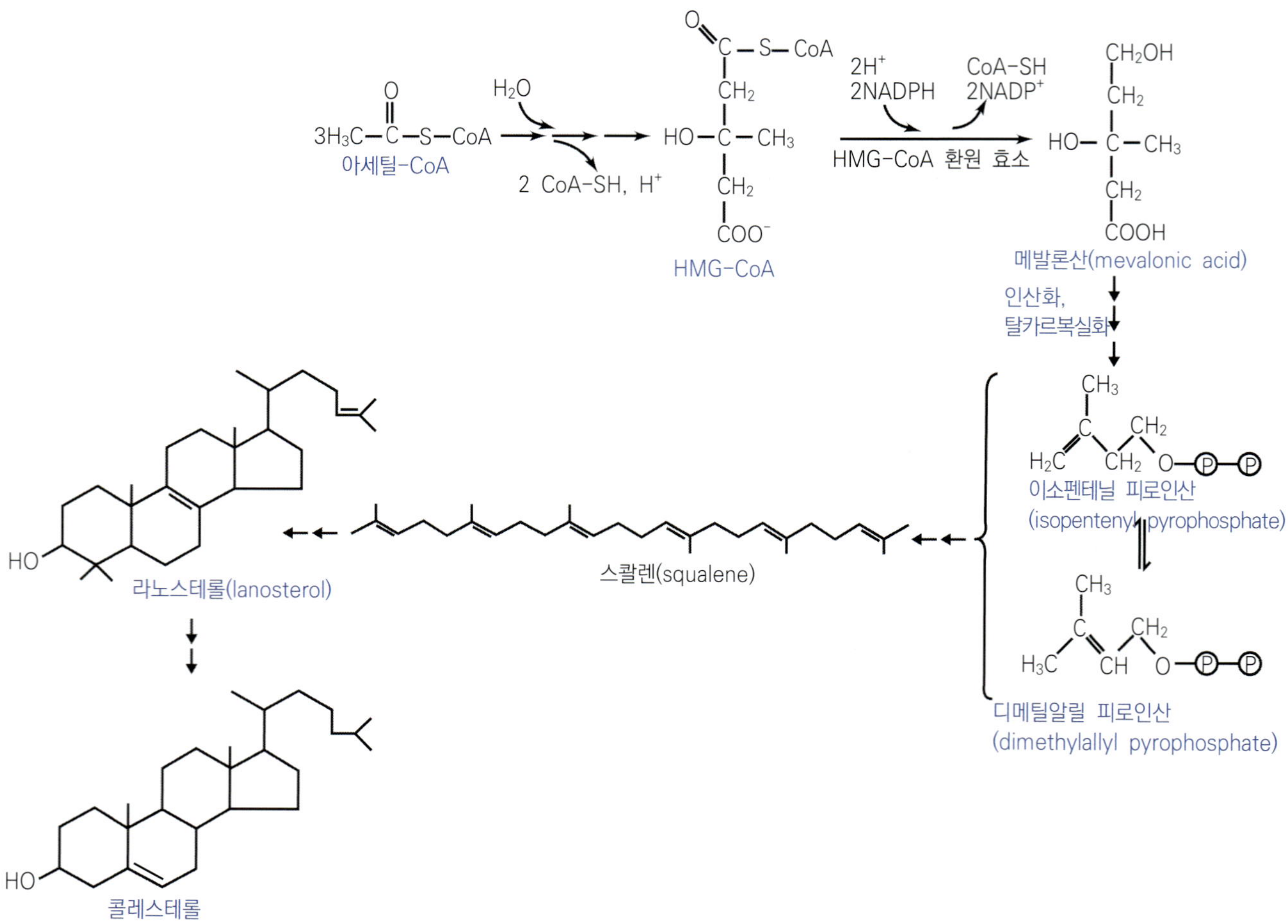

HMG: 3-하이드록시-3-메틸글루타릴
(3-hydroxy-3-methylglutaryl)

그림 9-6. 콜레스테롤 합성

◆ 합성

콜레스테롤은 주로 간에서 합성하지만 부신 피질, 피부, 고환, 대동맥, 장에서도 합성할 수 있다. 이러한 합성은 세포의 마이크로솜과 사이토졸에서 일어난다. 콜레스테롤 합성에서 처음 시작하는 물질은 아세틸-CoA이며(그림 9-6), 이것은 또한 콜레스테롤에 있는 모든 탄소 원자의 공급원이기도 하다.

성인은 하루에 약 1.5 ~ 2.0 g의 콜레스테롤을 합성하며, 이중 간에서 약 1.0 ~ 1.5 g을 합성한다.

◆ 혈청 콜레스테롤 낮추기

콜레스테롤이 적게 함유된 식사를 하는데도 혈청 콜레스테롤이 저하하지 않으면 지방을 낮추는 약물(hypolipidemic drug)을 사용할 수도 있다. 이러한 약물에는 콜레스테롤의 합성을 저해하는 스타틴(lovastatin, pravastatin, fluvastatin), 위장관계로부터 콜레스테롤의 흡수를 차단하는 사이토스테롤 sitosterol(Cytellin), 담즙산염의 재흡수를 억제하는 콜레스티라민cholestyramine(Questran), 지방산의 산화를 증가시키고 트리글리세라이드의 분비를 감소시키는 겜피브로졸gemfibrozol(Lopid), LDL 이화 작용을 증가시키는 프로부콜probucol(Lorelco) 및 간에서 VLDL의 생성을 억제하는 니코틴산(nicotinic acid) 등이 있다.

◆ 지질 저장병

당지질은 신경과 뇌조직의 성분이다. 이러한 성분들이 유전적 결함으로 인한 효소의 결핍 때문에 축적되면 테이-삭스병(Tay-Sachs disease), 니만-피크병(Niemann-Pick disease), 고셰병(Gaucher's disease) 등이 나타난다.

테이-삭스병: 헥소사미니데이스(hexosaminidase)의 결핍으로 인하여 발생하는 지질의 유전적인 퇴행성 신경 질환으로 지질 대사 이상으로 뇌에 스핑고지질이 축적된다. 이질환은 점진적인 정신적·육체적 퇴행과 조기 사망이 특징이다.

니만-피크병: 골수, 비장, 림프절에 스핑고미엘린의 축적으로 인해 발생하는 지방 대사의 유전 질환이다. 이 병은 미국과 캐나다에 있는 유대인에게서 많이 나타나며 영아나 소아기에 시작하고 간과 비장의 비대와 빈혈, 림프절 장애 및 점진적인 정신적 · 육체적 악화가 특징이다.

고셰병: 간, 비장, 림프절 및 골수에서 그물내피 세포가 과형성되며, 효소 결핍으로 인하여 지방 대사에 장애가 생기는 가족성 장애이다.

10. 지질단백질 대사

지질은 물에 녹지 않기 때문에 림프액이나 혈액에서는 단백질과 결합하여 수송된다. 지질단백질의 대사는 복잡하지만 여기서는 그림과 함께 간단히 설명하였다(그림 9-7).

1. 섭취한 음식물중의 지질 성분이 소화와 흡수를 통해 장점막 세포 안으로 들어오면 소포체에서 지질 성분을 에스테르화하고 단백질과 결합하여 큰 입자의 킬로미크론(chylomicron)을 형성한다. 4장에서 설명하였듯이 킬로미크론의 80 ~ 90%는 음식물로부터 공급된 트리글리세라이드(TG)이다. 그래서 이러한 트리글리세라이드를 외인성 트리글리세라이드(exogeneous triglyceride)라고 한다.

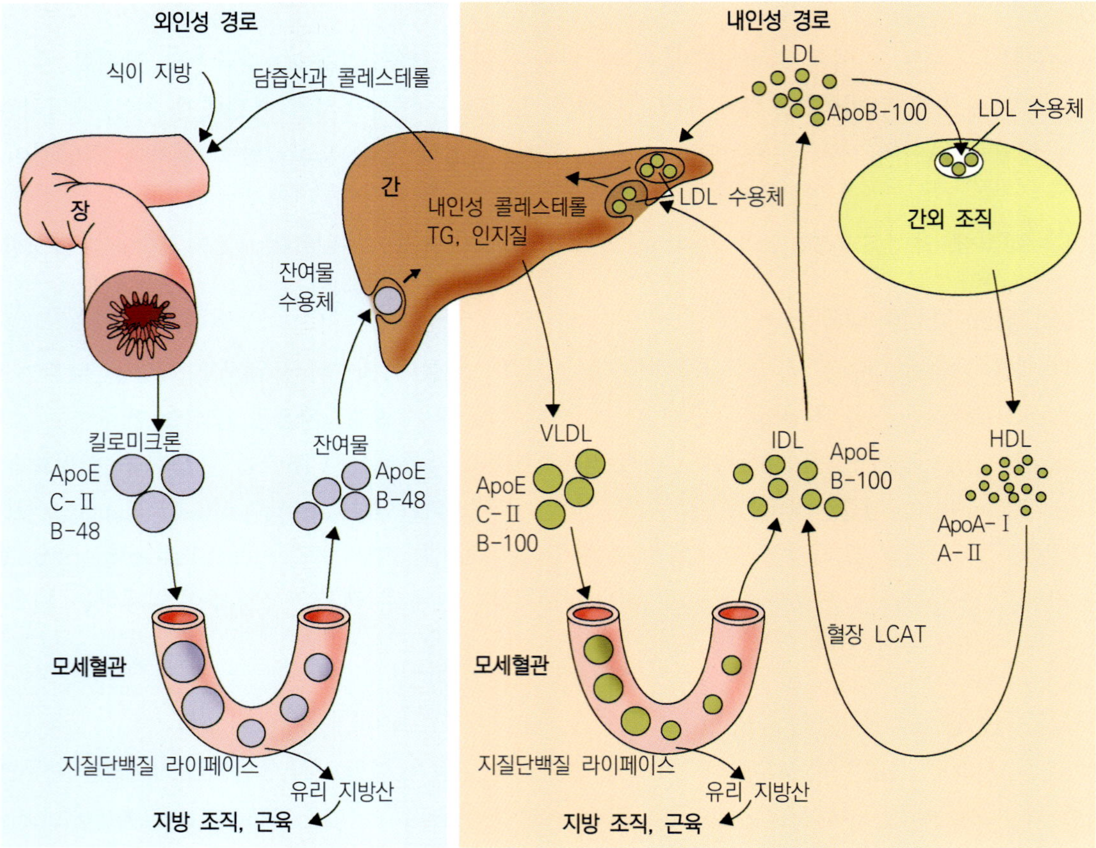

그림 9-7. 지질단백질 대사: 혈장 트리글리세라이드와 콜레스테롤의 수송
LCAT: lecithin cholesterol acyltransferase

2. 장에서 형성된 킬로미크론은 입자가 크기 때문에 모세혈관으로 들어가지 못하고 융모 속에 있는 모세림프관인 유미관(암죽관)으로 들어가 림프액에 섞여 운반되다가 흉관을 통해 대정맥으로 들어간다. 킬로미크론이 혈액으로 들어오면 혈장이 우유처럼 뿌옇게 된다. 혈관 안에서 킬로미크론은 지질단백질 라이페이스(lipoprotein lipase, LPL)에 의해 트리글리세라이드가 분해되어 입자가 점점 작아져서 잔여물(remnant)이 된다. 이때 생성된 지방산은 근육이나 지방 조직으로 들어간다.

3. 킬로미크론 잔여물이 간세포 속으로 들어가 리소좀에 의해 분해된다. 간세포에서는 지질을 합성하여 혈액으로 방출하는데, 이때도 지질 성분만으로는 혈액을 통해 수송이 안 되기 때문에 단백질과 결합하여 혈액으로 내보낸다. 이러한 지질단백질 입자가 초저밀도 지질단백질(very low density lipoprotein, VLDL)이다. VLDL의 주성분도 트리글리세라이드인데 이것은 간에서 합성한 것이어서 내인성 트리글리세라이드(endogeneous triglyceride)라고 한다.

4. 혈액으로 나온 VLDL은 혈관에 있는 LPL에 의해 분해되어 중간밀도 지질단백질(intermediate density lipoprotein, IDL)이 된다. IDL은 더욱더 지질 성분을 잃고 Apo B100을 제외한 아포지질단백질(apolipoprotein)의 대부분을 고밀도 지질단백질(high density lipoprotein, HDL)에 전달한다. 이후 IDL은 저밀도지질단백질(low density lipoprotein, LDL)이 된다.

5. IDL로부터 만들어진 LDL은 간세포나 간 외의 세포에 수용체와 결합하여 흡수된다. 이러한 현상이 혈관에서 일어나면 콜레스테롤이 혈관에 계속 축적되어 덩어리를 이루고 대나무 마디에서

보는 것처럼 혈관 안쪽으로 돌출하여(이것이 죽상 경화증이다) 혈액의 흐름을 막을 수 있다. 만일 이러한 현상이 심장에서 일어나면 심근경색으로 발전한다. HDL은 간과 장점막세포에서 생성되며 레시틴(lecithin)에 있는 지방산을 유리형 콜레스테롤에 전달하여 에스테르형 콜레스테롤을 만드는 레시틴 콜레스테롤 아실기전이 효소(lecithin cholesterol acyltransferase, LCAT)를 활성화하는 Apo A-I을 많이 함유하고 있다. HDL은 자신의 에스테르형 콜레스테롤을 Apo D의 매개를 통해 VLDL에 전달한다.

6. HDL은 말초조직에 있는 콜레스테롤을 청소하기 때문에 항동맥경화 지질단백질로 혈액에 농도가 높을수록 건강에 좋으며, 반대로 LDL은 농도가 높을수록 건강에 해롭다.

Practice Test

1. 트리글리세라이드의 성분인 글리세롤은 어떤 물질을 만드는 데 사용되는가?
   a. 핵산 b. 지방산 c. 아미노산 d. 탄수화물 e. 단백질

2. 지방의 기능은?
   a. 절연체 b. 장기 지지 c. 에너지 연료 d. 소화 작용 e. 이상 모두

3. 심한 당뇨병에서 탄수화물 대사 혼란으로 초래되는 것은?
   a. 케톤증 b. 산증 c. 아세톤 축적
   d. 콜레스테롤 증가 e. 이상 모두

4. 트리글리세라이드의 분해를 억제하는 호르몬은?
   a. 코르티솔 b. 인슐린 c. 글루카곤 d. 에피네프린 e. 티록신

5. 지방산의 β-산화에서 회로가 한 번 회전할 때마다 몇 개의 탄소원자가 제거되는가?
   a. 1 b. 2 c. 3 d. 4 e. 5

6. 지방산의 β-산화에 의해 생성되는 최종 산물은?
   a. 아세틸-CoA b. 아세톤 c. 피루브산
   d. 젖산 e. 옥살아세트산

7. 지방 합성이 일어나는 곳은?
   a. 지방 조직 b. 간 c. a와 b d. a와 b 모두 아님

8. 콜레스테롤과 관련이 있는 것은?
   a. 죽상 경화증 b. 담석 형성 c. 성 호르몬 형성
   d. 담즙산염 형성 e. 이상 모두

9. 혈액에서 지방은 어떤 형태로 수송되는가?
   a. 지질단백질 b. 당단질백 c. 인지질
   d. 유리형 e. 이상 모두

10. 케톤체는 어떤 물질의 대사에 이상이 있을 때 형성되는가?
    a. 핵산 b. 탄수화물 c. 지질 d. 아미노산 e. 단백질

【해답】

1. d 2. e 3. e 4. b 5. b 6. a 7. c 8. e 9. a 10. b

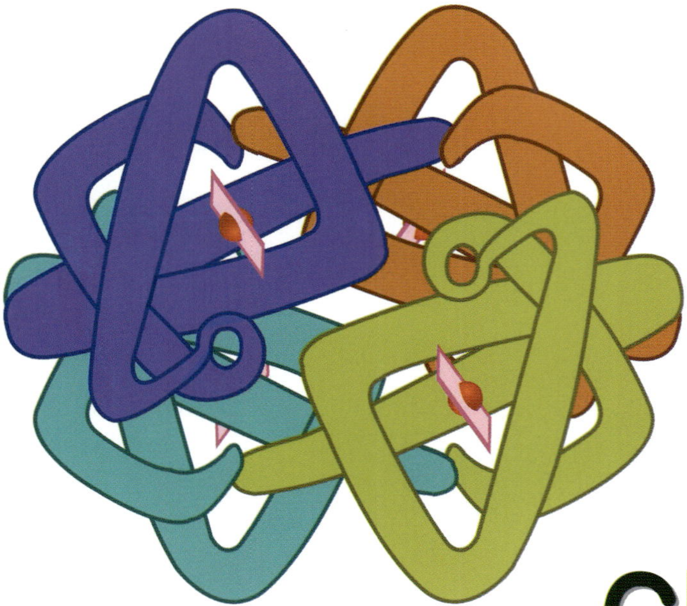

Chapter 10

Protein metabolism
단백질 대사

학습목표

- 질소 균형의 의미 이해하기
- 단백질 합성 이해하기
- 아미노산 전이 반응 이해하기
- 요소 형성 경로 알아두기
- 헤모글로빈 대사 이해하기

10 단백질 대사(Protein metabolism)

1. 신체에서의 단백질 기능

소화 과정에서 단백질은 아미노산으로 가수 분해된 다음 소장의 융모를 통해 흡수되어 혈액으로 들어간다. 이러한 아미노산은 신체의 아미노산 풀(amino acid pool)을 형성하면서 다음과 같은 기능을 발휘한다.

1. 새로운 조직을 형성하기 위해 조직 단백질로 전환된다.
2. 오래된 조직을 교체하기 위해 조직 단백질로 전환된다.
3. 헤모글로빈의 형성을 돕는다.
4. 어떤 호르몬의 형성을 돕는다.
5. 효소의 형성을 돕는다.
6. 신체가 필요로 하는 다른 아미노산을 합성하는 데 사용된다.
7. 에너지원으로서 사용된다.
8. 핵산, 신경전달물질 및 기타 신체 기능에 필요한 물질을 형성하는 데 사용된다.

2. 질소 균형

신체는 간과 근육에 탄수화물인 글리코젠을 그리고 지방조직과 장기의 주위 조직에 지방을 저장한다. 그렇지만 단백질은 저장이 안 된다. 단백질의 소화로 생긴 아미노산은 새로운 조직을 합성하고, 오래된 조직을 교체하고, 호르몬 및 효소처럼 몸에 필요한 물질을 형성하고, 지방으로 전환되거나 산화되어 에너지를 공급하는 데 사용된다.

신체의 모든 단백질은 지속적으로 붕괴되고 재합성된다. 단백질이 붕괴되고 재합성되는 데 소요되는 시간을 단백질 대사 회전율(protein turnover rate)이라고 한다. 이러한 회전율은 호르몬이나 효소처럼 몇 분 정도인 것부터 구조 단백질인 콜라겐처럼 약 3년에 이르는 것까지 그 범위가 단백질의 종류에 따라 다양하다.

단백질의 붕괴 양태는 종류에 따라 다양하다. 체중 70 kg인 남자에서는 하루에 20 ~ 25 g의 혈장 단백질이 붕괴와 생성을 반복한다. 혈장 단백질의 반감기는 평균 10일 정도이며, 성분별로 보면 알부민 17 ~ 23일, IgG 15 ~ 26일, IgA와 IgM 7 ~ 14일, 그리고 프리알부민(prealbumin) 1.9일이다. 또한 트립토판 산소 첨가 효소(tryptophan oxygenase)와 티로신 아미노기 전이 효소(tyrosine transaminase)의 반감기는 약 2시간으로 매우 짧다.

인체 혈장 단백질의 경우 붕괴 장소는 분명하지 않지만 알부민의 약 13%, IgG의 약 30%가 간에서 처리된다. 또한 총 단백질의 약 1/10 정도가 매일 대사 회전하는 것으로 밝혀졌다.

신체는 단백질을 저장할 수 없고 또한 단백질은 질소를 포함하고 있어서 하루에 음식물을 통해 몸으로 들어오는 질소량과 배설되는 질소량이 같아야 한다. 하지만 성장기에 있는 아이들은 신체 조직이 발육해야 하기 때문에 배설되는 질소량이 들어오는 질소량보다 적다. 이러한 상태가 양성 질소 균형(positive nitrogen balance)이다. 반대로 기아, 영양실조, 지속적인 고열 및 여러 가지 소모성 질환에서는 음식물을 통해 들어오는 질소량보다 배설되는 질소량이 많은 음성 질소 균형(negative nitrogen balance)이 된다.

아무튼 적당량의 단백질을 섭취하지 못하면 음성 질소 균형 상태가 되며, 그러한 사람은 결국 단백질 열량 부족증 또는 콰시오코르(kwashiorkor)라고 하는 단백질 결핍성 질환으로 발전할 수 있다.

단백질 영양실조는 입으로 먹을 수 없는 중증 환자에서 나타난다. 이러한 현상은 주로 수술이나 외상 환자들에서 볼 수 있다. 이러한 환자에게 단백질을 적절하게 공급하지 않으면 질소 균형 상태가 깨져서 회복이 느려진다. 이 경우에는 포도당과 단백질 용액을 정맥에 주사하는 고칼로리 영양법(hyperalimentation)이 이용된다.

하루에 약 300 g의 탄수화물과 100 g의 지방과 100 g의 단백질(총 2500 kcal)을 소비하는 사람은 하루에 약 16.5 g의 질소를 배설한다. 이러한 질소의 95%는 신장(콩팥)을 통해 제거되고 나머지 5%는 대변으로 제거된다. 질소의 대부분은 요소(urea)로서 배설된다.

3. 단백질 합성

단백질은 핵 속의 염색체에 저장된 DNA의 유전 정보에 따라 세포질의 리보솜에서 합성한다. 신체는 단백질 소화에 의해 생성된 아미노산을 재료로 사용하여 신체의 각 부분에서 필요로 하는 단백질을 다시 만든다.

신체에 필요한 몇 가지 아미노산은 다른 아미노산으로부터 합성될 수 있다. 그렇지만 몇 가지 아미노산은 신체에서 합성이 안 된다. 이렇게 신체에서 합성하지 못하는 아미노산을 필수 아미노산(essential amino acid)이라고 하는데 이러한 아미노산은 식품을 통해 공급된다. 그래야 신체가 정상적으로 기능할 수 있다. 영양학적으로 보면 필수 아미노산은 8종류(영아에서는 10종류)이다(표 10-1).

표 10-1. 신체의 아미노산

영양학적인 필수 아미노산	영양학적인 비필수 아미노산	
	아미노산	전구체
이소류신(아이소류신)	알라닌	피루브산
류신	아르기닌(아르지닌)	글루탐산
리신(라이신)	아스파라긴(아스파라진)	아스파르트산
메티오닌(메싸이오닌)	아스파르트산	옥살아세트산
페닐알라닌	시스테인	세린, 호모시스테인
트레오닌	글루탐산	α-케토글루타르산
트립토판	글루타민	글루탐산
발린	글리신	세린
아르기닌(영아)	하이드록시리신	
히스티딘(영아)	프롤린	아르기닌
	세린	3-인산글리세르산
	티로신(타이로신)	페닐알라닌

(　　)는 개정용어

어떤 단백질은 영양학적인 필수 아미노산을 모두 포함하고 있다. 그렇지 못한 단백질을 불완전 단백질(incomplete protein)이라고 하는데 젤라틴(gelatin)과 제인(zein)이 대표적인 불완전 단백질이다. 젤라틴에는 트립토판(tryptophan)이 없고, 옥수수에서 추출한 단백질인 제인(zein)에는 트립토판과 리신(lysine)이 없다.

4. 비필수 아미노산의 생합성

대체로 음식물을 통해 공급되는 아미노산 혼합물은 신체가 필요로 하는 분량(종류별 양)에 미치지 못한다. 따라서 신체에서는 아미노산 풀(amino acid pool)에 대해 대사를 통한 재정리가 일어난다. 표 10-1에 나타낸 것처럼 신체에서 합성되는 비필수 아미노산들은 그들의 자원이 되는 전구체에 아민 질소(amine nitrogen)가 적절하게 공급되어 만들어진다.

이러한 합성은 많은 양이 아미노기 전이 작용(transamination)을 통해 이루어진다. 하나의 특별한 생합성 경로를 자세히 살펴볼 필요가 있다. 이 경로가 그림 10-1에 나타낸 메틸 회로(methyl cycle)이다. 메틸 회로에서는 3개의 고에너지 인산 결합이 소비되고, 몇 가지 중요한 메틸 화합물이 중간 산물로서 형성된다. 메틸 운반체는 비타민 B군의 하나인 엽산(folic acid)의 활성형인 테트라하이드로엽산염(tetrahydrofolate, THF)이다. 메토트렉사트(methotrexate) 같은 항암제는 THF에 의한 메틸기 전이를 억제함으로써 DNA가 메틸화 되는 것을 차단하다.

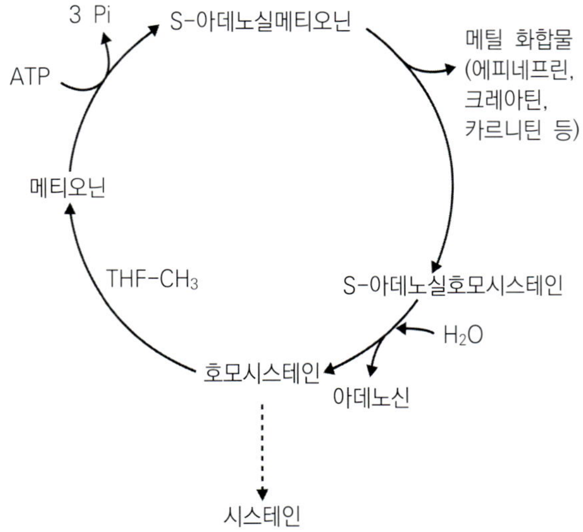

그림 10-1. **메틸 회로**

◆ 아미노기 전이 작용

아미노기 전이 작용(transamination)이란 하나 또는 그 이상의 아미노산이 다른 아미노산으로 전환되는 반응이다. α-아미노산과 α-케토산이 반응하면, 서로 전환되어 다른 하나의 α-아미노산과 다른 하나의 α-케토산이 형성된다. 모든 아미노산이 아미노기 전이 작용에 의해 글루탐산으로 전환될 수 있다. 이 경로를 통해 신체가 필요로 하는 아미노산이 만들어진다.

아미노기 전이 작용은 아미노기 전이 효소(transaminase 또는 aminotransferase)에 의해 촉매된다. 이 효소의 활성에는 조효소로서 비타민 B_6인 피리독살 인산염(pyridoxal phosphate)이 필요하다. 전이 효소는 여러 가지 질환을 진단하는 데 이용되고 있다. 아스파르트산 아미노기 전이 효소(aspartate aminotrasferase, AST)는 심근경색 후와 간경화(liver cirrhosis)와 같은 심한 간 질환에서 증가하고, 알라닌 아미노기 전이 효소(alanine aminotransferase, ALT)는 감염성 간염에서 증가한다. 혈청 AST와 ALT는 임신 중이나 비타민 B_6결핍 시에 감소한다.

아미노기 전이 작용의 예는 글루탐산(α-아미노산)과 옥살아세트산(α-케토산)이 반응하여 α-케토글루타르산(다른 하나의 케토산)과 아스파르트산(다른 하나의 α-아미노산)이 생성되는 반응이다.

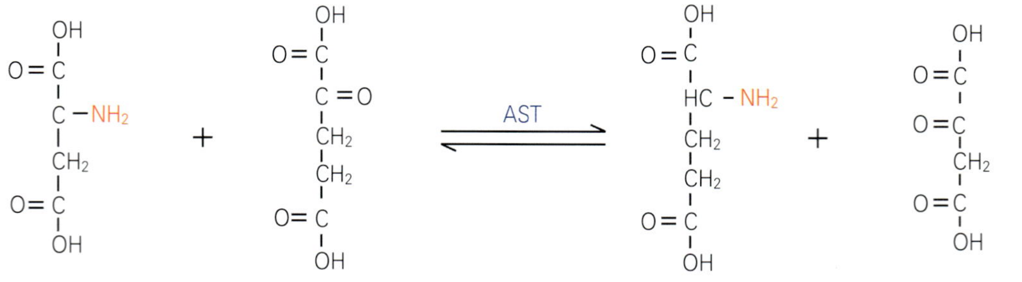

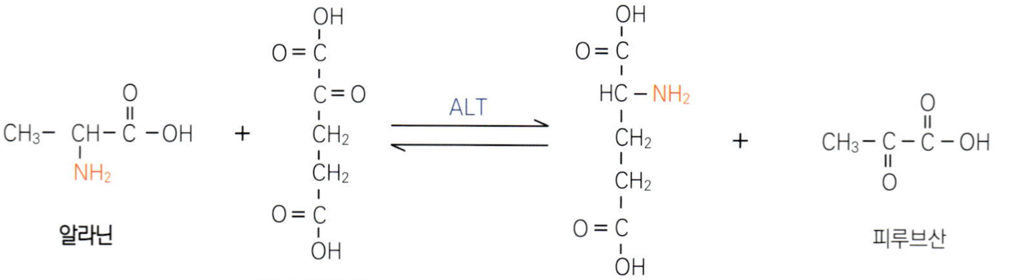

이러한 아미노기 전이 작용은 AST에 의해 촉매된다. AST는 심장 근육에 높은 농도로 존재한다. 관상동맥이 혈전에 의해 막혀 혈류가 감소되거나 차단되면 심근경색이 일어나는데, 이때는 혈액에 AST가 증가한다. 따라서 흉통을 호소하는 환자의 혈액을 채취해서 AST를 측정했을 때 AST가 증가했으면, 이것은 심근경색을 가리킨다(AST는 심근경색을 진단하는 여러 지표 물질 중 하나이지만, 최근에는 심근경색을 진단하는 다른 예민한 지표(예: cTnI, TnT 등)의 출현으로 거의 측정되지 않고 있다).

신체에서는 아미노기 전이 작용 외에 몇 가지 비필수 아미노산을 합성하는 다른 반응이 일어나고 있다.

어떤 유전 질환은 아미노산 합성을 촉매하는 효소의 결핍에 의해 초래된다. 그러한 질환 중의 하나가 페닐케톤뇨증(phenylketonuria, PKU)이다. 정상적인 상태에서 신체는 페닐알라닌을 티로신(타이로신)으로 전환시킨다. 이 반응을 촉매하는 것은 페닐알라닌 수산화 효소(phenylalanine hydroxylase)인데, 만일 이 효소가 유전적으로 결핍되면 티로신이 생성되지 못한다. 대신 페닐알라닌은 아미노기 전이 작용에 의해 페닐피루브산(phenylpyruvic acid)으로 전환된다. 이렇게 형성된 페닐피루브산은 혈액에 축적되고 소변으로 배설된다. 소변에 페닐피루브산 같은 페닐케톤체(phenylketones)가 존재하는 것을 PKU라고 한다(그림 15-11 참조).

5. 신체의 단백질 필요량

신체는 매일 정상적으로 조직의 교체를 위해 일정한 양의 단백질을 필요로 한다. 그렇지만 이것은 고열 등과 같이 대사가 증가하는 동안에는 크게 증가할 수도 있다. 정상 성인의 경우 일정한 체중을 유지하려면 하루에 적어도 체중 kg당 약 0.8 g의 단백질이 필요하다. 이 양으로 계산하면 성인 여성은 하루에 약 46 g, 성인 남성은 약 56 g의 단백질을 필요로 한다.

6. 아미노산의 이화 작용

조직 형성이 필요 없거나 조직을 형성하는 데 사용되지 않는 아미노산들은 열과 에너지를 생성하면서 암모니아와 이산화탄소와 물로 분해된다. 그러한 과정을 이화 작용(catabolism)이라고 한다. 반대로 생존에 필요한 큰 물질을 구성하는 과정은 동화 작용(anabolism)이라고 하는데, 이때는 에너지가 사용된다. 동화 작용과 이화 작용을 합쳐 대사(metabolism)라고 한다.

◆ 탈아미노 작용

탈아미노 작용(deamination)은 아미노산에서 α-아미노기가 제거되어 케토산과 암모니아를 형성하기 때문에 이화 작용이다. 탈아미노 작용은 주로 간과 신장(콩팥)에서 아미노산 산화 효소(amino acid oxidase)의 촉매에 의해 일어난다.

$$\text{알라닌}(\alpha\text{-아미노산}) \xrightarrow{\text{아미노산 산화 효소}} \text{피루브산}(\alpha\text{-케토산}) + \text{암모니아}$$

이 반응에 의해 생성된 α-케토산은 다음과 같은 반응을 거칠 수 있다.

1. 시트르산 회로로 들어가 이산화탄소와 물과 에너지를 생성하며 분해될 수 있다.
2. 탄수화물이나 지방으로 전환될 수 있다.
3. 아미노기 전이 작용에 의해 다른 아미노산으로 다시 전환될 수 있다.

◆ 요소 형성

앞에서 언급했듯이 체내의 단백질은 매일 계속 붕괴되어 아미노산으로 되고, 이것은 다시 탈아미노 작용을 통해 암모니아를 생성하면서 분해된다. 그런데 이 암모니아는 몸에 독성이 강하다. 혈액에 존재하는 암모니아는 세포 내에서 α-케토글루타르산(2-옥소글루타르산)과 반응하여 글루탐산을 형성한다. 그러나 어떤 원인에 의해 암모니아가 증가하여 세포 내로 들어가면 α-케토글루타르산과 반응하여 글루탐산을 형성한다. 이것이 지속되면 결국 세포 내의 α-케토글루타르산이 고갈된다. 이러한 상태가 되면 TCA 회로가 심하게 손상된다. 특히 뇌 세포는 호흡 장애에 민감하여 ATP가 유의하게 감소할 경우 혼수 또는 사망에 이를 수도 있다. 이러한 이유 때문에 간에서 일어나는 암모니아 처리 대사 과정인 요소 회로(urea cycle)는 매우 중요하다. 간에서 요소 회로를 통해 유독성의 암모니아가 무독성의 요소로 합성된 후, 이것은 소변으로 배설된다.

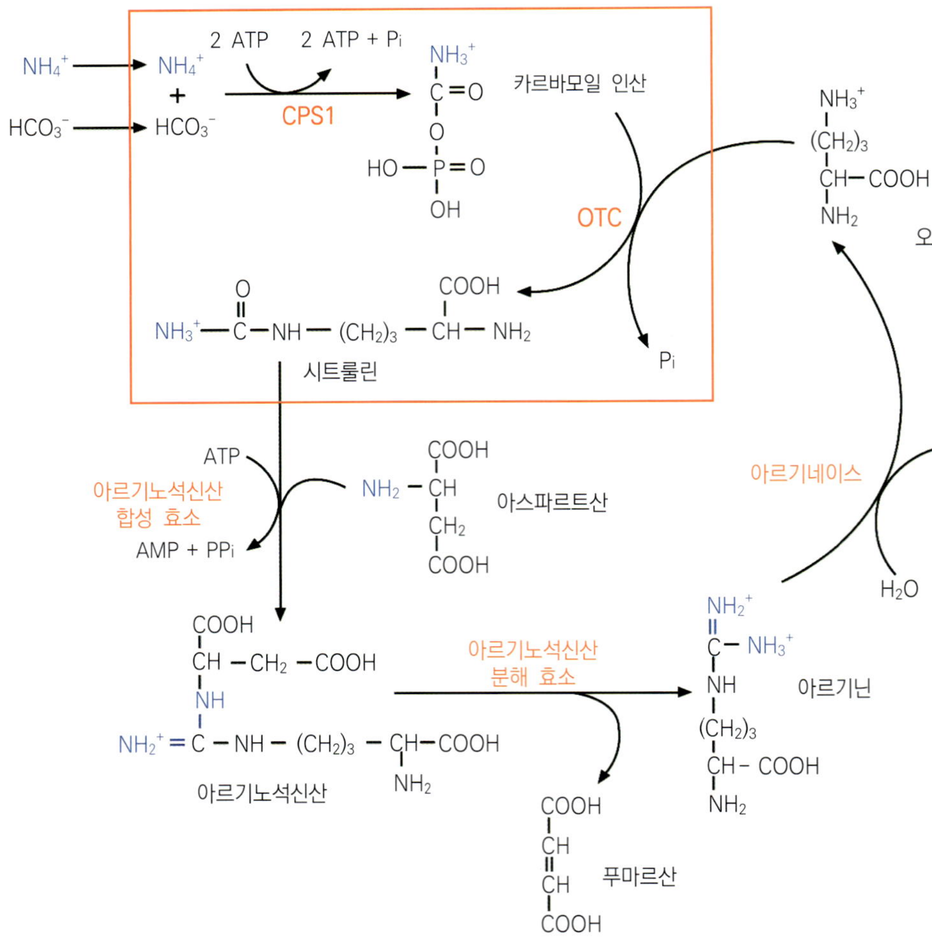

그림 10-2. **요소 회로**

요소 회로의 첫 번째 단계는 암모니아와 이산화탄소(또는 HCO_3^-)가 카르바모일 인산(carbamoyl phosphate)을 형성하는 것이다. 이 반응은 Mg^{2+}의 존재 하에 *N*-아세틸글루탐산(*N*-acetylglutamic acid)과 카르바모일 인산 합성 효소1(carbamoyl phosphate synthetase1, CPS1)에 의해 촉매된다(그림 10-2). 만일 이 효소가 결핍되면 심각한 고암모니아혈증(hyperammonemia)으로 된다.

두 번째 단계에서 카르바모일 인산은 오르니틴(ornithine)과 결합하여 시트룰린(citrulline)을 형성한다. 이 반응을 촉매하는 효소가 결핍되면 고암모니아혈증을 일으킨다.

그다음 시트룰린은 아스파르트산과 반응하여 아르기니노석신산(argininosuccinic acid)을 형성한다. 이 반응은 ATP, Mg^{2+} 및 아르기니노석신산 합성 효소(argininosuccinate synthetase)의 존재 하에 일어난다.

아르기노석신산은 아르기닌(arginine)과 푸마르산(fumaric acid)으로 분해된다. 푸마르산의 일부는 다시 아스파르트산이 되고, 일부는 시트르산 회로로 들어간다.

마지막으로 아르기닌은 간에서 유래하는 효소인 아르기네이스(arginase)에 의해 오르니틴과 요소로 분해된다. 오르니틴은 다시 회로로 들어가고, 요소는 혈액으로 분비된다.

간에서 형성된 요소는 혈액으로 들어간 후 신장에서 여과되어 소변을 통해 배설된다. 요소는 단백질 대사의 주된 최종 질소 산물이며, 체내에서 배설되는 총 질소 중 가장 많은 양을 차지한다.

급성 및 만성 신염, 신우신염, 진행성 신경화증 등과 같은 신부전(콩팥 기능 상실) 상태에서는 요소가 소변으로 배설이 잘 안 되므로 혈액 요소 질소(blood urea nitrogen, BUN)가 증가한다. 이러한 상태를 질소혈증(azotemia)이라고 한다. 따라서 BUN을 측정하면 신장 기능 상실을 진단할 수 있다. 그밖에 BUN은 단백질 섭취 증가, 조직 단백질의 붕괴, 수술, 소화관 출혈을 비롯한 탈수와 화상 등에 의해 신혈류량이 감소할 때도 증가하고, 신장 아래에 위치한 요로(방광, 요도 등)가 요로 결석이나 종양 등에 의해 폐쇄되어 소변으로의 배설이 감소할 때도 증가한다.

7. 요소 회로와 관련된 대사 질환

유전적 결함으로 요소 회로의 효소가 결핍되는 대사 질환이 있다. 이러한 질환을 교정하기 위해서는 단백질 함량이 낮은 저단백 식이를 섭취하거나 혈액 아미노산이 빠르게 증가하지 않도록 소량의 음식물을 자주 섭취해야 한다. 요소 회로와 관련된 대사 질환은 다음과 같다.

1. 고암모니아혈증은 카르바모일 인산 합성 효소의 결핍으로 인해 생긴다. 이 질환의 특징은 혈액에 NH_4^+이 증가하는 것이다. 또한 뇌척수액, 혈액 및 소변에 글루타민(glutamine)이 증가한다. 고암모니아혈증의 영향 중 하나는 정신 지체이다.
2. 시트룰린혈증(citrullinemia)은 아르기노석신산 합성 효소의 결핍이나 감소로 인해 생긴다. 이 질환의 특징은 대량의 시트룰린이 소변으로 배설되는 것이다. 게다가 혈액과 뇌척수액에서 대량의 시트룰린이 관찰된다.
3. 아르기노석시네이스 산뇨증(arginosuccinase aciduria)은 아르기노석시네이스의 결핍으로 인해 생기며, 혈액에 아르기노석신산이 증가하는 것이 특징이다. 이 질환은 보통 2살까지의 영아에게 치명적이다.

◆ 탈카르복실 작용

아미노산에서 탈카르복실 작용(decarboxylation, -COOH기의 제거)이 일어나면 일차 아민을 생성한다. 제거된 카르복실기는 이산화탄소로 전환된다. 탈카르복실 작용 반응에 포함된 효소는 조효소로서 피리독살 인산을 필요로 한다. 탈카르복실 작용 반응은 다음과 같이 요약된다.

$$\alpha\text{-아미노산} \xrightarrow[\text{피리독살 인산}]{\text{아미노산 탈카르복실화 효소}} \text{일차 아민} + CO_2$$

자연에 나타나는 몇 가지 아민은 아미노산의 탈카르복실 작용에 의해 형성된다.

아미노산	탈카르복실 작용 →	일차 아민
히스티딘	→	히스타민(histamine)
리신	→	카다베린(cadaverine)
오르니틴	→	푸트레신(putrescine)
티로신	→	티라민(tyramine)

몇 가지 탈카르복실 작용은 장에 있는 세균에 의해 일어나는데, 세균은 아미노산을 공격하여 프토아민(ptoamine)이라고 하는 독성 아민을 생성한다. 이러한 반응은 보통 식품 단백질이 손상되는 과정에서 볼 수 있다.

몇 가지 생리학적으로 활성적인 화합물은 어떤 아미노산의 탈카르복실 작용을 포함한 대사 과정을 통해 형성된다. 예를 들면 히스티딘으로부터 알레르기 반응에 중요한 역할을 하는 히스타민이 형성되고, 트립토판으로부터 세로토닌(serotonin), 신경전달물질(neurotransmitter), 멜라토닌(melatonin), 송과체 호르몬(pineal hormone) 그리고 피부에 착색을 일으키는 멜라닌(melanin)이 형성되고, 글루탐산으로부터 신경전달물질인 γ-아미노부티르산(γ-aminobutyric acid, GABA)이 형성되고, 타이로신으로부터 신경전달물질인 도파민(dopamine), 노르에피네프린(norepinephrine), 에피네프린(epinephrine)이 형성된다. 글리신은 헴(heme), 퓨린(purine) 및 크레아틴(creatine) 합성에 포함되어 있다. 그리고 아르기닌은 산화 질소(nitric oxide)와 함께 폴리아민(polyamine)을 생성한다.

8. 아미노산의 탄소 대사

일단 아미노산에서 질소가 제거되면, 탄소는 에너지원으로 사용될 수 있다. 탄소 골격은 여러 가지 화합물로 전환될 수 있다(그림 10-3). 아세틸-CoA와 아세토아세틸-CoA로 전환되는 아미노산을 케톤 생성 아미노산(ketogenic amino acid)이라고 하며, 피루브산이나 TCA 회로의 중간산물로 전환되는 아미노산을 포도당 생성 아미노산(glucogenic amino acid, 포도당으로 전환될 수 있는 아미노산)이라고 한다(표 10-2). 몇 가지 아미노산은 케톤 생성과 포도당 생성이 중복된다. 하지만 류신은 순수한 케토원성이다.

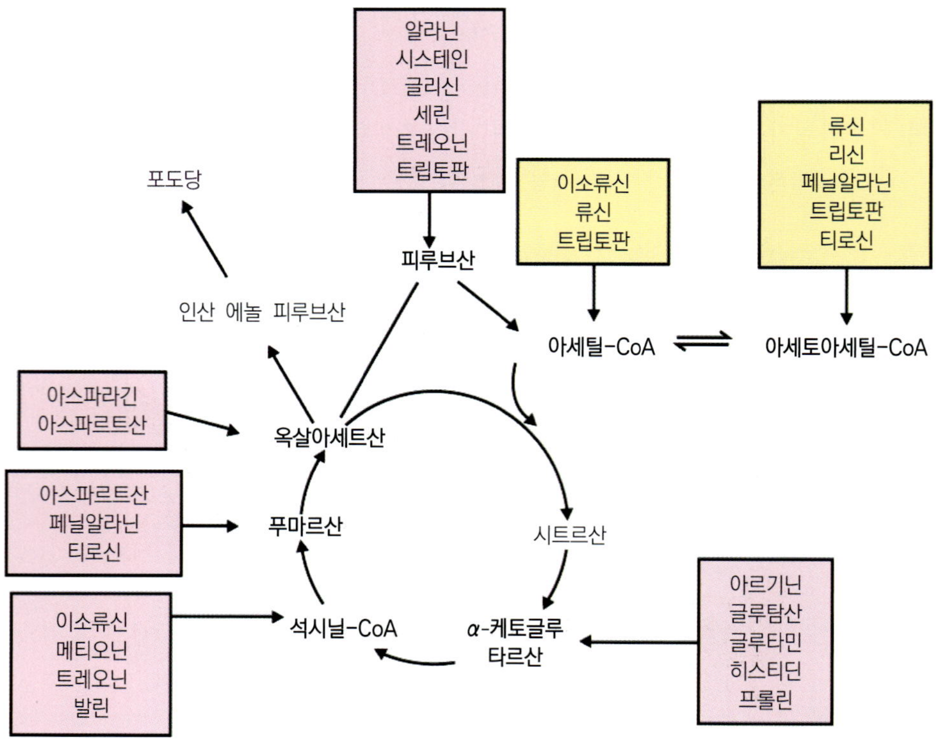

그림 10-3. 아미노산 대사

표 10-2. **포도당 생성과 케톤 생성에 의한 아미노산의 분류**

포도당 생성	알라닌, 아르기닌, 아스파라긴, 아스파르트산, 시스테인, 글루탐산, 글루타민, 글리신, 히스티딘, 메티오닌, 프롤린, 세린, 트레오닌, 트립토판, 발린
케톤 생성	류신
포도당 생성 및 케톤 생성	이소류신, 리신, 페닐알라닌, 티로신

9. 헤모글로빈(혈색소) 대사

◆ 헤모글로빈 합성

인체는 헤모글로빈(hemoglobin)이 분해되는 것만큼 매일 새로운 헤모글로빈을 합성한다. 헤모글로빈 구조에서 세 가지 중요한 성분은 철(Fe^{2+})과 글로빈(단백질)과 포프피린 고리(porphyrin ring)이다(그림 10-4). 헴 합성은 그림 10-5에서 보는 것처럼 석시닐-CoA와 아미노산인 글리신의 결합으로부터 시작된다.

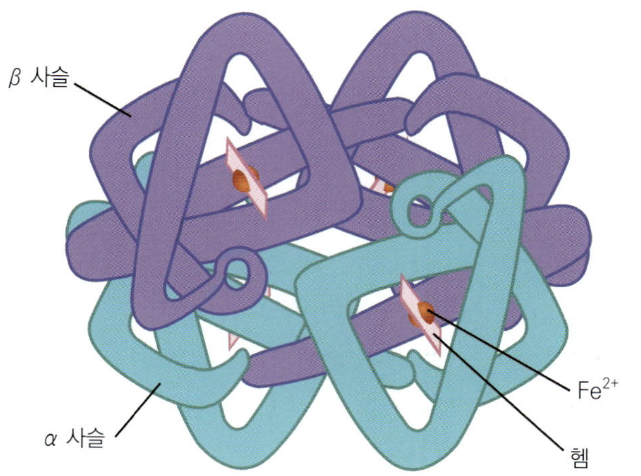

그림 10-4. **헤모글로빈 구조**

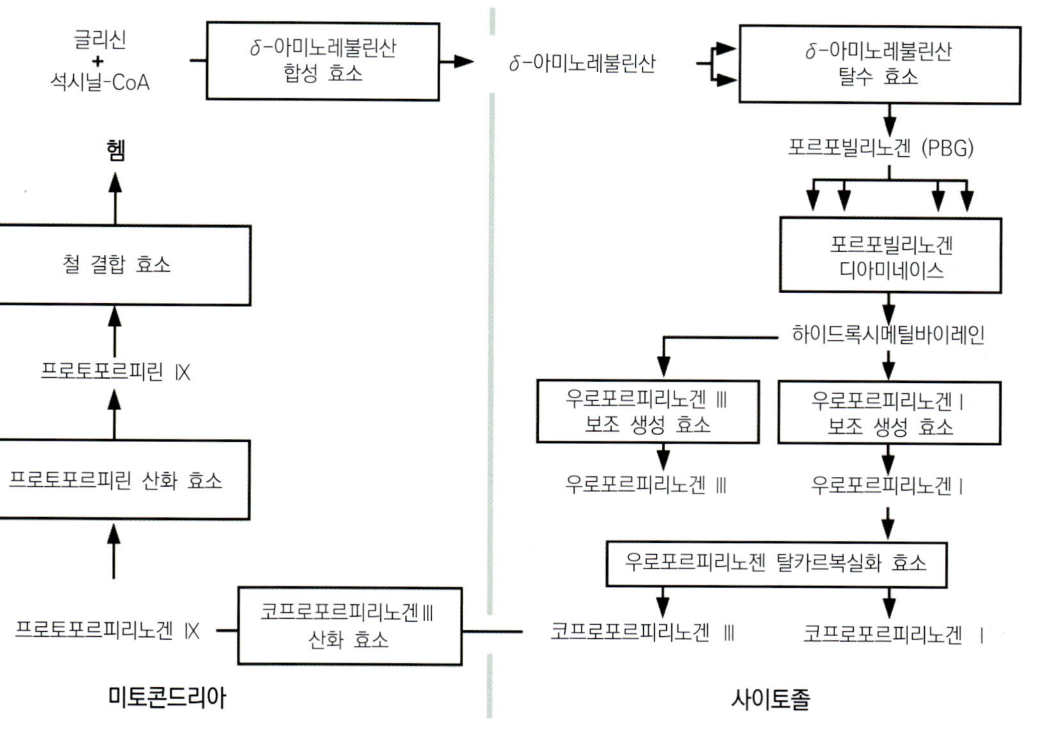

그림 10-5. **헴 합성**

◆ 헤모글로빈 분해

성인에서 적혈구는 1초에 약 250만 개가 만들어지고 파괴된다. 적혈구 1개에는 약 2억 8천만 분자의 헤모글로빈이 들어있다. 적혈구의 수명은 약 120일이다. 이 기간이 지나면 노화된 적혈구는 간, 비장(지라) 및 골수에 존재하는 그물내피 세포(reticuloendothelial cell, R-E cell), 즉 포식 세포에 섭취되어 붕괴되고 헤모글로빈이 유리된다(주요 붕괴 장소는 비장이다). 유리된 헤모글로빈은 헴(heme)과 단백질인 글로빈(globin)으로 분해된다. 그다음 헴에서 철이 유리되어 나오고 고리형의 구조가 펼쳐지면서 녹색 색소인 빌리버딘(biliverdin)으로 된다. 빌리버딘은 다시 환원되어 오렌지색-황색 색소인 빌리루빈(bilirubin)이 된다(그림 10-6).

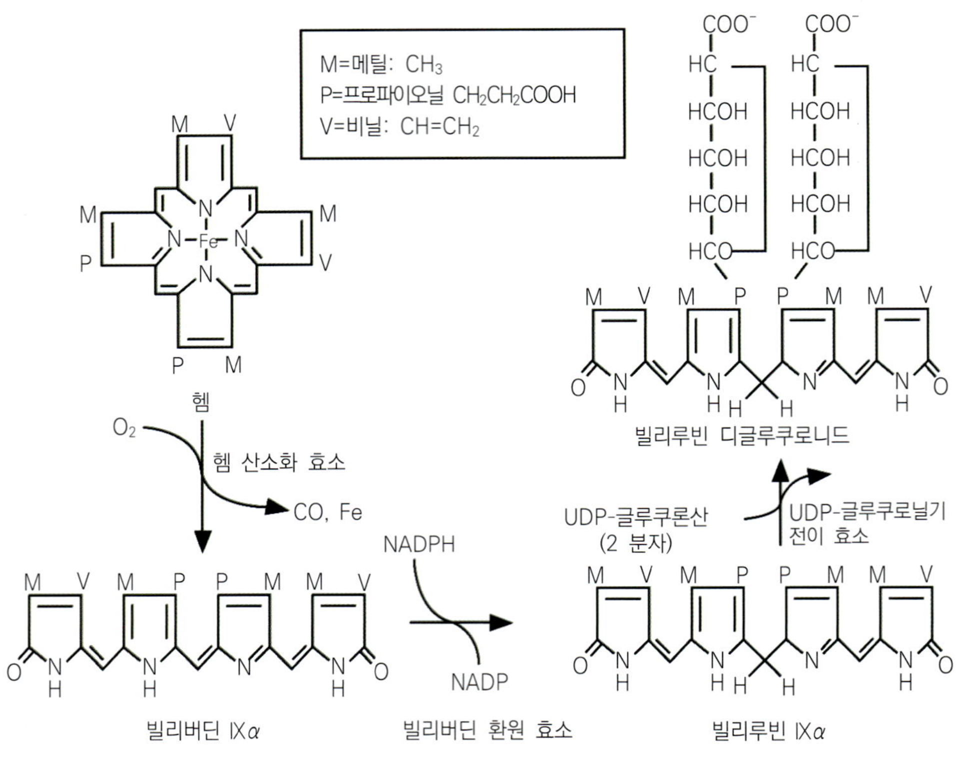

그림 10-6. **헴 분해에 의한 빌리루빈 형성**

체내의 빌리루빈이 모두 헤모글로빈으로부터 유래되는 것은 아니다. 빌리루빈은 헴-함유 단백질의 파괴로 1일에 약 250 ~ 300 mg(또는 약 450 μmol)이 생성된다. 이 중 약 80 ~ 85%는 노화 적혈구가 붕괴되면서 유리된 헤모글로빈으로부터 만들어진다. 나머지 15 ~ 20%의 빌리루빈은 골수에서 적혈구의 전구체나 기타 조직에서 헴단백질(hemoprotein)의 대사 회전(turnover)에 의해 형성된다. 이렇게 형성된 빌리루빈은 혈액으로 분비되지만 소수성이기 때문에 알부민과 결합한다.

이렇게 혈액에서 알부민과 비공유적으로 결합한 빌리루빈을 비결합형 빌리루빈(unconjugated bilirubin) 또는 간접 빌리루빈(indirect bilirubin, 반응 시 촉진제 필요)이라고 한다. 이 빌리루빈은 물에 녹지 않는 비수용성 분자이다. 따라서 혈액으로 나오면 수송을 위해 혈장 알부민과 결합한 후 간으로 운반된다. 간세포에 결합한 빌리루빈-알부민 복합체는 분리되어 빌리루빈만 간세포 속으로 들어가고 알부민은 세포 속으로 들어가지 못한다. 세포 속으로 들어간 빌리루빈은 우리딘 이인산 글루쿠로닐기 전이 효소(uridine diphosphate glucuronyl transferase, UDPG)의 촉매에 의해 글루쿠론산(glucuronic acid)과 결합하여 수용성의 결합형 빌리루빈(conjugated bilirubin)이 된다. 결합형 빌리루빈은 직접 빌리루빈(direct bilirubin, 반응 시 촉진제를 필요로 하지 않음)이라고도 한다. 이것은 담즙에 섞여 배설된다.

담관을 경유하여 장으로 배설된 결합형 빌리루빈은 장내 세균에 의해 환원되어 우로빌리노겐(urobilinogen)으로 되며, 대부분은 변형되어 스테르코빌린(stercobilin)으로서 대변으로 배설되고, 일부는(약 10 ~ 20%) 재흡수되어 간으로 수송된 다음, 다시 담즙으로 배설된다(장간 순환). 결합형 빌리루빈이 혈중에 증가한 경우에는 쉽게 소변으로 배설되지만, 유리형의 경우는 혈액에 증가하더라도 알부민과 결합해 있기 때문에 신장 사구체(토리)에서 여과가 안 되어 소변으로 배설되지 못한다(그림 10-7).

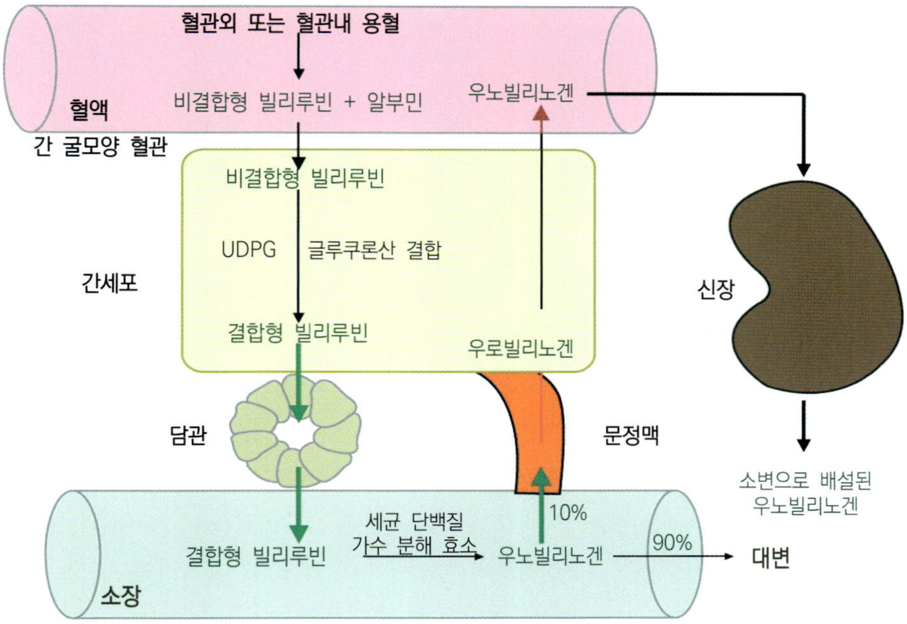

그림 10-7. **빌리루빈 대사**

이상의 대사를 요약하면 다음과 같다.

① 테트라피롤(tetrapyrrole)이 환원되어 비수용성의 빌리루빈(적황색 노폐물)을 형성한다.

② 혈장에서 알부민과 결합하여 수용성으로 된다.

③ 빌리루빈 - 알부민 복합체가 간세포막에 붙으면 빌리루빈만 떨어져 수송단백질인 리간딘(ligandin)에 의해 조면 소포체의 마이크로솜으로 수송된다.

④ 소포체에서 빌리루빈의 에스테르화가 일어난다. 즉 UDPG는 빌리루빈에 있는 2개의 프로피온산(propionic acid) 중 한 개, 또는 두 개에 글루쿠론산을 전달한다. 이렇게 결합한 모노 또는 디글루쿠로니드(mono-, diglucuronide)를 포합형 빌리루빈, 직접 빌리루빈(direct bilirubin) 또는 에스테르형 빌리루빈(esterified bilirubin)이라고 한다. 빌리루빈 글루쿠로니드는 글루쿠로니드 빌리루빈이라고도 부른다.

⑤ 수용성인 빌리루빈 글루쿠로니드는 간세포로부터 모세담관 속으로 배설된다.
⑥ 빌리루빈 글루쿠로니드는 담즙의 다른 성분과 함께 담관 속으로 들어가 담낭에 일시 저장되었다가 자극(음식물, 콜레시스토키닌)에 의해 총담관으로부터 소장으로 배설된다.
⑦ 대장에 도달한 빌리루빈 글루쿠로니드는 세균성 효소(microbial enzyme)의 작용에 의해 빌리루빈과 글루쿠론산으로 분해된다. 또한 이 효소에 의해 빌리루빈 분자가 환원된다. 이들 환원산물을 총괄적으로 우로빌리노겐(urobilinogen)이라고 한다.
⑧ 우로빌리노겐의 일부는 장에서 흡수되어 간으로 다시 들어간다(약 10%). 정상적인 간세포는 간을 통과하는 우로빌리노겐의 거의 전부를 제거하여 담즙속으로 재배설한다. 간세포에 의해 배설이 안 된 우로빌리노겐(대장 우로빌리노겐 함량의 약 1%)은 순환계를 통해 소변으로 배설된다.
⑨ 우로빌리노겐은 우로빌린(urobilin, 갈색 색소)으로 산화되어 대변으로 배설된다.

용혈, 담도 폐쇄, 간 질환에서 빌리루빈의 배설에 이상이 생기면 혈액에 빌리루빈이 증가하여 2.5 mg/dL 이상이 되면 각막 및 피부가 진한 황색을 띠는데 이를 황달(jaundice)이라고 한다. 신생아의 경우는 아직 간이 미성숙해 UDPG가 부족하여 결합형 빌리루빈의 생성이 미흡하여 담즙을 통해 배설되는 양이 부족하고 혈액에 비결합형 빌리루빈이 증가한다. 이로 인해 발생되는 황달을 신생아 황달(neonatal jaundice)이라고 한다. 빌리루빈은 생후 2일부터 증가하기 시작하고, 5일부터는 감소하기 시작하여 2주가 경과하면 정상으로 회복된다. 만일 신생아의 혈액 빌리루빈 값이 20 mg/dL 이상이면 뇌에도 빌리루빈이 침착할 수 있는 위험한 상태이므로 즉각적인 조치를 취해야 한다.

10. 핵단백질 대사

핵단백질은 핵산과 결합한 단백질로 구성된다. 핵산인 DNA와 RNA는 염색체, 바이러스 및 세포핵의 필수 성분이다. 핵단백질은 단백질과 핵산으로 가수 분해된다. 단백질은 인체에서 사용되고, 핵산은 RNA 가수 분해 효소(ribonuclease)나 DNA 가수 분해 효소(deoxyribonuclease)에 의해 뉴클레오타이드(nucleotide)로 분해된다. 뉴클레오타이드는 뉴클레오타이드 가수 분해 효소(nucleotidase)에 의해 뉴클레오사이드(nucleoside)와 인산으로 분해된다. 뉴클레오사이드는 뉴클레오사이드 가수 분해 효소(nucleosidase)에 의해 분해되어 리보스나 디옥시리보스 그리고 퓨린(purine)이나 피리미딘(pyrimidine)으로 된다. 퓨린 염기는 분해되어 요산(uric acid, pKa = 5.75)으로 되며, 75%는 소변으로 나머지 25%는 대변으로 배설된다. 혈장 pH 7.4에서 요산의 대부분은 음이온을 띠고, Na+과 결합하여 요산 나트륨(sodium urate)을 형성한다. 피리미딘 염기는 분해되어 요소로 된 후 소변으로 배설된다(그림 10-8). 리보스와 디옥시리보스는 정상적인 탄수화물 경로를 거친다. 인산은 새로운 인산 화합물을 만드는 데 사용되거나 소변으로 배설된다.

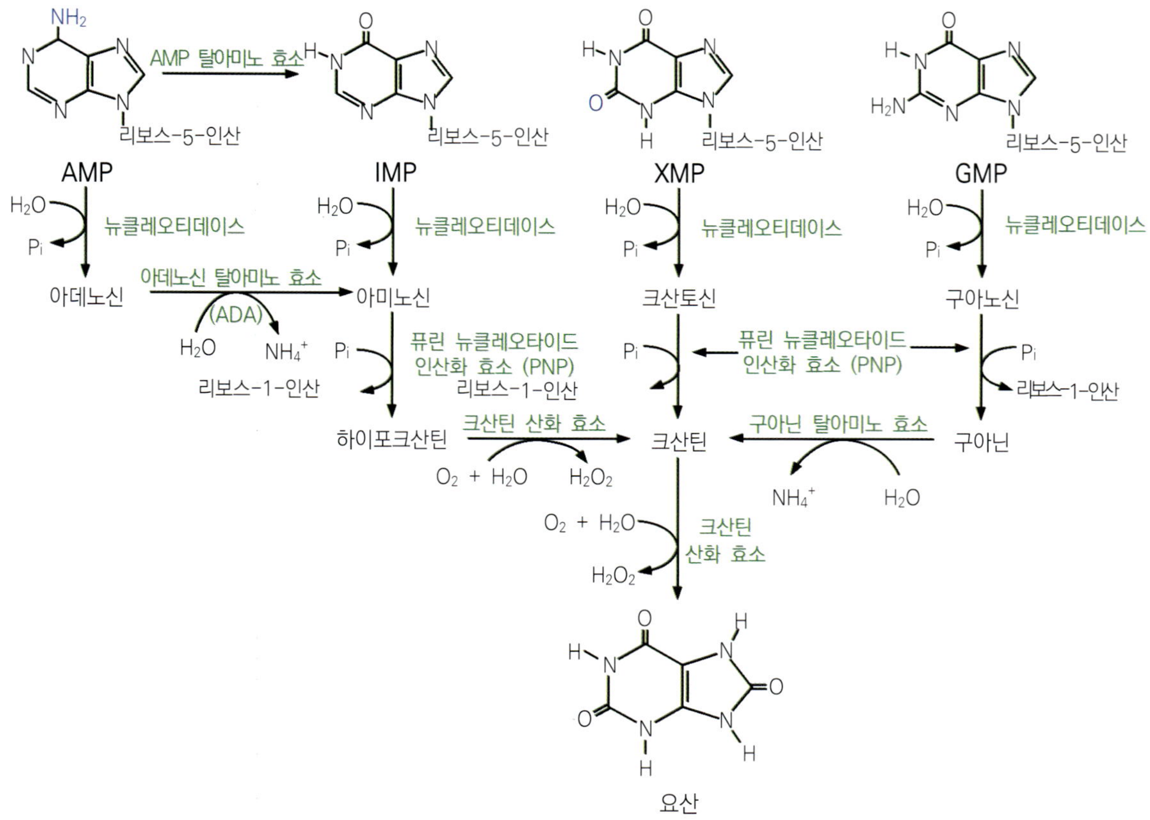

그림 10-8. **퓨린체 대사**

혈액의 요산 농도는 통풍(gout)에서 증가한다. 이 질환에서는 관절이나 연골에 요산 결정이 다른 물질과 함께 축적된다. 주로 나타나는 장소는 엄지발가락과 귓불이다(그림 10-9). 요산 결정은 담낭 결석이나 신장 결석을 형성한다. 모든 통풍 환자는 고요산혈증을 보이지만, 모든 고요산혈증이 통풍으로 발전하는 것은 아니다. 통풍 환자의 90%는 배설 이상으로 발생되며, 10%는 과다한 생성으로 발생된다.

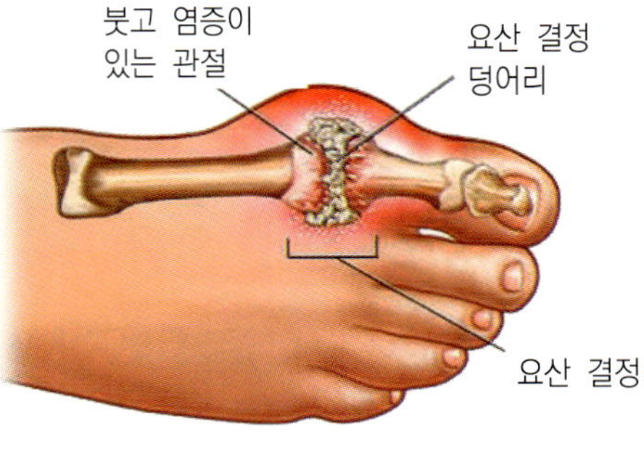

그림 10-9. **통풍**
http://arthritishubs.com/gout/

Practice Test

1. 헤모글로빈 분해에 의해 생성되는 최종산물은?
   a. 아스파르트산 b. 빌리루빈 c. 요산 d. 크레아틴 e. 크레아티닌

2. 통풍의 원인 물질은?
   a. 요소 b. 아미노산 c. 빌리루빈 d. 크레아틴 e. 요산

3. 단백질 대사의 주된 최종 산물은?
   a. 아미노산 b. 인산 c. 크레아틴 d. 요소 e. 요산

4. 인체는 질소를 무엇으로 전환하여 제거하는가?
   a. 요소 b. 요산 c. NO d. NH_3 e. 크레아티닌

5. 아미노산의 탈카르복실 작용에 의해 생성되는 것은?
   a. 알데하이드 b. 요산 c. 케토산 d. 일차 아민 e. 에스터

6. 탈아미노 작용은 어디에서 일어나는가?
   a. 췌장 b. 간 c. 위 d. 소장 e. 대장

7. PKU는 페닐알라닌이 무엇으로 전환되지 못해서 생기는가?
   a. 아세틸-CoA b. 알라닌 c. 티로신 d. 도파민 e. 멜라닌

8. 필수 아미노산은?
   a. 세린 b. 도파민 c. 프롤린 d. 리신 e. 아스파르트산

9. 단백질은 무엇을 형성하는 데 사용되는가?
   a. 헤모글로빈 b. 효소 c. 일부 호르몬 d. 항체 e. 이상 모두

10. 글루탐산에서 아미노기가 전이되면 무엇이 되는가?
   a. 아스파르트산 b. 알라닌 c. 히스타민
   d. α-케토글루타르산 e. 옥살아세트산

【해답】

1. b 2. e 3. d 4. a 5. d 6. b 7. c 8. d 9. e 10. d

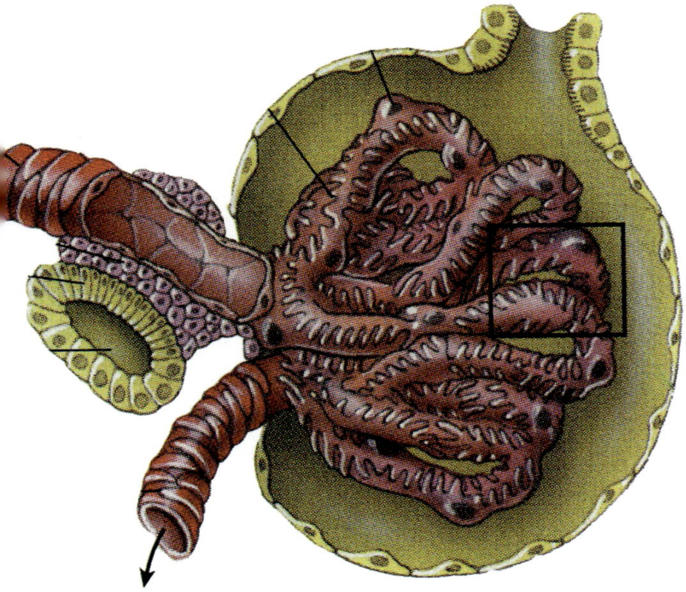

Chapter 11

Body Fluid: Urine
체액: 소변

학습목표

- 소변 형성 과정 이해하기
- 소변의 일반적인 성질 알아두기
- 비정상적인 소변 성분의 임상적 의의 알아두기

11 체액: 소변(Urine)

1. 노폐물 배설

체내에서 생성된 노폐물은 폐, 피부, 장, 간 및 신장(콩팥)에 의해 배설된다.

폐는 호흡을 통해 이산화탄소와 수분을 제거하고, 간은 담즙을 통해 빌리루빈과 콜레스테롤 등을 배설하고, 피부는 땀을 통해 수분과 함께 노폐물을 제거한다. 땀 속에는 소량의 무기물질 및 유기물질이 포함되어 있다. 대장에서 배설되는 대변에는 아직 소화되지 못한 물질과 소화가 불가능한 물질 그리고 간에서 배설되는 물질(빌리루빈의 변형물질 및 콜레스테롤)을 비롯한 수분, 무기물질 및 유기물질이 포함되어 있다. 그렇지만 신체의 주요 배설 장기는 신장이다. 신장은 수분과 아미노산의 분해에 의해 생긴 질소 화합물을 포함한 여러 가지 수용성 노폐물을 배설한다. 신장은 배설 기능뿐만 아니라 체내의 수분, 전해질 및 산-염기 균형에 있어서도 매우 중요한 역할을 한다.

2. 소변 형성

혈액은 신장 동맥을 통해 신장으로 들어간다. 신장 동맥 속의 혈액은 세동맥과 모세혈관을 통과한다. 이러한 모세혈관이 덩어리를 이루어 사구체(glomerulus, 토리)를 형성한다. 사구체를 둘러싸고 있는 구조가 있는데, 이것을 보우만낭(Bowman's capsule)이라고 한다(그림 11-1(A)). 보우만낭에는 요세관(tubule)이 연결되어 있어서 사구체에서 여과된 여과액이 이 관을 통해 더 큰 관(집합관, 요관)으로 나가 방광으로 수송된다. 방광으로 들어온 여과액은 그곳에 저장되었다가 일정량이 되면 배설된다. 이 배설물이 소변(urine)이다. 결국 소변이란 혈액의 혈장이 사구체에서 여과된 후 요세관에서 재흡수와 분비의 조정을 거친 최종 배설물이다.

혈액이 신장으로 들어가면 혈장에 녹아있는 여러 가지 용해성 성분이 사구체(한쪽 신장에 백만 개 이상이 있음)에서 여과된다. 사구체를 형성하는 모세혈관의 내피 세포에는 구멍이 있고 족세포(podocyte)가 둘러싸고 있어서 혈액 중의 세포 성분이나 단백질처럼 분자량이 큰 성분은 사구체에서 여과되지 못한다(그림 11-1(B)). 사구체에서의 여과는 혈압에 의해 일어난다.

사구체를 통과한 여과액은 그다음 요세관으로 들어가고, 여기서 대부분의 수분이 재흡수된다. 여기서 재흡수되는 것은 수분 외에도 포도당, 아미노산 및 대부분의 무기 이온이 재흡수된다. 요소를 비롯한 노폐물과 재흡수되지 못한 물질을 포함하고 있는 액체는 그다음 집합관, 요관을 거쳐 방광으로 들어간다.

혈액의 심박출량(cardiac output, CO)은 약 5,000 mL/min이다. 이중 약 20%가 신동맥을 통해 신장으로 들어간다. 이것이 신혈류량(renal blood flow, RBF)이며 1,000 mL/min이다.

이중 실제로 여과되는 것은 혈장(전혈의 약 50%)이므로 신혈장류량(renal plasma flow, RPF)은 500 mL/min이다. 하지만 사구체에서 실제로 여과되는 혈장량은 약 20%인 100 mL/min이다. 이것을 사구체여과율(glomerular filtration rate, GFR)이라고 한다.

여과액은 요세관을 통과하면서 대부분 재흡수되고 1%(~1 mL/min) 미만만 소변이 된다. 이것은 개인의 생리적 상태에 따라 다소 다를 수 있다.

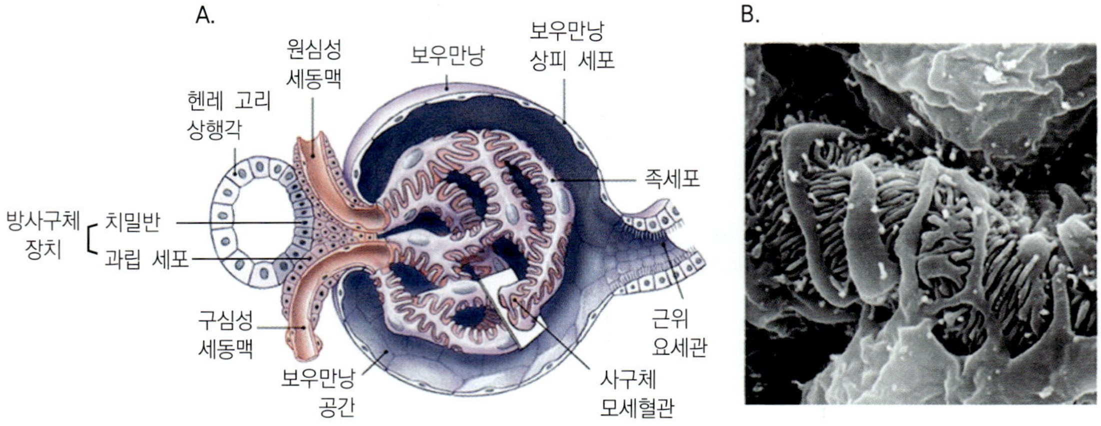

A. 보우만낭과 사구체 B. 모세혈관을 덮고 있는 족세포

그림11-1. 사구체의 미세 구조

3. 소변의 일반적 성질

◆ 양

정상 성인은 하루에 600 ~ 2,000 mL(평균 약 1,200 ~ 1,500 mL)의 소변을 생성한다. 그 양은 수분 섭취나 날씨 등에 따라 다르다. 더울 때는 땀으로 수분을 많이 소실하므로 소변의 양이 감소한다. 반대로 날씨가 추울 때나 습도가 높을 때는 땀이 적게 나므로 소변의 양이 많아진다. 카페인(커피나 차)과 알코올은 소변 생성을 증가시키는 이뇨 효과를 갖고 있다.

소변의 양이 감소한 것을 핍뇨(oliguria)라고 한다. 이러한 상태는 보통 고열일 때 많이 발생하는데, 그 이유는 땀으로 수분을 많이 소실하기 때문이다. 또한 신장 질환일 때도 핍뇨가 나타날 수 있다. 일반적으로 성인에서 하루에 약 400 mL 이하의 소변이 배설되는 것을 핍뇨라고 한다.

무뇨(anuria)란 소변 거의 배설되지 않는 상태이다. 무뇨는 광범위하게 신장이 손상되었을 때 나타난다. 이러한 증상은 이형 수혈에서 일어날 수 있다. 혈액형이 다른 혈액이 수혈되면(A형인 사람에게 B형 혈액이 수혈될 경우), 적혈구가 붕괴되고 헤모글로빈이 방출되어 사구체 모세혈관의 구멍을 막으므로 소변 배설이 잘 안 된다. 염화(II)수은도 또한 신장에 영향을 주어 핍뇨나 무뇨를 일으킬 수 있다.

다뇨(polyuria)란 소변의 배설량이 정상보다 훨씬 많이 증가한 상태를 가리킨다. 다뇨는 수분을 많이 섭취했거나 병적 상태에서 나타날 수 있다. 다뇨는 또한 알코올이나 카페인 같은 이뇨제(diuretics)에 의해서도 초래된다. 소변의 정상 성분인 요소도 또한 이뇨제이다. 고단백 식이를 하는 사람은 많은 양의 요소를 배설할 것이고, 이것은 다시 소변의 형성을 유도한다.

신장에서의 수분 재흡수는 시상하부에서 생성되고 뇌하수체 후엽에서 분비되는 항이뇨 호르몬(antidiuretic hormone, ADH: 이 호르몬을 바소프레신vasopressin이라고도 함)에 의해 조절되며, 생성과 분비 장소에 이상이 생기면 ADH가 결핍된다. 이렇게 되면 신장의 원위요세관 및 집합관에서 수분 재흡수가 감소하여 소변의 양이 증가한다. 이러한 질환을 요붕증(diabetes insipidus)이라고 한다. 요붕증에서는 소변의 양이 매우 증가하며 간혹 하루에 30 L까지 증가하기도 한다.

당뇨병(diabetes mellitus)에서는 포도당(포도당이 물 분자와 결합함)이 배설되기 때문에 제한적인 다뇨를 일으킨다. 당뇨병에서 과다한 수분의 상실은 탈수를 초래할 수 있다.

◆ 비중

소변의 비중(specific gravity, SG)은 용질의 농도에 의해 결정된다. 용질의 농도가 높을수록 비중도 높다. 소변 비중의 정상 범위는 1.003 ~ 1.035이다. 하지만 대부분의 경우 비중은 1.015 ~ 1.025의 범위 안에 있다. 당뇨병에서는 소변 속에 포도당이 포함되어 있어서 소변의 양이 증가하는데도 불구하고 비중이 높다. 그러나 요붕증에서는 비중이 매우 낮다(거의 1.000에 가까움).

◆ pH

소변은 정상적으로 약산성이다. 소변의 pH 범위는 4.5 ~ 8.0(특정 시간에 구애받지 않고 채취한 소변을 갖고 측정했을 때)로 넓지만, 아침 첫 소변의 pH는 대개 5.0 ~ 6.0이다. 아무튼 소변의 pH는 섭취하는 음식물의 종류에 따라서도 변동한다.

육류를 많이 섭취하면 인산염과 황산염이 형성되기 때문에 소변의 산도가 증가하여 pH가 낮아진다. 소변의 산도는 혈액이 산증(acidosis, 혈액의 pH가 산성으로 되는 상태)으로 되거나 고열이 있을 때 증가한다.

반대로 채소나 과일을 지속적으로 섭취하는 사람(채식주의자)의 소변은 탄산수소 이온의 증가로 인하여 알칼리로 된다. 또한 과다하게 구토를 하면 혈액이 알칼리증(alkalosis, 혈액의 pH가 알칼리로 되는 상태)으로 되며, 이때 소변도 알칼리로 된다. 요세관 세포에서 H^+를 정상적으로 분비하지 못해 혈액의 pH가 낮아지는 것을 신요세관성 산증(renal tubular acidosis, RTA)이라고 하는데 이때 소변은 알칼리로 된다.

◆ 색깔

정상 소변의 색깔은 담황색이나 호박색(amber)이다. 이러한 색깔의 형성에는 우로크롬(urochrome)이라는 색소가 가장 크게 영향을 미치며, 또한 우로에리트린(uroerythrin) 및 우로빌린(urobilin)도 약간 영향을 미친다. 소변의 색깔은 섭취한 물질의 종류와 양에 따라 변한다. 소변의 양이 많아지면(희석) 색깔이 옅어지고 소변의 양이 적어지면(농축) 색깔이 짙어진다. 소변에 혈액이 포함되어 있는 것을 혈뇨(hematuria)라고 하며, 헤모글로빈이 포함되어 있을 것을 헤모글로빈뇨(hemoglobinuria), 미오글로빈이 포함되어 있는 것을 미오글로빈뇨(myoglobinuria)라고 하는데, 이들 세 가지 소변은 모두 핑크색-적색을 나타낸다. 적색은 또한 비트(beets)나 결핵약인 리팜핀(rifampin)을 섭취했을 때도 나타날 수 있다. 페닐알라닌 및 티로신 대사에 이상이 있어서 소변으로 호모겐티스산(homogentisic acid)이 배설되면 소변이 알칼리로 될 때 갈색 ~ 흑색을 나타낸다. 소변에 멜라닌이 증가해도 소변의 색깔이 흑색으로 된다.

◆ 냄새

신선한 소변에서는 특유의 냄새가 난다. 그러나 이러한 냄새는 다른 물질로 인해 바뀔 수 있다. 당뇨병이 심하면 케톤증(ketosis)이 나타나는데, 이때는 호흡 시에 아세톤 냄새가 날 수도 있다. 소변의 냄새는 음식물에 의해서도 바뀔 수 있다. 아스파라거스를 먹으면 유황 같은 냄새가 난다. 소변을 오랫동안 실온에 놓아두면 요소가 분해되어 암모니아가 증가하기 때문에 심한 암모니아 냄새가 난다.

4. 정상 성분

성인은 하루에 약 50 ~ 60 g의 고형 물질을 배설한다. 이러한 고형 물질에는 유기 성분과 무기 성분이 있다(표 11-1). 소변에 포함되어 있는 총 고형 물질의 약 45%는 무기 성분이고 나머지 55%는 유기 성분이다.

표 11-1. 소변 성분(1일 배설량)

성분	양(g)	%
유기 성분		
요소	25 ~ 39	40 ~ 50
요산	0.35 ~ 0.6	1
크레아티닌	1.4	2.5
크레아틴	0.06 ~ 0.1	0.1 ~ 0.2
기타	0.1 ~ 1	0.1 ~ 1
무기 성분		
염화 이온	9 ~ 16	15 ~ 25
나트륨 이온	4	6
인산염	2	3
황산염	2.5	4
암모늄 이온	0.7	1
기타 이온 및 무기 성분	2.5	4

유기 성분

◆ 요소

요소(urea)는 단백질 대사의 최종 산물이며 소변에 포함되어 있는 총 고형 성분의 약 50%를 차지한다.

◆ 요산

요산(uric acid)은 핵단백질(nucleoprotein)이 붕괴될 때 생기는 퓨린체(purines) 염기인 아데닌(adenine)과 구아닌(guanine)의 대사물질로 물에 약간만 용해되고 주로 요산나트륨(sodium urate) 같은 요산염(urate)의 형태로 배설된다.

요산의 pK_a는 5.75이며, 생리적인 pH에서 혈장 요산의 대부분은 이온화하여 요산염(urate)을 형성한다.

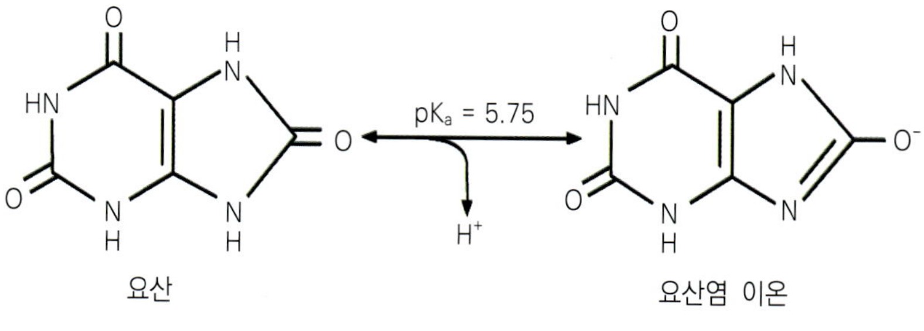

소변을 방치했을 때 요산은 물이나 산성 용액에서 거의 용해되지 않기 때문에 결정을 이루며 침전한다.

요산은 하루에 약 0.7 g이 배설되며 75%는 소변을 통해 나머지 25%는 대변을 통해 배설된다. 만일 음식물에 핵단백질이 증가하면 요산의 배설량도 증가한다. 요산은 백혈병, 심한 간 질환, 그리고 통풍(gout)에서 배설량이 증가한다. 관절이나 조직에 요산염과 요산이 침착되면 통풍을 일으킨다. 이 질환은 관절염의 한 형태이다.

어떤 상태에서 요산이나 요산염이 신장에서 결정을 이루면 신장 결석(kidney stone 또는 renal calculus)을 형성한다(그림 11-2). 신장 결석은 또한 옥살산칼슘(calcium oxalate)에 의해서도 형성될 수 있다.

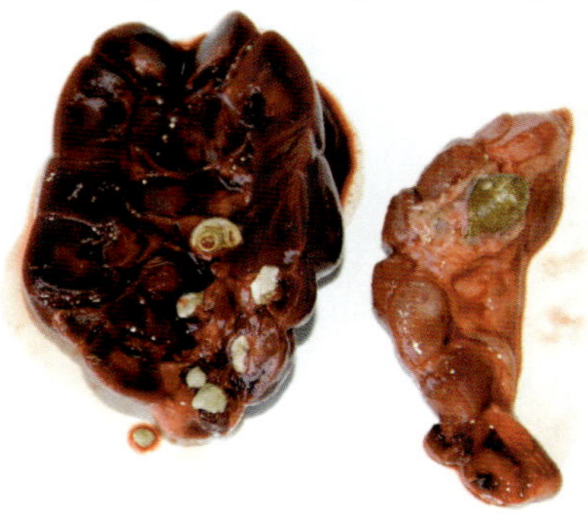

그림 11-2. **신장 결석**

◆ 크레아티닌

크레아티닌(creatinine)은 크레아티닌(creatine)과 크레아틴인산(creatine phosphate)의 분해 산물이다. 하루에 소변으로 배설되는 크레아티닌의 양은 단백질 섭취와 상관없이 매우 일정하다. 체중 kg당 24시간 소변에 배설된 크레아티닌의 mg을 개인의 크레아티닌 계수라고 한다. 성인 남성의 크레아티닌 계수는 20 ~ 26이고, 성인 여성의 크레아티닌 계수는 14 ~ 22이다.

성인 남성은 하루에 1.4 g의 크레아티닌을 배설하고, 0.06 ~ 0.1 g의 크레아틴을 배설한다.

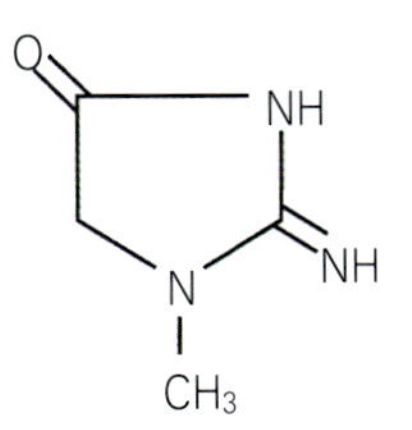

크레아티닌

◆ 크레아틴

크레아틴은 세 가지 아미노산, 즉 아르기닌, 메테오닌, 글리신으로부터 체내에서 생성된다. 크레아틴은 유리 크레아틴(free creatine)이나 크레아틴 인산(creatine phosphate)으로서 근육, 뇌, 혈액에 정상적으로 존재한다.

크레아틴 인산 + ADP → 크레아틴 + ATP

크레아틴뇨(creatinuria)는 비정상적으로 많은 크레아틴이 소변으로 배설되는 상태를 가리킨다. 이것은 기아, 당뇨병, 만성적인 열병, 소모성 질환 및 갑상선 항진증과 같은 병적 상태에서 나타난다. 크레아틴뇨는 또한 임신 중에도 나타날 수 있다.

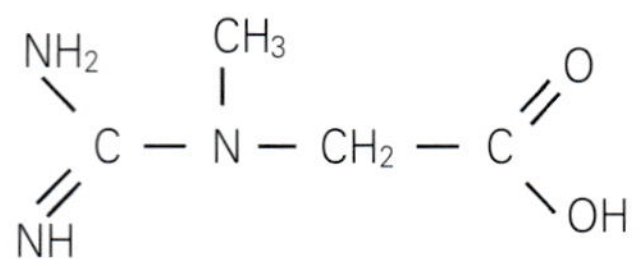

크레아틴

◆ 기타 유기 성분

소변에는 또한 소량의 아미노산, 알란토인(allantoin, 요산의 부분적인 산화에 의해 생김), 히푸르산(hippuric acid, 또는 마뇨산이라고도 함), 우로빌린(urobilin), 우로빌리노겐(urobilinogen) 및 빌리버딘(biliverdin)이 존재한다.

cAMP의 존재는 부갑상선 기능을 진단하는 데 도움이 된다. 부갑상선 항진증에서는 cAMP를 유의하게 많이 배설한다.

우로빌리노겐의 배설은 용혈성 빈혈과 간 질환에서 증가한다. 빌리버딘의 배설은 어떤 간 및 담도 질환에서 증가한다.

임신 시에는 태반의 영양막 세포에서 사람 융모성 성선 자극 호르몬(human chorionic gonadotropin, hCG)을 분비한다. 이것이 혈액에 증가하면 소변으로 배설된다. 따라서 소변의 hCG를 검사하면 임신 여부를 판단할 수 있다. 최근의 임신 검사는 쉽고 신속하게 검사할 수 있도록 시험지(reagent strip) 형태로 상품화되어 있어서 누구나 가정에서 쉽게 검사할 수 있다.

이러한 성분과 더불어, 소변에는 또한 정상적으로 소량의 비타민, 호르몬, 효소 등을 포함하고 있다. 이러한 물질을 검사하는 것은 진단적 가치가 있다.

◆ 무기 성분

소변에는 무기 화합물을 구성하는 여러 가지 양이온 및 음이온들이 존재한다.

◆ 염화 이온

염화 이온(Cl^-)은 매일 9 ~ 16 g이 대부분 염화나트륨의 형태로 배설된다. 염화 이온의 배설량은 주로 염화나트륨의 섭취량에 따라 변동한다. 염화나트륨의 배설량은 열병과 신장염(nephritis)에서 감소한다.

◆ 나트륨 이온

나트륨 이온(Na^+)의 배설량은 섭취량과 신체의 필요에 따라 변동하지만, 보통 하루에 약 4 g을 배설한다. 소변으로의 Na^+ 배설은 심방성 나트륨 이뇨 펩타이드(atrial natriuretic peptide, ANP)에 의해 촉진된다.

◆ 인산염

소변 속의 인산염(phosphate, $H_2PO_4^-$) 양은 섭취하는 음식물에 따라 변동한다. 인(핵단백질 및 인지질)을 많이 함유하고 있는 식품을 섭취하면 배설량이 증가한다. 인산염의 배설은 뼈 질환과 부갑상선 항진증에서 증가하며, 부갑상선 저하증, 신장 질환 및 임신 시에 감소한다.

◆ 황산염

소변 속의 황산염(sulfate, SO_4^{2-})은 황-함유 단백질의 대사로부터 유도된다. 따라서 황산염의 배설량은 음식물의 영향을 받는다. 황산염은 유기염과 무기염의 형태로 있다.

◆ 암모늄 이온

요소가 가수 분해되면 소변에서 암모늄 이온(ammonium ion, NH_4^+)을 형성하고, 이것은 다른 음이온 성분과 결합하여 존재한다. 암모늄 이온은 염화암모늄, 황산암모늄, 인산암모늄 같은 화합물 형태로 존재한다.

◆ 기타 이온

소변 속의 양이온은 나트륨 이온과 암모늄 이온 외에 칼슘 이온, 칼륨 이온 및 마그네슘 이온이 있다.

소변 속의 칼슘 이온량은 갑상선 항진증, 부갑상선 항진증 및 골다공증(osteoporosis)에서 증가하고, 부갑상선 저하증과 비타민 D 결핍에서 감소한다.

소변 속의 아질산 이온(nitrite ion)은 요로에 환원성 세균이 있다는 것을 가리킨다.

소변 속의 나트륨과 칼륨의 정상적인 비율은 2:1이다. 이 비율은 애디슨병(Addison's disease)에서 증가한다.

소변 속의 마그네슘 농도는 만성 알코올 중독에서 감소한다.

5. 비정상 성분

◆ 단백질

정상적으로 소변에는 검출된 만큼의 단백질이 없다. 그 이유를 설명하는 메커니즘의 하나는 단백질은 콜로이드(colloid)이고, 콜로이드는 막을 통과할 수 없기 때문이라는 것과 다른 하나는 단백질의 분자량이 50,000 ~ 60,000 이상이면 사구체를 통과할 수 없다는 것이다. 근래에는 후자의 설명을 더 타당한 것으로 받아들이고 있다.

단백질뇨(proteinuria)란 소변에 단백질이 존재하는 것을 가리킨다. 간혹 알부민뇨(albuminuria)라는 말도 사용되고 있는데, 이것은 소변에 알부민이 존재하는 것을 가리킨다. 신장염 및 신증후군과 같은 신장 질환과 심한 심장병에서는 소변에 단백질이 나타난다. 신장 질환으로 인해 생긴 단백질뇨를 신성 단백질뇨(renal proteinuria) 또는 신성 알부민뇨(renal albuminuria)라고 한다. 단백질뇨는 신장 질환 이외의 무해한 상태에서도 나타날 수 있으며, 이를 가성 단백질뇨(false proteinuria)라고 한다. 오랫동안 서있을 때 나타나는 단백질뇨를 기립성 단백질뇨(orthostatic proteinuria)라고 하며, 이는 신정맥의 압력 증가로 인해 생긴다. 이러한 기립성 단백질뇨는 누우면 없어진다. 또한 심한 운동 후에도 소량의 단백질이 소변에 나타날 수 있지만 곧 없어진다.

◆ 포도당

소변에 포도당이 존재할 때, 이를 당뇨(glycosuria)라고 한다. 소변에는 정상적으로 매우 소량의 포도당이 있지만, 양이 너무 적어서 요 시험지(urine reagent strip)나 베네딕트 시험(Benedict's test, Clinitest)으로는 검출되지 않는다.

심한 운동 후에는 소변에서 포도당이 검출되기도 하지만, 이러한 상태는 곧 정상으로 회복된다. 포도당은 고탄수화물 식이를 섭취한 후에도 소변으로 나올 수 있다.

당뇨는 당뇨병이나 신성 당뇨(renal diabetes, 신역치의 저하로 인해 소변으로 당이 나옴) 또는 심한 간 손상으로 인해 생길 수 있다.

◆ 기타 당

젖당과 갈락토스는 임신과 수유 기간 중에 나타날 수도 있다. 이러한 당들은 요시험지로는 검출할 수 없으나 베네딕트 시험에서는 양성을 나타낸다.

오탄당을 많이 함유하고 있는 자두, 포도, 체리 같은 식품을 섭취했을 때는 소변으로 오탄당이 나올 수도 있다.

◆ 케톤체

이미 앞에서 설명했듯이 케톤체란 아세토아세트산, β-하이드록시부티르산 및 아세톤을 말한다. 소변에는 아세토아세트산이 20%, β-하이드록시부티르산이 78% 그리고 아세톤이 2%를 차지하고 있다. 케톤체(아세톤체)는 당뇨병과 기아 상태에서 그리고 탄수화물 섭취가 부적당할 경우에 소변에 나타난다. 케톤체가 소변에 나타나는 상태를 케톤뇨(ketouria)라고 한다. 산성 화합물인 케톤체의 배설에는 알칼리성 화합물을 필요로 한다. 이로 인해 혈액의 알칼리성 물질이 고갈되어 산증을 초래한다. 신장은 케톤체를 중화하기 위해 더 많은 암모니아를 생성한다.

소변 중의 케톤체는 소변에 니트로프루시드 나트륨(sodium nitroprusside)을 첨가하고 수산화 암모늄으로 반응액을 알칼리로 하면 케톤체가 존재할 때 핑크색-적색을 띤다. 정상적인 소변은 이 반응을 나타내지 않는다.

◆ 혈액

소변에 혈액이 포함되어 있을 때, 이를 혈뇨(hematuria)라고 한다. 혈뇨는 신장이나 요로에 병변이나 결석이 있을 때 나타난다. 소변에 유리 헤모글로빈이 포함되어 있을 때, 이를 헤모글로빈뇨(hemoglobin uria)라고 한다. 이것은 비중이 낮은 저장액(hypotonic solution)을 주사했을 때나 심한 화상 또는 흑수열(blackwater fever, 만성 열대성 말라리아의 심한 합병증)에서 생긴다.

소변에 대량의 혈액이 있으면 소변 색깔이 적색을 띤다. 육안으로 확인할 수 없을 정도로 소량의 혈액이 포함되어 있는 것은 요시험지에 의해 검출된다.

◆ 빌리루빈

소변의 빌리루빈은 결합형 고빌리루빈혈증(conjugated hyperbilirubinemia)일 때 나타난다. 이러한 상태는 간세포가 빌리루빈을 담즙으로 분비하지 못하는 듀빈-존슨 증후군(Dubin-Johnson syndrome)과 담관이나 총담관이 폐쇄될 때 나타난다. 소변에 존재하는 빌리루빈은 모두 결합형(직접) 빌리루빈이다.

◆ 우로빌리노겐

소변의 우로빌리노겐은 용혈성 황달(hemolytic jaundice)에서 증가한다. 용혈성 황달에서는 많은 양의 비결합형 빌리루빈(또는 간접 빌리루빈)이 간으로 가고, 간에서는 많은 양의 결합형 빌리루빈(또는 직접 빌리루빈)이 만들어져 담즙을 통해 장으로 배설되고, 장에서는 많은 양의 우로빌리노겐이 만들어지고, 따라서 많은 양의 우로빌리노겐이 장에서 흡수되어 혈액으로 들어가기 때문에 소변에 많은 양의 우로빌리노겐이 배설되는 것이다.

◆ 크레아티닌

정상적으로 소변에는 소량의 크레아틴이 있다. 이것은 근 디스트로피(muscular dystrophy), 근무력증, 근육 소모, 소아마비, 갑상선 항진증 등에서 소변으로 많이 배설된다.

◆ 요산

통풍, 레슈-니한 증후군(Lesch-Nyhan syndrome) 및 어떤 글리코젠 저장병에서 소변으로의 요산 배설량이 증가한다. 신부전 같은 신장 기능에 이상이 생기면 배설량이 감소한다.

CLINICAL FOCUS : 레슈-니한 증후군(Lesch-Nyhan syndrome)

레슈-니한 증후군은 퓨린 뉴클레오타이드의 재합성을 위해 퓨린 염기를 회수하는 하이포크산틴-구아닌 인산리보실기 전이 효소의 결핍에 의해 초래되는 X염색체 관련 질환으로 남자 아이에서만 발견된다. 이 증후군의 특징은 과다한 요산 생성으로 인한 고요산혈증과 손가락이나 입술을 깨무는 자해 행위, 신장 기능 장애, 비정상적인 신체 성장 및 정신 지체 등의 신경학적 문제가 나타나는 것이다.

CLINICAL FOCUS : 통풍(gout)

통풍은 고요산혈증과 재발성 급성 관절염을 특징으로 하는 임상증후군이다. 통풍으로 발전한 모든 환자는 질환 발생 시점에서 고요산혈증을 갖고 있으나 고요산혈증을 갖고 있는 환자의 소수만이 통풍으로 발전한다. 이러한 이유는 알려져 있지 않다. 급성 통풍은 염증 반응을 일으키는 요산 나트륨 결정이 조직 침착됨으로써 시작된다. 만성 상태에서는 요산 나트륨의 결절성 침착이 조직에서 형성된다.

통풍은 알코올에 의해 악화된다. 이는 에탄올이 ATP의 분해와 요산염 생성을 증가시키기 때문이며, 또한 에탄올로 인한 유기산의 축적으로 이들이 요산의 요세관 분비와 경쟁하기 때문이다. 에탄올 중독, 당뇨병성 케톤산증 및 기아 같은 질환에서는 젖산, β-하이드록시부티르산 및 아세토아세트산의 상승을 일으켜 고요산혈증을 초래한다.

6. 이뇨제

이뇨제(diuretics)란 소변의 형성과 배설을 촉진시키는 약물이다. 일반적으로 잘 알려진 이뇨제로는 알코올, 카페인, 만니톨 및 티아지드(thiazide)가 있다.

7. 소변 검사

소변 검사(urinalysis)는 크게 세 부분, 물리적 검사, 화학적 검사 및 현미경적 검사로 나눌 수 있다.

물리적 검사는 소변의 색깔, 투명도, 냄새 및 거품을 육안으로 관찰하고, 비중을 굴절계로 측정하는 것을 포함하고 있다.

일상적인 화학적 검사는 시험지(reagent strip)로 검사하는데, 시험지로 검사하는 항목은 pH, 단백질, 포도당, 케톤체, 혈액, 빌리루빈, 우로빌리노겐, 아질산염(NO_2^-), 백혈구 에스터레이스, 비중이다. 시험지법은 검사 방법이 간단하고 결과를 시험지 통에 붙어있는 반응 비색표(color chart)와 대조하여 판정할 수 있어서 몇 가지 주의사항만 잘 지키면 쉽게 검사할 수 있는 방법이다.

현미경적 검사(경검)는 소변 속에 함유되어 있는 세포를 포함한 유형 성분을 원심분리하여 침전시킨 후 요침사(urine sediment)의 일부(약 20 μL)를 슬라이드 글라스 위에 적하한 다음 현미경으로 관찰하는 검사이다. 관찰 대상이 되는 유형 성분은 적혈구, 백혈구, 상피 세포, 기생충, 결정(crystal) 및 원주(cast) 등이다. 유형 성분 중 어떤 것은 정상인에서도 관찰되며, 어떤 것은 병적인 상태에서 나타난다.

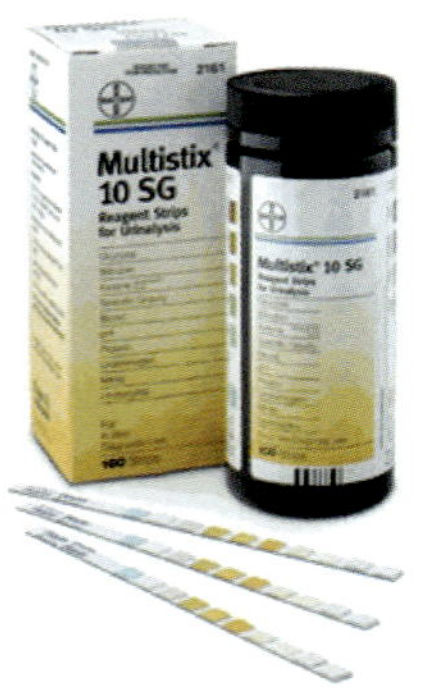

Multixtix 10 SG(BAYER)의 검사 항목

검사 항목	판정 시간	임상적 의의
백혈구	2분	요로 감염 진단
아질산염	60초	요로 감염 진단
우로빌리노겐	60초	간 질환 및 용혈성 질환
단백질	60초	사구체 질환
pH	60초	혈액의 산증 알칼리증 진단
혈액/헤모글로빈	60초	출혈
비중	45초	수화 및 탈수 진단, 요붕증
케톤체	40초	당뇨병 진단
빌리루빈	30초	간담도계 질환
포도당	30초	당뇨병 진단

PROCEDURE 소변 시험지 검사

소변 검사에는 물리적 검사(색깔, 비중, 냄새 등), 화학적 검사(소변 시험지 검사) 및 현미경적 검사(소변에 포함되어 있는 세포, 결정, 원주 등을 현미경으로 관찰함)가 있다.

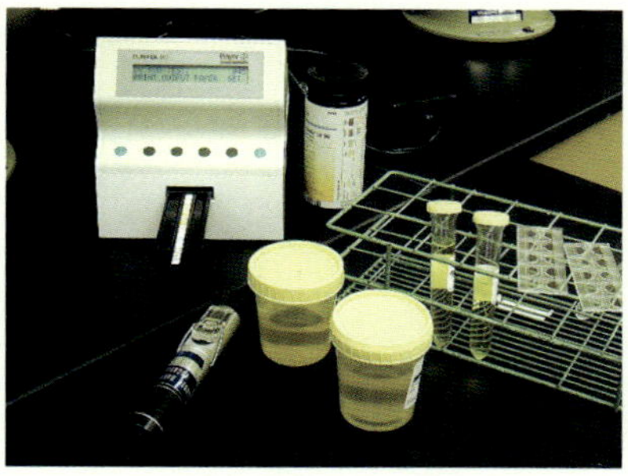

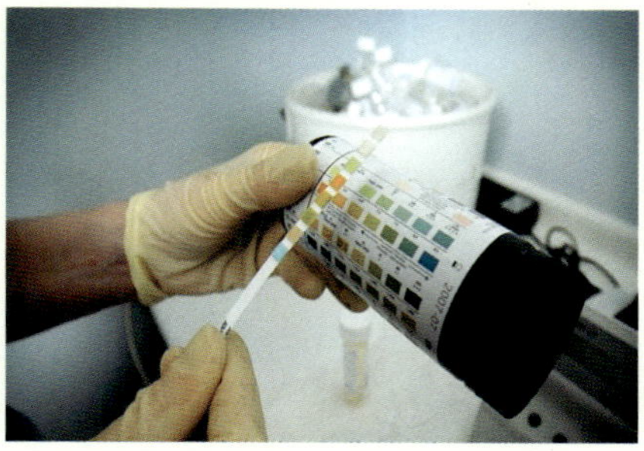

[검사 과정]

1. 환자나 검사 대상자에게 환자의 이름과 등록번호 등이 기록된 깨끗한 소변 용기를 주고 깨끗하게 채취할 수 있는 방법을 설명한다.
2. 접수된 소변 검체(50 mL가 기준임)를 잘 혼합한다.
3. 시험지를 검체 속에 완전히 담갔다가 바로 꺼낸다.
4. 시험지에 소변이 너무 많이 묻어있으면 시험지 끝을 검체 용기의 안쪽 벽에 살짝 접촉하거나 종이 타월에 접촉하여 과잉의 소변을 제거한다.
5. 시험지통에 붙어있는 반응 판정용 비색표에는 각 항목마다 반응 시간이 표시되어 있으므로 시험지를 용기 위에 수평으로 올려놓고 반응 시간을 정확히 지키면서 비색표와 비교하여 판정한다.
6. 이상이 나왔을 때는 재검사를 하든가 다른 방법으로 확인 검사를 실시한다. 그러나 보통 확인 검사는 쉽게 할 수 없으므로 다른 검사와의 연관성을 살펴본다.

[주의사항]

1. 시험지통은 15~30℃에 보존한다.
2. 시험지통 안에는 건조제가 들어있어야 한다.
3. 시험지통에서 시험지를 꺼낸 후 바로 뚜껑을 닫는다.
4. 24시간마다 양성 및 음성 샘플을 검사하여 반응이 잘 일어나는지 확인한다.

Practice Test

1. 이뇨제는?
   a. 크레아티닌 b. 카페인 c. 모르핀 d. 포도당 e. 요소

2. 다뇨가 나타나는 상태는?
   a. 고열 b. 신장 손상 c. 당뇨병 d. 운동 e. 탈수

3. 정상적인 소변의 pH는?
   a. 약산성 b. 약알칼리성 c. 중성 d. 강산성 e. 강알칼리성

4. 신장 결석에 포함되어 있는 것은?
   a. 요산 b. 크레아티닌 c. 요소 d. 빌리루빈 e. 인산염

5. 소변의 주된 유기 화합물은?
   a. 요산 b. 크레아티닌 c. 아미노산 d. 포도당 e. 요소

6. 정상적인 소변의 색깔에 영향을 미치는 것은?
   a. 스테르코빌린 b. 우로빌린 c. 헤모글로빈 d. 빌리루빈 e. 요소

7. 당뇨는 소변에 어떤 성분의 존재를 가리키는가?
   a. 갈락토스 b. 포도당 c. 글리코젠 d. 리보스 e. 과당

8. 소변에 정상적으로 포함되어 있지 않은 것은?
   a. 단백질 b. NaCl c. 요산 d. 요소 e. 크레아티닌

9. 소변의 주된 음이온은?
   a. Cl^- b. SO_4^{2-} c. PO_4^{3-} d. HCO_3^- e. SCN^-

10. 소변 형성이 감소된 상태를 무엇이라고 하는가?
    a. 무뇨 b. 핍뇨 c. 다뇨 d. 혈뇨 e. 등비중뇨

11. 요시험지 소변 검사에서 양성이 요로 감염의 지표가 되는 것은?
    a. 포도당 b. 비중 c. pH d. 혈액 e. 백혈구

12. 요시험지 소변 검사에서 당뇨병일 때 양성을 나타내는 것은?
    a. 단백질 b. 빌리루빈 c. 케톤체 d. 백혈구 e. 아질산염

【해답】

1. b 2. c 3. a 4. a 5. e 6. b 7. b 8. a 9. a 10. b 11. e 12. c

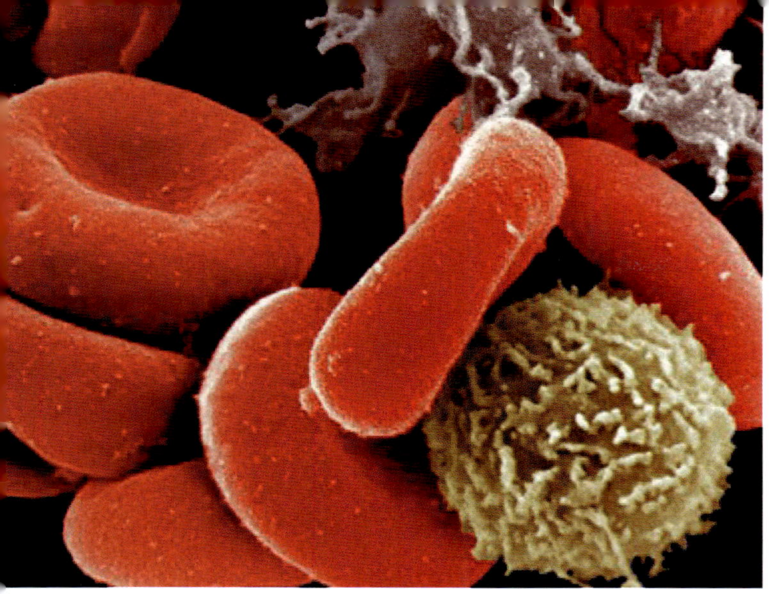

Chapter 12

Body Fluid: Blood
체액: 혈액

학습목표

- 혈액의 구성 이해하기
- 혈액 성분의 비정상적인 값이 갖는 임상적 의의 알아두기
- 헤모글로빈의 구조와 친해지기
- 혈장 지질 농도의 임상적 의의 알아두기
- 수분 균형에서 단백질의 역할 이해하기
- 혈액응고 이해하기
- 혈액을 통한 산소와 이산화탄소의 수송 이해하기
- 대사성 및 호흡성 산증과 알칼리증 이해하기
- 신체의 수분 및 전해질 균형 조절 이해하기
- 무기질 양이온 및 음이온의 임상적 중요성 알아두기

12 체액: 혈액(Blood)

1. 혈액의 기능

혈액은 하나의 순환 조직이다. 혈액은 신체의 모든 세포로 산소, 무기질 및 영양분을 운반하고, 세포에서 생긴 이산화탄소와 노폐물을 운반한다. 또한 호르몬, 효소 및 혈액 세포를 운반한다. 따뜻한 혈액이 내부로부터 신체 표면으로 수송되기 때문에 혈액은 체온을 일정하게 유지시켜 준다. 혈액은 완충 용액으로서 신체의 pH를 7.35 ~ 7.45로 일정하게 유지시킨다. 아울러 혈액은 출혈을 억제하기 위해 응고하며, 감염으로부터 신체를 방어하는 기능을 포함하고 있다(표 12-1).

표 12-1. 혈액의 기능

1. 가스, 영양분, 노폐물의 수송
2. 대사물질 수송
3. 호르몬 및 효소 같은 조절 물질 수송
4. pH 및 삼투 작용 조절
5. 체온 유지
6. 이물질로부터의 방어
7. 응고 형성

2. 혈액의 구성

혈액은 유형 성분인 세포와 그 세포를 담고 있는 액체인 혈장, 두 부분으로 구성된다. 혈액의 유형 성분은 적혈구, 백혈구 및 혈소판이다.

◆ 적혈구

정상적인 적혈구(red blood cell 또는 erythrocyte) 수는 mm^3당 약 4백만 ~ 6백만 개다. 적혈구가 너무 많은 것을 다혈구증 또는 적혈구 증가증(polycythemia)이라고 하고, 그와 반대로 부족하면 빈혈(anemia)이라고 한다. 매일 2천억 개의 새로운 적혈구가 골수에서 생성된다. 적혈구의 수명은 여성이 약 110일이고, 남성이 약 120일이며, 직경은 약 7.5 μm로서 양쪽이 오목하게 들어가 도넛 형태를 하고 있다(그림 12-1). 적혈구 속에는 산소와 이산화탄소를 수송하는 색소 단백질인 헤모글로빈이 들어있으며, 핵은 없다. 적혈구 한 개에는 헤모글로빈 약 2억 8천만 분자가 들어있다.

적혈구 형성을 자극하는 호르몬인 적혈구 형성 인자(erythropoietin)는 주로 신장에서 생성되며, 분자량 약 35,000의 당단백질이다. 이 호르몬은 신장에 산소 분압이 저하했을 때, 즉 저산소증

(hypoxia)일 때 증가한다. 적혈구 형성 인자는 골수에 작용하여 적혈구 생성을 촉진시킨다(그림 12-2). 만일 신장이 적절하게 기능하지 못하면 환자는 빈혈에 걸릴 수도 있다.

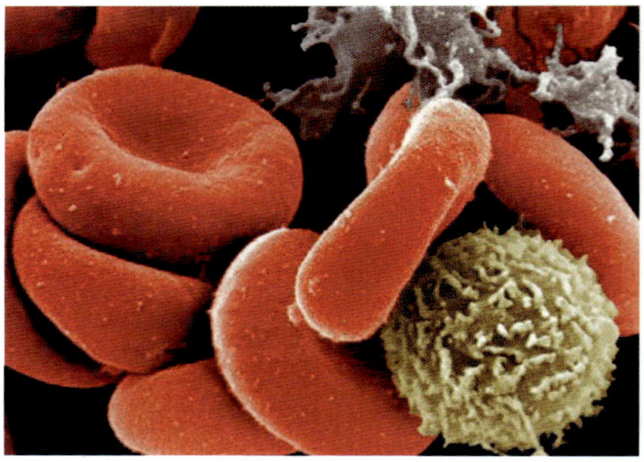

그림 12-1. **적혈구**

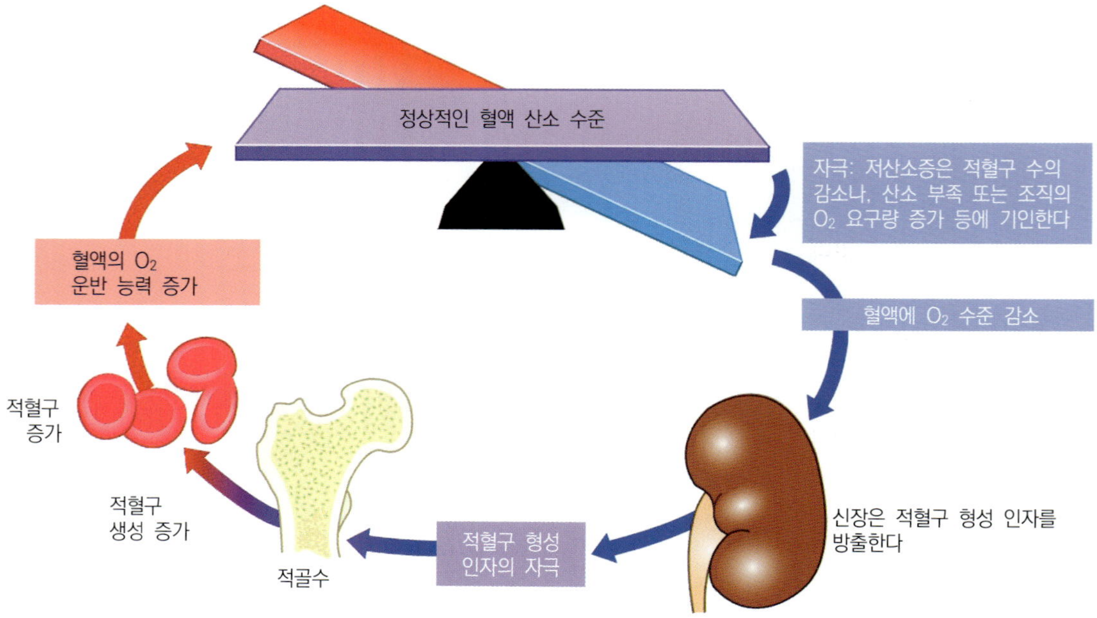

그림 12-2. **적혈구 생성 기전**

◆ 백혈구

정상적인 백혈구 수는 mm^3당 약 5,000 ~ 10,000개다. 백혈구는 적혈구보다 크고, 핵을 갖고 있다. 백혈구의 종류는 호중구(neutrophil), 호염기구(basophil), 호산구(eosinophil), 림프구(lymphocyte), 단핵구(monocyte), 이렇게 다섯 가지이다. 호중구, 호염기구, 호산구는 과립구(granulocyte)이고, 림프구와 단핵구는 비과립구(agranulocyte)이다.

백혈구는 유해한 미생물을 공격하여 파괴함으로써 신체를 감염으로부터 보호해준다. 백혈구 수가 증가하면 감염을 가리킨다. 진단을 위해서는 백혈구를 종류별로 계산하여 %로 나타내는데, 이를 감별 계산(differential count)이라고 한다.

표 12-2. **혈액의 유형 성분**

세포 종류	특징	수	기능
적혈구	양면이 오목한 도넛, 헤모글로빈 함유, 적색, 무핵 세포, 직경 7.5 ㎛, 수명 120일	4백만 ~ 6백만/㎣	산소와 이산화탄소 운반
백혈구	구형의 유핵 세포, 백색	5,000 ~ 10,000/㎣	
과립구			
호중구	2 ~ 4엽의 핵이 얇은 필라멘트에 의해 연결되어 있음, 과립은 연한 핑크색 ~ 적자색을 띰, 직경 10 ~ 12 ㎛	전체 백혈구의 54 ~ 62%	미생물과 기타 물질을 포식함
호염기구	2엽의 핵, 과립은 청색 ~ 자색을 띰, 직경 10 ~ 12 ㎛	전체 백혈구의 1% 미만	염증을 촉진시키는 히스타민 방출, 혈액 응고를 방지하는 헤파린 방출
호산구	간혹 2엽의 핵, 과립은 오렌지색 ~ 적색을 띰, 직경 11 ~ 14 ㎛	전체 백혈구의 1 ~ 3%	염증을 완화시키는 물질 방출, 기생충 공격
비과립구			
림프구	적혈구보다 약간 더 큼, 원형 핵, 핵이 세포를 거의 다 차지함, 직경 6 ~ 14 ㎛	전체 백혈구의 25 ~ 33%	항체 생성, 알레르기 반응, 이식 거부, 종양 조절, 면역계 조절
단핵구	적혁구보다 2 ~ 3배 더 크고, 핵은 구형, 신장, 말발굽 모양, 직경 12 ~ 20 ㎛	전체 백혈구의 3 ~ 9%	혈액에서 식 세포, 조직에서 대식세포로 됨
혈소판	세포질 조각, 과립 함유, 직경 2 ~ 4 ㎛	13만 ~ 40만/㎣	혈소판 마개 형성, 혈액응고에 필요한 물질 방출

◆ 혈소판

정상적인 혈소판(thrombocyte 또는 platelet) 수는 mm^3당 약 130,000 ~ 400,000개 이다. 혈소판은 적혈구보다 작고, 핵이 없다. 혈소판은 세팔린cephalin(인산티딜에탄올아민phosphatidylethanolamine)을 함유하고 있는데, 이것은 혈액 응고와 관련된 물질이다.

혈액 세포의 특징과 기능을 표 12-2에 요약하였다.

◆ 혈장

혈장(plasma)은 담황색의 액체로서 수분이 92%, 나머지 8%는 단백질을 포함한 이온, 영양분, 가스 및 노폐물 같은 고형성분이 차지하고 있다. 혈장의 고형 성분 중 가장 중요한 것은 단백질이다. 혈장 단백질은 알부민, 글로불린, 피브리노겐으로 분류된다.

혈액이 응고된 후 상층에 있는 황색 액체가 혈청(serum)인데, 여기에는 피브리노겐이 없다. 그러나 혈장에는 피브리노겐이 포함되어 있다. 따라서 정상 성인의 혈장 단백질 값은 혈청 단백질 값 6.4 ~ 8.3 g/dL보다 0.3 g/dL 정도 더 높다. 혈장에는 분자량이 다른 여러 종류의 단백질이 포함되어 있기 때문에 농도를 mmol/L로 표현하는 것은 불가능하다.

혈장 단백질은 여러 가지 기능을 갖고 있는데 간단히 요약하면 다음과 같다.

1. 혈장 단백질은 교질삼투압(oncotic pressure)을 일으키기 때문에 세포 외액의 분포에 영향을 미친다. 이러한 성질은 모든 단백질에 공통적이지만 특히 알부민이 비교적 분자량이 작고 (66,300 달톤), 농도가 가장 높기 때문에(3.5 ~ 5.2 g/dL) 교질삼투압에 가장 큰 영향을 미친다.
2. 혈장 단백질은 여러 양이온과 물에 비교적 잘 용해되지 않는 빌리루빈, 지방산, 스테로이드 호르몬, 지질을 운반하는 운반체로서 작용한다. 빌리루빈, 지방산, 칼슘, 포르피린, 약물 등은 알부민이 운반한다.

3. 혈장 단백질 중 어떤 것은 이종 단백질, 세균, 바이러스로부터 인체를 방어해 준다. 이러한 단백질이 형질 세포에서 생성하는 면역글로불린(immunoglobulin)이다. 면역글로불린이 바로 항체(antibody)의 성분이다.
4. 혈장 단백질 중 어떤 것은 호르몬으로서 신체의 항상성을 조절해준다. 많은 호르몬들이 폴리펩타이드이거나 단백질 또는 당단백질이다.
5. 혈장 단백질 중 어떤 것은 혈액 응고계를 형성함으로써 혈관 손상으로 인한 출혈을 막는 데 기여한다.
6. 혈장 단백질 중 어떤 것은 분해되어 아미노산 풀을 형성함으로써 조직을 구성하는 재료로 사용되기도 하고 또한 에너지원으로 사용되기도 한다.
7. 혈장 단백질 중 어떤 것은 효소로서 작용한다. 혈장에는 혈장에서만 고유의 기능을 갖는 효소가 있다. 지질단백질 라이페이스(lipoprotein lipase), 플라스민(plasmin, 섬유소 용해 효소fibrinolysin), 콜린에스터레이스(cholinesterase, 콜린 에스테르 분해 효소) 및 트롬빈(thrombin) 등이 그러한 효소인데 혈장 특이 효소(plasma specific enzyme)라고도 한다.

혈장은 또한 소량의 지질과 탄수화물(포도당), 무기염, 노폐물(요소, 요산, 이산화탄소, 크레아티닌, 암모니아), 효소, 비타민, 호르몬 및 항체를 포함하고 있다. 혈장에 있는 무기 이온은 신체의 산-염기 균형을 조절해 준다.

혈액을 채혈한 후 방치하면 바로 혈액이 응고되기 시작하여 응고된 혈액 덩어리인 혈병(blood clot)을 형성한다. 혈병이 가라앉고 상층에 황색 액체가 형성되는데, 이 액체를 혈청(serum)이라고 한다. 혈청에는 세포와 피브리노겐이 없다. 항응고제를 넣은 시험관에 채취한 혈액을 넣고 잘 혼합한 후 원심분리를 하면 세포는 밑으로 가라앉기 때문에 상층에는 황색 액체가 있는데 이것이 혈장(plasma)이다. 혈장은 피브리노겐을 포함하고 있다.

3. 혈장 대체물

화상이 심하거나 수분 섭취가 너무 적거나, 심한 설사를 하거나, 과다한 구토를 하거나 다뇨일 때는 혈장 양이 급격히 감소한다. 이러한 경우에 등장성 생리식염수(isotonic saline solution, 0.9% NaCl)를 주사한다.

그렇지만 출혈로 대량의 혈액이 소실되었을 때는 생리식염수를 주사하는 것이 적절하지 못하다. 왜냐하면 생리식염수에는 혈장 단백질, 염 및 세포들이 없기 때문이다. 따라서 그러한 경우에는 전혈(whole blood)이나 혈장을 수혈해야 한다. 수혈하기 전에 환자의 혈액형을 검사하여 일치하는 혈액형의 혈액을 선택한다. 그리고 보다 안전한 수혈을 위해 두 혈액(환자의 혈장과 수혈할 혈액의 적혈구)을 섞은 후 응집이나 용혈을 관찰하는데(이를 교차적합 시험이라고 함), 어떤 반응도 생기지 않아야 수혈할 수 있다.

덱스트란(dextran)과 같은 혈액 증량제가 사용되고 있다. 그러한 물질은 혈액의 삼투압을 유지시킬 수는 있지만, 혈액 응고에 역효과를 낸다.

대부분의 수혈은 소실된 혈액이나 적혈구를 보충하기 위해 한다. 그러한 의미에서 보면 혈장 대체물도 유용하게 사용될 수 있다. 혈장 대체물의 장점 중 한 가지는 혈액형에 구애를 받지 않는다는 것이다. 혈장 대체물은 특히 장기 이식 수술에 유용하다. 체외에 있는 장기의 관류를 위해서는 대량의 혈액이 필요한데, 이 경우에 혈장 대체물을 사용하면 많은 양의 전혈을 절약할 수 있다.

혈장 대체물은 혈액의 산소수송 능력이 많이 떨어지는 어떤 종류의 빈혈에도 유용하게 사용되고 있다.

4. 혈액의 일반적 성질

산소를 공급받은 혈액은 선홍색을 띠고, 탈산소화된 혈액은 어두운 자주색을 띤다.

혈액의 비중은 1.054 ~ 1.060 g/mL이고, 혈장의 비중은 1.024 ~ 1.028 g/mL이다.

혈액의 정상적인 pH는 7.35 ~ 7.45로 약알칼리성이다. 만일 혈액의 pH가 7.35 이하로 떨어지면 그 상태를 산증(acidosis)이라고 한다. 반대로 혈액의 pH가 7.45보다 높으면 그 상태를 알칼리증(alkalosis)이라고 한다. 혈액의 pH가 6.8 이하이거나 7.8 이상면 사망에 이를 수 있다.

혈액의 점도는 물의 약 4.5배이다. 이것은 세포의 수, 단백질의 양, 온도 및 신체의 수분 함량에 따라 변동한다.

5. 혈액 검사

병원에서 혈액 검사를 위한 검체 채혈은 외래 환자의 경우에는 채혈실에서 임상병리사가 하고, 입원 환자의 경우는 임상병리사가 하는 경우와 담당 의사가 하는 경우가 있다. 채혈은 여러 가지 검사를 할 경우에 진공시험관에 채혈하는 것이 보통이지만 일반적인 주사기로 채혈할 수도 있다. 생화학 검사를 위한 채혈량은 5 mL면 된다. 채혈은 공복 상태에서 해야 분석 결과에 대한 식사의 영향을 피할 수 있다. 생화학 검사는 혈청이 샘플로 사용되기 때문에 혈액이 응고되면 바로 혈청을 분리해야 한다. 현재는 자동분석기로 분석하기 때문에 여러 항목을 동시에 검사할 수 있다.

병원에서 많이 측정되고 있는 검사 항목의 기준 범위(정상 범위)와 이들이 증가하고 감소하는 상태를 표 12-3에 나타냈다.

특히 동맥 혈액 가스 측정(arterial blood gas analysis, ABGA)용 검체의 채혈은 의사가 하도록 되어 있다. 일단 채혈한 검체는 공기와의 접촉을 피하고 얼음에 채워서 검사실로 수송해야 하고 신속히 검사해야 하는 등의 세밀한 주의가 필요하다.

6. 혈액량

혈액량은 체중의 약 8 ~ 9%를 차지한다. 성인의 경우 혈액량은 대개 5 ~ 7 L에 이른다. 이 양은 열병과 임신 중에는 증가하고, 설사나 출혈 시에는 감소한다. 혈액은 빠르게 교체되므로, 출혈이나 헌혈 등에 의한 소량의 실혈은 신체에 큰 영향을 주지 않는다.

CLINICAL FOCUS : 혈액 물질의 농도에 대한 식사와 자세의 영향

혈액 샘플은 보통 8~12시간 공복한 후에 채혈하는 것이 원칙이다. 이 시간에는 물을 제외한 다른 어떤 음식물을 섭취하면 안 된다. 왜 그럴까? 아침식사 후 3~4시간 뒤에 채혈하면 여러 가지 물질이 매우 조금만 변동된다. 하지만 점심식사 후 3~4시간 뒤에 채혈하면 공복 시의 값과 비교했을 때 상당한 변동이 있다. 예를 들면, AST는 30%까지 상승하고, LD는 5%까지 상승한다.

만일 식후 시간이 얼마 지나지 않아서 채혈하면 포도당과 트리글리세라이드는 크게 상승한다. 포도당은 식후 30분~60분 사이에 최고치를 나타낸다. 트리글리세라이드는 증가하면 7시간 이상 높은 값을 나타내므로 식후에 측정하면 안 된다.

몇 시간 동안 누워있는 사람의 혈액량은 서있는 사람보다 12~15% 정도 더 많다. 따라서 혈액 물질의 농도를 감소시키기도 한다. 알부민과 칼슘 이온은 누워있을 때보다 서있을 때가 값이 더 높다.

표 12-3. 혈액 성분의 기준 범위(정상치)

분석 물질	기준 범위(mg/dL)	임상적 의의	
		증가	감소
총 칼슘(S,P)	8.6~10.2 mg/dL	부갑상선 항진증, 악성 골종양, 비타민D 과다증	부갑상선 저하증, 구루병, 설사, 만성 신장병
이온형 칼슘(S,P)	4.6~5.3 mg/dL		
콜레스테롤(S,P)	< 200 mg/dL	당뇨병, 폐쇄성 황달, 갑상선 저하증, 임신, 가족성 고지혈증	악성 빈혈, 용혈성 황달, 갑상선 항진증, 결핵
요산(S,P)	남성: 3.5~7.2 mg/dL 여성: 2.6~6.0 mg/dL	통풍, 백혈병, 폐렴, 간 및 신장질환	중금속 중독에 의한 재흡수 감소
요소 질소(S,P)	6~20 mg/dL	수은 중독, 신장염, 신우신염	임신, 저단백질 식사, 간경화증(간 손상)
크레아틴(S)	3~7 mg/dL	신장염, 신장 손상	
크레아티닌(S)	남성: 0.9~1.3 mg/dL 여성: 0.6~1.1 mg/dL	신장염, 만성 신 질환	
포도당(S)	70~105 mg/dL	당뇨병, 갑상선 항진증, 정신적 스트레스, 식사	기아, 인슐린 과다 분비증, 애디슨병, 광범위한 간 손상
총 단백질	6.4~8.3 g/dL	다발성골수종 등	신증후군 등
알부민	3.5~5.2 g/dL		심한 간 손상 등
트리글리세라이드	< 150	당뇨병, 신증후군, 비만, 동맥경화, 알코올성 지방간, 고지방식, 가족성 고지혈증	갑상선 항진증, 간경화증, 중증 간 손상, 흡수 부전
칼륨(S)	3.5~5.1 mEq/L	신부전, 애디슨병	구토, 설사, 알도스테론증, 쿠싱 증후군 등
나트륨(S,P)	136~145 mEq/L	부종(신증후군, 심부전, 간경화증)	탈수(구토, 설사, 발한), 애디슨병
무기인(S,P)	2.5~4.5	부갑상선 저하증, 애디슨병	부갑상선 항진증, 당뇨병
염화물(S,P)	98~107 mEq/L	신장염, 빈혈	당뇨병, 설사, 화상
pCO_2(동맥혈)	35~45 mmHg	폐기종, 폐렴(산증)	
pO_2(동맥혈)	80~100 mmHg		
HCO_3^-	22~26 mmol/L	구토(알칼리증)	당뇨병, 설사
총 CO_2	23~27 mmol/L		
빌리루빈(S)	0~2.0	간염, 간경화증, 담즙정체증 등	
헤모글로빈(B)	남성: 14~18 g/dL 여성: 12~16 g/dL	다혈구증	빈혈
IgG(S)	700~1,600 mg/dL	M단백혈증, 만성 염증, 간경화증	악성 림프종, 원발성 면역부전증 등

B=blood, P=plasma, S=serum

7. 헤모글로빈

헤모글로빈은 단백질인 글로빈(globin)과 철-함유 성분인 헴(heme)으로 구성된 결합형 단백질이다. 헴은 네 개의 피롤(pyrrole)기가 메텐 브리지(-CH-)에 의해 서로 연결되어 고리를 이루며 가운데 있는 철 이온과 결합해 있다.

헤모글로빈은 2개의 알파 사슬(α chain)과 2개의 베타 사슬(β chain)로 구성되어 있으며, 각 사슬에는 1개씩의 헴을 갖고 있다. 따라서 헤모글로빈은 4량체(tetramer)의 4차 구조 단백질(분자량 약 64,000 달톤)이다.

헴 1분자는 산소 1분자를 결합한다. 따라서 헤모글로빈 1분자는 4개의 헴을 갖고 있으므로 4분자의 산소를 결합할 수 있다. 적혈구 1개에는 2억8천만 개의 헤모글로빈 분자를 포함하고 있으므로 적혈구 1개는 산소 11억 분자를 수송할 수 있다.

◆ 태아 헤모글로빈

성인 헤모글로빈(adult hemoglobin)인 헤모글로빈 A(HbA)가 2개의 알파 사슬과 2개의 베타 사슬로 구성된 반면 태아 헤모글로빈(fetal hemoglobin)인 헤모글로빈 F(HbF)는 2개의 알파 사슬과 2개의 감마 사슬로 구성되어 있다. HbA는 2,3-이인산글리세르산(2,3-DPG)과 결합하지만 HbF는 2,3-DPG와 결합하지 않는다. 그로 인해 HbF는 HbA보다 산소에 대한 친화성이 더 높다. HbF는 주어진 pO_2의 조건에서 HbA보다 옥시헤모글로빈이 더 많이 형성된다. 따라서 산소가 태반으로부터 태아의 혈액으로 전달된다.

◆ 빈혈

적혈구의 감소나 적혈구 안에 있는 헤모글로빈의 감소, 또는 두 가지의 원인에 의해 초래되는 혈액 내의 정상적인 헤모글로빈 결핍을 빈혈(anemia)이라고 한다. 빈혈은 비정상적인 헤모글로빈의 생성에 의해서도 생길 수 있다.

빈혈은 혈액의 산소 운반 능력을 감소시킨다. 빈혈에 걸린 사람들은 에너지의 결핍으로 고생하고, 극도의 피곤함과 무기력감을 느낀다. 이런 사람들은 얼굴이 창백하고 약간의 가벼운 활동에도 숨가빠한다.

재생불량성 빈혈(aplastic anemia)은 벤젠이나 어떤 항생제와 진정제 같은 약물, 방사선 등에 의해 적골수가 손상되어 골수에서 적혈구를 생성하지 못해 생긴다.

철결핍성 빈혈(iron deficiency anemia)은 철분의 섭취나 흡수가 부족하거나 철분을 과다하게 소실했을 때 생긴다. 철분이 부족하면 헤모글로빈이 충분히 만들어지지 못하며, 그로 인해 적혈구도 감소한다.

악성 빈혈(pernicious anemia)은 비타민 B_{12}가 부족해서 생긴다. 비타민 B_{12}는 엽산(folate)을 합성하는 데 있어서 중요하기 때문에 이것이 부족하면 적혈구 생성이 감소한다. 음식물에 비타민 B_{12}가 부족해도 악성 빈혈을 일으킬 수 있지만, 일반적인 원인은 비타민이 충분히 흡수되지 못하기 때문이다. 위에서는 정상적으로 비타민 B_{12}를 결합하는 단백질인 내인성 인자(intrinsic factor)를 생성한다. 내인성 인자는 장에서 비타민의 흡수를 촉진시킨다. 내인성 인자가 부족하면, 비타민 B_{12}의 흡수가 불충분하게 되고, 이로 인해 악성 빈혈이 발생한다.

엽산 결핍도 또한 빈혈을 일으킬 수 있다. 이것은 음식물에 엽산이 부족해서 생기는데, 대부분이 가난한 사람들, 임신부, 그리고 알코올 중독자에서 발생한다. 엽산은 DNA의 합성에 필요한 조효소이기 때문에, 엽산이 결핍되면 세포 분열이 감소하고, 결국 적혈구 생성이 감소한다.

출혈성 빈혈(hemorrhagic anemia)은 외상, 궤양, 과다한 월경 등과 같은 혈액 상실에 의해 생긴다. 적은 양의 혈액이 장기간에 걸쳐 상실되는 만성 혈액 상실에서는 철결핍성 빈혈을 초래할 수 있다.

용혈성 빈혈(hemolytic anemia)은 적혈구가 파괴되는 질환이다. 이것은 적혈구의 유전적 결함으로 인해 일어날 수 있다. 용혈성 빈혈은 약물, 뱀독, 심장의 인공판막, 자가 면역 질환, 태아 신생아 용혈성 질환(hemolytic disease of the fetus and newborn, HDFN) 등 다양한 원인에 의해 일어난다.

낫 모양 적혈구 빈혈(sickle cell anemia)은 헤모글로빈 베타사슬의 N말단부터 6번째 아미노산이 글루탐산 대신 발린으로 치환되어 헤모글로빈 S가 형성됨으로써 생긴다. 이러한 적혈구는 잘 파괴된다.

지중해 빈혈(thalassemia)은 지중해 연안에 사는 사람들에서 발견되는 유전 질환이다. 이것은 헤모글로빈 사슬 중 어느 하나가 합성이 잘 안 되어 생기는 질환이다. 심하면 20세 이전에 사망할 수 있다.

용혈을 일으키는 중독과 감염에서는 적혈구가 감소한다. 일산화탄소(CO)는 헤모글로빈과의 결합력이 산소보다 210배가 더 강한 중독성 기체이다. 헤모글로빈과 CO의 화합물인 탄산 헤모글로빈(carboxyhemoglobin)은 매우 안정하기 때문에 소량만 산소를 운반한다. 공기에 CO의 함량이 0.02%만 되어도 오심과 두통이 나타나고, 0.1%가 되면 1시간 이내에 의식을 잃고, 4시간 이내에 사망한다. 황화수소와 시안화수소산 같은 독성 기체도 헤모글로빈에 일산화탄소와 비슷한 효과를 나타낸다.

8. 미오글로빈

미오글로빈(myoglobin)은 153개의 아미노산으로 구성된 단일 사슬(단량체*monomer*)의 구상 단백질(분자량 17,800 달톤)로 헴을 함유하고 있다. 미오글로빈은 골격근 및 심근에서 산소를 운반하는 주된 단백질로서 총 근육 단백질의 약 2%를 차지한다. 근육이 적색을 띠는 것은 미오글로빈의 존재 때문이다. 태아 헤모글로빈과 마찬가지로 미오글로빈은 헤모글로빈보다 산소에 대한 친화성이 더 강하다. 미오글로빈에 결합된 산소가 해리되려면 산소 분압이 매우 낮아야 한다. 대부분의 미오글로빈은 세포질에 용해되어 있다.

급성 심근경색(acute myocardial infarction, AMI)에서 미오글로빈은 발병 2 ~ 3시간 이내에 혈액에 상승하기 시작하여 8 ~ 12시간에 최고 수준에 이른다. AMI를 진단하려면 혈청 미오글로빈을 시간대별로 계속해서 측정한다. 처음 측정하고 1 ~ 2시간 뒤에 다시 측정했을 때의 값이 처음 값보다 두 배가 증가했으면 AMI일 확률이 높다.

9. 혈장 지질

임상적으로 중요하며 일상적으로 측정되고 있는 혈장 지질은 총 콜레스테롤, HDL-콜레스테롤, LDL-콜레스테롤, 트리글리세라이드(트리아실글리세롤)이다. 인지질과 지방산은 일상적으로 측정하지 않는다. 지질은 혈장에서 유리 상태로 존재하는 것이 아니라 단백질과 결합하여 지질단백질(lipoprotein)로서 존재한다.

혈장 지질의 수준이 주목을 받는 것은 이것이 심장 관상동맥 질환(coronary heart disease, CHD)의 위험을 경고하기 때문이다. CHD와 비슷한 용어로 관상동맥 질환(coronary artery disease, CAD)이 있는데, 공식 명칭은 CHD이다.

성인의 혈장 지질 기준범위 표 12-4 와 같다.

표 12-4. 성인의 지질 기준범위

지질 종류	기준범위
총 콜레스테롤	140 ~ 200 mg/dL
HDL-콜레스테롤	40 ~ 75 mg/dL
LDL-콜레스테롤	50 ~ 130 mg/dL
트리글리세라이드	60 ~ 150 mg/dL

CHD의 위험평가기준(표 12-5)을 보면 HDL-콜레스테롤이 높으면 CHD의 위험성이 낮아지고, LDL-콜레스테롤이 높으면 CHD의 위험성이 높아진다.

표 12-5. 심장 관상동맥 질환(CHD)의 위험 평가 기준(NCEP 지침)(mg/dL)

지질 종류	양호	경계	위험
총 콜레스테롤	< 200	200 ~ 239	≥ 240
HDL-콜레스테롤	≥ 60	40 ~ 59	< 40
LDL-콜레스테롤	< 130	130 ~ 159	≥ 160
트리글리세라이드	< 200	200 ~ 400	≥ 400

NCEP: National Cholesterol Education Program
LDL-콜레스테롤이 100 이하이면 최적(optimum)으로 분류한다.

2002년에 새로 규정한 미국 국립 콜레스테롤 교육 프로그램(NCEP)의 ATP III(Adult Treatment Panel III) 가이드라인에서 제시한 위험 인자 항목은 표 12-6과 같다.

표 12-6. NCEP ATP에서 추천하는 CHD 위험 인자

양성 위험 인자
• 연령: ≥ 45세(남성), ≥ 55세(여성) 또는 이른 폐경
• 이른 CHD의 가족력
• 현재 담배를 피움
• 고혈압(≥ 140/90 mmHg 또는 고혈압약 복용)
• LDL-콜레스테롤: ≥ 160 mg/dL, 위험 인자 1개 이하
• LDL-콜레스테롤: ≥ 130 mg/dL, 위험 인자 2개 이상
• LDL-콜레스테롤: ≥ 100 mg/dL, CHD를 갖고 있음
• HDL-콜레스테롤: < 40 mg/dL
• 당뇨병 = CHD 위험과 동등
• 대사증후군
음성 위험 인자
• HDL-콜레스테롤: ≥ 60 mg/dL
• LDL-콜레스테롤: < 100 mg/dL

10. 혈장 단백질

혈장 단백질은 혈장의 약 7%를 차지하며 세 개의 그룹, 즉 알부민, 글로불린, 피브리노겐으로 나뉜다. 혈장 단백질의 약 55%는 알부민이고, 38.5%는 글로불린이고, 6.5%는 피브리노겐이다.

◆ 알부민

혈액에서 알부민은 빌리루빈, 지방산, 약물 등을 결합하여 운반하고, 혈장 콜로이드 삼투압(colloid osmotic pressure, 이를 교질 삼투압oncotic pressure이라고도 함)을 유지시켜 준다.

다른 혈장 단백질과 마찬가지로 알부민도 혈관을 통과할 수 없다(콜로이드는 막을 통과할 수 없다). 알부민은 585개의 아미노산으로 구성된 주요 혈장 단백질이고 크기와 무게(분자량 약 66,300)가 작아서 혈액 콜로이드 삼투압의 대부분을 감당하고 있다.

수분 균형에 대한 알부민의 영향에 관한 가설은 그림과 같이 스탈링(Starling)에 의해 세워졌다(그림 12-3). 혈액이 동맥말단 모세혈관으로 들어오면 35 mmHg의 압력이 생겨 액체를 혈관 밖으로 밀어내려고 한다. 동시에 25 mmHg의 콜로이드 삼투압은 액체를 혈관 속으로 끌어당긴다. 간질액(interstitial fluid)도 2 mmHg의 정수압을 발생시켜 조직액을 혈관 속으로 들어가게 한다. 모세혈관 끝의 조직액에는 단백질이 없어서 간질액의 콜로이드 삼투압은 0이 된다. 따라서 이러한 압력을 결산하면 35 - (25 + 2) = 8 mmHg가 된다. 이것은 8 mmHg만큼 액체가 혈관으로부터 조직으로 이동한다는 것을 가리킨다.

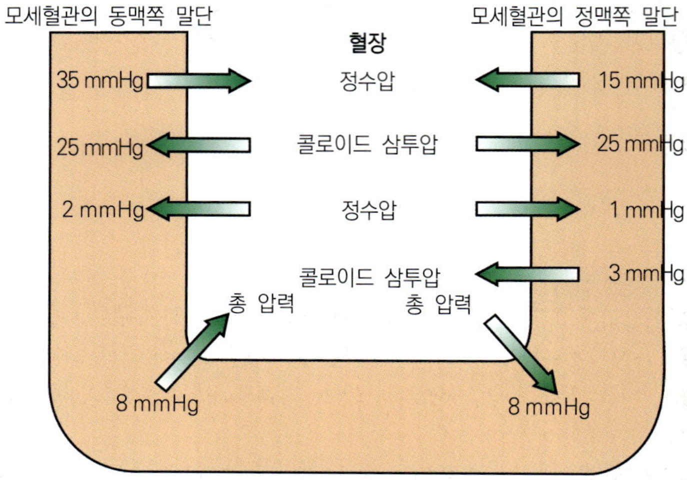

그림 12-3. **수분 평형에 대한 알부민 및 기타 단백질의 영향**

혈액이 정맥 말단의 모세혈관으로 가면, 혈관 안의 정수압은 15 mmHg, 콜로이드 삼투압은 25 mmHg, 간질액의 정수압은 1 mmHg, 조직액의 콜로이드 삼투압은 3 mmHg이므로, 이들을 결산하면 (15 + 3) - (25 + 1) = -8 mmHg가 된다. 이것은 혈관 안의 압력이 조직보다 낮으므로 8 mmHg만큼 조직액이 혈관 안으로 재흡수된다는 것을 가리킨다. 이러한 재흡수는 림프관에서도 일어난다.

신장염, 신증후군 및 저단백질 식이와 같이 혈장 단백질이 감소하는 상태에서는 혈장의 삼투압이 감소한다. 이렇게 혈액의 삼투압이 감소하면 동맥 말단의 모세혈관에서 바깥으로 나가는 압력이 더 커지고, 정맥 말단의 모세혈관에서는 모세혈관 안으로 들어오는 압력이 작아진다. 이러한 결과로 인해 수분이 조직에 쌓여 조직이 부풀어 오른다. 그러한 상태를 부종(edema)이라고 한다.

단백질 결핍병인 콰시오코(Kwashiorkor)에서는 복부와 사지에 부종이 나타나는 것이 특징이다(그림 12-4). 코시오코는 혈장 단백질, 특히 알부민의 저하로 인해 일어난다. 이러한 상황에서 수분은 혈액에서 조직으로 이동하여 조직이 부풀어 오른다.

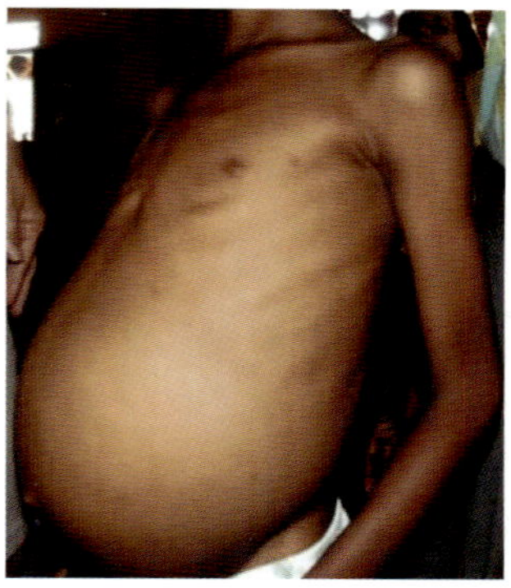

그림 12-4. **단백열량부족증**

부종은 심장 질환 때문에 발생할 수도 있다. 이때는 정맥의 정수압이 증가한다. 많은 말기 질병(terminal illness)에서 부종(대개 복수가 증가함)을 동반한다. 이러한 상태는 심각한 문제를 일으키므로 복수를 빼내야 한다. 부종이 심할 경우 농축 알부민액(25 g/dL)을 주사하면 쇼크를 치료할 수 있고, 혈액량이 증가하고, 조직에서 수분이 제거된다.

알부민은 간에서 합성하므로 심한 간 질환이 있을 때는 혈장 알부민이 감소한다.

혈액에서 알부민의 또 하나의 중요한 기능은 운반체로서 지방산, 빌리루빈, 전해질(칼슘, 마그네슘 등), 약물 등을 운반하는 것이다.

◆ 글로불린

전기영동(electrophoresis, 전하를 띤 입자가 전기가 흐르는 매체에 놓였을 때 반대 극으로 이동하는 현상)이라는 분석 기법으로 혈청 단백질을 분류하면 글로불린을 분리할 수 있다(그림 12-5). 이때 혈청 단백질은 5개의 분획(fraction), 즉 알부민, α_1-글로불린, α_2-글로불린, β-글로불린, γ-글로불린으로 분류된다. 글로불린은 탄수화물(뮤코단백질mucoprotein, 당단백질glycoprotein), 지질(지질단백질lipoprotein) 및 금속 이온(철을 수송하는 트랜스페린transferrin, 구리를 수송하는 세룰로플라스민ceruloplasmin) 같은 물질과 느슨하게 결합(비공유결합)하여 복합체를 형성한다. 트랜스페린의 양은 악성 빈혈이나 간 질환에서 감소한다. 세룰로플라스민은 윌슨병(Wilson's disease)에서 감소한다. 이러한 복합체는 신체의 모든 부위로 수송된다.

γ-글로불린 분획에는 항체의 성분인 면역글로불린이 포함되어 있다. 따라서 세균이나 바이러스에 감염되었을 때는 체내에서 이들에 대한 항체를 생성하기 때문에 γ-글로불린이 증가한다. 전기영동 시 다발성 골수종(multiple myeloma)과 마크로글로불린혈증(macroglobulinemia)에서는 특징적으로 γ-글로불린 분획의 피크가 크게 증가하여 이러한 질환을 진단하는 데 도움이 된다.

어떤 사람들은 γ-글로불린을 만들지 못한다. 이러한 사람들은 질병에 대항할 항체를 갖고 있지 않기 때문에 감염에 매우 민감하다. 이러한 γ-글로불린의 결핍을 무감마글로불린혈증(agammaglobulinemia)이라고 하며, 이때는 γ-글로불린을 투여해야 한다.

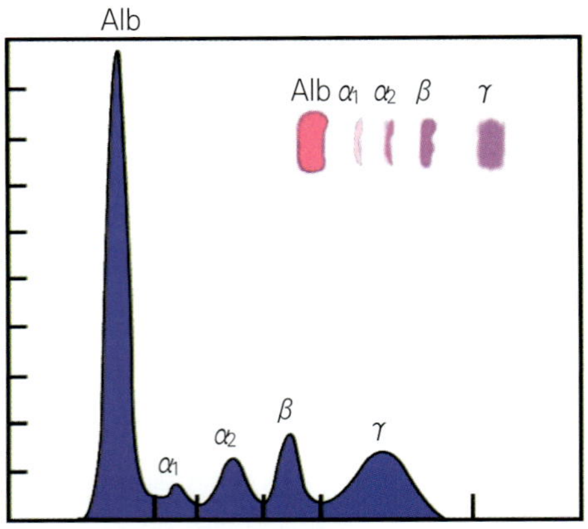

그림 12-5. **혈청 단백질의 전기영동 패턴**
Alb: 알부민, α_1-γ: 글로불린

◆ 피브리노겐

피브리노겐은 혈액 응고에 포함된 혈장 단백질이다. 그것은 간에서 합성되기 때문에 간 조직이 파괴되는 질환에서는 혈장의 피브리노겐이 감소한다. 피브리노겐은 분자량 341,000 달톤의 용해성 당단백질이다. 앞에서 언급했듯이 피브리노겐은 혈장에 존재하기 때문에 전기영동에서는 β-글로불린과 γ-글로불린 분획 사이에 피크(∅분획)를 나타난다.

◆ 기타 중요한 혈장 단백질

혈장에는 존재하는 많은 단백질의 구조와 기능이 이미 밝혀졌다. 그중 임상적으로 중요한 단백질을 표 5-6에 요약하였다.

11. 혈액 응고

피부가 파열되면, 피가 나지만 곧 혈병을 형성한다. 채취한 혈액을 시험관에 넣으면 잠시 후 혈액이 응고되어 혈병을 형성한다. 혈액이 혈관을 나오면 왜 응고되는 것일까? 그리고 혈관 안에서는 혈액이 왜 응고되지 않을까?

혈액 응고는 일련의 반응을 거쳐 용해되어 있던 혈장 피브리노겐이 불용성의 피브린(섬유소)으로 전환될 때 나타난다. 피브린은 긴 실로써 서로 달라붙으면서 해면질 덩어리를 형성하는데, 이것에 적혈구가 붙어 혈병이 형성된다(그림 12-6).

혈관이 절단되면 혈액이 손상된 조직과 접촉한다. 이러한 접촉으로부터 두 가지의 응고과정이 활성화된다. 그중 하나는 내인성 과정으로서 이것은 응고에 필요한 모든 성분이 혈액에 존재하며, 다른 하나는 외인성 과정으로서 이것은 응고에 필요한 한 가지 성분이 조직에서 방출된다(그림 12-7). 지혈(hemostasis)은 세 가지 메커니즘 즉, 1) 혈관 수축(vasoconstriction), 2) 혈소판 마개 형성(platelet plug formation), 3) 혈액 응고(clotting of blood) 과정을 거친다. 혈관 수축은 손상 부위에서 즉시 나타나 출혈을 줄여준다. 또한 혈소판은 응집하여 손상된 모세혈관에서 마개를 형성한다.

혈소판 마개 형성에는 프로스타글란딘(prostaglandin)과 트롬복산(thromboxane)이 필요하다. 아스피린은 프로스타글란딘의 작용을 간섭하여 응고 과정을 방해한다.

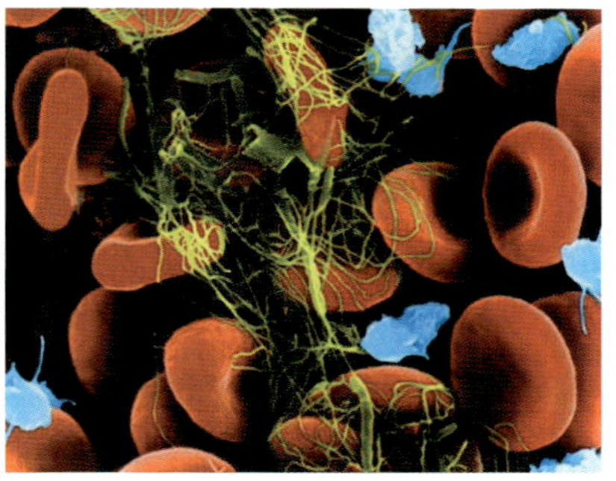

그림 12-6. **혈병 형성**

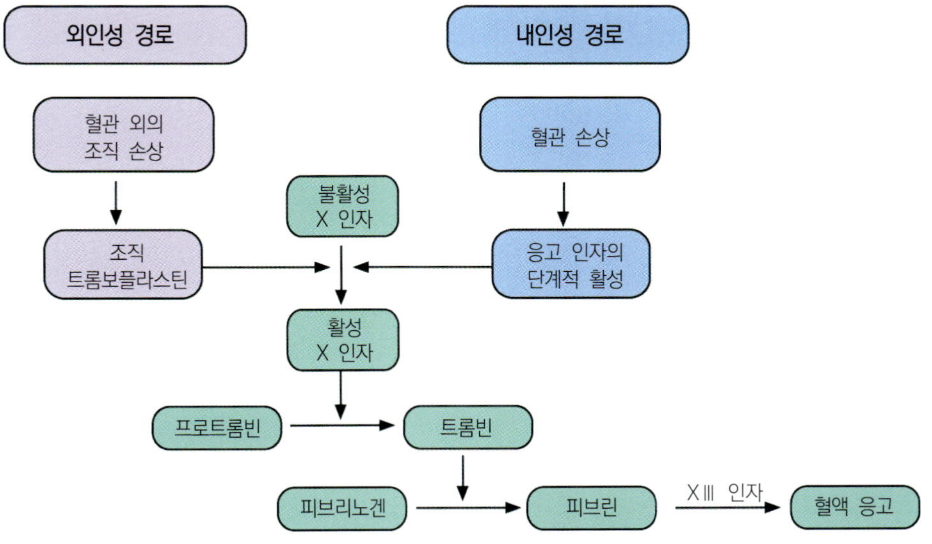

그림 12-7. **혈액 응고 과정**

혈액 응고에는 칼슘 이온이 필요하다. 방금 채혈한 혈액에 칼슘을 제거하는 옥살산칼륨 같은 물질을 첨가하면 혈액의 응고를 막을 수 있다. 옥살산칼륨은 독성이 있기 때문에 이것은 검사실에서 분석할 혈액에만 사용될 수 있다.

수혈에 사용될 혈액의 응고를 방지하는 데는 시트르산나트륨(sodium citrate)이 사용된다. 이 물질은 시트르산칼슘을 형성함으로써 혈액에서 칼슘 이온을 제거한다. 비타민 K가 결핍되면 프로트롬빈(prothrombin) 형성이 감소하여 혈액이 응고되지 않는다.

혈우병의 한 가지 형태는 Xa인자의 결핍으로 생기는데, 이때는 응고 시간이 늘어난다.

비스히드록시쿠마린(bishydroxycoumarin, 디쿠마롤Dicumarol 이라고도 함) 같은 항응고제(anticogulant)는 프로트롬빈이 트롬빈으로 전환되지 못하게 하여 빠르게 혈액 응고를 방지한다. 헤파린(heparin)은 아주 빠르게 트롬빈을 제거한다. 수술 후에 혈병이 생기는 것을 방지하기 위해 항응고제가 사용될 수도 있다. 혈관 안에서 형성된 혈병을 혈전(thrombus)이라고 한다. 만일 혈전이 생성된 곳에 그대로 있으면 천천히 흡수되기 때문에 위험하지 않다. 그러나 혈병이 부서지면 혈관을 통해 이동하게 되는데, 어느 지점에 머물러 혈관을 막을 수 있다. 그러한 혈관이 심장이나 뇌의 혈관이라면 뇌경색이나 심근경색을 일으켜 마비나 사망에 이를 수 있다.

혈병 속에 있는 피브린은 혈병 형성 후 며칠 안에 분해되는데(이를 섬유소 용해*fibrinolysis*라고 함), 이것은 플라스민이라는 효소의 작용 때문이다. 플라스민은 스트레스, 운동, 뱀독 및 포도상 구균으로부터 유래된 스트렙토키네이스(streptokinase)를 포함한 여러 가지 요인들에 의해 활성화된다. 혈병을 녹이고 방지하는 두 가지 약물인 스트렙토키네이스와 조직 플라스민 활성제(tissue plasmin activator)는 둘 다 플라스민을 활성화시킨다. 그림 12-8은 섬유소 용해 과정을 요약하여 나타낸 것이다.

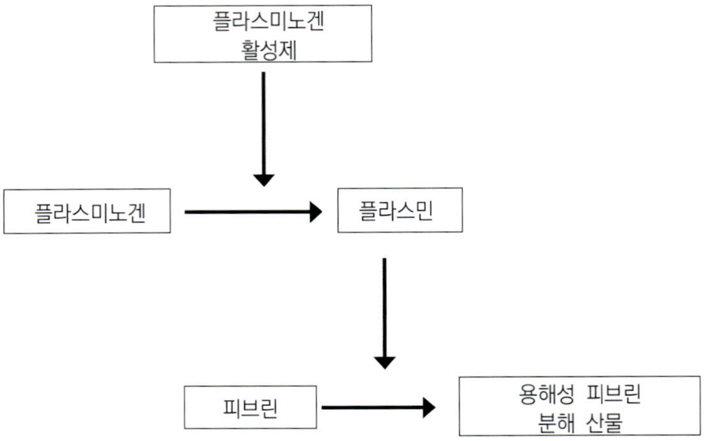

그림 12-8. 섬유소 용해 경로
α_2-항플라스민은 플라스민의 작용을 저해한다.

12. 호흡

조직이 정상적인 대사 과정을 수행하려면 산소가 있어야 하며 이산화탄소를 제거해야 한다. 산소는 폐에서 조직으로 공급되는데 이것은 혈액의 적혈구에 있는 헤모글로빈을 통해 운반된다. 헤모글로빈은 조직에 산소를 주고 이산화탄소를 받아 폐로 수송한다. 폐에서 이산화탄소는 호흡을 통해 공기 중으로 배출된다.

폐에서 산소나 이산화탄소의 이동은 각 기체의 분압 차이에 의존한다. 분압이 높은 곳에서 낮은 곳으로 이동한다. 예를 들어 이산화탄소의 폐포 분압은 40 mmHg이고, 정맥혈 분압은 46 mmHg이다. 따라서 이산화탄소는 정맥혈에서 폐포 안으로 이동한다. 반대로 산소의 폐포 분압은 100 mmHg이고, 정맥혈 분압은 40 mmHg이다. 따라서 산소는 폐포에서 정맥혈로 이동한다. 이러한 가스 교환이 호흡이다. 폐에서 이루어지는 가스 교환을 외호흡 또는 폐호흡이라 하고, 세포와 혈액 사이에 이루어지는 가스 교환을 내호흡 또는 세포호흡이라고 한다.

◆ O_2와 CO_2의 운반

산소와 이산화탄소의 운반을 단계별로 살펴보자.

1. 산소가 폐포에서 혈액으로 들어가면 일부는 혈장에 용해되지만 대부분은 적혈구에 있는 헤모글로빈(이 형태의 헤모글로빈을 탈산소 헤모글로빈*deoxyhemoglobin*, HHb라 한다.)과 결합하여 산소 헤모글로빈(oxyhemoglobin, HbO_2^-)을 형성한다. 헤모글로빈 속에 들어있는 헴 1분자는 산소 1분자를 결합한다. 따라서 헤모글로빈 1분자는 4분자의 헴을 갖고 있기 때문에 4분자의 산소를 결합하여 운반한다(그림 12-9).

$$HHb + O_2 \rightarrow HbO_2^- + H^+$$

산소는 이러한 형태로 세포로 운반된다.

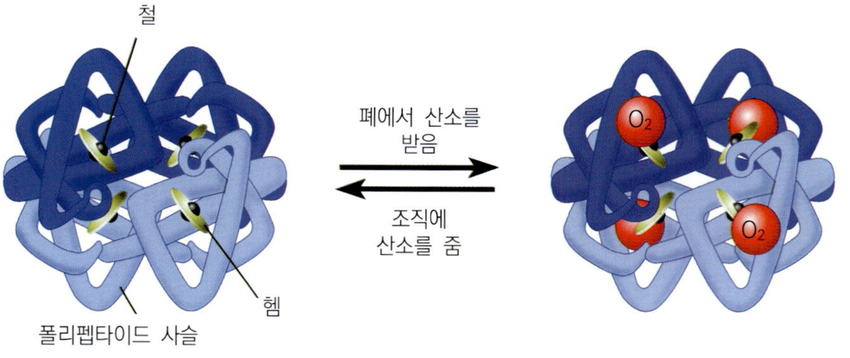

그림 12-9. 산소 헤모글로빈

2. 세포에서 대사 과정으로 인해 생긴 이산화탄소는 혈액으로 들어가 일부는 직접 혈장에 용해되지만 대부분은 적혈구에 들어가 탄산 탈수 효소(carbonic anhydrase)의 작용으로 빠르게 물 분자와 결합하여 탄산을 형성한다(그림 12-10).

$$CO_2 + H_2O \xrightarrow{\text{탄산 탈수 효소}} H_2CO_3$$

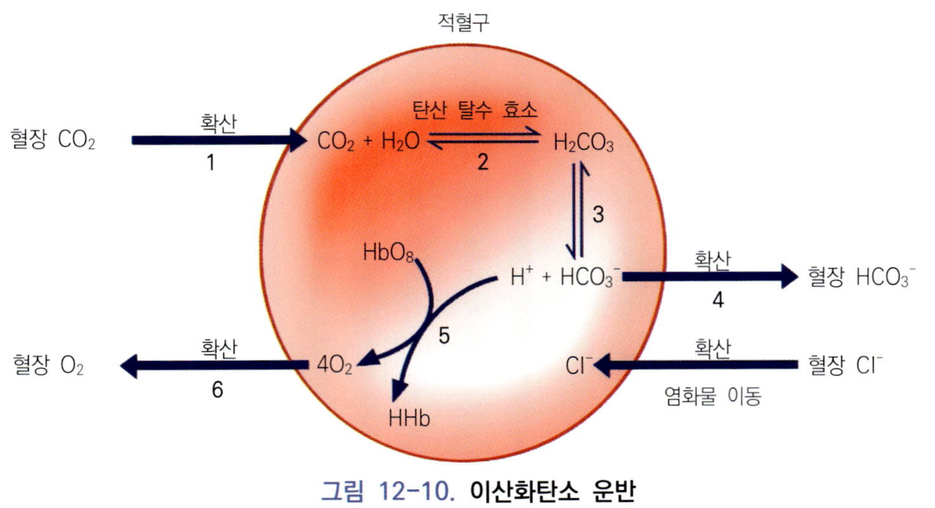

그림 12-10. 이산화탄소 운반

3. 형성된 탄산은 수소와 탄산수소 이온으로 이온화한다.

$$H_2CO_3 \rightarrow H^+ + HCO_3^-$$

4. 조직에서 산소 헤모글로빈은 수소 이온과 반응하여 탈산소 헤모글로빈과 산소를 생성한다.

$$HbO_2^- + H^+ \rightarrow HHb + O_2$$

조직으로의 산소 방출은 pH의 감소와 2,3-이인산글리세르산(2,3-diphosphoglyceric acid, 2,3-DPG)의 존재에 의해 높아진다. 그리고 대부분의 헤모글로빈은 다시 산소를 포획하기 위해 폐로 되돌아간다. 그러나 일부 헤모글로빈은 이산화탄소와 반응하여 카바미노헤모글로빈(carbaminohemoglobin, $HHbCO_2$)을 형성한다.

5. **단계3**에서 형성된 탄산수소 이온의 경우 적혈구에는 조금만 있을 수 있기 때문에 대부분은 혈장으로 나간다. 그러므로 혈장에는 탄산수소 이온이 너무 많아진다. 적혈구는 음이온을 많이 상실하여 이를 보상하고자 염화물 이온이 적혈구 안으로 들어간다. 이러한 과정을 염화물 이동(chloride shift)이라 한다.
탄산수소 이온은 혈장에서 완충제로서 작용한다.

6. 폐에서 탄산수소 이온은 **단계1**에서 생성되었던 수소 이온과 반응하여 탄산을 형성한다.

$$HCO_3^- + H^+ \rightarrow H_2CO_3$$

7. 이렇게 형성된 탄산은 탄산 탈수 효소의 촉매 하에 빠르게 물과 이산화탄소로 분해된다.

$$H_2CO_3 \xrightarrow{\text{탄산 탈수 효소}} CO_2 + H_2O$$

8. 탄산수소 이온이 **단계6과** 7에서 사용되면 혈장의 탄산수소 이온이 적혈구 안으로 들어간다. 역염화물 이동(**단계5**의 반대 작용)이 일어난다.

9. 동시에 **단계4**에서 형성된 카바미노헤모글로빈은 폐에서 탈산소 헤모글로빈과 이산화탄소로 분해된다.

$$HHbCO_2 \rightarrow HHb + CO_2$$

13. 산염기 평형

건강인의 동맥혈 pH는 7.35 ~ 7.45(평균 7.4)로 매우 제한된 범위를 갖는다. 만일 pH가 ± 0.2 ~ 0.4 정도만 변해도 인체에 매우 심각한 결과를 초래한다. 다행히 혈액에는 pH의 변동을 막아주는 몇 가지 완충계가 존재한다. 주요 완충계를 중요한 순서대로 나열하면, (1) H_2CO_3/HCO_3^-, (2) **헤모글로빈 완충계** (3) $H_2PO_4^-/HPO_4^{2-}$이다. 특히 탄산/탄산수소 이온 완충계는 전혈 완충 용량의 65%, 혈장 완충 용량의 95%를 차지하는 가장 중요한 완충계이다.

1) 탄산/탄산수소 이온(중탄산염) 완충계

탄산수소 이온(HCO_3^-), 탄산(H_2CO_3), 이산화탄소(CO_2)는 세포와 혈장에 모두 존재한다. 완충계로서의 그들의 중요성과 효율성은 서로의 상대적 농도에 달려있다. 이산화탄소는 물과 결합하여 탄산을 형성할 수 있고, 탄산은 또한 수소 이온과 탄산수소 이온으로 해리할 수 있다. 양 반응은 가역적으로 일어난다.

$$H^+ + HCO_3^- \leftrightarrow H_2CO_3 \leftrightarrow H_2O + CO_2$$

폐와 신장은 대사의 종말 산물인 수소 이온과 이산화탄소를 완충하는 데 중요한 역할을 한다. 만일 반응의 진행이 오른쪽으로 치우치면 CO_2가 증가하여 pCO_2의 증가를 초래할 것이고, 이것은 호흡수를 늘려 CO_2를 배출하도록 자극한다. 혈액에 CO_2의 양이 많으면, 반응이 왼쪽으로 치우쳐 탄산수소 이온이 증가한다. 증가한 탄산수소 이온은 신장을 통해 배설된다.

탄산/탄산수소 이온 완충계가 어떻게 산-염기 균형을 조절하는지 헨더슨-하셀바흐(Henderson-Hasselbalch)식을 이용해보자.

$$pH = pKa + \log\frac{[A^-]}{[HA]}$$ (Henderson-Hasselbalch식) 이므로

A^-대신 HCO_3^-를, HA대신 H_2CO_3를 대입하면

$$pH = pKa + \log\frac{[HCO_3^-]}{[H_2CO_3]}$$

혈액의 탄산수소 이온과 탄산 농도의 실제 비율은 20:1이며(HCO_3^- 22 ~ 26 mmol/L, H_2CO_3 1.05 ~ 1.35 mmol/L), 37℃의 혈장에서 실제 pK_a는 약 6.1이다. 따라서 혈액의 pH는 탄산수소 이온의 농도에 비례하고, 탄산의 농도에 반비례한다. 탄산수소 이온의 농도가 증가하거나 탄산의 농도가 감소하여 두 개의 비율이 증가하고 pH가 7.45 이상으로 증가하면 알칼리증(alkalosis)이 된다. 반대로, 탄산수소 이온이 감소하거나 탄산이 증가하여 비율이 감소하고 pH가 7.35 이하로 떨어지면 산증(acidosis)이 된다.

탄산을 형성하기 위해 이산화탄소에 물이 첨가되는 것을 수화(hydration)라고 하며, 물이 제거되는 것을 탈수(dehydration)라고 한다. 수화와 탈수의 비율은 적혈구와 일부 조직 세포에 고농도로 존재하는 탄산 탈수 효소(carbonic anhydrase)라고 하는 세포 효소에 의해 증가된다. 탄산 탈수 효소는 적혈구가 폐 모세혈관을 통과하는 짧은 시간 안에 이산화탄소의 수화나 탈수 반응을 빠르게 촉진시킨다. 평형 상태에서는 탄산의 탈수 반응이 일어난다. 액체에 용해되는 기체의 양은 기체의 분압과 직접 비례한다(헨리 기체 법칙Henry's gas law). 그러므로 CO_2의 농도는 용해 계수(*solubility coefficient*, α) 와 함께 pCO_2와 비례한다. pCO_2가 mmHg일 때 α는 0.0301이다. 따라서 CO_2와 pCO_2의 관계는 다음과 같다.

$$[\text{용존 } CO_2] = \alpha\ pCO_2$$

CO_2의 농도는 pCO_2와 비례하므로, H_2CO_3의 농도도 또한 pCO_2와 비례한다. 평형 상태에서는 H_2CO_3의 탈수가 일어나므로 용존 CO_2의 농도는 H_2CO_3보다 약 1,000배가 더 크다. 따라서 H_2CO_3 대신 CO_2를 사용하면 다음과 같이 유도할 수 있다.

$$pH = pK + \log\frac{[HCO_3^-]}{\alpha\ pCO_2}$$

H^+의 배설 장애로 H^+이 증가하거나 HCO_3^-의 상실로 인해 결과적으로 HCO_3^-이 감소하면 산증이 되는데 이것을 대사성 산증(metabolic acidosis)이라고 한다. 반대로 구토와 같은 H^+의 상실이나 알칼리의 섭취로 인해 H^+가 감소하여 결과적으로 HCO_3^-가 증가하면 알칼리증이 되는데 이것을 대사성 알칼리증(metabolic alkalosis)이라고 한다. 또한 질식, 폐렴, 심한 천식과 같이 CO_2의 배출이 억제되는 경우에 $pCO_2(H_2CO_3)$의 증가로 인해 혈액의 H^+이 증가하여 산증이 되는 것을 호흡성 산증(respiratory acidosis)이라고 한다. 반대로 기계적 과다환기(mechanical hyperventilation)나 히스테리(hysteria)에 의한 과환기인 경우는 CO_2의 과도한 배출로 인하여 알칼리증이 되는데 이것을 호흡성 알칼리증(respiratory alkalosis)이라고 한다.

이렇게 혈액의 pH가 비정상으로 될 때 어느 정도까지 인체는 pH를 7.4로 회복시키기 위해 작용한다. 이러한 것을 보상(compensation)이라고 한다. 만일 인체가 비정상적인 pH를 7.4로 회복시킬 수 없을 때, 이러한 생리적 상태를 보상 불능(uncompensation)이라고 한다. 대사성 산증은 $[H^+]$의 증가로 인해 $[HCO_3^-]$가 감소하여 발전된 것이므로 인체는 빠르게 호흡을 통해 보상한다. 환기가 증가하여 pCO_2가 감소하면 $[HCO_3^-]/[H_2CO_3]$의 비는 20/1이 되고 pH는 7.4로 유지된다. 대사성 알칼리증은 $[H^+]$의 감소로 인해 $[HCO_3^-]$가 증가하여 발전된 것이므로 인체는 빠르게 환기를 감소시켜 pCO_2의 증가를 일으킨다. 따라서 $[HCO_3^-]/[H_2CO_3]$의 비는 20/1이 되고 pH는 7.4로 유지된다. 호흡성 산증은 CO_2를 배출하지 못하는 질환으로 인해 pCO_2가 증가하여 $[H^+]$가 증가한 것이므로 신장에서 H^+의 배설이 촉진되어 $[HCO_3^-]$의 상승이 일어나 $[HCO_3^-]/[H_2CO_3]$의 비는 20/1이 되고 pH는 7.4로 유지된다. 호흡성 산증의 보상 작용은 신장을 통해 이루어지므로 느리게 일어난다. 호흡성 알칼리증은 신장을 통한 H^+의 배설이 감소하고, 신장에서 HCO_3^-의 재흡수를 감소시켜 $[HCO_3^-]/[H_2CO_3]$의 비는 20/1이 되고 pH는 7.4로 유지된다. 이상의 설명을 표 12-8에 요약하였다.

표 12-8. 혈액의 pH 변화를 일으키는 원인 및 보상기전

혈액의 pH 상태	$[HCO_3^-]/[H_2CO_3]$ 상태	원인	보상기전
대사성 산증	$\frac{(\downarrow)[HCO_3^-]}{(N)[H_2CO_3]} < \frac{20}{1}$	1. 신질환(H^+ 배설 손상) 2. 당뇨병성 케톤산증 3. 설사(HCO_3^-의 대량 상실) 4. 젖산증	폐: 신속히 일어남 1. 환기 증가
대사성 알칼리증	$\frac{(\uparrow)[HCO_3^-]}{(N)[H_2CO_3]} > \frac{20}{1}$	1. 구토(위액의 H^+대량 상실) 2. 중탄산나트륨과 같은 알칼리 섭취(투여) 3. 칼륨 결핍(H^+의 세포 내 저류)	폐: 신속히 일어남 1. 환기 감소
호흡성 산증	$\frac{(N)[HCO_3^-]}{(\uparrow)[H_2CO_3]} < \frac{20}{1}$	1. 질식 2. 폐기종 3. 폐렴 4. 급성 천식 악화	신장: 느림 1. H^+ 배설 증가
호흡성 알칼리증	$\frac{(N)[HCO_3^-]}{(\downarrow)[H_2CO_3]} > \frac{20}{1}$	1. 과다 환기 2. 히스테리 3. 두개내압 증가	신장: 느림 1. H^+ 배설 감소 2. HCO_3^- 재흡수 감소

N: normal(정상), ↓: 감소, ↑: 증가

2) 헤모글로빈 완충계

헤모글로빈(hemoglobin)은 산소와 이산화탄소를 운반할 뿐만 아니라 완충 능력도 갖고 있다. pH, CO_2 및 헤모글로빈의 산소화(oxygenation) 사이에는 복잡한 상호작용이 있다. 대사 과정에서 생성된 CO_2가 적혈구 안으로 들어오면 대부분이 헤모글로빈에 의해 완충된다. 헤모글로빈은 높은 완충 능력이 있다. 이산화탄소가 세포 속으로 확산되면 헤모글로빈에 있는 아미노기(amino group) 및 히스티딘 이미다졸기(histidine imidazole group)와 결합하여 카르바미노 화합물(carbamino compound)을 형성한다.

$$R\text{-}NH_2 + CO_2 \rightarrow R\text{-}NHCOO^- + H^+$$

카르바미노 화합물의 형성은 헤모글로빈의 산소화 상태에 의해 영향을 받는다. 즉 카르바미노 화합물은 산소 헤모글로빈보다 탈산소 헤모글로빈에 의해 더 잘 형성된다. 헤모글로빈을 구성하고 있는 4개의 폴리펩타이드사슬 각각에는 9개의 히스티딘이 있다. 산소가 헤모글로빈에서 방출되면 카르바미노 헤모글로빈이 형성되고, 이것은 이산화탄소를 수송하는 효과적인 수단이 된다. 이 반응에서 생성되는 H^+은 탈산소 헤모글로빈 자신에 의해 완충되며, 방출된 산소는 혈장을 통해 조직 세포로 확산된다. 카르바미노 화합물의 정상 농도는 0.2 mmol/L이다.

탈산소 헤모글로빈은 산소 헤모글로빈보다 더 약산이다. 따라서 pH를 높이기 위해 수소 이온을 중화한다. 산소에 대한 헤모글로빈의 친화성이 감소하면 수소 이온을 중화하기 위해 더욱 탈산소 헤모글로빈으로 된다. 산소 헤모글로빈이 환원되면 카르바미노 화합물이 잘 형성된다. 적혈구막은 수소 이온의 이동을 억제하지 않기 때문에 헤모글로빈은 세포 외부성 완충제로 생각된다.

헤모글로빈에 산소가 결합하면 수소 이온이 방출되고, 이것은 탄산수소 이온과 결합하여 탄산을 형성한다. 그다음 탄산은 물과 이산화탄소로 분해되고, 이로 인해 pCO_2가 증가한다. pCO_2는 세포 밖으로 확산되어 나가고 폐 환기에 의해 제거된다. CO_2의 수화와 탈수 반응의 대부분은 적혈구 내에서 일어난다. CO_2가 물과 결합할 때 형성되는 수소 이온은 헤모글로빈과 결합할 수 있다.

3) 인산 완충계

인산염은 많은 양이 소변을 통해 배설되는데, 그 과정에서 신장의 요세관 세포로부터 나오는 수소 이온과 나트륨 이온을 포함한 양이온을 결합하여 배설된다. 따라서 인산 완충계는 양이온의 양을 조절한다는 점에서 그 중요성이 있다.

인산(phosphoric acid, H_3PO_4)은 3개의 해리성 수소 이온을 갖고 있다.

$H_3PO_4 \rightleftharpoons H^+ + H_2PO_4^-$(p$K_a$ 2.15)
H_2PO_4- $\rightleftharpoons H^+ + HPO_4^{2-}$(p$K_a$ 7.20, 혈장에서는 6.8)
$HPO_4^{2-} \rightleftharpoons H^+ + PO_4^{3-}$ (pK_a 12.4)

생리적 pH 7.4에서 HPO_4^{2-}과 $H_2PO_4^-$의 비율은 4:1이다. 인산 완충계를 헨더슨-하셀바흐 식에 적용하면 다음과 같다.

$$H_2PO_4^- \rightleftharpoons H^+ + HPO_4^{2-}$$

$$pH = pK + \log\frac{[HPO_4^{2-}]}{[H_2PO_4^-]}$$

14. 전해질 평형

정상적으로 사람에서 수분 섭취는 수분 배설에 의해 균형이 맞춰진다. 만일 수분의 섭취량이 배설량보다 많으면 부종(edema)이 일어난다. 반대로 수분의 배설량이 섭취량보다 많으면 탈수(dehydration)가 일어난다.

1) 수분 평형

인체는 세 가지 방법으로 수분을 보충한다.

1. 액체 섭취
2. 고기, 채소, 과일 등의 섭취
3. 인체에서 정상적으로 일어나는 대사과정. 탄수화물 100 g이 산화되면 55 g의 물이 생성되고, 지방 100 g이 산화되면 107 g의 물이 생성되고, 단백질 100 g이 산화되면 41 g의 물이 생성된다.

사람은 하루에 약 2,500 mL의 수분을 섭취한다. 그리고 비슷한 양을 몇 가지 방법으로 상실한다.

1. 소변(1,500 mL)
2. 발한(500 mL)
3. 호흡을 통한 발산(350 mL)
4. 대변(150 mL)

이렇게 상실되는 수분의 양은 변동이 상당히 크다.
예를 들어 다음과 같은 경우에는 발한이나 호흡으로 상실되는 수분의 양이 증가한다.

1. 격렬한 운동
2. 호흡수 증가
3. 덥고 건조함
4. 고열
5. 심한 화상

반대로 신장을 통해 상실된 수분은 단시간 내에 섭취량을 늘려 보충된다. 혈액의 수분은 또한 노폐물의 증가에 의해 늘어난다. 구토나 설사로 수분을 상실할 경우에는 곧바로 신장에서의 수분 상실이 줄어든다.

2) 신체의 수분 분포

신체의 수분(약 42 L)은 크게 두 구역, 즉 세포 내액(intracellular fluid, ICF, 55%)과 세포 외액(extracellular fluid, ECF, 45%)으로 나눈다. 세포 외액은 다시 네 개의 구역으로 구분할 수 있다.

1. 혈관 내액(혈장): 심장과 혈관 안에 있는 액체(7.5%)
2. 간질액 및 림프액: 세포 바깥의 액체(20%)
3. 치밀 결합 조직, 연골 및 뼈(15%)
4. 세포유출액: 타액, 갑상선액, 생식선액, 위장관액, 신장, 담즙, 췌장액, 뇌척수액 및 누액(2.5%)

수분은 성인 남성에서 체중의 약 60%를 차지하고, 성인 여성에서 약 55%를 차지한다.

혈장과 간질액(interstitial fluid)의 주요 차이점은 단백질 함량이다. 단백질은 막을 통과하지 못한다. 따라서 간질액의 단백질 함량은 혈장에 비해 매우 낮다. 하지만 전해질 함량은 비슷하다.

3) 전해질 평형

세포 외액에 가장 많은 양이온은 Na^+이고, 반대로 세포 내액에 가장 많은 양이온은 K^+이다. 2가 양이온인 Ca^{2+}과 Mg^{2+}은 세포 내액과 세포 외액에 서로 역으로 분포하고 있으며, Ca^{2+}은 세포 외액에, Mg^{2+}은 세포 내액에 많다.

음이온의 구성을 보면 Cl^-, HCO_3^-, HPO_4^{2-} 외에도 유기산 등이 존재하며, 또한 단백질도 체액에서는 음이온(-)으로 하전하고 있다. 혈장이나 간질액에 가장 많은 음이온은 Cl^-로서 약 80%를 차지하고 있으며, 그 다음은 HCO_3^-, HPO_4^{2-} 등이다. 한편 세포 내액에는 HPO_4^{2-}이 가장 많으며, 이것의 대부분은 단백질과 결합해 있다. Cl^-은 세포 외액에 비해 적다.

혈장, 간질액 및 세포 내액의 주요 전해질 농도를 표 12-9에 요약하였다.

표 12-9. 체액의 전해질 농도(mEq/L)

	혈장	간질액	세포 내액
양이온			
Na^+	142	145	10
K^+	4	4	158
Mg^{2+}	3	2	35
Ca^{2+}	5	3	2
계	154	154	205
음이온			
Cl^-	103	115	2
HCO_3^-	27	30	8
HPO_4^{2-}	2	2	140
SO_4^{2-}	1	1	
단백질$^-$	16	1	55
유기산$^-$	5	5	
계	154	154	205

15. 주요 무기질의 임상적 의의

무기질(mineral)은 크게 대량 무기질(macromineral, 요구량이 하루에 100 mg 이상인 것)과 미량 무기질(micromineral, 요구량이 하루에 100 mg 미만인 것)로 나뉜다.

1) 대량 무기질(마크로 미네랄)

◆ 나트륨 이온

나트륨 이온(Na^+)은 세포 외액의 주요 양이온이며, 주요 기능은 다음과 같다.

1. 세포 외액의 삼투압을 유지시킨다.
2. 조직 공간에 수분 저류를 조절한다.
3. 혈압을 유지시킨다.
4. 탄산수소 이온 완충계에 의한 신체의 산-염기 평형을 유지시킨다.
5. 신경과 근육의 흥분을 조절한다.

성인의 나트륨 1일 섭취량은 5 ~ 15 g이다. 체내에서 상실되는 것의 95%는 신장을 통해 배설된다. 체내의 나트륨 이온은 부신 피질 호르몬의 하나인 알도스테론(aldosterone)에 의해 조절된다. 알도스테론은 신장 네프론의 원위 요세관에 작용하여 나트륨 이온의 재흡수를 촉진시킨다. 이때 칼륨 이온은 나트륨 이온과 반대로 배설된다. 한편 심장의 심방 심근 세포에서 분비하는 심방 나트륨 이뇨 펩타이드(atrial natriuretic peptide, ANP)는 사구체에서 여과된 나트륨 이온과 수분의 배설을 항진시켜 혈액량을 감소시킨다.

혈장의 나트륨 농도가 정상 범위의 하한치보다 낮은 저나트륨혈증(hyponatremia, 보통 135 mEq/L 이하)은 구토, 설사, 호르몬 질환, 기아, 광범위한 피부 화상, 신장 손상으로 인한 나트륨 이온의 상실 또는 이뇨제 사용 시에 볼 수 있다. 저나트륨혈증의 주요 임상 증상을 살펴보면, 팔다리가 차가워지고, 혈압이 낮아지고, 맥박이 약하고 빨라지고, 소변의 양이 감소하고(핍뇨증*oliguria*), 근육이 약해지고, 청색증(cyanosis, 혈액 내에 산소 부족으로 피부와 점막이 청색이나 보라색을 띠는 상태)이 나타난다. 아울러 조직의 가소성이 늘어나 복장뼈(흉골) 위에 지문 같은 것이 자주 나타난다. 저나트륨혈증에서 소변의 비중은 1.010 g/mL 미만이다.

혈장의 나트륨 농도가 정상범위의 상한치보다 높은 고나트륨혈증(hypernatremia, 보통 145 mEq/L 이상)은 수분 섭취 부족, 과다한 발한, 과다한 수분 배설(요붕증), 신장 요세관에서의 배설 저하, 나트륨염의 신속한 투여, 부신 피질 항진(쿠싱 증후군) 또는 뇌 질환에서 볼 수 있다.

고나트륨혈증의 주요 임상 증상을 살펴보면, 점막이 건조해지고, 갈증이 심해지며, 소변의 양이 감소하고(핍뇨증이나 무뇨증), 혀가 거칠고 건조하며, 체온이 증가한다. 고나트륨혈증에서 소변의 비중은 1.030 g/mL 이상이다. 극단적인 고나트륨혈증에서는 빠른맥(빈맥*tarchycardia*), 부종, 대뇌 장애 등이 나타난다.

◆ 칼륨 이온

칼륨 이온은 세포 내액의 주요 양이온이다. 칼륨 이온은 나트륨 이온처럼 신장을 통해 보전되지 않는다. 이것은 저장되지 않기 때문에 섭취량보다 배설량이 많을 경우 쉽게 고갈될 수 있다.

신체에서 칼륨의 주요 기능은 다음과 같다.

1. 세포의 삼투압을 유지시킨다.
2. 세포의 전하를 유지시킨다.
3. 세포의 크기를 유지시킨다.
4. 심장의 적당한 수축을 유지시킨다.
5. 신경 흥분을 적당히 전달한다.

칼륨 이온은 동화 작용이 일어나는 동안 세포 안으로 들어가고, 이화 작용이 일어나는 동안 세포 밖으로 나온다. 칼륨 측정은 보통 혈청에 있는 것을 측정하는데, 그 이유는 혈청 칼륨 측정이 세포 내의 칼륨을 측정하는 것보다 더 용이하기 때문이다.

혈장의 칼륨 농도가 정상 범위의 하한치보다 낮은 저칼륨혈증(hypokalemia, 보통 3.5 mEq/L 이하)은 다음과 같은 상태에서 나타난다.

1. 너무 낮은 섭취
 (가) 기아나 영양실조
 (나) 칼륨 결핍 식사
 (다) 칼륨 이온이 너무 낮은 수액의 정맥주입
2. 과다한 배설
 (가) 이뇨제 사용
 (나) 알도스테론 사용
 (다) 지속적인 구토
 (라) 위세척과 장 배출
 (마) 설사
 (바) 다뇨증

그밖에 저칼륨혈증은 세포 외액에서 세포 내액으로 갑작스런 이동이 일어날 때 나타날 수도 있다. 이러한 현상은 인슐린과 포도당으로 당뇨병성 산증을 치료할 때 나타날 수 있다.

일반적으로 저칼륨혈증은 다른 병적 상태와 연관되어 자주 나타난다. 저칼슘혈증의 일반적인 증상은 일반적인 건강이 안 좋은 것 같은 느낌, 에너지 결핍, 근육쇠약, 발가락과 손가락의 저림, 일어설 때의 어지러움, 장딴지 근육의 경련 등이다. 저칼륨혈증이 심해지면, 심장에 많은 영향을 끼치는데, 맥박이 약해지고, 혈압이 떨어지며, 그리고 심전도(ECG)에서는 T파가 평탄해진 다음 역전되고, ST분절이 길어지고, AV블럭(방실차단)이 나타난다. 최종적으로는 심장 마비가 일어난다.

저칼륨혈증의 치료하기 위해서는 칼륨제제를 정맥에 주입하거나 닭고기, 쇠고기, 돼지고기, 바나나, 오렌지, 파인애플 주스, 브로콜리, 감자 등과 같은 칼륨을 많이 함유하고 있으면서 나트륨 함량이 적은 음식을 섭취해야 한다.

혈청 칼륨치가 증가한 상태인 고칼륨혈증(hyperkalemia)은 다음과 같은 경우에 나타난다.

1. 칼륨 이온의 과잉 투여
2. 신장 기능 상실(신부전)이나 급성 탈수로 인한 배출 감소
3. 심한 화상, 좌상 등으로 인한 세포 내액에서 세포 외액으로의 갑작스런 칼륨 이동

고칼륨혈증의 증상은 일반적인 건강이 안 좋은 것 같은 느낌, 근육쇠약, 의욕상실, 정신착란, 서맥 그리고 심장 마비 등이다. 고칼륨혈증에서 나타나는 심전도의 특징적인 변화는 T파가 상승, QRS파 폭 확장, PR간격 연장 그리고 P파의 소실 등이다.

칼륨 농도가 너무 높을 경우에는 투석이나 포도당 및 인슐린을 투여하여 제거한다.

◆ 칼슘 이온

신체 칼슘의 대부분은 탄산칼슘(calcium carbonate)이나 인산칼슘(calcium phosphate)의 형태인 수산화인회석(hydroxyapatitie[$Ca_{10}(PO_4)_6(OH)_2$]으로서 뼈와 치아에 존재한다. 혈액 칼슘 이온 농도가 저하하면 뼈에서 바로 공급을 받는다. 이와 반대로 혈액 칼슘 이온 농도가 증가하면 뼈에서 공급되는 양이 줄어든다. 이러한 조절은 부갑상선 호르몬(parathyroid hoemone, PTH), 칼시토닌(calcitonin) 및 1,25-디하이드록시비타민 D_3[1,25-$(OH)_2VitD_3$]에 의해 조절된다.

혈액의 칼슘 농도가 낮아지면 부갑상선에서 PTH가 분비되고, 이것은 파골 세포를 활성화시켜 뼈에서 혈액으로 칼슘을 유리시킨다. 이것을 뼈흡수(bone resorption)라고 한다. PTH는 또한 신장 요세관에 작용하여 칼슘의 재흡수를 촉진하여 소변으로 유실되는 것을 막아주며, 무기인의 재흡수를 억제하여 소변으로의 배설을 촉진시킨다. 1,25-$(OH)_2VItD_3$는 비타민 D(콜레칼시페롤*cholecalciferol*)로부터 형성되는 호르몬으로 1,25-콜레칼시페롤(1,25-cholecalciferol, 1,25-DHCC)이라고도 하며 장에서 칼슘 흡수를 촉진시킨다. 비타민 D는 간에서 25번 탄소에 수산기가 형성되며, 이것은 다시 신장에서 PTH의 작용에 의해 1번 탄소에 수산기가 형성된다. 1,25-$(OH)_2VItD_3$는 뼈에서 칼슘을 유리시키는 작용도 있다.

혈청 칼슘 농도가 12 mg/dL(3.00 mmol/L)를 넘는 고칼슘혈증(hypercalcemia) 상태가 되면 갑상선 'C'세포가 자극을 받아 칼시토닌(calcitonin, CT)을 생성하여 분비한다. 이것은 파골 세포의 활성을 억제하고 요세관에 작용하여 Ca^{2+}과 HPO_4^{2-}의 재흡수를 억제한다. 이러한 칼시토닌의 작용으로 혈장 칼슘 농도가 저하한다. 호르몬에 의한 Ca^{2+} 농도 조절을 표 12-10, 그림 12-11에 나타냈다.

표 12-10. 혈액 Ca^{2+} 농도의 조절

호르몬	혈장 농도	작용
부갑상선 호르몬(PTH)	⬆	뼈 · 파골 세포 활성화 · Ca^{2+}, HPO_4^{2-} 방출 촉진
		신장 · Ca^{2+} 재흡수 촉진 · HPO_4^{2-} 배설 촉진 · 1-α-수산화 효소 활성화(25-OHVitD에 작용함)
1,25-$(OH)_2VitD_3$	⬆	장 · Ca^{2+} 및 HPO_4^{2-} 흡수 촉진 신장 · Ca^{2+} 및 HPO_4^{2-} 재흡수 촉진 뼈 · Ca^{2+} 방출
칼시토닌(CT)	⬇	뼈 · Ca^{2+} 방출 요세관 · Ca^{2+} 및 HPO_4^{2-}의 재흡수 억제

⬆: 증가, ⬇: 감소

성인의 1일 섭취량은 500 ~ 800 mg으로 변동이 크며, 주로 우유나 유제품을 통해 공급된다. 이온형 칼슘은 체액에 존재하며 혈액 응고와 막 투과성의조절 및 신경, 심장, 근육이 정상적으로 기능을 발휘하는 데 있어서 중요한 역할을 한다.

칼모듈린(calmodulin)은 모든 세포 내에 있으며 148개의 아미노산으로 구성된 분자량 16,700 달톤의 칼슘-조절 단백질이다. 칼모듈린은 프로스타글란딘의 합성과 작용에 영향을 미치며, 혈소판 응집을 촉진시킨다. 정신병을 치료하는 데 사용되는 주요 신경안정제(tranquilizer)인 페노티아진(phenothiazine)과 간질을 치료하는 데 사용되는 페니토인(phenytoin)은 칼모듈린을 불활성화하여 그 작용을 발휘한다.

혈청 총 칼슘 농도의 정상범위는 2.15 ~ 2.55 mmol/L(8.6 ~ 10.2 mg/dL)인데, 농도가 정상치보다 낮은 상태인 저칼슘혈증(hypocalcemia)은 부갑상선 저하증이나 부갑상선의 외과적 절제 시에 나타난다. 저칼슘혈증의 주요 증상은 손가락 끝의 쑤심, 복통, 근육 경련, 테타니(tetany) 등이다.

혈청 칼슘 농도가 높은 상태인 고칼슘혈증(hypercalcemia)은 부갑상선의 과다한 활성이나 종양에 의해 발생한다. 그것은 또한 비타민 D의 과다한 섭취에 의해서도 일어날 수 있다. 고칼슘혈증의 증상은 근육의 긴장 저하, 신장 결석, 심부 골통, 뼈엉성증(골다공증osteoporosis) 등이다.

혈청 칼슘 이온 농도는 부갑상선 저하증에서 감소하고 부갑상선 항진증에서 증가한다. 혈청 칼슘의 50%는 이온형(Ca^{2+})이고, 40%는 알부민 결합형이고, 나머지 10%는 음이온 결합형이다.

◆ 마그네슘 이온

마그네슘 이온은 칼륨 이온과 마찬가지로 주로 세포 내액에 있다. 마그네슘 이온은 신경근육계가 적당히 기능하는 데 필요하다. 마그네슘은 체내에서 효소의 활성제로서 작용한다. 그것을 필요로 하는 반응은 100가지가 넘는다. 마그네슘의 하루 섭취량은 15 ~ 30 mEq/L이다. 이것은 혈청보다 뇌척수액에 고농도로 존재하는 유일한 전해질이다.

성인의 혈청 마그네슘 정상 범위는 1.7 ~ 2.4 mg/dL(0.7 ~ 0.99 mmol/L)이다. 혈장에서 Mg^{2+}은 총 Mg의 55%를 차지하고 알부민과 결합해 있는 것은 30%이다. 마그네슘은 모든 녹색 야채에 존재하는 클로로필(chlorophyll)의 필수 성분이기 때문에 섭취 부족으로는 저마그네슘혈증(hypomagnesemia)이 생기지 않지만 다음과 같은 요인들에 의해 발생한다.

1. 만성 알코올 중독
2. 당뇨병성 산증
3. 마그네슘이 결핍된 장기적인 수액 주사
4. 부갑상선 저하증
5. 급성 췌장염
6. 심한 흡수 장애

마그네슘의 결핍 증상은 다음과 같다.

1. 근육떨림
2. 경련(테타니)
3. 섬망
4. 망상
5. 지남력 장애
6. 과다과민성

7. 혈압 상승

고마그네슘혈증(hypermagnesemia)은 심한 탈수나 신장 기능 상실(신부전) 시에 발생한다. 과다한 마그네슘은 진정제로서 작용한다. 마그네슘 농도가 극도로 높으면 혼수, 호흡 마비 혹은 심장 마비 등이 일어날 수 있다.

◆ 염화 이온

염화 이온(Cl^-)은 세포 외액의 주된 음이온이다. 염화 이온의 체내 섭취는 나트륨 이온과 밀접한 관련이 있다.

염화 이온의 주요 기능은 위액의 염산 성분으로서 작용하는 것이다. 염화 이온은 앞에서 설명하였듯이 혈액에서 산소와 이산화탄소를 수송하는데 중요한 역할을 한다.

성인의 혈청 염화 이온 농도는 98 ~ 107 mEq/L이다. 저염소혈증(hypochloremia)은 지속적인 구토, 과다한 발한 및 설사에 의해 초래될 수 있다. 이러한 상태에서는 탄산수소 이온(HCO_3^-)의 농도가 증가하기 때문에 알칼리증을 일으킨다. 저염소혈증은 칼륨 이온을 많이 상실했을 때도 나타난다.

◆ 인산 이온

인산 이온은 세포 내액의 주된 음이온이다. 칼슘을 적당히 함유하고 있는 음식에는 신체에 필요한 인이 충분하게 함유되어 있다.

체내 인산염의 대부분은 인산칼슘으로 뼈에 존재한다. 뼈가 딱딱해지는 것은 인산칼슘 때문이다. 인산염은 모든 세포에서 발견된다. 인산 이온은 완충계를 구성하며 신체의 산-염기 평형을 유지하는데도 중요한 역할을 한다. 인산염은 또한 신체의 주된 에너지 화합물인 ATP를 합성하는데 있어서도 중요하다. 혈청 인산염은 부갑상선 항진증에서 낮고 부갑상선 저하증에서 높다.

2) 미량 무기질(마이크로 미네랄)

◆ 철 이온

철 이온은 세포 호흡에서 절대적인 물질이다. 철은 헤모글로빈, 미오글로빈, 시토크롬(cytochrome), 카탈레이스(catalase)와 같이 헴을 함유하고 있는 분자에 필수적인 구성 성분이다. 철은 간, 신장, 심장과 같은 육류에 많이 함유되어 있다. 그밖에 철 함유 식품으로는 달걀 노른자, 어류, 콩, 시금치 등이 있다.

식품에 있는 철의 대부분은 철(Ⅲ)(Fe^{3+})이다. 소화기계에서 철(Ⅲ)은 철(Ⅱ)(Fe^{2+})로 환원된 후 십이지장(샘창자)과 공장(빈장) 상부에서 흡수된다. 혈액에서 Fe^{2+} 는 Fe^{3+}로 산화되고, β-글로불린인 트랜스페린과 결합하여 운반된다. Fe^{2+}의 Fe^{3+}로의 전환은 구리를 함유하고 있는 효소인 세룰로플라스민에 의해 촉매된다.

간, 비장, 골수 등의 조직 세포는 트랜스페린에서 철을 추출할 수 있다. 이러한 철은 두 가지 형태, 즉 페리틴(ferritin)과 헤모시데린(hemosiderin)으로 저장된다. 페리틴은 체내 철의 25%를 차지하며, 아포페리틴이라는 단백질과 결합해 있으며, 용해성이고 간, 비장, 골수 같은 그물내피세포(reticulo-endohtelial cell)에 특히 많지만 신체의 모든 세포에 존재한다. 반면에 헤모시데린은 불용성이며 그물내피 세포에만 존재한다. 골수에서 트랜스페린으로부터 추출한 철은 헤모글로빈 생성에 사용된다.

성인의 체내에는 약 3 ~ 5 g의 철이 함유되어 있다(남성 4 g, 여성 3 g). 그리고 음식물을 통해 하루에 섭취하는 철의 양은 음식물의 종류에 따라 차이가 있기는 하지만 평균적으로 10 ~ 20 mg이다. 하지만 식이 철 중 체내로 흡수되는 양은 약 10%인 1 ~ 2 mg이다. 또한 흡수량과 비슷한 양의 철이 매일 소실된다(그림 12-11).

정상 성인 남성의 혈청 철 농도는 60 ~ 150 μg/dL(10.7 ~ 26.85 μmol)이고, 여성은 남성보다 조금 낮은 50 ~ 130 μg/dL(8.95 ~ 23.27 μmol)이다. 이러한 철은 모두 트랜스페린과 결합해 있다(트랜스페린 1분자는 Fe^{3+} 2분자와 결합한다).

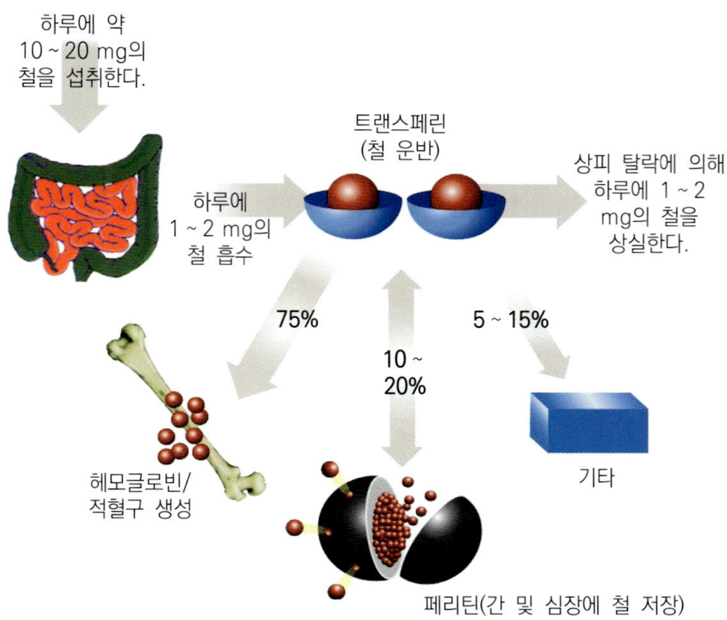

그림 12-11. **철 대사**

◆ 구리 이온

신체의 구리 함량은 1,200 μmol(80 mg)인데, 이 중 간에 10%, 근육, 신장, 심장, 뇌에 70%, 그리고 나머지는 혈장에 존재한다. 혈장 농도는 10 ~ 22 μmol/L이다. 구리는 하루에 음식물을 통해 약 25 μmol(1.5 mg)이 섭취되며, 이것의 약 50%가 흡수된다. 또한 매일 24 μmol이 담즙을 통해 대변으로 배설된다(그림 12-12). 소변으로 배설되는 양은 1.0 μmol 미만이다. 구리는 간, 견과류, 신장, 건포도 등에 많이 포함되어 있다.

신체에서 구리 이온은 시토크롬 산화 효소(cytochrome oxidase)와 요산 산화 효소(uricase) 같은 산화 효소의 한 성분으로서 작용한다. 또한 구리 이온은 과산소 이온을 제거하는 과산소 디스뮤테이스(superoxide dismutase, $2O_2^- + 2H^+ \rightarrow H_2O_2 + O_2$ 반응을 촉매함)의 보조 인자(cofactor)로서 작용한다. 과산소가 증가는 관절염, 노화 및 방사선병 등과 관련되어 있다.

구리는 뇌에서 세리브로큐프레인(cerebrocuprein), 혈구에서 에리트로큐프레인(erythrocuprein) 그리고 혈장에서 α-글로불린인 세룰로플라스민(ceruloplasmin)의 형태로 존재한다. 혈액에 세룰로플라스민이 감소하는 대표적인 선천성 질환이 윌슨병(Wilson's disease)인데, 이 병에서는 혈청에 유리형 구리가 증가하여 소변으로 구리가 과다하게 배설되며 뇌에 과량이 축적된다. 뇌에 축적되면 일부 조직을 파괴하고 경련, 근강직, 발음 능력 저하와 치매를 일으킬 수도 있다. 윌슨병에서 혈청 구리는 10 μmol/L 미만이다. 장에서 구리를 정상적으로 흡수하지 못하는 선천 질환인 멘케스 증후군

(Menke's syndrome)에서는 발육 부진과 정신 지체가 나타나고 혈관과 뼈에 병소를 갖고 있는 것이 특징이다.

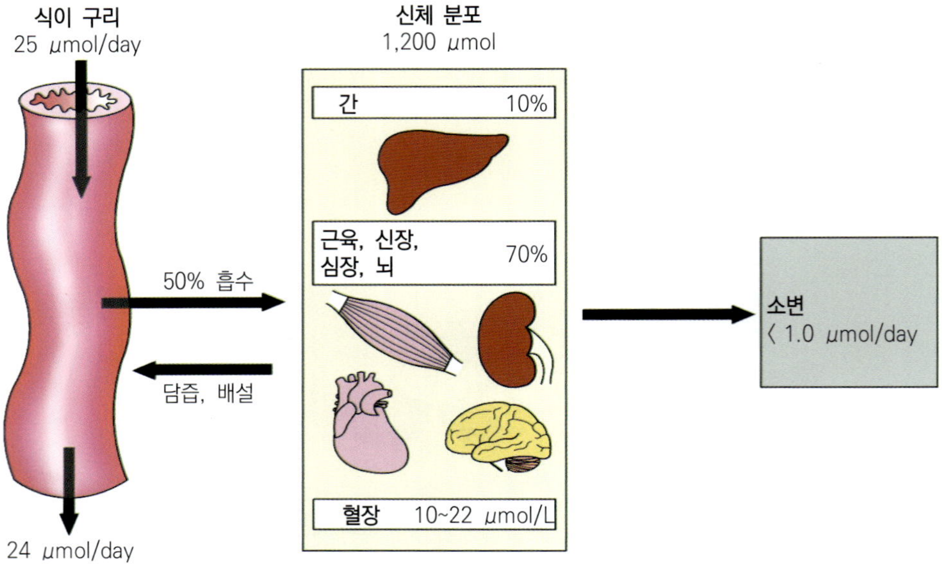

그림 12-12. **구리 대사**

◆ 아연 이온

아연은 200가지 이상의 금속 단백질(metalloprotein)의 필수 성분이 된다. 아연을 함유하고 있는 이러한 단백질은 탄산 탈수 효소, 알코올 탈수소 효소, 알칼리성 포스파테이스, 스테로이드 호르몬 수용체 등이다. 신체에는 30 mmol의 아연을 함유하고 있으며, 근육에 60%, 뼈에 30%, 기타 조직에 10%가 존재한다. 하루에 섭취하는 아연의 양은 약 150 μmol이며, 이중 30%가 장에서 흡수된다. 그리고 하루에 140 μmol/L이 담즙을 통해 대변으로 배설되고, 소변으로 배설되는 양은 10 μmol 미만이다(그림 12-13).

정상적인 혈장의 아연 농도는 11 ~ 23 μmol/L이다. 혈장에서 아연의 90%는 알부민과 결합해 있고, 10%는 α_2-마크로글로불린(α_2-macroglobulin)과 결합해 있다. 신체에서 아연은 주로 근육과 뼈에 있다.

유아기에 아연이 결핍되면 성장이 지체될 수도 있다. 아연이 결핍되면 상처가 잘 치유되지 않는 것으로 알려져 있다.

아연 증기에 노출되면 아연 독성을 나타내는데, 이러한 사람에서는 열, 구토, 위경련, 설사 등의 증상이 나타난다.

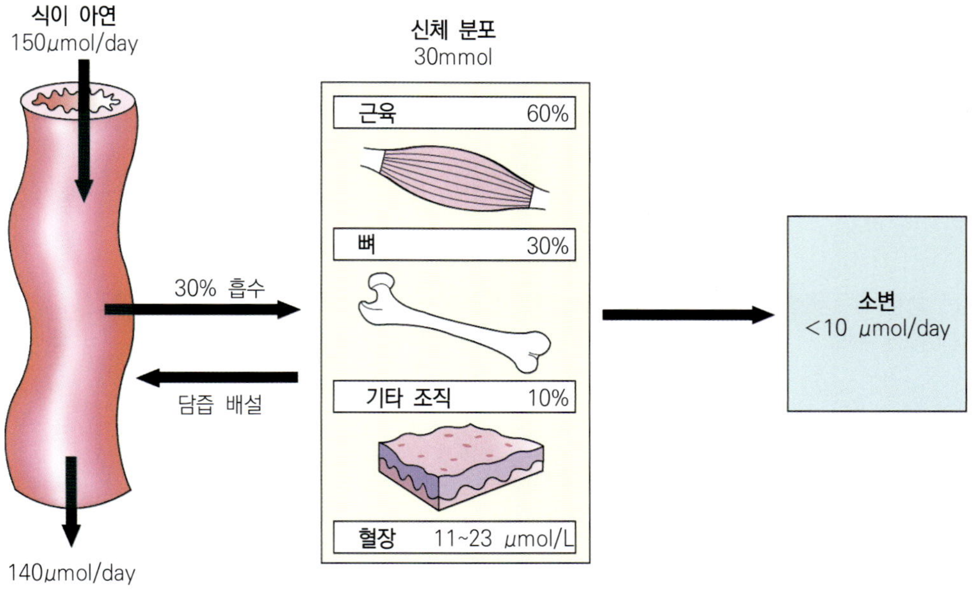

그림 12-13. **아연 대사**

◆ 기타 이온

코발트(cobalt)는 적혈구 형성에 필요한 비타민 B_{12}의 구성 성분이다. 코발트는 거의 모든 식품에 존재하기 때문에 결핍이 일어나는 것은 매우 희귀하다.

망가니즈(manganese)는 정상적인 뼈 구조, 생식 및 중추신경계의 정상적인 기능에 필요하다. 망가니즈는 몇 가지 미토콘드리아 효소계의 성분으로 작용한다. 사람에서 결핍 증상은 잘 알려져 있지 않다. 망가니즈는 견과류, 곡물, 야채, 과일 등에 많고, 육류나 물고기 등에는 적다.

크로뮴(chromium)은 포도당 대사와 인슐린의 적당한 작용에 필요하다. 크로뮴의 결핍은 내당 장애를 초래할 수 있다.

아이오딘(iodine)은 갑상선 호르몬을 생성하는 데 필요하다. 유아에서의 결핍은 크레틴병(cretinism)을 일으키고, 성인에서는 갑상선종(goiter)과 점액수종(myxedema)을 일으킨다. 과다한 아이오딘은 정신병적 증상과 파킨슨병(parkinsonism)을 일으킨다.

몰리브데넘(molybdenum)은 핵산 대사와 관련이 있다.

리튬(lithium)은 항우울제로서 조울증 환자나 정신병자에게 사용하고 있다. 치료량의 리튬염을 투여한 환자는 피로, 근육쇠약, 욕지기, 설사 등의 부작용이 나타날 수 있다. 또한 말이 어눌하고 손이 떨리는 증상도 나타난다. 대량 투여 시에는 중추신경계에 영향을 미쳐 의식을 잃거나 혼수에 이를 수도 있다.

Practice Test

1. 염화물 이동은 어떻게 나타나는가?
   a. 적혈구 → 조직 b. 조직 → 적혈구 c. 혈장 → 적혈구
   d. 적혈구 → 혈장 e. 혈장 → 조직

2. 알부민은 혈액에서 무엇을 유지하는 데 중요한 역할을 하는가?
   a. 이산화탄소 운반 b. 산-염기 평형 c. 삼투압 d. 산소 수송 e. 철 수송

3. 심장 수축과 관련이 있는 이온은?
   a. Fe^{2+} b. Ca^{2+} c. HPO_4^{2-} d. Na^+ e. Zn^{2+}

4. 항응고제를 처방받은 환자는 어떤 비타민을 섭취하면 안 되는가?
   a. A b. B c. C d. D e. K

5. 혈액의 응고에 필요한 것은?
   a. Fe^{2+} b. Ca^{2+} c. K^+ d. Na^+ e. Mg^{2+}

6. 혈액의 주된 완충계를 구성하는 성분은?
   a. 염화물 b. 인산염 c. 탄산수소 이온 d. 단백질 e. 지질

7. pH와 HCO_3^-는 어떤 경우에 증가하는가?
   a. 호흡성 알칼리증 b. 호흡성 산증 c. 대사성 산증
   d. 대사성 알칼리증 e. 신장 요세관성 산증

8. 항체는 어느 글로불린 분획에 포함되어 있는가?
   a. 알부민 b. α_1-글로불린 c. α_2-글로불린 d. β-글로불린 e. γ-글로불린

9. HCO_3^-가 감소할 때의 혈액 산-염기 상태는?
   a. 대사성 알칼리증 b. 대사성 산증 c. 호흡성 알칼리증
   d. 호흡성 산증 e. 신장 요세관성 산증

10. 혈액 응고에 포함된 혈장 단백질은?
    a. 라이페이스 b. 피브리노겐 c. 헤파린 d. 알부민 e. CRP

11. 혈액에서 철을 운반하는 단백질은?
    a. 세룰로플라스민 b. 트랜스페린 c. 합토글로빈 d. 트랜스티레틴 e. β-지질단백질

12. 혈장 단백질 중 가장 많은 양을 차지하는 것은?
    a. 알부민 b. α_1-글로불린 c. α_2-글로불린 d. β-글로불린 e. γ-글로불린

【해답】

1. c 2. c 3. b 4. e 5. b 6. c 7. d 8. e 9. b 10. b 11. b 12. a

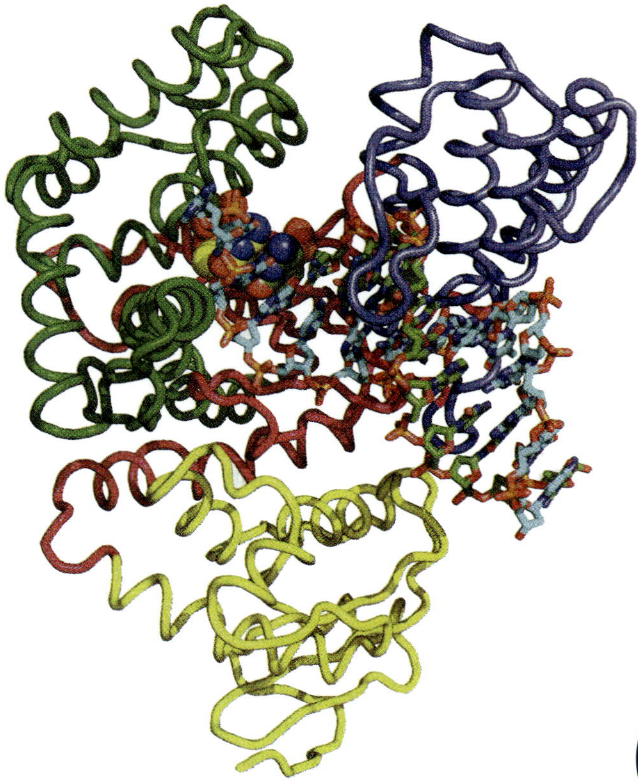

Chapter 13

Vitamin
비타민

학 습 목 표

- 지용성 비타민과 수용성 비타민의 역할 이해하기
- 여러 가지 비타민의 원천, 성질, 구조, 1일 권장량 및 결핍의 효과 이해하기

13 비타민(Vitamin)

정제된 탄수화물, 지방, 단백질, 무기질 및 물로만 구성된 사료를 먹인 동물들이 체중 감소와 어떤 결핍증을 나타냈다. 정상적인 생활을 할 수 있도록 하기 위해서는 무엇인가 다른 것을 투여해야만 했다. 이러한 동물들에게 필요했던 추가 물질이 바로 비타민(vitamin)이었다.

비타민이라는 이름은 처음 발견된 것이 아민(amine)이었기 때문에 원래 사용했던 이름은 vitamine (vital amine)이었다. 하지만 후속 연구에서 비타민이 모두 아민은 아니었기 때문에 "e"를 빼게 되었다.

비타민은 여러 가지 면에서 호르몬과 비슷하다. 비타민과 호르몬은 신체의 여러 곳으로 혈액을 통해 수송되며 필요한 양이 매우 소량이다. 비타민은 에너지 변화를 조절하기 위해 효소와 함께 작용하지만, 비타민과 호르몬은 그들 자체에 의해서는 에너지를 공급하지 못한다. 비타민과 호르몬의 한 가지 중요한 차이점은 대부분의 비타민은 음식을 통해 공급되지만 호르몬은 신체에서 합성된다는 것이다.

비타민은 크게 두 개의 그룹, 즉 지용성 비타민(fat-soluble vitamin)과 수용성 비타민(water-soluble vitamin)으로 나뉜다. 지용성 비타민에 속하는 것은 비타민 A, D, E, K이며, 자연식품에서 지질과 관련되어 있다. 그들은 혈액에서 지질단백질에 의해 수송된다. 지용성 비타민은 소변으로 배설되지 않고 대변으로는 배설된다.

수용성 비타민은 비타민 C와 B-복합체 비타민이다. 비타민은 비타민 B_1과 같이 문자로 표기하지만, 화학명이 더 널리 사용되고 있다. 예를 들면, 비타민 B_1의 화학명은 티아민(thiamine)이다.

건강한 삶을 영위하려면 비타민이 골고루 포함되어 있는 식사를 하는 것이 필요하다.

1. 지용성 비타민

1) 비타민 A

◆ 공급원

비타민 A는 생선 간유(fish liver oil), 버터, 밀크에 많고, 신장, 지방 및 육류에는 적다. 비타민 A의 전구체(비타민 A가 될 수 있는 물질)를 프로비타민 A(provitamin A)이라고 하는데, 이것은 복숭아, 살구, 고구마, 당근 및 토마토 같은 황색 과일 및 채소와 녹색 잎 채소에 있다.

◆ 구조

비타민 A는 레티놀(retinol)이라고 하는 고분자 알코올이다. 비타민 A는 모두 트랜스 구조를 나타내고 있다.

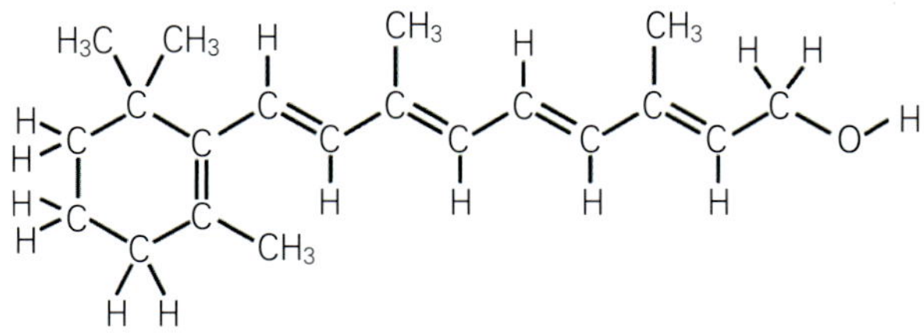

레티놀(비타민 A)

프로비타민 A는 비타민 A로 전환될 수 있는 화합물이다. 그러한 프로비타민 A의 하나가 베타-카로틴(β-carotene)이다. β-카로틴은 레티날(retinal, vitamin A aldehyde)로 전환되고, 그다음에 레티날은 레티닌 환원 효소(retinene reductase)에 의해 레티놀(비타민 A)로 전환된다.

$$\beta\text{-카로틴} \xrightarrow{O_2} \text{레티날} + NADH + H+ \xrightarrow{\text{레티닌 환원 효소}} \text{레티놀} + NAD^+$$

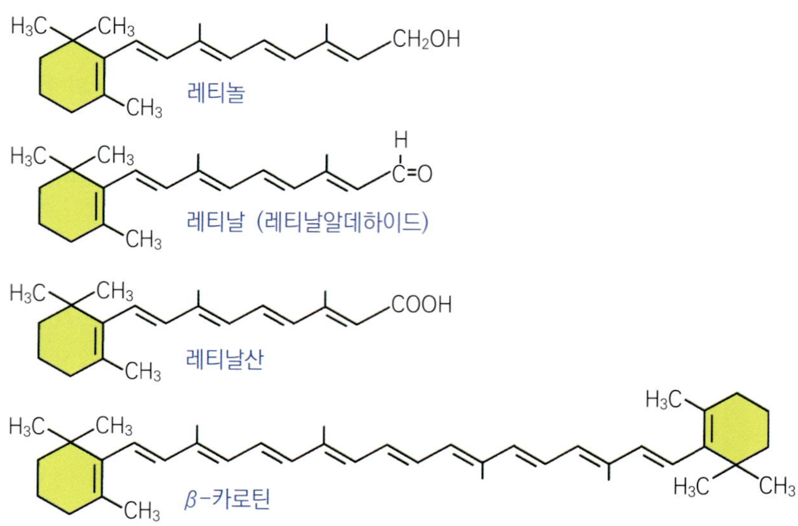

β-카로틴 한 분자는 비타민 A 두 분자를 생성한다. 사람에서 프로비타민 A는 간에서 비타민 A로 전환된다. 사람과 달리 쥐 및 돼지를 포함한 어떤 동물은 장벽에서 프로비타민 A를 비타민 A로 전환시킨다.

◆ 성질

비타민 A는 지방에 용해되고 물에 용해되지 않는다. 또한 열, 산 및 알칼리에 안정하지만 산화에 의해 파괴된다. 일반적인 요리 과정에 의해 비타민 A는 파괴되지 않는다. 버터에 있는 비타민 A는 버터가 산패(rancid, 산화되는 것)될 때 파괴된다.

◆ 1일 권장량

정상 성인 남성과 여성의 1일 권장량은 각각 1,000과 800 RE(5,000과 4,000 IU, IU)이다. RE(retinol equivalent, 레티놀 당량)는 레티놀 1 μg 또는 β-카로틴 6 μg에 해당한다. 1 IU(국제

단위, international unit)는 레티놀 0.3 μg 또는 β-카로틴 0.6 μg에 해당한다. 임신 중에는 1일에 1,000 RE(5,000 IU)가 필요하고, 수유 중(젖을 먹이는 기간)에는 1,300 RE(6,000 IU)가 필요하다. 어린이는 1일에 400 ~ 700 RE(2,000 ~ 3,300 IU)가 필요하다.

비타민 A는 정상적인 성장과 발달, 생식, 점액 분비 및 수유에 필요하다. 그것은 미토콘드리아와 리소좀 막을 합성하는 데 필요하며, 막의 투과성을 조절한다. 비타민 A는 망막의 기능에 있어서 매우 중요한 역할을 맡고 있다.

비타민 A는 특히 그것의 항산화 작용 때문에 상피 조직의 상태를 유지하는 역할을 맡고 있다. 최근의 연구에 따르면 음식에 포함된 비타민 A의 함량이 높으면 어떤 종류의 암 위험성이 감소한다는 것이 밝혀졌다.

레티놀은 세포의 레티놀 결합 단백질(retinol binding protein)과 결합하여 세포의 핵으로 수송되어 그곳의 핵단백질과 결합한다. 핵단백질과의 결합이 어떤 유전자의 발현을 조절하는 것으로 생각하고 있다. 정상적인 생식에 비타민 A가 필요한 것은 바로 이러한 기능 때문이다.

레티날의 일부는 레티노산(retinoic acid)으로 전환된다. 레티노산은 당단백질 합성에 관여함으로써 조직의 성장과 분화를 촉진한다.

◆ 결핍증

비타민 A가 결핍되면 피부가 건조해지고 눈, 소화관, 기도 및 비뇨생식관의 막을 형성하는 상피 조직이 수축되고 굳어진다. 이렇게 굳어지는 상태를 각질화(keratinization)라고 한다.

각질화가 기도를 덮고 있는 막에 나타나면 막이 건조해지기 때문에 감기, 폐렴 및 기타 호흡기 감염 때보다 더 심한 고통을 겪는다.

각질화가 눈에 나타나면 눈물관이 각질화되어 눈을 씻겨주는 눈물이 더 이상 분비되지 않는다. 이러한 현상이 나타나면 세균이 눈의 각막 조직에 침입하여 안구 건조증(눈 마름증, xerophthalmia)을 유발할 수 있다. 눈 마름증의 특징은 각막이 흐려져서 빛을 통과시키지 못하며, 영구적으로 시력을 상실할 수도 있다.

비타민 A 결핍의 초기 증상은 야맹증(밤소경증, nyctalopsia 또는 night blindness)이다. 야맹증인 사람은 망막에 시홍(visual purple)인 로돕신(rhodopsin)이 결핍되어 어두워지면 잘 볼 수가 없다. 이러한 색소는 빛에 의해 변화되며 비타민 A의 산화형인 레티날로 재생된다. 비타민 A가 결핍되면 로돕신이 매우 느리게 재생된다. 따라서 밤에 시각의 손상을 초래한다.

시각 과정에서 비타민 A의 유도체인 레티날은 로돕신을 재생시키는 역할을 한다.

최근에 시각 회로(visual cycle)에서 칼슘의 역할이 밝혀졌다. 어두울 때 칼슘과 나트륨 이온이 망막의 막대 세포(rod cell) 막을 통해 전류를 나른다. 이러한 막에서 이온 채널은 고리형 구아노신 일인산(cGMP)에 의해 개방된다. 빛의 광자가 눈에 들어오면 cGMP가 파괴되고 이온 채널이 폐쇄되고 전류의 흐름이 정지된다.

칼슘 이온은 cGMP가 cGMP 합성 효소에 결합할 수 있게 해준다. 따라서 칼슘 이온은 시각 시스템이 빛에 노출된 후에 빠르게 회복시키는 작용을 한다.

비타민 A의 결핍은 생식기계의 상피 세포를 각질화시켜 불임을 초래할 수도 있다. 비타민 A의 결핍은 어린 동물에서 이빨의 기형을 초래할 수도 있다.

◆ 과다증

1일 권장량보다 더 많은 비타민 A를 섭취했을 때 나타나는 부작용인 비타민 A 과다증(hypervitaminosis)은 자극 과민성, 식욕 상실, 피로 및 가려움 등의 초기 증상을 나타낸다. 이러한 증상은 보통 비타민 A의 섭취를 줄이면 없어진다.

급성 비타민 A 과다증의 경우가 곰 간을 섭취한 사람에서 나타났다. 곰 간 1 g에는 비타민 A 35,000 IU가 들어있다. 이러한 환자들에서 졸음, 나태, 구토, 심한 두통 및 24시간 후의 피부 박리 등과 같은 증상이 나타났다. 막은 투과성이 증가하고 안정성이 감소하여 미토콘드리아의 팽창과 리소좀의 붕괴를 초래하고 결국에 사망에 이를 수도 있다.

매일 많은 양의 당근을 먹으면 피부가 노랗게 되는 카로틴 피부증(carotenosis)을 초래할 수도 있다.

◆ 장 흡수

비타민 A는 사용될 때까지 간에 저장된다. 엄마의 젖에는 일반적인 우유보다 비타민 A가 10~100배 정도 더 많이 포함되어 있다. 아연은 비타민 A가 간에서 나오는 데 필요하다. 아연이 결핍되면 반대 현상이 일어날 수도 있다.

음식을 섭취하기 전이나 섭취한 후에 미네랄 오일을 섭취하면 장의 점막을 코팅하여 카로틴의 흡수를 방해한다.

비타민 A는 지용성이므로 담즙이 없으면 장에서 흡수되지 않는다. 담관(쓸개관)이 폐쇄되어 담즙이 장으로 내려오지 못하면 또한 지용성 비타민 결핍증을 일으킬 수 있다.

2) 비타민 D

◆ 공급원

비타민 D는 때때로 "햇빛 비타민(sunshine vitamin)"이라고도 한다. 비타민 D가 가장 풍부한 공급원은 대구나 넙치와 같은 어류와 정어리, 연어 및 고등어와 같은 기름이 풍부한 어류(oily fish)의 살코기이다. 비타민 D가 햇빛(자외선)에 의해 증가하지만 우유에는 비타민 D가 많지 않다. 체내의 비타민 D 함량은 피부가 태양의 자외선에 노출될 때 증가한다. 치료를 목적으로 일광욕을 할 때는 피부가 화상을 입지 않도록 주의해야 한다.

◆ 구조

비타민 D는 일종의 콜레스테롤로부터 유도된 스테롤 군이다. 비타민 D 군 중 가장 중요한 2가지 비타민은 비타민 D_2(에르고칼시페롤 *ergocalciferol*)와 D_3(활성형 7-디하이드로콜레스테롤*dehydrocholesterol* 또는 콜레칼시페롤 *cholecalciferol*)이다. 원래 비타민 D라고 불리는 비타민 D_1은 비타민 D_2와 D_3의 혼합물에서 발견되었다.

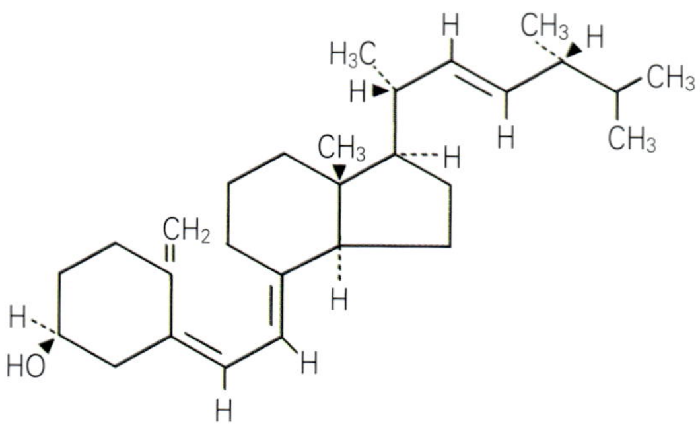

에르고칼시페롤(Vit D_2)

비타민 D_3는 가지사슬(측쇄)의 구조만 다를 뿐 비타민 D_2와 비슷하다. 비타민 D_3는 7-디하이드로콜레스테롤의 자외선 조사에 의해 만들어진다. 그래서 그것을 자주 "활성형 7-디하이드로콜레스테롤"이라고 부른다.

비타민 D_2의 전구체인 에르고스테롤(ergosterol)은 식물에 존재하며, 반면 비타민 D_3의 전구체인 7-디하이드로콜레스테롤은 사람과 동물의 피부에 존재한다. 피부에 있는 7-디하이드로콜레스테롤은 자외선 조사에 의해 비타민 D_3로 전환된다.

비타민 D가 생물학적인 활성을 가지려면 2개의 수산화기(-OH)를 획득해야 한다. 첫 번째 수산화기는 간에서 25번 탄소에 추가되고, 두 번째 수산화기는 신장에서 1번 탄소에 추가된다(그림 13-1). 이것을 1,25-디하이드록시콜레칼시페롤(1,25-dihydroxycholecalciferol) 또는 1,25-$(OH)_2VitD_3$라고 불린다. 또한 1,25-$(OH)_2VitD_3$는 세 개의 '-OH'기를 갖고 있어서 칼시트리올(calcitriol)이라고도 불린다. 동일한 반응이 비타민 D_2에서도 나타난다. 간 질환이나 신장 질환으로 인해 비타민 D를 활성형으로 전환시킬 수 없는 환자는 자주 뼈 연화증(osteomalacia)이나 골다공증(뼈 엉성증, osteoporesis) 혹은 기타 뼈 질환으로 발전한다. 그러한 환자는 합성 활성형 비타민 D로 치료할 수 있다.

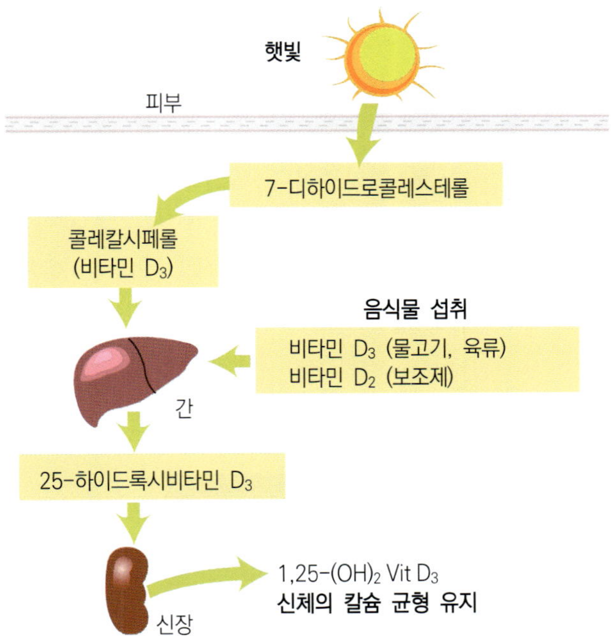

그림 13-1. **비타민 D_3 생성 과정**

◆ 성질

비타민 D는 지방에 용해되고 물에 용해되지 않는다. 그들은 열에 안정하며, 산화에 저항성을 나타내고 그리고 요리에 의해 영향을 받지 않는다. 사람에서 비타민 D_2는 비타민 D_3보다 효능이 훨씬 강하다.

◆ 1일 권장량

어린이의 1일 권장량은 400 IU이며, 성인의 1일 권장량은 200 ~ 400 IU이다. 비타민 D의 1 IU는 에르고칼시페롤 0.025 μg에 해당한다.

◆ 생리적 작용

비타민 D의 주요 작용은 소장에서 칼슘과 인의 흡수를 증가시키는 것이다. 그것은 또한 뼈에 작용하여 뼈로부터 칼슘과 인의 방출을 증가시키며, 정상적인 성장과 발달에 필요하다. 비타민 D는 부갑상선 호르몬의 적절한 활성에도 필요하다. 그래서 부갑상선 저하증을 치료하는 데 비타민 D가 이용된다.

비타민 D의 결핍은 저칼슘혈증(hypocalcemia)과 저인산혈증(hypophosphatemia)을 초래한다.

◆ 결핍증

과거에는 영아기와 소아기의 주요 질환인 구루병(rickets)이 비타민 D의 결핍으로 인해 생기는 것으로 생각했다. 하지만 현재 이 병은 피부에 햇빛의 조사가 부족해서 생기는 것으로 생각하고 있다. 그 이유는 피부에서 칼시페롤을 합성하는 데 햇빛이 필요하기 때문이다.

구루병은 뼈에 인산 칼슘이 축적되지 못해 생긴다. 따라서 뼈가 연하고 휘기 쉽다. 이로 인해 뼈가 굽고 기형으로 된다. 관절은 확장되고 갈비뼈와 갈비뼈 연골 사이에 돌출된 결절, 즉 구슬 모양의 뼈가 생긴다. 이것을 구루병 염주(rachitic rosary)라고 한다. 구루병에 걸린 어린이는 성장하지 못한다. 이러한 환자들은 신경 과민, 자극 과민, 복부 팽창, 체중 감소, 식욕 상실, 빈혈 및 이빨 발달 지연 등의 증상을 나타낸다. 소량의 칼시페롤이나 그 유도체를 주사하거나 햇빛에 적당히 노출시키면 구루병(rickets)을 예방하고 치료할 수 있다(그림 13-2).

인과 비타민 D가 적은 음식을 섭취하면 뼈 연화증이나 성인 구루병이 생길 수도 있다. 성인 구루병은 희귀한 병인데, 너무 적은 양의 비타민 D를 섭취하여 생긴 것으로 생각하고 있다. 성인에서 구루병이 생기면 뼈가 이미 다 성장했기 때문에 관절이 커지지는 않는다. 하지만 일부에서는 기형을 동반한 뼈 연성이 관찰되었다. 이러한 병은 대부분이 비타민 D가 부족한 여성이 여러 번 임신을 했을 때 나타난다.

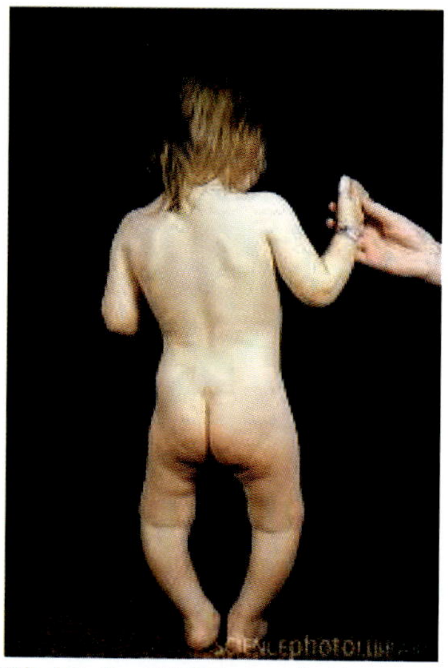

그림 13-2. 비타민 D 결핍(구루병)
http://www.sciencephoto.com/media/2

음식에 칼슘과 비타민 D의 결핍은 성인에서 뼈 엉성증(골다공증)을 일으킬 수 있다. 이 병은 뼈 연화증과 같이 뼈의 탈석회화(decalcification)와 연화가 특징적으로 나타난다. 하지만 정도가 뼈 엉성증이 뼈 연화증보다 훨씬 더 크다.

◆ 과다증

비타민 D 과다증의 초기에는 허약, 권태, 피로, 메스꺼움, 구토 및 설사 등과 같은 증상이 나타난다. 이러한 증상은 모두 고칼슘혈증과 관련되어 있다. 후기에는 신장 및 폐와 같은 연성 조직에 석회화 증상이 나타난다. 비타민 D 과다증은 비타민 D의 섭취량을 줄이고 당질 코르티코이드(glucocorticoid)를 투여하여 치료할 수 있다.

3) 비타민 E

◆ 공급원

비타민 E는 우유, 달걀, 생선, 견과류(호두, 밤), 육류, 곡류, 녹색 잎 채소(상추, 시금치, 파슬리), 식물성 기름(옥수수기름, 땅콩기름, 목화씨기름)에 있다. 특히 맥아기름에는 비타민 E가 풍부하다.

◆ 구조

비타민 E의 종류에는 몇 가지가 있다. 이들 중 가장 중요한 것은 α-토코페롤(α-tocopherol)이고, β- 및 δ-토코페롤은 덜 활성적이고, 그리고 γ-토코페롤은 활성이 없다. 비타민 E는 알코올이다. 그래서 영어 이름의 접미어로 "-ol"이 사용되었다. α-토코페롤의 구조는 다음과 같다.

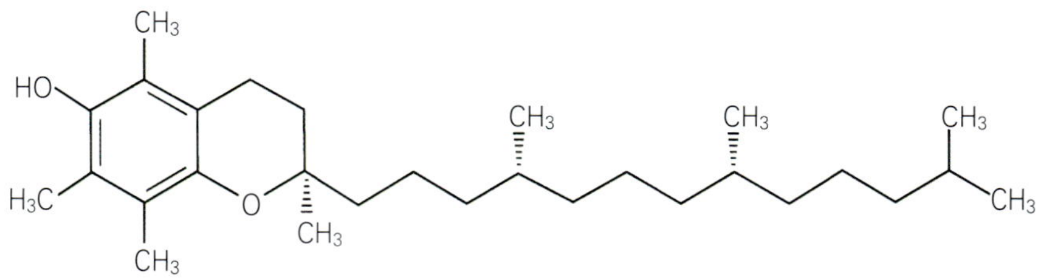

α-토코페롤

◆ 성질

비타민 E 중에서 가장 중요하고 활성적인 α-토코페롤은 무색에서 담황색을 나타낸다. 그것은 지방에는 용해되지만 물에는 용해되지 않는다. 비타민 E는 열에 안정하지만 자외선과 산화제에 의해 파괴된다.

토코페롤은 항산화 작용을 나타낸다. 그것은 비타민 A와 불포화 지방산의 산화를 방지하는 데 매우 효과적이다. 또한 비타민 E는 산화적 인산화 반응에서 보조 인자로서 작용한다. 비타민 E는 오염된 공기에 존재하는 산화제에 의해 폐 조직이 손상되는 것을 막아주는 것으로 생각하고 있다.

비타민 E는 항불임 인자로서 소나 닭 같은 고등동물의 수정 능력을 높이는 데 필요하다.

◆ 1일 권장량

비타민 E의 국제 단위(IU)는 d-α-토코페롤 아세트산 1 mg의 활성으로서 정의되고 있다. 비타민 E의 1일 권장량은 성인 남성은 10 IU이고, 성인 여성은 8 IU이다.

◆ 결핍증

비타민 E가 결핍된 음식물을 먹인 일부 동물들에서 근육 퇴행 위축(muscular dystrophy)이 생겨 마비를 일으켰다. 이러한 동물들에게 비타민 E를 투여했더니 그와 같은 증상이 극복되었다. 하지만 사람에서 비타민 E는 근육 퇴행 위축에 대해 효과가 없는 것으로 밝혀졌다.

불포화 지방을 많이 섭취하는 사람은 비타민 E의 1일 권장량이 증가한다. 아울러 산소 텐트(oxygen tent * 산소를 흡입할 때 쓰는 텐트모양의 비닐장치)를 사용하여 산소에 노출되거나 미네랄 오일(광유, mineral oil * 대변완화제 또는 설사제)을 섭취하면 비타민 E의 결핍을 초래하여 결국 신경 질환에 이를 수 있다.

사람의 장에서 심한 지방 흡수 장애가 있으면 비타민 E의 결핍을 초래할 수 있다. 그러한 병에서는 근육이 약해지고, 크레아틴의 소변 배설량이 증가하고, 그리고 적혈구가 약해져서 잘 깨진다.

비타민 A와 E는 상호 관련성이 있는 것으로 나타났다. 비타민 E는 비타민 A의 흡수, 저장 및 이용에 도움을 주며, 또한 비타민 A가 과다할 때 보호를 해주는 것으로 밝혀졌다.

과다한 양의 비타민 E가 일으키는 부작용은 아직 정확하게 알려진 것이 없다.

4) 비타민 K

◆ 공급원

비타민 K는 시금치, 양배추, 배추, 브로콜리, 상추, 자주개자리(alfalfa)와 같은 녹색 채소에 많다. 비타민 K는 또한 썩힌 생선, 간, 달걀 및 치즈에도 있다. 과일에는 비타민 K가 거의 들어있지 않다.

◆ 구조

자연에는 2종류의 비타민 K, 즉 비타민 K_1(필로퀴논, phylloquinone)과 K_2(메나퀴논, menaquinone)가 있다. 비타민 K_1은 다음과 같은 구조를 가진 황색 기름이다.

비타민 K_2는 측쇄의 성질이 비타민 K_1과 다르다. 비타민 K_1은 식물에서 생성되며 비타민 K_2는 장내세균에 의해 생성된다. 메나디온(menadione, 비타민 K_3)이라는 합성 물질은 비타민 K 활성을 나타낸다(그림 13-3). 그것은 체내에서 비타민 K로 전환된다.

K_1 (필로퀴논)

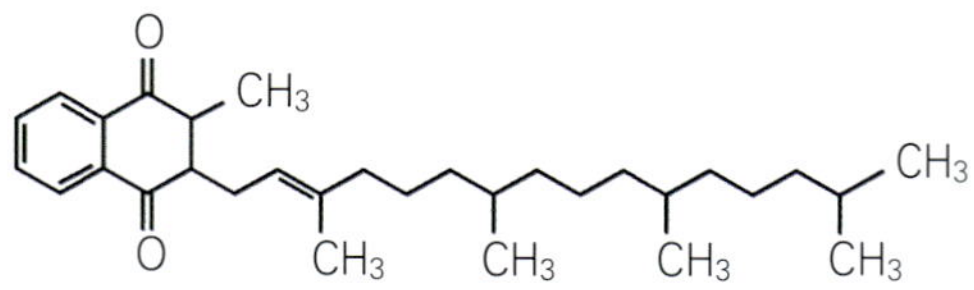

K_2 (메나테트레논/MK4)

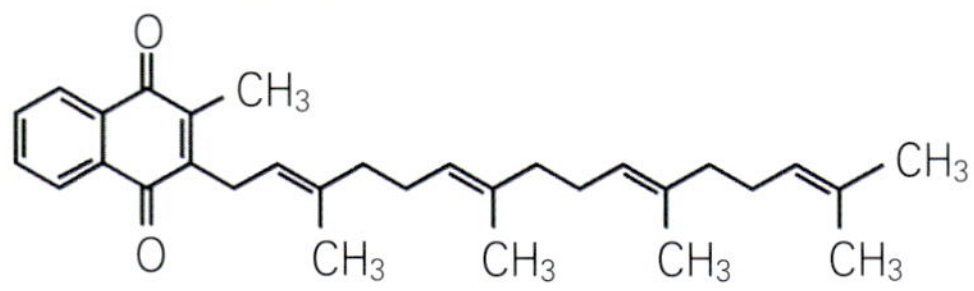

K_3 (메나디온)

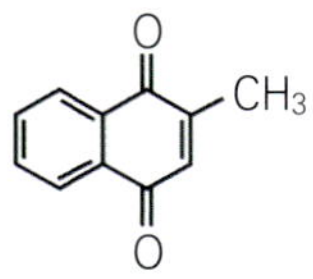

그림 13-3. **비타민 K의 세 가지 형태**

비타민 K의 구조와 산화적 인산화 반응을 관여하고 있는 조효소 Q의 구조를 비교해보라.

◆ 성질

비타민 K는 지방에는 용해되지만 물에는 용해되지 않는다. 그것은 열에 안정하나 산성 및 알칼리성 용액에서 파괴되며, 빛이나 산화제에 불안정하다.

◆ 1일 권장량

비타민 K의 1일 권장량은 성인 남성이 80 μg이고, 성인 여성이 65 μg이다. 일상적으로 섭취하는 음식물에는 충분한 양의 비타민 K가 들어있다. 게다가 장내세균이 숙주를 위해 비타민 K를 합성한다.

◆ 결핍증

비타민 K의 결핍증은 비타민 K가 결핍되었거나 부족한 음식을 섭취하면서 광범위 항생제(broad-spectrum antibiotics)를 함께 장기간 복용할 때만 나타난다. 비타민 K 결핍은 모유를 먹는 영아들에서 나타나는데, 그 이유는 영아의 장에는 아직 세균이 없고 모유에는 비타민 K가 거의 없기 때문이다. 따라서 비타민 K는 출생 후 5개월 동안 공급해 주는 것이 좋다. 어떤 영아는 프로트롬빈이 결핍된 상태로 태어나 출혈을 보인다. 또한 다른 어떤 영아는 장에서 비타민 K를 만들지 못한다. 만일 그러한 영아가 적절한 치료를 받지 않으면 뇌출혈로 사망할 수도 있다. 이러한 경우 비타민 K를 분만 전의 엄마에게 투여하거나 출생 후 즉시 영아에게 투여하면 증상을 완화시킬 수 있다.

비타민 K의 결핍은 담관 질환이나 췌장(이자) 질환으로 인해 비타민 K가 흡수되지 못할 때와 장점막이 위축되었을 때 나타날 수 있다.

비타민 K는 항출혈(antihemorrhage) 비타민으로서 알려져 있다. 그것은 간에서 프로트롬빈을 합성하는 데 필요하다. 비타민 K가 결핍되면 프로트롬빈이 부족하게 되고, 따라서 혈액 응고 시간이 길어진다. 비타민 K는 또한 산화적 인산화 반응의 보조 인자로서 작용한다.

비타민 K는 담즙의 도움으로 소장에서 흡수된다. 담관이 폐쇄되어 담즙이 소장으로 들어오지 못하면 비타민 K가 흡수되지 못한다. 이러한 사람들은 보통 출혈 시간이 길다. 이러한 상태는 환자에게 담즙이나 비타민 K를 투여하면 극복될 수 있다.

비타민 K는 디쿠마롤(dicumarol)과 같은 항응고제약의 해독제로서 사용되고 있다.

◆ 과다증

비타민 K가 너무 많으면 영아에서 용혈을 일으킬 수 있고 고빌리루빈혈증(hyperbilirubinemia)을 악화시킬 수 있다.

2. 수용성 비타민

수용성 비타민에는 비타민 B 복합체와 비타민 C가 포함되어 있다. B 복합체란 여러 가지 산화 반응에 보조 인자나 조효소로서 작용하는 한 무리의 비타민을 가리킨다. 각각의 비타민 B는 다른 생리적 활성을 갖는다. 비타민 B군으로 불리는 B 복합체에는 다음과 같은 비타민들이 속해있다.

1. 비타민 B_1(티아민)	5. 판토텐산
2. 비타민 B_2(리보플라빈)	6. 비오틴
3. 니아신	7. 엽산
4. 피리독신	8. 비타민 B_{12}(코발라민)

이러한 비타민은 수용성이므로 소변으로 배설될 수 있어서 체내에 축적되어 독성을 일으키는 일은 거의 없다.

수용성이기 때문에 비타민 B는 계속 음식물을 통해 공급되어야 한다. 비타민 B_{12}(코발라민cobalamin)만 제외하고 사람의 간은 이러한 비타민을 간에 저장하여 몇 년 동안 공급해 준다.

1) 비타민 B_1(티아민)

◆ 공급원

티아민(thiamine)은 효모, 우유, 달걀, 육류, 견과류(호도, 밤 등), 정제하지 않은 원형곡류에 있다. 야채와 과일에는 비타민 B_1이 거의 없다. 오늘날에는 비타민 B_1의 함량을 늘리기 위해 밀가루나 빵에 합성 비타민 B_1을 넣는다.

◆ 구조

티아민은 다음과 같은 구조를 가진 염산염(hydrochloride)의 결정으로 존재한다.

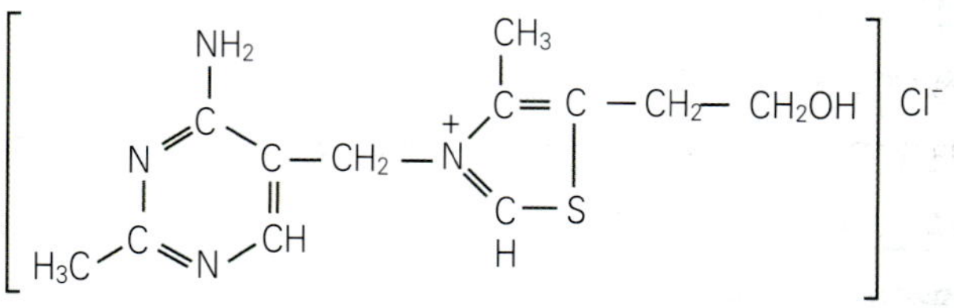

티아민

◆ 성질

티아민은 물에 용해되고 또한 알코올 농도 70%까지에도 용해된다. 그러나 지방이나 지방 용매에는 용해되지 않는다. 티아민은 산성 용액에서는 안정하지만 알칼리성이나 중성 용액에서는 파괴된다. 티아민은 120℃에서 30분간 가열해도 활성을 잃지 않고 완전히 안정하다. 티아민을 염산으로 처리하여 얻어지는 티아민 염산염은 티아민 자체보다 더 수용성이어서 비타민 제제를 만드는 데 사용되고 있다.

◆ 1일 권장량

하루에 필요한 티아민의 양을 결정하는 것은 쉽지 않다. 그것은 몇 가지 요소에 의존한다. 티아민의 신체 권장량은 열이 있거나 근육 활동이 많을 때, 갑상선 항진증, 임신 및 수유(수유) 동안 증가한다. 신체의 티아민 권장량은 또한 고탄수화물 식이를 섭취하는 동안에는 증가하고, 반면에 고단백질 식이나 고지방 식이를 섭취하는 동안에는 감소한다. 티아민은 유의한 정도로 신체에 저장되지 않는다.

티아민의 1일 권장량은 영아가 0.3 ~ 0.4 mg이고, 소아가 0.7 ~ 1.0 mg이고, 성인 여성이 1.2 ~ 1.5 mg, 그리고 성인 남성이 1.2 ~ 1.5 mg이다.

◆ 결핍증

비타민 B_1(티아민)의 결핍은 식욕 상실, 성장 정지 및 체중 감소 등을 일으킨다.

알코올 중독은 티아민 결핍증의 가장 흔한 원인 중 하나이다. 이러한 경우에는 알코올이 고칼로리이고 비타민 섭취량이 적어지기 때문이다.

티아민이 계속 부족해지면, 사람은 각기병(beriberi)에 걸린다. 각기병은 주로 어류와 정제된 쌀(백미)을 주식으로 하는 동남아시아 사람들에게 나타나는 풍토병이다. 각기병에서는 어떤 신경의 변성을 일으켜 근육도 퇴행성 변화를 나타낸다. 이러한 경우 신경을 압박하면 심한 통증을 느낄 수 있다. 신경의 지배를 받는 근육은 사용하지 않아 굳어지고 위축된다. 또한 가슴의 두근거림(심계항진), 빠른 맥박(빈맥), 심장 비대 및 심전도 이상 등의 심혈관계의 증상들이 나타난다. 치료를 하지 않으면 심장 기능 상실(심부전)로 사망에 이를 수도 있다. 각기병은 티아민을 함유하고 있는 음식물을 섭취시키면 예방과 치료가 가능하다.

티아민 결핍에 의해 일어나는 다른 하나의 병은 베르니케 뇌증(Wernicke's encephalopathy * 뇌의 염증성, 출혈성, 퇴행성 상태)이다. 이것은 다른 음식을 거의 섭취하지 않는 만성 알코올 중독자에서 자주 나타난다.

티아민은 정상적인 탄수화물 대사에 필요하다. 이것은 간에서 티아민 피로인산(thiamine pyrophosphate, TPP)으로 전환되고, 그다음 이것은 피루브산과 α-케톤산의 탈카르복실화를 촉매하는 효소의 조효소로서 작용한다. TCA(크렙스)회로에서 피루브산을 아세틸-CoA로 전환하는 피루브산 탈수소 효소와 α-케토글루타르산을 숙시닐 CoA로 전환시키는 α-케토글루타르산 탈수소 효소는 탈카르복실화를 촉매하는 효소들이다.

티아민 파이로인산(thiamine pyrophosphate)에서, -OH기는 2개의 인산기에 의해 치환된다. 티아민의 결핍이 있는 동안에는 혈액에는 피루브산이 축적되고 탄수화물이 적절하게 대사되지 않는다.

티아민은 또한 오탄당 인산 회로(hexose monophosphate)에서 오탄당의 이용과 일부 아미노산의 합성에 관여한다.

2) 비타민 B_2(리보플라빈)

◆ 공급원

리보플라빈(riboflavin)은 티아민과 동일한 공급원에 있다. 그것은 효모, 우유, 간, 신장, 심장 및 녹색 잎 채소에 있다. 곡류는 인위적으로 첨가하지 않는 한 리보플라빈을 거의 함유하지 않는다.

◆ 구조

리보플라빈 또는 비타민 B_2는 오탄당 알코올(리비톨ribitol)과 색소(플라빈)으로 구성되어 있다. 그것의 구조는 다음과 같다.

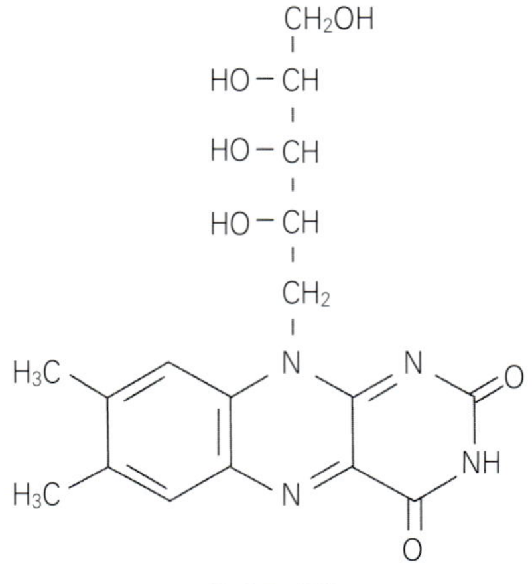

리보플라빈

◆ 성질

리보플라빈은 오렌지색-적색을 띠는 결정성 고체로 물과 알코올에는 조금 용해되나 지방과 지방용매에는 용해되지 않는다. 수용액에서 리보플라빈은 녹황색 형광을 나타낸다. 리보플라빈은 빛과 알칼리 용액에 의해 파괴되지만 열에 안정하여 요리 시에 파괴되지 않는다.

리보플라빈은 두 가지 형태, 즉 플라빈 아데닌 디뉴클레오타이드(flavine adenine dinucleotide, FAD)와 플라빈 모노뉴클레오타이드(flavin mononucleotide, FMN)를 통해 조효소로서 작용한다. 이러한 리보플라빈 조효소는 미토콘드리아에서 일어나는 전자 전달 과정에서 NADH와 시토크롬이 사이에서 프로톤을 전달하는 수용체로서 작용한다.

◆ 1일 권장량

리보플라빈의 1일 권장량은 소아가 0.8 ~ 1.2 mg, 성인 남성이 1.4 ~ 1.8 mg, 성인 여성이 1.2 ~ 1.3 mg이다. 하지만 임신과 수유 동안에는 더 많은 양이 필요하다.

◆ 결핍증

사람에서 리보플라빈의 결핍은 구순염(입술염, cheilitis)과 설염(혀염, glossitis) 그리고 눈과 코 주위에 병변을 형성한다. 이것은 또한 피부염과 각막 혼탁을 초래한다.

리보플라빈은 빛에 민감하기 때문에 고빌리루빈혈증의 신생아가 광선 요법(phototherapy)을 받는 경우에 리보플라빈 결핍 증상이 나타난다. 이러한 상태는 리보플라빈을 보충할 때까지 지속된다.
쥐에서 리보플라빈의 결핍은 피부염, 각막 혼탁 및 탈모 등의 증상을 나타낸다.

3) 니아신

◆ 공급원

니아신(niacin, * 이전에는 니코틴산nicotinic acid 또는 비타민 B_5로 알려졌음)은 식물과 동물에 널리 분포되어 있다. 그것은 간, 신장, 심장, 효모, 땅콩 및 맥아에 있다. 우유, 달걀 및 과일에도 어느 정도 함유되어 있지만 이러한 것들은 일반적으로 빈약한 공급원으로 분류되고 있다.

◆ 구조

니아신과 니아신아미드(niacinamide 또는 nicotinamide)는 신체에서 쉽게 형성되며, 그 구조는 다음과 같다.

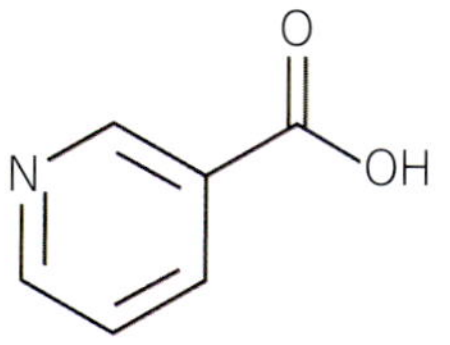

니아신

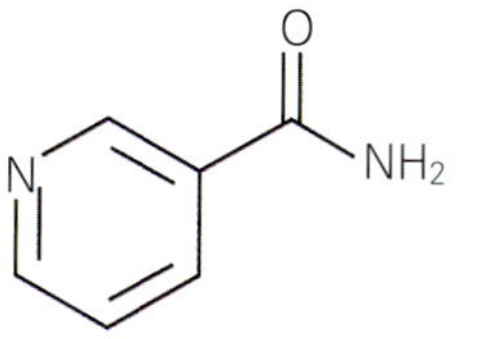

니아신아미드

◆ 성질

니아신은 물에 조금만 용해되지만 알칼리 용액에는 완전히 용해된다. 그러나 지방에는 용해되지 않는다. 니아신은 알칼리와 산 그리고 열과 빛에 안정하다. 또한 요리 과정에서 파괴되지 않는다.
티아민 및 리보플라빈과 함께 니아신아미드는 조직의 산화 작용에서 조효소로서 작용한다. 그것은 미토콘드리아에서 NAD^+와 $NADP^+$의 성분으로서 작용한다.

◆ 1일 권장량

니아신의 1일 섭취 권장량은 남성이 15 ~ 20 mg이고, 여성이 13 ~ 15 mg이다. 젊은 사람과 임신 및 수유 동안에는 조금 더 많은 양을 필요로 한다. 트립토판은 신체에 필요한 니아신을 공급해주기 때문에 음식물 중의 단백질에 의해 크게 영향을 받는다(트립토판 60 mg은 니아신 1 mg에 해당한다).

◆ 결핍증

니아신은 원래 니코틴산(nicotinic acid) 또는 항펠라그라 인자(antipellagra factor)로 불리었다. 펠라그라(pellagra)라는 말은 거친 피부를 뜻하는 이탈리아어 "pelle agra"로부터 파생되었다. 사람에서 니아신이 결핍되면 심각한 결과를 초래한다. 펠라그라에서는 피부염(피부 발진이나 병변), 설염, 구강염 등이 나타난다(그림 13-4). 이러한 증상은 설사를 동반하고, 그다음에는 치매를 동반한다.

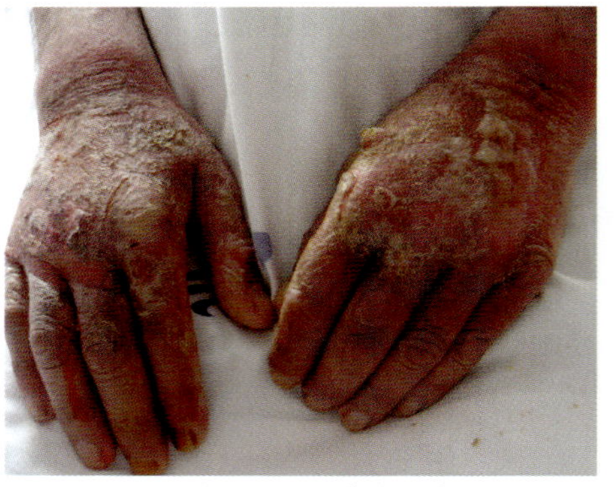

그림 13-4. **펠라그라**

개에서 니아신이 결핍되면 혀가 검어지는 병변을 일으킨다. 사람에서 펠라그라를 치료하려면 니아신을 함유하고 있는 음식물을 섭취하는 것이 효과적이다.

◆ 과다증

니아신(니코틴산)의 양이 너무 많으면 홍조(얼굴과 목이 일과성으로 갑자기 붉어지는 것), 위통, 가려움증, 저콜레스테롤혈증 등의 증상이 나타난다.

4) 피리독신

◆ 공급원

피리독신(pyridoxine)은 효모, 간, 난황, 견과류 및 여러 가지 곡류와 씨의 배아에 있다. 우유와 녹색 잎 채소에는 양이 매우 적다.

◆ 구조

피리독신은 원래 비타민 B_6 또는 쥐 항피부염 인자로 불리었다. 그런데 그 후의 연구에서 비타민 B_6는 피리독신(pyridoxine), 피리독살(pyridoxal) 및 피리독사민(pyridoxamine)의 혼합물인 것으로 밝혀졌다. 이러한 화합물을 대표하는 용어가 피리독신이다. 그 이유는 피리독신이 쉽게 상호 전환할 수 있는 물질이기 때문이다.

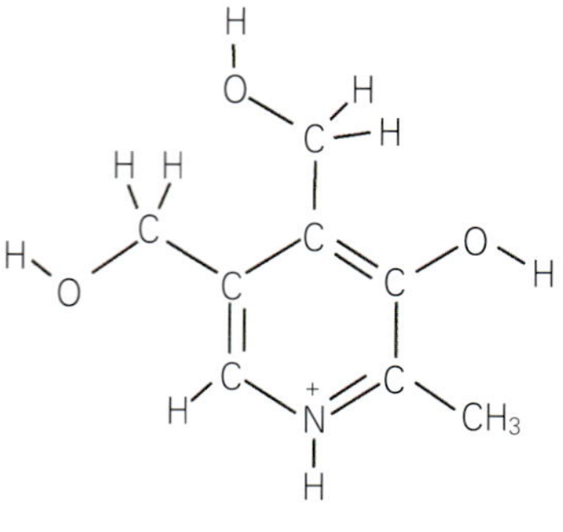

피리독신(Vitamin B6)

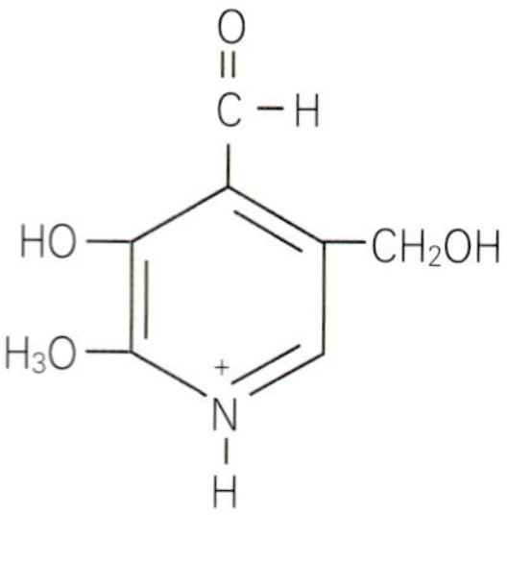

피리독살

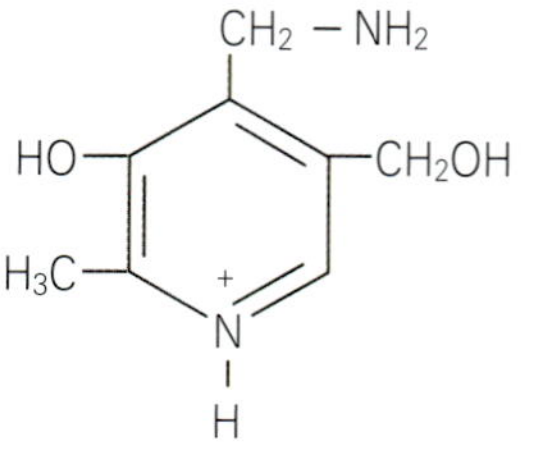

피리독사민

◆ 1일 권장량

성인 남성의 1일 권장량은 2.0 mg이고, 성인 여성은 1.6 mg이다.

◆ 결핍증

쥐에서 피리독신의 결핍은 발, 코 및 귀에 피부염을 일으킨다. 개와 돼지에서는 빈혈을 일으켰다. 피리독신의 결핍이 오랫동안 지속되면 이러한 동물들은 간질 비슷한 증상을 나타낸다. 성인에서 피리독신이 결핍되면 피부염, 혀염, 자극에 대한 과민 반응, 무감동 등의 증상을 나타낸다. 이러한 증상은 피리독신을 함유하는 음식을 섭취하는 식이 요법에 의해 완화된다.

트립토판으로부터 니아신이 생성되려면 피리독살 인산(pyridoxal phosphate)이 필요하다. 그러므로 펠라그라는 자주 피리독신 결핍을 동반한다.

널리 사용되고 있는 항결핵약인 이소니코틴산 하이드라자이드(isonicotinic acid hydrazide, 아이소니아자이isoniazid)는 피리독신과 화합물을 형성하여 피리독신 결핍을 유도할 수 있다. 또한 항 고혈압약인 히드랄라진(hydralazine)과 킬레이트 인자인 페니실린아민(penicillinamine)도 피리독신 결핍을 일으킬 수 있다. 피리독신은 파킨슨병을 치료할 때 쓰는 레보도파(levodopa)를 불활성화하기 때문에 그 약을 사용하는 중에는 환자가 피리독신을 섭취하면 안 된다.

피리독살 인산과 피리독사민 인산은 중추신경계의 회백질에서 나타나는 아미노산의 탈카르복실화 반응의 조효소로서 작용한다. 따라서 이러한 조효소가 결핍되면 중추신경계에서 탈카르복실화 반응이 방해를 받아 간질 같은 발작을 초래한다. 피리독살 인산은 아미노기 전이 효소의 조효소로서 작용한다. 더욱이 피리독신은 장에서 아연의 흡수와 관련이 있다.

5) 판토텐산

◆ 공급원

판토텐산(pantothenic acid)은 자연에 널리 분포해있다. 그것의 이름은 그리스어로 "어디에서나"라는 의미를 가진다. 판토텐산은 난황, 효모, 신장 및 살코기에 많고, 그밖에 탈지유, 브로콜리, 고구마 및 당밀도 상당히 양호한 공급원이다.

◆ 구조

판토텐산은 탄수화물, 지방, 단백질 대사와 콜레스테롤 합성과 관련이 있는 조효소 A(CoA)의 구성 성분 중 하나이다.

판토텐산의 구조는 다음과 같다.

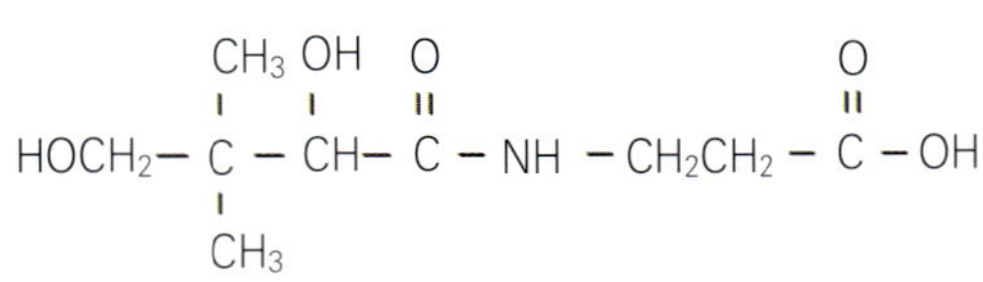

판토텐산

◆ 성질

판토텐산은 점성의 황색 기름으로 물에 용해되고 클로로폼(클로로포름)과 같은 지방 용매에 용해되지 않는다. 그것은 산과 알칼리 용액에 안정하다.

◆ 1일 권장량

판토텐산의 1일 권장량은 정해진 것이 없다. 그렇지만 보통 4 ~ 7 mg을 적당한 양으로 생각하고 있다. 이 정도의 양은 일상적으로 섭취하는 음식으로도 충분히 공급된다.

◆ 결핍증

판토텐산은 원래 병아리의 염증을 방지하는 물질이기 때문에 병아리의 항염증 인자로서 알려졌었다.

검은 털을 가진 쥐와 개에게 판토텐산이 결핍된 음식을 먹인 결과 털 색깔이 탈색되어 회색으로 변했다. 그런데 이러한 동물에게 판토텐산이 함유된 음식을 먹인 결과 털 색깔이 원래의 검은 색으로 돌아왔다. 그러나 사람에서 이러한 효과가 있는지에 대해 보고된 것은 없다. 판토텐산의 결핍은 매우 희귀하며 전쟁포로에서 작열각 증후군(burning feet syndrome * 발바닥이 화끈거리는 작열감이 특징인 신경질환)이 관찰되었다.

동물에서 판토텐산의 결핍은 부신 피질의 변성과 생식 이상을 일으킨다.

6) 비오틴

비오틴(biotin)은 비타민 B 복합체 중의 하나로 자연에 널리 분포하고 있다. 비오틴은 간, 난황, 신장, 효모 및 우유에 많다. 비오틴은 과거에 항달걀흰자 손상 인자로서 알려졌었다. 이것은 달걀흰자를 먹은 쥐가 성장이 멈추고 피부염을 일으키기 때문에 유래된 용어이다. 익히지 않은 생달걀의 흰자에는 비오틴을 결합하는 아비딘(avidin)이라는 단백질을 함유되어 있어서 그것을 섭취한 동물은 비오틴을 이용하지 못한다. 그래서 비오틴을 항달걀흰자 손상 인자라고 부르게 된 것이다.

비오틴의 구조는 다음과 같다.

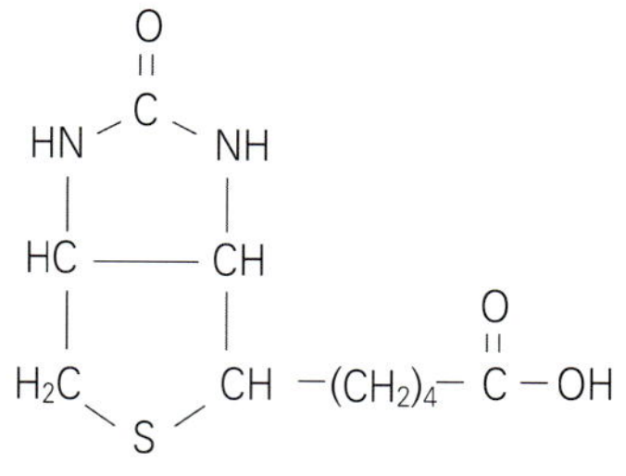

비오틴

사람에서 인위적으로 비오틴 결핍을 유도한 결과 비늘 모양의 피부염, 근육 통증 및 우울증이 생겼다. 하지만 비오틴을 함유하고 있는 음식을 먹인 결과 이러한 증상이 빠르게 회복되었다.

비오틴은 사람과 동물 모두 장내세균의 작용에 의해 공급된다. 따라서 비오틴의 결핍은 매우 드물다. 비오틴은 지방산 형성에서 카르복실화 반응의 조효소로서 작용한다.

7) 엽산

엽산(folic acid 또는 folacin)은 녹색 채소, 효모, 간, 신장 및 콜리플라워(꽃양배추)에 있다. 엽산은 프테리딘(pteridine) 핵과 파라-아미노벤조산(*p*-aminobenzoic acid) 및 글루탐산으로 구성되어 있다.

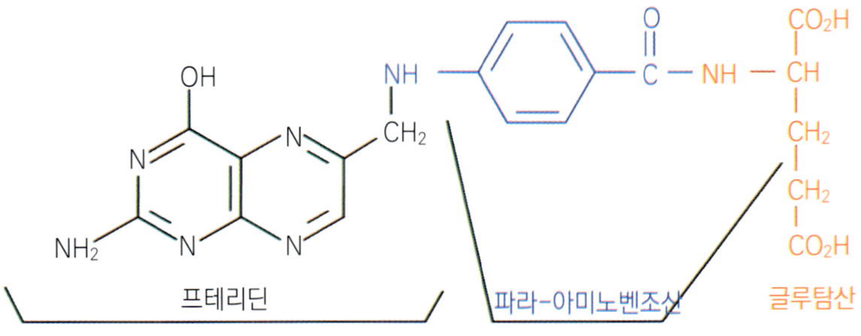

엽산

프테로일글루탐산(pteroylglutamic acid, PGA)으로도 불리는 이 화합물은 엽산군과 관련된 몇 가지 화합물 중 하나이다. 엽산 군에 속한 다른 것들로는 프테로산(pteroic acid), 프테로일트리글루탐산(pteroyltriglutamic acid) 및 프테로일헵타글루탐산(pteroylheptaglutamic acid)이 있다.

엽산의 1일 권장량은 성인 남성이 200 μg이고, 성인 여성이 180 μg이다.

성인에서 엽산의 결핍은 거대적아구성 빈혈(거대적혈모구 빈혈, megaloblastic anemia)과 위장관 장애를 일으킨다.

임신 중에 엽산 섭취가 부족하면 신경관(neural tube) 결함을 초래할 수 있다. 이것이 미국에서는 가장 흔한 주요 출생 결함 중 하나이다. 1,000명의 아기 중 2명이 이 결함이 있는 것으로 보고되었다.

환원형의 엽산인 테트라히드로엽산(tetrahydrofolic acid)은 콜린(choline) 및 메티오닌(methionine)과 같은 화합물을 형성할 때 메틸기를 전달하는 조효소로서 작용한다.

엽산은 주로 메틸기의 전달을 포함하는 반응과 관련되어 있다. 이러한 종류의 반응은 헤모글로빈, 핵산 및 메티오닌의 합성에 필수적인 역할을 맡고 있다.

메토트렉세이트(methotrexate)와 같은 항백혈병 약은 엽산이 그것의 활성형인 테트라히드로엽산(tetrahydrofolate)으로 전환되는 것을 억제한다. 이렇게 하여 엽산이 없게 되면 다른 세포와 마찬가지로 암세포가 자라지 못한다.

8) 비타민 B_{12}(코발라민)

◆ 공급원

식물에는 비타민 B_{12}(코발라민cobalamin)이 없다. 미생물만 그것을 합성할 수 있다. 코발라민을 많이 함유하고 있는 공급원은 간, 신장, 생선, 달걀, 우유, 굴 및 대합조개이다.

◆ 구조 및 성질

코발라민은 무취, 무미한 적색 결정의 화합물이며, 물과 알코올에는 용해되지만 에테르 및 아세톤과 같은 지방 용매에 용해되지 않는다. 이 비타민의 특징 중 하나는 코발트(Co) 원소를 함유하고 있다는 것이다(4.35%).

비타민을 분리하는 동안 시아노기(cyano group, CN-)가 중앙의 코발트에 결합한다. 이러한 화합물을 시아노코발라민(cyanocobalamin)이라고 한다. 이러한 시아노기는 코발라민이 활성화되기 전에 메틸기로 치환된다. 시아노코발라민의 구조는 다음과 같다.

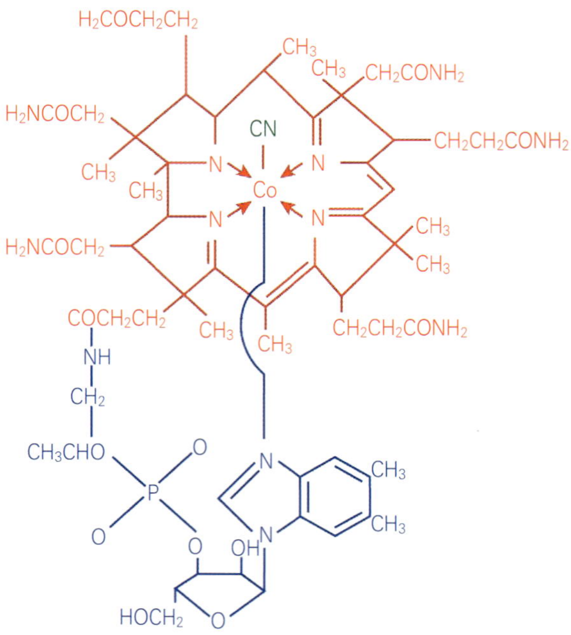

시아노코발라민

◆ 1일 권장량

비타민 B_{12}의 1일 권장량은 남녀 모두 2.0 μg이다.

◆ 결핍증

비타민 B_{12}는 메틸기를 전달하는 중요한 역할을 맡고 있다. 비타민 B_{12}는 수초(말이집myelin sheath)의 유지, 핵산과 헤모글로빈의 합성 그리고 지질과 탄수화물의 대사와 관련되어 있다. 거대적혈적아구성 빈혈을 닮은 악성 빈혈(pernicious anemia)은 몇 가지 신경계 합병증을 갖고 있다. 그것은 비타민 B_{12}의 결핍(철저한 채식주의)이나 내인자(intrinsic factor * 위에서 분비됨)의 결핍으로 인해 발생한다.

비타민 B_{12}(코발라민)는 또한 항악성 빈혈 인자(anti-pernicious anemia factor)로도 불린다. 그것은 염산과 내인자의 존재 하에 소장에서 흡수된다. 내인자가 없으면 비타민 B_{12}는 흡수되지 않아 악성 빈혈이 일어난다. 이러한 환자에게 소량의 코발라민을 주사하면 그 병이 상당히 개선된다.

◆ 유도체

조효소 B_{12}는 비타민 B_{12}로부터 유도된 몇 가지 조효소 중 하나이다. 이러한 조효소는 탄수화물과 지방 대사에서 일어나는 수소 전달과 메틸말론산(methyl malonate)의 석신산(succinate)으로의 전환에 필요하다.

조효소 B_{12}는 중앙의 코발트에 CN기 대신 5-디옥시아데노신(deoxyadenosine)이 결합해 있는 점이 비타민 B_{12}와 다르다.

◆ 관련 물질

실질적인 비타민은 아니지만 비타민 B와 함께 자주 분류되는 몇 가지 물질이 있다. 그러한 물질로는 콜린(choline), 이노시톨(inositol), *p*-아미노벤조산(*p*-aminobenzoic acid) 및 리포산(lipoic acid)이 있다.

• 콜린

콜린은 신체에서 필요에 따라 합성되기 때문에 비타민은 아니지만 신체가 존재하는 한 필수적인 물질이다. 그것은 비타민보다 더 많은 양을 요구된다.

콜린은 점성의 무색 액체로 물과 알코올에는 잘 용해되지만 에테르에는 용해되지 않는다. 그것의 구조는 다음과 같다.

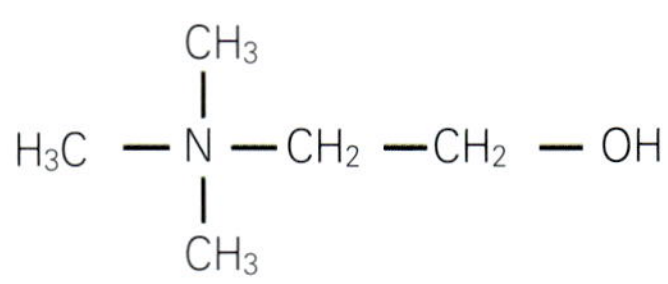

콜린

콜린의 결핍은 지방간(fatty liver * 간에 중성지방이 축적된 것)을 초래한다. 콜린이 결핍된 먹이를 어린 쥐에게 투여했더니 신장이 출혈성 변성을 일으켰다. 이러한 증상을 갖고 생존한 늙은 쥐에서 경화증(cirrhosis)이 발생했다. 병아리와 칠면조 새끼에게는 다공증(porosis * 뼈조직 특히 지지성 결합조직이 얇아지는 상태)과 힘줄분리증(slipped tendon)이 발생했다.

콜린은 레시틴(lecithin)과 스핑고미엘린(sphingomyelin)의 구성 성분이며, 뇌와 신경 조직에 중요한 물질이다. 콜린의 결핍은 고단백질 식이를 하는 사람들에게는 나타나지 않는다. 왜냐하면 신체가 아미노산으로부터 이 물질을 합성하기 때문이다.

콜린은 신경 세포에서 흥분을 전달하는 신경전달물질인 아세틸콜린의 성분이 된다. 신경 세포가 자극을 받으면 신경 종말에서 아세틸콜린이 방출된다. 이 물질은 그다음 시냅스를 하고 있는 신경 세포를 자극한다. 흥분이 뇌에 도달할 때까지 이러한 반응이 연속해서 일어난다. 일단 신경 세포가 흥분하면 아세틸콜린은 빠르게 아세틸콜린 가수 분해 효소(acetylcholinesterase)에 의해 아세트산과 콜린으로 가수 분해 되면서 자극이 멈춘다. 신경 세포는 이들 두 가지 분해 산물을 갖고 다시 아세틸콜린을 합성하여 다음 흥분 전달에 사용한다.

알츠하이머병(Alzheimer's disease * 퇴행성 뇌병으로 노인의 치매 원인 중 가장 흔한 형태로 기억, 판단, 언어 능력 등 지적인 기능의 감퇴와 일상 생활 능력, 인격, 행동 양상의 장애를 나타낸다)의 환자는 뇌에서 아세틸콜린의 생성에 필요한 아세틸레이스(acetylase)의 결핍이 있는 것으로 밝혀졌다. 아무튼 최근 연구에 따르면 알츠하이머병이나 비슷한 증상을 보이는 환자들은 정상인보다 아밀로이드 베타-단백질 전구체(amlyoid β-protein procursor, APP)가 3.5배 더 많은 것으로 밝혀졌다. 뇌척수액에서 APP를 측정하면 알츠하이머병의 진단과 이 병에 걸릴 확률이 높은 사람을 선별하는 데 도움이 된다.

• 이노시톨

알려진 모든 비타민을 함유하고 있는 합성 음식물을 먹인 생쥐들이 자라지 않는 것을 발견했다. 생쥐들의 털과 수유에 장애가 발생했다. 생쥐의 털에 영향을 미치는 판토텐산은 이러한 동물을 치료하는 데 소용이 없었다. 아무튼 이러한 증상은 곡류로부터 얻은 화합물을 투여함으로써 극복되었다. 이 화합물이 이노시톨(inositol)이다. 이노시톨은 효모, 정제하지 않은 원형곡류, 생쥐, 쥐, 기니피그(guinea pig), 병아리 및 칠면조의 성장에 필요하다.

이노시톨은 간, 우유, 채소, 효모, 정제하지 않은 원형곡류 및 과일에 있다. 이노시톨의 분자식은 $C_6H_{12}O_6$으로 포도당의 이성체이다.

엽산 및 *p*-아미노벤조산(*p*-아미노안식향산)과 함께 이노시톨은 실제 비타민이 아니다. 하지만 이노시톨은 비타민 B 군으로 분류되고 있다.

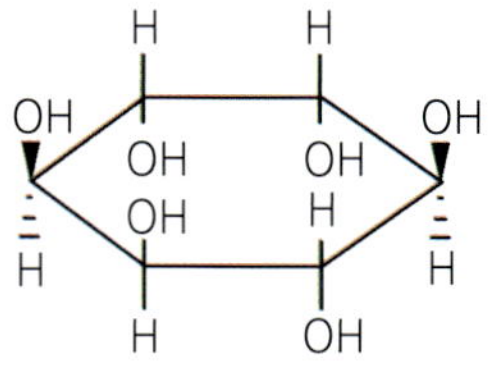

이노시톨

• *p*-아미노벤조산

p-아미노벤조산(*p*-aminobenzoic acid, PABA)은 어떤 미생물의 성장 인자이다. 그것은 엽산 분자의 일부를 형성하면서 비타민의 형성에 필요한 것으로 생각된다. 아무튼 사람에서는 PABA를 엽산으로 전환시키지 못한다.

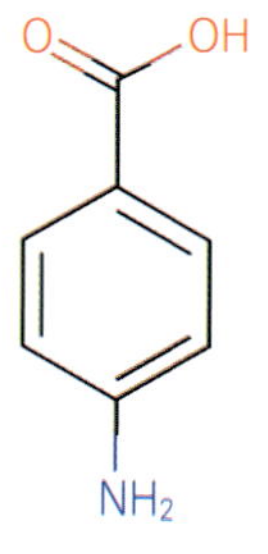

***p*-아미노벤조산**

• 리포산

리포산(lipoic acid)은 젖산 세균의 성장을 연구하다 처음 발견하였다. 그것은 지용성이어서 리포산이라고 부르게 되었다. 구조는 다음 그림과 같다.

지금까지 알려진 바로는 리포산은 고등동물의 음식물에는 필요하지 않으며 어떤 결핍증도 보고된 바가 없다.

리포산은 TCA 회로에서 α-케톤산이 탈카르복실화 반응을 통해 아세틸-CoA를 형성하는 과정에서 티아민과 함께 작용한다. 리포산도 실제 비타민은 아니지만 티아민과 밀접한 관련이 있어서 비타민 B 군으로 분류되고 있다.

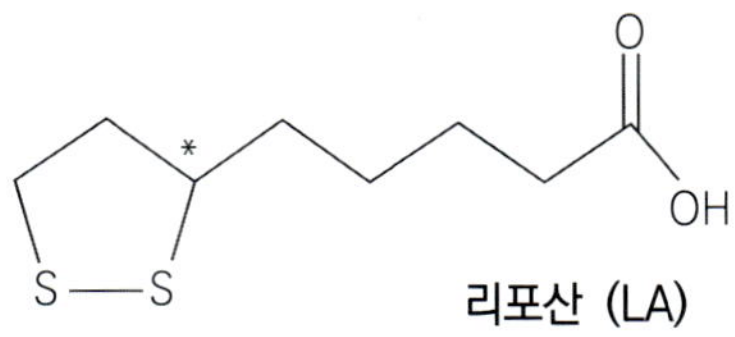

리포산 (LA)

9) 비타민 C(아스코르브산)

◆ 공급원

귤, 오렌지, 레몬, 포도, 딸기, 멜론, 토마토, 브로콜리 및 양배추를 포함한 신선한 과일과 야채에는 비타민 C가 매우 풍부하다. 건조시킨 곡류, 콩류, 우유, 육류 및 달걀에는 비타민 C가 거의 들어있지 않다.

◆ 구조 및 성질

비타민 C(아스코르브산ascorbic acid)는 흰색 결정성 물질로 물과 알코올에는 용해되지만 대부분의 지방용매에는 용해되지 않는다. 비타민 C는 강력한 환원제이며 공기중에서 쉽게 산화된다. 특히 Fe^{3+}나 Cu^{2+}와 같은 금속 이온의 존재하에 잘 산화된다. 아스코르브산은 가열에 의해 빠르게 파괴된다. 이러한 이유 때문에 구리로 된 냄비나 프라이팬에 담아 음식을 요리하는 것을 피해야 한다.

비타민 C는 디히드로아스코르브산(dehydroascorbic acid)으로 쉽게 산화된다. 아스코르브산과 디히드로아스코르브산은 둘 다 생물학적으로 활성이 있으며 합성할 수 있다(그림 14-5).

◆ 1일 권장량

성인의 아스코르브산의 1일 권장량은 60 mg이며, 임신 중에는 80 mg, 수유 기간에는 100 mg으로 좀 더 많은 양을 필요로 한다.

◆ 결핍증

기니피그, 사람 및 다른 영장류를 제외한 식물과 모든 동물은 아스코르브산을 합성할 수 있다. 비타민 C가 결핍되면 괴혈병(scurvy)을 일으킨다. 사람에서 이 병의 증상은 허약, 빈혈, 부종, 관절통, 뼈의 탈석회화, 체중 감소, 스펀지 모양의 잇몸에 궤양이 자주 동반되고, 치아가 흔들리며, 점액피부의 출혈 및 다리근육의 경화가 나타난다.

비타민 C는 콜라겐 합성, 타이로신 분해, 에피네프린 합성, 담즙산염의 적당한 기능, 철의 흡수 및 항산화제로서 필요하다.

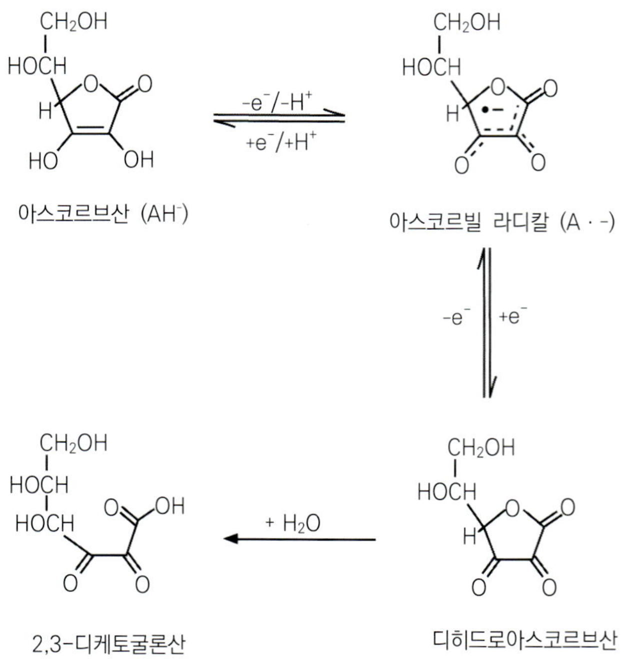

그림 14-5. **아스코르브산의 구조**

◆ 과다증

배뇨 시 작열감(뜨거운 느낌), 설사, 피부 발진, 구역질 등이 나타나고, 시아노코발라민의 흡수와 대사를 방해한다. 혈액이나 소변에 이것의 농도가 높으면 몇 가지 결과에 이상을 초래한다. 특히 시험지 소변 검사에서 당(포도당) 검사, 빌리루빈 검사, 아질산염 검사, 백혈구 검사 및 혈액 검사는 소변에 아스코르브산의 농도가 높을 경우(25 mg/dL 이상)에 이것이 반응을 간섭하여 실제 값보다 낮게 나온다. 따라서 검사 전에 환자에게 비타민 C의 복용 유무를 묻거나 비타민 C를 함께 측정하는 것이 검사의 오류를 막는 한 방법이다.

[요약] 주요 비타민의 종류와 특성

비타민	공급원	기능	결핍증
A	노란 채소와 과일	시각 색소 성분, 상피막 강화	야맹증, 피부 건조증
B_1(티아민)	간, 곡물	탈카르복실화 효소의 조효소	각기병, 신경염
B_2(리보플라빈)	간, 우유	FAD, FMN 구성	설염, 구순염
B_6(피리독신)	간, 옥수수, 효모	탈카르복실화 효소 및 아미노기 전이 효소의 조효소	경련
B_{12}(시아노코발아민)	간, 계란, 우유	아미노산 대사의 조효소, 적혈구 생성	악성 빈혈
비오틴	난황, 간	지방산 합성	피부염, 장염
C	귤, 녹색 채소	콜라겐 합성	괴혈병
D	물고기 간	Ca^{2+}, Pi 흡수	구루병, 골연화증
E(토코페롤)	우유, 계란, 고기	항산화 작용	근육 퇴행위축
엽산	녹색 채소	탄소 1개 전이	빈혈
K	녹색 채소	혈액 응고	출혈
니아신	간, 효모	NAD, NADP 구성	펠라그라
판토텐산	간, 효모	조효소 A 구성	피부염, 장염

Practice Test

1. 니아신은 무엇의 예방에 중요한가?
   a. 구루병 b. 괴혈병 c. 펠라그라 d. 각기병 e. 야맹증

2. 펠라그라는 무엇의 결핍에 의해 발생하는가?
   a. 이노시톨 b. 피리독신 c. 리보플라빈
   d. 니아신 e. 아스코르브산

3. 수용성 비타민은?
   a. A b. C c. D d. E e. K

4. 체내에서 CoA를 만드는 데 사용되는 것은?
   a. 판토텐산 b. 리보플라빈 c. 비오틴
   d. 피리독신 e. 아스코르브산

5. 구루병은 어떤 비타민의 결핍으로 인해 생기는가?
   a. A b. B_1 c. C d. D e. E

6. 비타민 B_{12}에 함유되어 있는 금속 원소는?
   a. Fe b. Mg c. Co d. Zn e. Cu

7. 너무 많이 섭취했을 때 독성을 나타내는 비타민은?
   a. A b. B_2 c. C d. K e. D

8. 어떤 비타민이 부족할 때 출혈을 초래할 수 있는가?
   a. B_1 b. C c. D d. E e. K

9. 시각 회로에 사용되는 비타민은?
   a. A b. B_1 c. C d. D e. E

10. 각기병은 어떤 비타민의 결핍으로 인해 생기는가?
    a. B_1 b. B_2 c. B_6 d. B_{12} e. D

【해답】

1. c 2. d 3. b 4. a 5. d 6. c 7. a 8. e 9. a 10. a

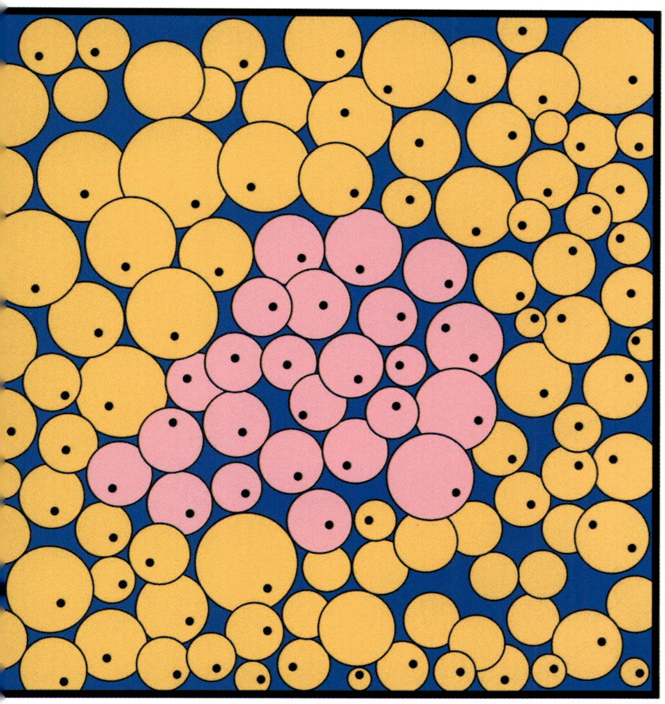

Chapter 14

Hormone
호르몬

학 습 목 표

- 호르몬의 분류 이해하기
- 각종 호르몬의 기능 이해하기
- 각종 호르몬의 과잉이나 결핍 시 나타나는 질환 알아두기
- 신경전달물질의 역할 알아두기

14 호르몬(Hormone)

1. 호르몬과 내분비계

신체에는 체내 및 체외의 환경 변화에 대응하여 항상성을 갖도록 정보를 전달하는 두 가지 조절 시스템이 있다. 그중 하나는 내분비계(endocrine system)이고, 다른 하나는 신경계(nervous system)이다. 내분비계의 정보 전달은 호르몬(hormone)이라고 하는 화학 물질이 맡고 있다. 따라서 호르몬을 화학 전령(chemical messenger)이라고 한다. 호르몬은 내분비선(endocrine gland)이라고 하는 특정한 세포에서 생성되어 혈액 속으로 분비된 후 혈액을 통해 특정한 세포에 가서 작용한다. 이렇게 호르몬이 작용하는 특정한 세포를 표적 세포(target cell)라고 한다.

최근에는 심장, 혈관 내피 세포, 소화관, 지방 조직 등 내분비선으로 인식되지 않았던 조직에서도 다양한 생리적 활성 물질을 생성하고 분비한다는 것이 밝혀졌고, 또한 혈액을 매개로 할 뿐만 아니라 주변분비(paracrine), 자가분비(autocrine), 세포내분비(intracrine) 같은 국소에서의 분비와 작용 메커니즘이 밝혀졌다. 그래서 최근에는 호르몬을 정의할 때 과거의 정의에다 다음의 정의를 덧붙인다.

「호르몬이란 세포에서 생성되며, 표적 세포의 수용체에 도달하여, 미량으로 생리작용을 발휘하는 생체 정보 전달 물질이다.」

2. 호르몬의 기능과 화학 구조

1) 기능

호르몬은 물질 대사를 조절하고, 항상성을 유지하고, 성장과 발달을 조절하고, 행동에 영향을 미친다. 호르몬의 일반적인 기능을 요약하면 다음과 같다.

1. 체액의 상태, 즉 내부 환경을 일정하게 유지한다.
2. 종합적으로 신체의 성장과 발달을 조절한다.
3. 성적 성숙을 촉진시키고, 성적 리듬을 유지시키고, 생식을 조절한다.
4. 에너지 생성을 조절하고 대사율을 안정화한다.
5. 신체가 스트레스나 위험한 상황에 잘 대처하도록 해준다.
6. 다른 호르몬의 생성과 방출을 촉진하거나 억제한다.

2) 분류

호르몬은 작용 형태에 따라 방출 호르몬(releasing hormone), 억제 호르몬(inhibiting hormone), 자극 호르몬(tropic hormone), 효과 호르몬(effect hormone)으로 분류할 수 있다.

1. 방출 호르몬은 시상하부에서 분비되며 뇌하수체 전엽에 작용하여 뇌하수체 전엽 호르몬의 분비를 촉진한다.
2. 억제 호르몬은 시상하부나 위장관계에서 분비되고 특정한 호르몬의 분비를 억제한다.
3. 자극 호르몬은 주로 뇌하수체 전엽에서 생성되며 다른 내분비선의 성장이나 호르몬의 생성을 자극한다.
4. 효과 호르몬은 시상하부와 뇌하수체를 제외한 다른 내분비선에서 생성되는 호르몬이다. 이 호르몬은 비내분비 세포에 작용한다.

3) 화학 구조

호르몬의 성분이 되는 물질은 아미노산 유도체(아민amine), 펩타이드 및 단백질, 당단백질, 스테로이드이다.

1. 아미노산 유도체: 부신 수질에서 분비하는 에피네프린(epinephrine)과 노르에피네프린(norepinephrine) 그리고 갑상선에서 분비하는 티록신(thyroxine)은 아미노산인 티로신으로부터 유도되었고, 송과선(pineal gland)에서 분비하는 멜라토닌(melatonin)은 아미노산인 트립토판에서 유도된다.
2. 펩타이드 및 단백질: 항이뇨 호르몬(antidiuretic hormone, ADH), 옥시토신(oxytocin), 인슐린(insulin), 글루카곤(glucagon), 부신 피질 자극 호르몬(adrenocorticotropic hormone, ACTH), 부갑상선 호르몬(parathyroid hormone, PTH)는 100개 이하의 아미노산으로 구성된 폴리펩타이드 호르몬이고, 성장 호르몬(growth hormone, GH)은 100개 이상의 아미노산으로 구성된 단백질 호르몬이다(표 14-1).
3. 당단백질: 여포 자극 호르몬(follicle stimulating hormone, FSH), 황체 형성 호르몬(lutenizing hormone, LH), 갑상선 자극 호르몬(thyroid stimulating hormone, TSH)은 당단백질 호르몬이다.
4. 스테로이드 호르몬: 남성 호르몬인 테스토스테론(testosterone)과 여성 호르몬인 에스트로겐(estrogen) 및 프로게스테론(progesterone), 그리고 부신 피질 호르몬인 코르티솔(cortisol)과 알도스테론(aldosterone)은 콜레스테롤 유도체이다.

표 14-1. 펩타이드 호르몬 및 당단백질 호르몬

호르몬	구조	내분비선	주요 작용
항이뇨 호르몬	9개 아미노산	뇌하수체 후엽	수분 보유, 혈관 수축
옥시토신	9개 아미노산	뇌하수체 후엽	자궁과 유선 수축
인슐린	21개 및 30개 아미노산	췌장 랑게르한스섬 베타 세포	포도당 흡수, 글리코젠 및 지방 합성
글루카곤	29개 아미노산	췌장 랑게르한스섬 알파 세포	글리코젠 및 지방 분해
부신 피질 자극 호르몬	39개 아미노산	뇌하수체 전엽	부신 피질 호르몬 생성 촉진
부갑상선 호르몬	84개 아미노산	부갑상선	혈액 칼슘 이온 증가
FSH, LH, TSH	당단백질	뇌하수체 전엽	성장, 발달, 표적 선(샘) 세포의 호르몬 분비 촉진

* 아미노산 20개 이하를 펩타이드 호르몬, 20개 이상을 폴리펩타이드 호르몬으로 분류하기도 한다.

3. 호르몬의 분비와 조절

1) 분비

호르몬은 다음과 같은 다양한 요인에 의해 생성되고 분비된다.

1. 사고, 감정, 스트레스, 일내 또는 계절 주기의 변동은 신경전달물질(에피네프린, 도파민, 아세틸콜린 및 세로토닌)을 생성하고, 이들은 대뇌 피질이나 신경을 자극하여 시상하부와 부신 피질 호르몬의 방출을 자극한다.
2. 혈장 내 특정한 이온 및 화합물의 농도 변화는 호르몬의 분비를 자극한다. 예를 들면, 혈장 칼슘 농도가 감소하면 부갑상선 호르몬이 분비되고, 포도당 농도가 높으면 인슐린이 분비된다.
3. 자극 호르몬에 의해 분비가 촉진된다. ACTH는 부신 피질을 자극하여 코르티솔의 분비를 촉진하고, TSH는 갑상선을 자극하여 티록신의 분비를 촉진한다.
4. 혈액 삼투압osmotic pressure(오스몰랄농도osmolality)이 증가하면 뇌하수체 후엽에서 ADH가 분비된다.
5. 음식물을 섭취하면 위장관계에서 호르몬이 분비된다.

2) 중추신경계에 의한 조절

내분비선에서의 호르몬 분비는 신경계와 내분비계 사이의 복잡한 상호작용에 의해 조절된다. 중추신경계는 내분비선으로 흥분(활동 전위)을 보내거나 신경전달물질을 방출하여 특정한 호르몬의 방출과 억제를 조절한다. 예를 들면, 공포감이나 불안감이 생기면 정보가 뇌로부터 교감 신경계를 경유하여 부신 수질로 전달되어 에피네프린을 분비시킨다. 불안감이나 스트레스가 심할 때 월경 불순이 일어나는 것도 이러한 것의 한 예이다. 한편 호르몬은 기분과 감정에 영향을 주면서 뇌와 상호작용할 수 있다.

3) 시상하부 및 뇌하수체에 의한 조절

시상하부는 간뇌(사이뇌)의 아랫부분이며, 제3뇌실의 바닥과 측벽 일부를 형성한다. 시상하부는 체내의 항상성을 자동적으로 조절하는 자율 신경계의 중추 기관이다. 시상하부의 뉴런은 배고픔, 성적 충동, 성행위, 공포, 고통, 즐거움과 분노, 갈증, 혈압, 체온, 소화, 흡수, 수분 평형 등의 작용을 지배하고 있는 자율 신경계 전체를 직접 지배하고 있다. 신체에서 일어나는 여러 가지 기능의 균형은 실제로 시상하부의 작용에 의해 유지되기 때문에 시상하부는 생명을 유지하는 데 필수적인 신경 중추이다. 그래서 시상하부를 생명 중추(vital center)라고 부른다.

뇌하수체는 시상하부 바로 아래에 있으며, 서로 연결되어 있으면서 혈관과 신경에 의해 뇌하수체가 시상하부의 지시를 받는다. 시상하부의 신경 세포는 체내의 변화에 따른 자극에 의해 방출 호르몬과 억제 인자(표 14-2)를 생성하여 혈관(문맥)을 통해 뇌하수체 전엽(adenohypophysis)으로 보내 뇌하수체에서 해당 호르몬을 생성하게 한다. 시상하부의 시상상핵과 방실핵에 있는 뉴런은 항이뇨 호르몬(바소프레신vasopressin)과 옥시토신을 생성하여 신경의 축삭을 통해 뇌하수체 후엽(neurohypophysis)으로 보낸다. 이들 호르몬은 그곳에서 저장되고 방출된다.

표 14-2. 뇌하수체 전엽을 통제하는 시상하부 호르몬

호르몬	구조	표적조직	주요 작용
성장 호르몬-방출 호르몬 (growth hormone-releasing hormone, GHRH)	폴리펩타이드	뇌하수체 전엽	GH 분비 자극
부신 피질 자극 호르몬-방출 호르몬 (corticotropin-RH, CRH)	폴리펩타이드	뇌하수체 전엽	ACTH 분비 자극
갑상선 자극 호르몬-방출 호르몬 (thyrotropin-RH, TRH)	펩타이드	뇌하수체 전엽	TSH 분비 자극
성선 자극 호르몬-방출 호르몬 (gonadotropin-RH, GRH)	펩타이드	뇌하수체 전엽	FSH, LH 분비 자극
프로락틴-방출 호르몬 (prolactin-RH, PRH)	펩타이드	뇌하수체 전엽	프로락틴 분비 자극
프로락틴-억제 호르몬(PIH)	도파민	뇌하수체 전엽	프로락틴 분비 억제
소마토스타틴(somatostatin)	펩타이드	뇌하수체 전엽	GH 분비 억제

4) 호르몬의 작용 기전

호르몬은 분자의 성질에 따라 표적 세포에 작용하는 방법이 다르다. 단백질 및 펩타이드 호르몬과 카테콜아민(에피네프린, 노르에피네프린)은 표적 세포의 막에 있는 수용체와 결합하여 아데닐산 고리화 효소(adenylate cyclase)를 활성화하여 cAMP(cyclic AMP)를 생성한다. 계속해서 cAMP는 단백질 카이네이스(protein kinase)를 활성화하고, 이것은 다시 인산화 효소(phosphorylase)를 활성화한다. 예를 들어, 간의 인산화 효소는 글리코젠을 포도당으로 전환시킨다. 그밖에도 단백질 인산화는 이온 수송 스테로이드 합성, RNA 및 단백질 합성, 세포 성장, DNA 합성 및 세포 분열에 관여한다. 일단 호르몬이 세포막에 작용하면 곧바로 효소에 의해 불활성 물질로 전환된다(그림 14-1).

스테로이드 및 갑상선 호르몬은 분자의 화학적 성질(소수성)로 인해 표적 세포 안으로 들어가서 세포질에 있는 수용체 단백질(갑상선 호르몬은 세포질에 있는 결합 단백질과 결합함)과 결합한 후 핵 속으로 들어간다. 핵 속으로 들어간 호르몬-수용체 복합체(호르몬만 핵 속으로 들어가 핵 속의 수용체 단백질과 결합함)는 DNA의 특정한 부위에 결합하여 유전자의 발현을 억제하거나 촉진한다. 이러한 DNA로부터 mRNA가 만들어지고 새로운 단백질이 합성된다(그림 14-2).

호르몬의 주요 기능은 대사 과정이나 성장 및 발달을 정교하게 조절하는 것이다. 따라서 호르몬의 과잉 생성이나 감소는 비정상적인 상태를 초래한다. 하지만 내분비선의 기능 상실 원인이 내분비선의 비정상적인 기능에 의한 것인지, 자극 호르몬의 결핍에 의한 것인지, 방출 호르몬의 결핍에 의한 것인지, 표적 세포의 결합에 의한 것인지, 아니면 수송 단백질의 이상에 의한 것인지를 규명하는 것은 쉽지 않다.

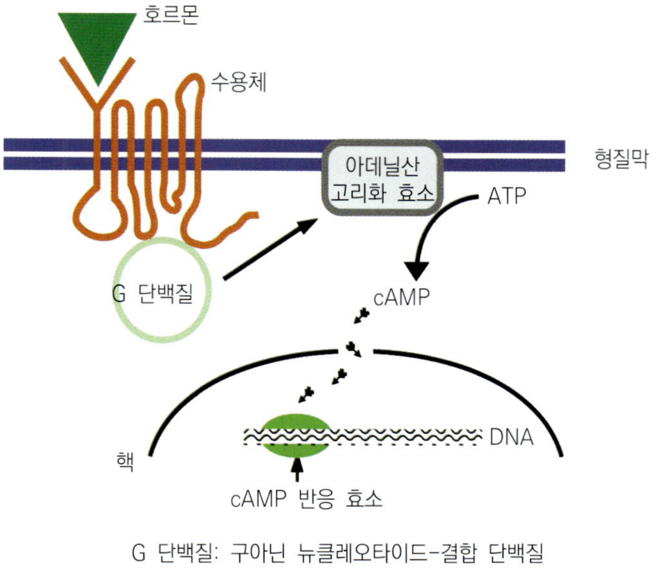

그림 14-1. 단백질 호르몬의 작용 메커니즘

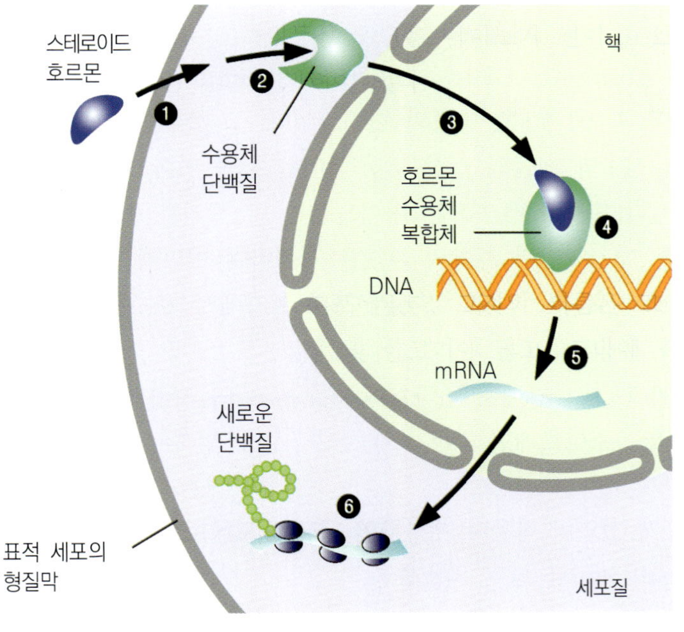

그림 14-2. 스테로이드 및 갑상선 호르몬의 메커니즘

4. 뇌하수체 전엽 호르몬

뇌하수체 전엽(anterior pituitary gland)은 선(샘)하수체(adenohypophysis)라고도 하며, 분비 세포에서 몇 가지 자극 호르몬과 효과 호르몬을 생성하고 분비한다(표 14-3).

표 14-3. 뇌하수체 전엽 호르몬

호르몬	구조	표적 조직	주요 작용
성장 호르몬(GH)	단백질	전체 조직	단백질 합성과 뼈 및 근육 성장 촉진, 지방분해, 혈당 증가
부신 피질 자극 호르몬(ACTH)	폴리펩타이드	부신 피질	당질 코르티코이드 분비 자극
갑상선 자극 호르몬(TSH)	당단백질	갑상선	갑상선 호르몬의 분비 자극
여포 자극 호르몬(FSH)	당단백질	여성: 난소 남성: 고환	여성: 여포 성장, 여포의 에스트로겐 분비 자극 남성: 정자 생성 자극
황체 형성 호르몬(LH)	당단백질	여성: 난소	여성: 황체 형성, 황체에서 프로게스테론 분비 자극, 배란 자극 남성: 테스토스테론 분비 자극
프로락틴(PRL)	단백질	유방	젖샘 성장, 수유 촉진

1) 성장 호르몬

성장 호르몬(growth hormone, GH)은 소마토트로핀(somatotropin)이라고도 하며 191개의 아미노산으로 구성된 분자량 약 21,5000 달톤의 단백질이다. 그것의 양은 다른 뇌하수체 호르몬보다 훨씬 많다. GH는 장골의 성장과 연골의 성장을 자극하며, 칼슘 이온의 저류를 증가시킨다. GH는 또한 단백질 합성을 증가시킨다. 근육에서 GH는 아미노산의 막 통과를 늘려 단백질, DNA 및 RNA의 합성을 증가시킨다. GH는 저장되었던 지방의 분해를 자극하여 에너지 연료인 지방산을 생성한다. 근육에서 GH는 인슐린과 반대로 작용한다. 그것은 근육 조직에서 포도당의 물질 대사를 억제한다(그림 14-3).

GH는 또한 젖샘을 자극하고, 간에서 소마토메딘(somatomedin)을 증가시킨다. 소마토메딘은 연골에 황산염을 합병시킨다. 소마토메딘 C는 인슐린양 성장 인자-1(insulin-like growth factor-1, IGF-1)이라고도 한다.

아이들의 경우 뇌하수체 전엽의 작용이 저하하면 성장 호르몬의 결핍을 초래하여 왜소증(dwarfism)을 일으킨다. 크레틴병(cretinism)과 달리 왜소증은 정신 지체로 되지는 않지만 성적 발육부전을 초래할 수도 있다.

종양 등으로 인해 뇌하수체 전엽의 작용이 너무 지나치면 성장 호르몬이 과잉으로 생성되어 거인증(gigantism)을 초래한다. 성인이 되어서 뇌하수체가 과도하게 활동하면 크기는 자라지 않지만 손, 발 및 안면의 뼈가 성장하여 비대해지는 말단비대증(acromegaly)을 일으킨다.

성장 호르몬의 분비는 시상하부에서 생성하는 성장 호르몬-방출 호르몬(growth hormone-releasing hormone, GHRH)에 의해 조절된다.

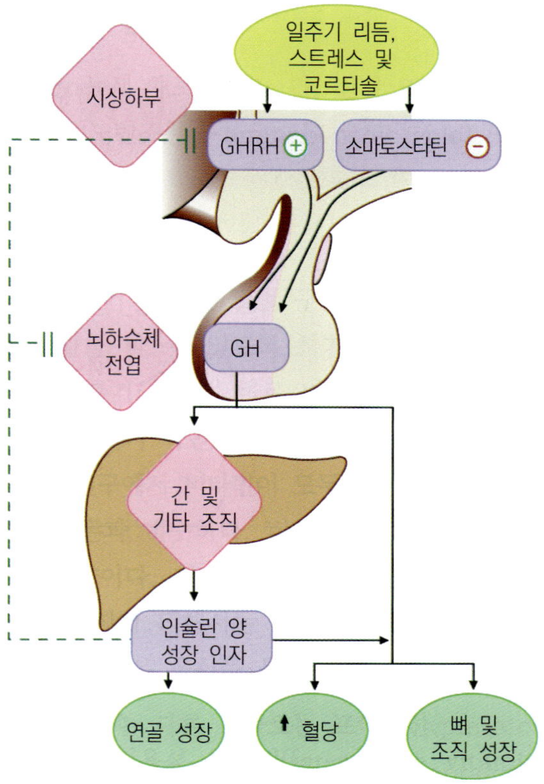

그림 14-3. **성장 호르몬의 작용**

2) 갑상선(갑상샘) 자극 호르몬

갑상선 자극 호르몬(thyroid stimulating hormone, TSH 또는 thyrotropic hormone)은 분자량 약 30,000 달톤의 당단백질이다. 뇌하수체에서 TSH의 방출은 시상하부에서 생성하는 갑상선 자극 호르몬-방출 호르몬(thyrotropic-releasing hormone, TRH)에 의해 조절된다.

TSH의 결핍은 갑상선을 위축시킨다. 그 결과 티록신 생성이 정지되고 대사율이 떨어진다.

이 호르몬을 동물에 주사하면 갑상선 항진증(hyperthyroidism)의 증상(대사율 증가, 심박수 증가, 안구돌출exophthalmos)이 나타난다.

3) 부신 피질(겉질) 자극 호르몬

부신 피질 자극 호르몬(adrenocorticotropic hormone, ACTH)은 39개의 아미노산으로 구성된 분자량 4,500 달톤의 폴리펩타이드이다. 하지만 처음 23개의 아미노산만 활성에 필요하고 나머지 16개는 동물에 따라 다르다. 뇌하수체에서 ACTH의 방출은 여러 가지 생물학적 스트레스에 의해 시상하부에서 생성하는 부신 피질 자극호르몬-방출 호르몬(corticotropin-releasing hormone, CRH)에 의해 조절된다. ACTH는 합성할 수 있어서 의약품으로 사용해오고 있다.

ACTH는 부신 피질 호르몬의 합성과 방출을 자극한다. 많은 다른 호르몬과 마찬가지로 ACTH는 cAMP를 통하여 표적 조직을 조절한다. 정상적인 사람에게 ACTH를 투여하면 나트륨 이온, 염화 이온 및 수분의 저류와 혈당의 상승, 그리고 칼륨 이온, 질소, 인 및 요산의 배설을 증가시킨다.

4) 프로락틴

프로락틴(prolactin, PRL 또는 lactogenic hormone 또는 luteotropin)은 분자량 23,000 달톤의 단백질이다.

프로락틴은 수유를 자극한다. 포유동물의 태반에서 생성된 어떤 호르몬은 유선의 성장을 자극하고 동시에 프로락틴의 분비를 억제한다. 분만 시에는 태반의 억제 효과가 없기 때문에 프로락틴이 분비되고 수유를 시작한다.

5) 황체 형성 호르몬

황체 형성 호르몬(lutenizing hormone, LH)은 간질 세포 자극 호르몬(interstitial cell stimulating hormone, ICSH)으로도 알려져 있다. 이 호르몬은 분자량 약 40,000 달톤의 당단백질이다. 이것은 정확한 아미노산 배열이 결정된 최초의 성선(생식샘) 자극 호르몬(gonadotropin)이다.

LH는 고환의 발달을 자극하고 테스토스테론(testosterone)의 생성을 증가시킨다. 수술로 뇌하수체를 제거한 수컷에 LH를 투여하면 정낭과 전립선 복엽(ventral lobe)의 무게가 증가한다.

여성에서 LH는 배란에 중요한 역할을 한다. 그것은 황체를 형성할 뿐만 아니라 그것을 유지시키고 프로게스테론(progesterone)의 생성을 자극한다. 뇌하수체를 절제한 여성에 LH를 투여하면 간질성 난소 조직이 회복되고 난소의 무게가 늘어난다.

6) 여포 자극 호르몬

여포 자극 호르몬(follicle-stimulating hormone, FSH)은 분자량 25,000 달톤의 당단백질이다. FSH는 난소 안에 있는 여포의 발달을 촉진하고, 여포가 LH에 잘 작용할 수 있도록 준비한다. 남성에서는 고환을 발달시키고 정자의 생성을 자극한다.

7) 성선(생식샘) 자극 호르몬

성선 자극 호르몬(gonadotropin)인 LH와 FSH는 뇌하수체의 전엽에서 분비된다. 남성에서 뇌하수체 전엽을 제거하면 고환, 전립선 및 정낭이 위축된다. 여성에서 뇌하수체 전엽을 제거하면 난소, 자궁 및 나팔관이 위축된다.

TSH와 마찬가지로 LH와 FSH는 알파 사슬과 베타 사슬로 구성되어 있다. 세 호르몬의 알파 사슬은 모두 같고 베타 사슬이 다르다. LH와 FSH는 둘 다 해당 장기에서 cAMP의 합성을 자극한다.

5. 뇌하수체 중엽 호르몬

뇌하수체 중엽은 인터메딘(intermedin) 또는 멜라닌 세포 자극 호르몬(meanocyte stimulating hormone, MSH)을 분비한다. 그것은 알파 부분과 베타 부분으로 구성된 폴리펩타이드이다.

MSH는 인체 피부에 멜라닌의 축적을 증가시켜 피부를 검게 만든다. 애디슨병(Addison's disease)과 같이 부신 피질의 작용이 저하하는 상태에서는 더 많은 MSH가 생성된다. 이로 인해 멜라닌 합성이 증가하고 피부가 검어진다. 에피네프린과 노르에피네프린은 MSH의 작용을 억제한다. 뇌하수체

중엽은 태아 시기에만 별도로 있고 성인이 되면 전엽에 합쳐진 상태로 있다.

6. 뇌하수체 후엽 호르몬

뇌하수체 후엽은 시상하부에서 생성된 두 가지 호르몬, 항이뇨 호르몬(antidiuretic hormone, ADH)과 옥시토신(oxytocin, OT)을 저장하고 있다(표 14-4).

표 14-4. **뇌하수체 후엽 호르몬**

호르몬	구조	표적 조직	주요 작용
ADH(바소프레신)	펩타이드	원위요세관 및 집합관, 세동맥	수분 재흡수 증가, 혈압 증가
옥시토신	펩타이드	자궁, 유방	자궁 수축, 젖 분출

1) 항이뇨 호르몬(바소프레신)

바소프레신(vasopressin)으로도 불리는 항이뇨 호르몬(ADH)은 신장에 작용하여 수분의 재흡수를 촉진시킨다(그림 14-4). 신체에 수분 함량이 높으면 ADH는 아주 조금만 분비되어 수분이 많이 제거된다. 반대로 수분 함량이 낮으면 ADH가 많이 분비되어 많은 양의 수분이 신장(네프론의 원위 요세관)에서 재흡수된다. 따라서 이 호르몬은 신체의 수분 평형을 조절해준다.

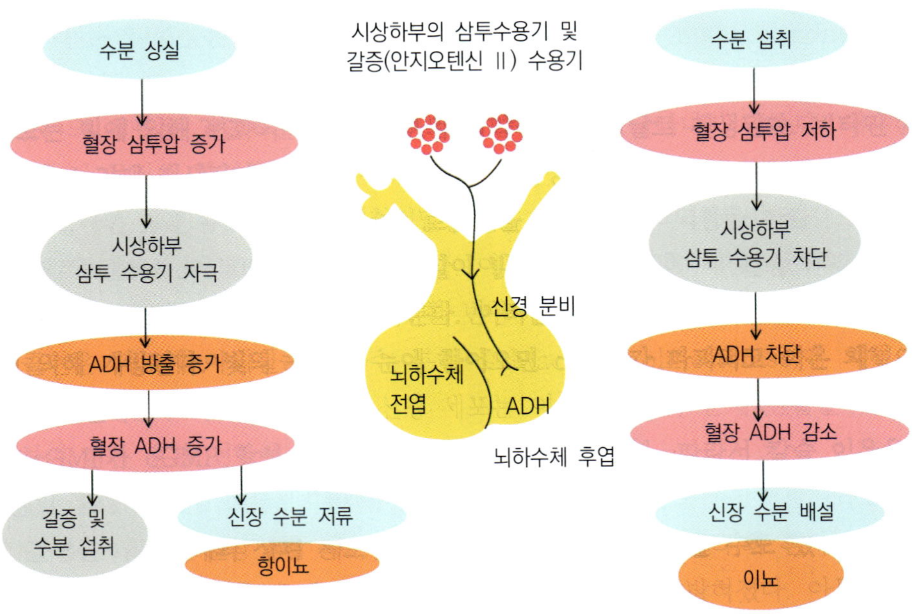

그림 14-4. **신장의 수분 배설을 통한 오스몰 농도 조절**

요붕증은 ADH의 결핍으로 매일 수분이 과다하게 제거되는 질병으로, 이것은 ADH를 투여하여 조절할 수 있다. ADH 또는 바소프레신은 말초혈관을 수축시켜 혈압을 상승시킨다. 이러한 효과 때문에 수술 후 혈압이 저하하여 생기는 쇼크를 치료하는 데 ADH를 사용하고 있다.

ADH(바소프레신)는 9개의 아미노산으로 구성된 펩타이드 호르몬이다.

2) 옥시토신

옥시토신의 구조는 ADH와 비슷하며 페닐알라닌 대신 이소류신이 있는 것과 아르기닌 대신 류신이 있는 것만 다르다. 옥시토신은 자궁 근육을 수축시키고 유선에서 젖의 분출을 자극한다. 옥시토신은 분만을 위해 자궁 수축이 필요한 경우에 사용하고 있다.

7. 갑상선 호르몬

갑상선(thyroid gland)은 그림 14-5에서 보는 것처럼 갑상연골 아래에 위치하며 두 개의 엽이 연결되어 H모양으로 기관의 좌우 측면을 둘러싸고 있다. 성인의 갑상선 무게는 약 25 ~ 30 g 정도이다.

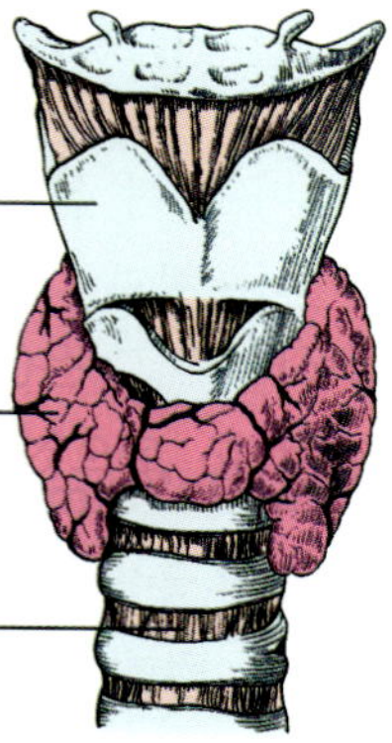

그림 14-5. 갑상선

갑상선에서는 티록신(thyroxine, T_4), 트리아이오도티로닌(triiodothyronine, T_3), 칼시토닌(calcitonin)을 분비한다(표 14-5). T_3와 T_4는 티로신의 유도체로서 각각 3개와 4개의 아이오딘 분자를 함유하고 있으며, 이들은 혈액에서 티록신 결합 단백질(thyroxine binding globulin, TBG)과 결합하여 수송되며 신체의 물질 대사를 조절하고 또한 신체의 성장과 발달에도 영향을 미친다. 그런데 T_3가 T_4보다 3 ~ 5배 정도 더 높은 생물학적 활성을 나타낸다.

표 14-5. 갑상선 호르몬

호르몬	구조	표적 조직	주요 작용
T_4, T_3	티로신 유도체(아이오딘 함유)	모든 조직	대사율 증가(산소 소비 증가)
칼시토닌	폴리펩타이드	뼈 파골 세포	뼈 흡수(뼈로부터 칼슘 유리) 억제

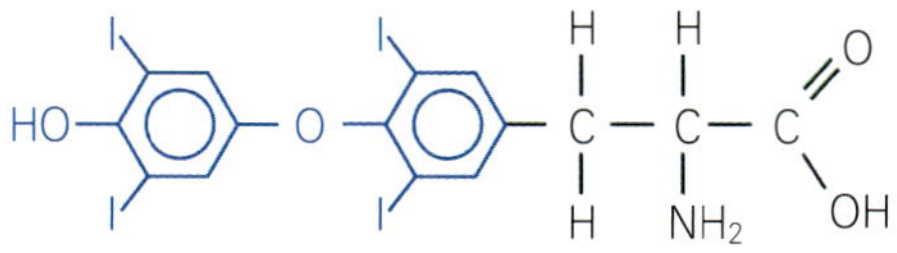

3',5',3,5-테트라아이오도티로닌
티록신, T_4

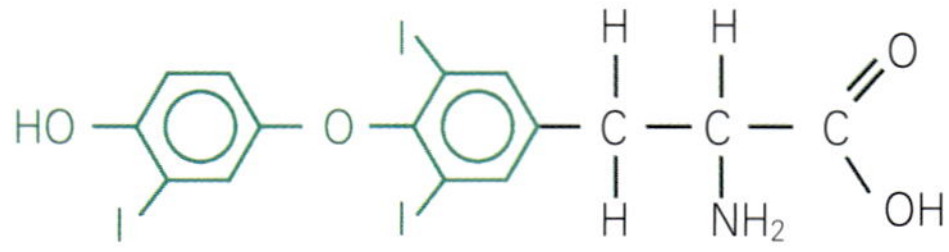

3',3,5-트리아이오도티로닌
T_3

갑상선의 C세포에서는 칼시토닌(CT)을 분비하는데, 이 호르몬은 부갑상선 호르몬과 함께 혈액의 칼슘 이온 농도를 조절한다. 혈액의 칼슘 농도가 증가하면 갑상선의 C세포가 자극을 받아 CT를 분비하고, 이것은 파골 세포의 활성을 억제하여 뼈로부터 칼슘이 유리되지(골 흡수, bone resorption) 못하게 함으로써 혈액의 칼슘 농도를 낮춘다(그림 14-6).

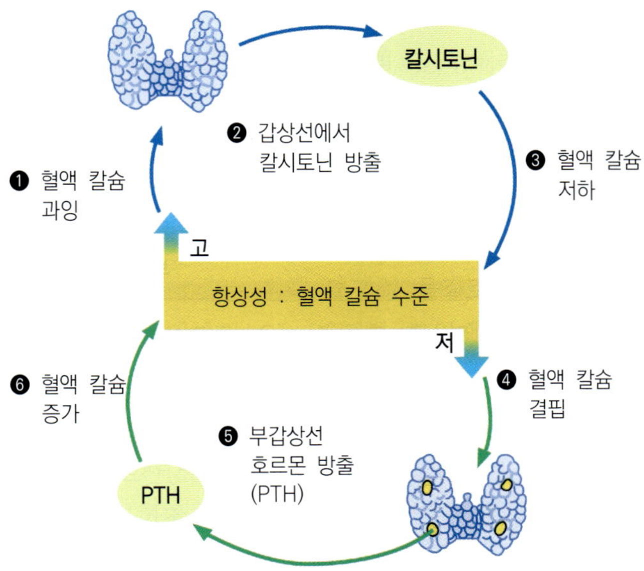

그림 14-6. 칼시토닌의 작용 기전

1) 갑상선 기능 저하증

갑상선 기능 저하증(hypothyroidism)은 신체에서 필요로 하는 만큼의 충분한 티록신을 만들지 못하는 상태이다. 그것은 보통 음식물에 아이오딘이 부족할 때 생긴다. 갑상선 기능 저하증은 갑상선의 질환으로 인해 나타날 수도 있고 선천적인 결손으로 인해 나타날 수도 있다.

갑상선 기능 저하증의 증상은 행동 둔화, 체중 증가, 심박동 저하, 대사율 감소, 식욕 감퇴 등이다. 갑상선 기능 저하증은 아이오딘을 충분히 섭취하면 쉽게 치료된다.

2) 크레틴병

영아에서 갑상선이 없거나 형성이 제대로 안 되면 크레틴병(cretinism)이 생기며, 그러한 사람을 크레틴병 환자(cretin)라고 한다. 그들은 육체와 정신의 성장이 매우 느리며, 보통 머리카락이 거칠고, 피부가 두껍고, 배가 불룩하게 나오고, 난쟁이이며 또한 정신적으로 그리고 성적으로 미숙하다

(그림 14-7). 이러한 환자에게 성인이 되기 전에 갑상선 호르몬을 투여하면 그들은 정상적으로 발달할 수도 있다.

성인이 된 후 갑상선이 위축되면 키가 큰 것을 제외한 나머지는 증상은 크레틴병과 똑같다. 이러한 환자의 특이적인 증상은 피부가 두꺼워지고, 거칠어지고, 건조해지는 것이다. 그러한 상태를 점액부종(myxedema)이라고 한다. 점액부종인 사람은 행동이 둔해지고, 맥박과 대사율과 체온이 낮아지고, 자주 빈혈을 나타낸다. 그들은 또한 추위에 매우 민감하다. 부종이 나타난 피부를 누르면 들어갔던 곳이 곧바로 원상회복이 되지 못하고 눌려진 상태가 오래 지속된다. 점액부종은 티록신의 투여로 치료가 가능하다.

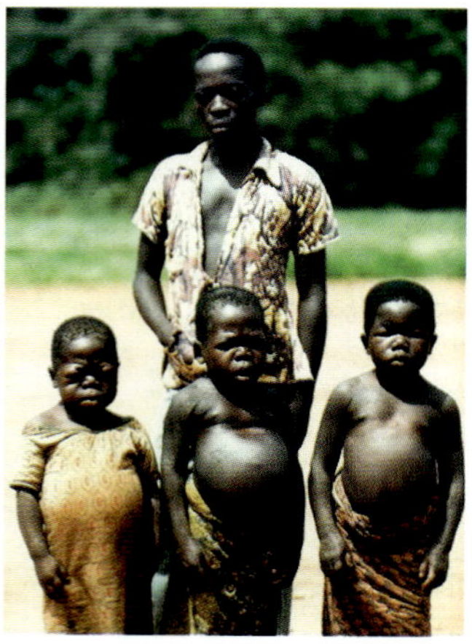

그림 14-7. 점액부종성 풍토병성 크레틴병

사진 속의 4명은 모두 15 ~ 20세이며, 뒤에 있는 남성만 정상이고 앞줄의 3명은 크레틴병에 걸린 여성들이다. 종창, 난쟁이증, 정신 지체, 성적 발달 지연, 건조한 피부와 머리를 갖는 것이 특징이다.
사진출처:http://www.thyroidmanager.org/Chapter20/index.html

3) 단순 갑상선종

단순 갑상선종(simple goiter)은 풍토병성 갑상선종(endemic goiter)이라고도 하며, 보통 음식물에 아이오딘이 결핍되어 갑상선이 비대해지는 병이다. 이러한 환자에서는 갑상선 호르몬이 감소하여 갑상선 자극 호르몬(TSH)이 증가하고, 이로 인해 갑상선이 과다하게 자극을 받는다. 단순 갑상선종에서는 갑상선 안에 콜로이드가 일정하게 증가하고 목이 굵어진다(그림 14-8).

단순 갑상선종은 식품이나 음료수에 아이오딘이 부족한 지역에서 나타난다. 따라서 음식에 아이오딘 화합물(아이오딘염)을 첨가하여 섭취하면 성공적으로 예방할 수 있고 치료할 수 있다.

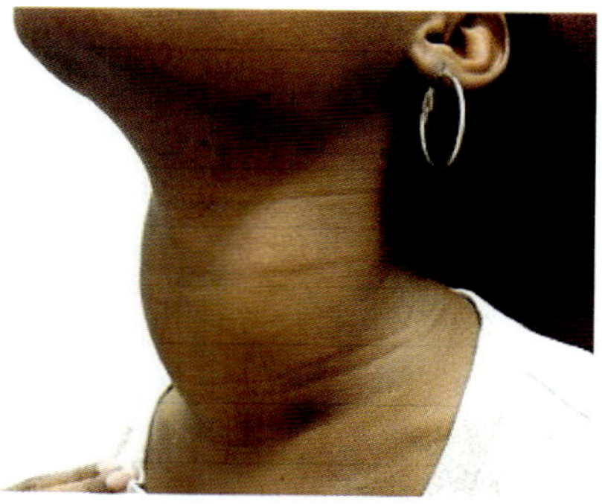

그림 14-8. 갑상선종

4) 하시모토병

하시모토병(Hashimoto's disease)은 갑상선의 전반적인 기능이 손상되어 나타나는 일종의 갑상선 저하증이다. 이 병은 체내의 자가면역계에 의해 갑상선이 공격을 받아 생긴다.

5) 갑상선 기능 항진증

갑상선 기능 항진증(hyperthyroidism)은 갑상선에서 과다한 티록신이 생성되는 병이다. 이 병의 증상은 대사율 항진, 안구 돌출, 신경과민, 체중 감소, 빠르고 불규칙한 심박동, 체온 증가 등이다. 그러한 상태를 그레이브스병(Graves's disease), 바세도병(Basedow's disease) 또는 안구돌출 갑상선종(exophthalmic goiter)이라고 한다. 갑상선 기능 항진증은 또한 갑상선에 종양(독성 샘종toxic adenoma 또는 플룸머병Plummer's disease)으로 인해 나타날 수 있다.

갑상선 기능 항진증은 수술로 갑상선을 부분적으로 제거하거나 방사성 아이오딘을 경구투여하거나 항갑상선 약을 사용하여 조절하고 치료할 수 있다. 내분비선의 비대를 빨리 치료하지 않으면 잠재적 악성 종양인 독성 선종(샘종)이 될 수 있다.

갑상선 기능 항진증의 치료에 사용되는 방사성 아이오딘은 보통 아이오딘화나트륨(NaI)의 형태로 투여된다. 무기 방사성 아이오딘은 갑상선 안에서 티로글로빈(thyroglobin) 성분으로 전환된다. 방사능으로 인해 갑상선의 활동이 저하한다.

8. 부갑상선 호르몬

부갑상선(parathyroid gland)은 갑상선의 뒤쪽에 모두 네 개가 붙어 있으며(그림 14-9), 납작한 쌀알 크기의 적갈색 소체이며 무게는 약 0.5 ~ 3 g 정도이다.

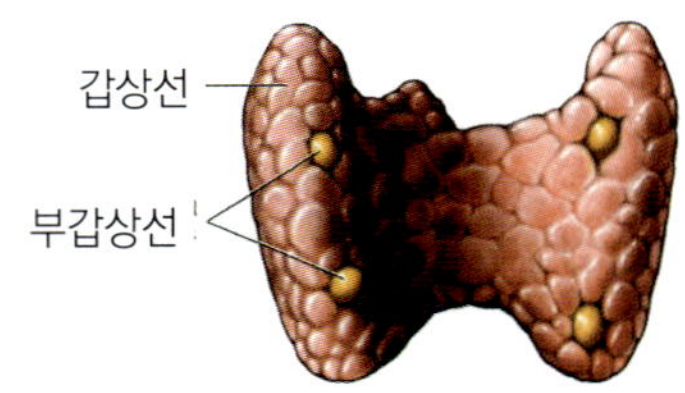

그림 14-9. **부갑상선**

부갑상선은 부갑상선 호르몬(parathyroid hormone, PTH)을 분비하는데, 이 호르몬은 84개의 아미노산으로 구성된 폴리펩타이드이다. 혈액 칼슘 농도가 저하하면(저칼슘혈증hypocalcemia), 이것이 부갑상선을 자극하여 PTH가 분비된다. 분비된 PTH는 골 흡수(bone resorption, 파골 세포가 활성화되어 뼈가 소실되는 것)를 통해 뼈로부터 혈액으로 칼슘을 유리시키고 신장 요세관(renal tubule)에서 칼슘 재흡수를 촉진시켜 소변으로 칼슘이 배설되는 것을 억제시키지만 무기인의 배설은 촉진시킨다. 한편 신장은 25-OH-VitD를 활성화하여 1,25-$(OH)_2$VitD를 만들고 이것은 장에서 칼슘의 흡수를 촉진시킴으로써 혈액의 칼슘 농도를 증가시킨다(표 14-6).

표 14-6. 부갑상선 호르몬

호르몬	구조	표적 조직	주요 작용
부갑상선 호르몬	폴리펩타이드	뼈, 신장	골 흡수 증가, 신장 요세관에서의 칼슘 재흡수 증가 및 무기인 배설 증가, 혈액 칼슘 증가

9. 부신 호르몬

부신(adrenal gland)은 좌우 신장 위에 있으며 무게는 각각 3 ~ 6 g 정도이다. 부신은 표면의 피질(겉질cortex)과 중심부의 수질(속질medulla)로 나뉜다. 각 부분은 구조적으로 그리고 생리적으로 상이하며, 각각 다른 호르몬을 생성한다.

1) 부신 피질 호르몬

부신 피질 호르몬(adrenal cortex hormone)은 스테로이드 호르몬으로서 세 부류로 나뉜다.

1. 당질 코르티코이드(glucocorticoid): 주로 탄수화물, 지질, 단백질의 대사에 영향을 미치며, 코르티코스테론(corticosterone), 코르티손(cortisone), 코르티솔(cortisol)이 이것에 속한다.
2. 무기질 코르티코이드(mineral corticoid): 주로 전해질의 수송과 조직의 수분 분포에 영향을 미친다. 알도스테론(aldosterone)이 이것에 속한다.
3. 안드로겐(androgen) 또는 에스트로겐(estrogen): 주로 2차 성징에 영향을 미친다. 주요 안드로겐은 디하이드로에피안드로스테론(dehydroepiandrosterone)이다.

부신 피질의 스테로이드 호르몬은 세포핵으로 들어가 RNA를 합성하고, 그 정보를 바탕으로 세포질에서 단백질을 합성하도록 한다.

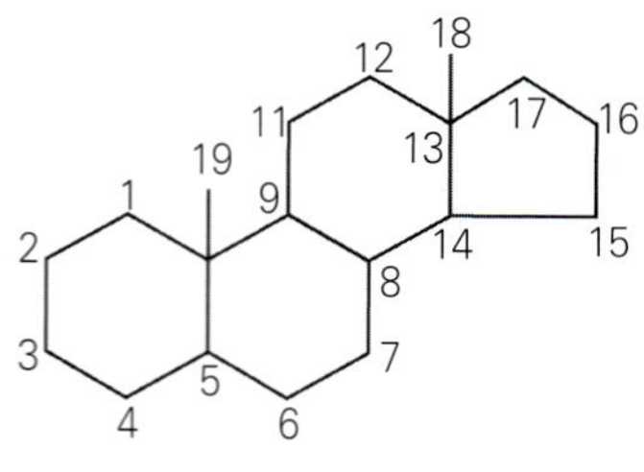

스테로이드핵

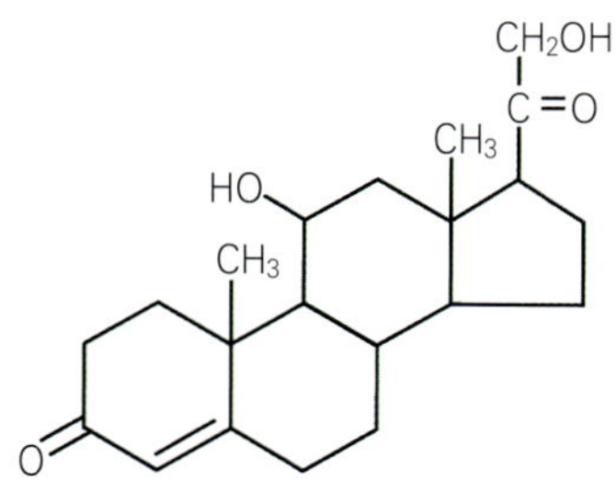

코르티코스테론

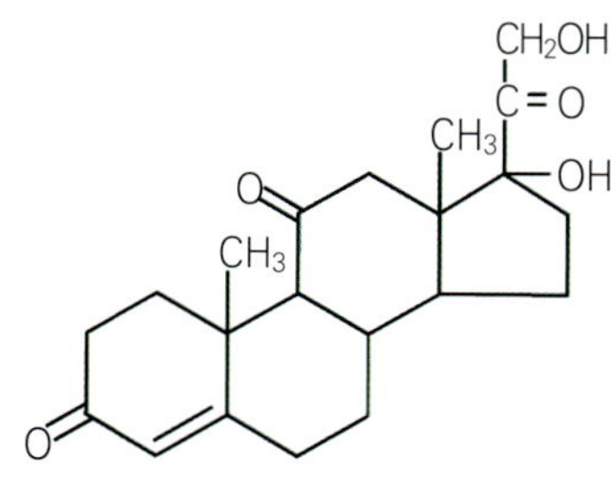

코르티손

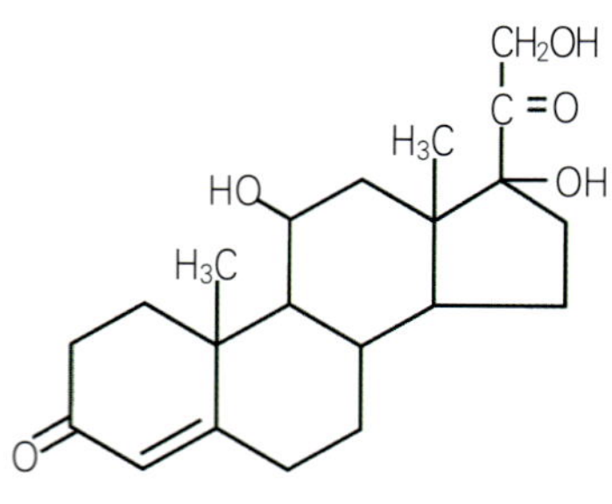

코르티솔

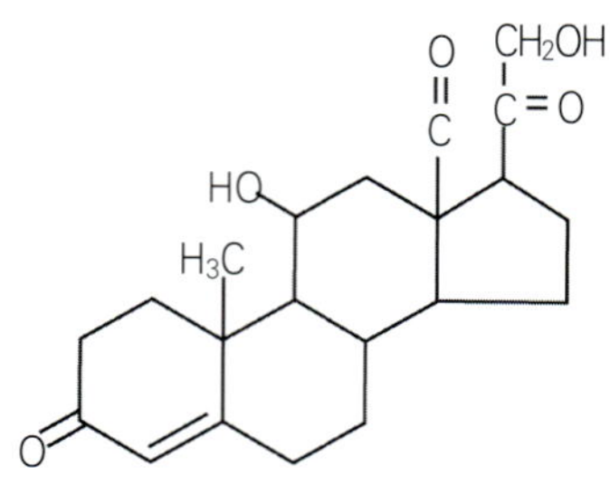

알도스테론

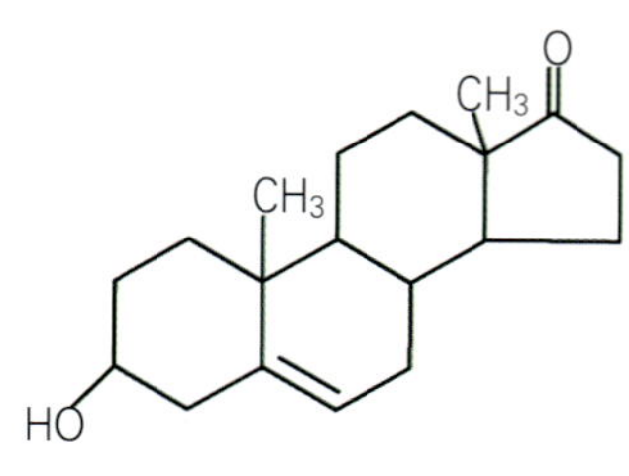

디하이드로에피안드로스테론

◆ 코르티솔

코르티솔은 근육 단백질의 효소 분해와 간에서 아미노산이 포도당으로 전환되는 당신생을 촉진시킨다. 또한 에너지 생성을 위해 지방 조직에서 지방을 분해한다. 코르티솔은 인슐린의 길항 물질로서 근육이 포도당을 섭취하지 못하도록 억제한다. 그밖에 염증 인자에 대한 세포 반응을 감소시키고, 항체 형성을 억제하여 면역 반응을 약화시킨다(그림 14-10).

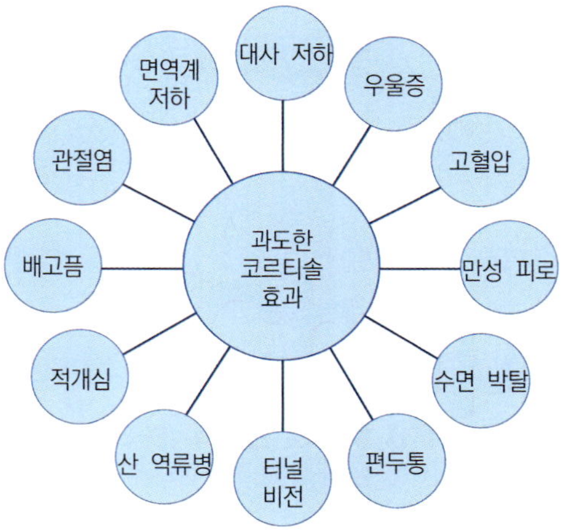

그림 14-10. **코르티솔의 기능**

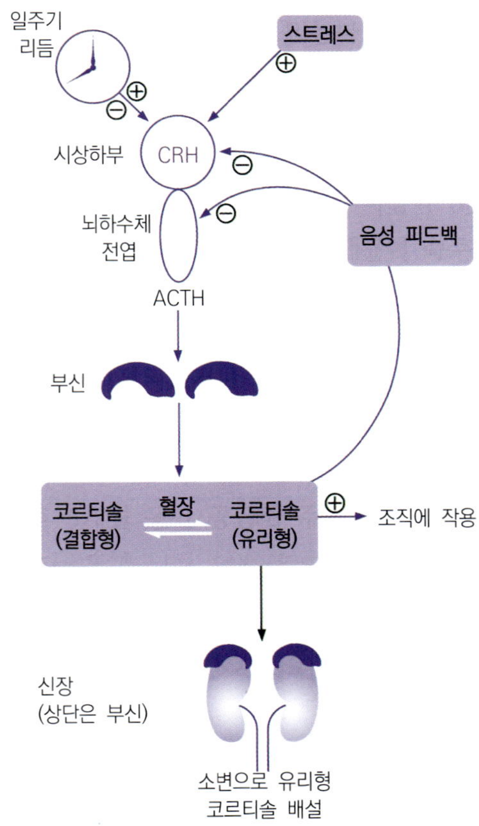

그림 14-11. **코르티솔의 분비 조절**

순환 혈액에 코르티솔이 증가하면 뇌하수체(1)와 시상하부(2)에 작용하여 ACTH와 CRH의 분비를 억제한다. 또한 뇌의 스트레스 중추(3)에 작용하여 신경전달물질의 분비를 억제한다. ACTH의 증가(4)도 CRH의 분비를 억제한다.

혈중에 코르티솔이 증가하면 시상하부와 뇌하수체에 음성 되먹임 메커니즘(negative feedback inhibition mechanism)을 통해 코르티솔의 생성을 억제시킨다(그림 14-11).

코르티솔의 과도한 생성은 쿠싱 증후군(Cushing's syndrome)을 일으킨다. 쿠싱 증후군의 원발성 원인은 부신 피질 질환(부신 과형성이나 암)과 관련이 있으며, 속발성 원인은 ACTH를 과다하게 생성하는 질환(뇌하수체 선종이나 전이성 암)과 관련이 있다. 과다한 코르티솔은 그림 14-10과 같이 신체에 다양한 영향을 나타낸다.

자가 면역이나 감염에 의해 부신 피질 조직이 파괴되면 부신 피질 호르몬이 부족하여 그들의 기능이 상실된다. 이러한 병을 애디슨병(Addison's disease)이라고 한다. 또한 ACTH가 부족하여도 부신 피질 호르몬이 결핍된다.

◆ 알도스테론

그림 14-12에서 보는 바와 같이 교감 신경 활성과 신장 동맥의 혈압 저하(혈액량의 감소), 그리고 신장의 원위 요세관에 도달한 나트륨의 감소(원위 요세관 안에 특수 세포인 치밀반macula densa이 이를 감지함)에 의해 구심성 세동맥과 원위 요세관 사이에 있는 과립 세포(granular cell)가 자극을 받아 단백질 분해 효소인 레닌(renin)을 분비한다. 치밀반과 과립 세포를 방사구체장치(juxtaglomerular apparatus)라고 한다. 혈액 속에서 레닌은 간에서 합성한 안지오텐시노겐(angiotensinogen)을 안지오텐신 I 으로 전환시킨다. 계속해서 안지오텐신 I 은 폐와 신장의 내피 세포에서 생성하는 안지오텐신 전환 효소(angiotensin converting enzyme, ACE)에 의해 안지오텐신 II가 된다. 안지오텐신 II는 부신 피질의 구상대(zona glomerulosa)에 작용하여 알도스테론의 분비를 촉진시킨다. 알도스테론은 원위 요세관에 작용하여 나트륨(Na)의 재흡수와 칼륨(K)의 배설을 촉진시킨다. 이렇게 되면 혈장 삼투 농도가 증가하고 이로 인해 수분이 혈관 안으로 이동하여 혈액량이 증가한다. 혈액량이 증가하면 이것이 치밀반의 압수용체를 억제하여 과립 세포에서의 레닌 분비가 멈춘다. 이러한 작용 시스템을 레닌-안지오텐신-알도스테론계(renin-angiotensin-aldosterone system)라고 한다.

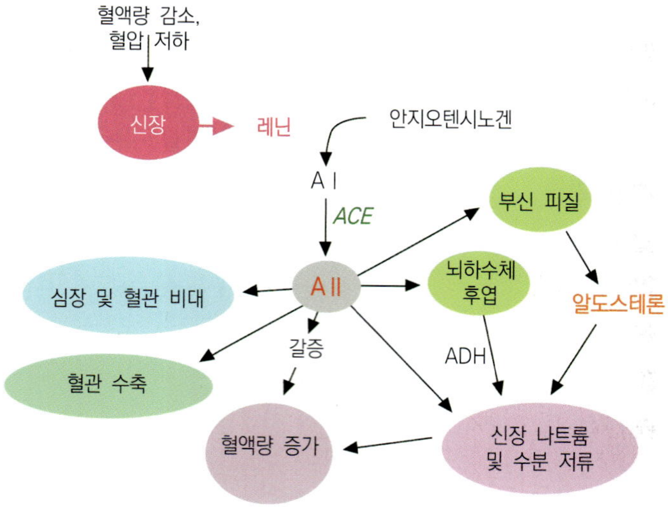

그림 14-12. 레닌-안지오텐신-알도스테론계
ACE: angiotensin converting enzyme, A I: angiotensin I,
A II: angiotensin II, ADH: antidiuretic hormone

2) 부신 수질 호르몬

부신 수질(부신 속질, adrenal medulla)은 발생 시 교감 신경 세포에서 기원하며, 세 가지 호르몬, 즉 에피네프린(epinephrine), 노르에피네프린(norepinephrine), 도파민(dopamine)을 분비한다(표 14-7). 에피네프린은 아드레날린(adrenaline), 노르에피네프린은 노르아드레날린(noradrenaline)이라고도 한다.

표 14-7. 부신 수질 호르몬

호르몬	구조	표적 조직	주요 작용
에피네프린	티로신 유도체	교감 신경 수용체, 간, 근육 및 지방 세포	교감 신경 자극, 글리코겐 분해 촉진(간, 근육), 지방 분해 촉진(지방 세포)
노르에피네프린	티로신 유도체	교감 신경 수용체	신경전달물질, 세동맥 수축

도파민과 노르에피네프린은 에피네프린의 전구체이며 부신 수질 호르몬의 약 80%를 차지하고 있다(그림 14-13). 도파민, 노르에피네프린, 에피네프린, 이들 세 가지 호르몬을 카테콜아민(catechol-amine)이라고 한다. 부신 수질 호르몬(특히 에피네프린)은 신체가 급성 및 만성 스트레스에 적응하는 데 필요하다.

스트레스를 받게 되면 에피네프린이 분비되어 몇 가지 작용이 일어난다. 에피네프린은 근육이 작용할 수 있도록 주요 에너지 연료인 지방산을 공급하고, 간에서 글리코겐 분해와 당신생을 증가시키고 근육 및 기타 장기에서의 포도당 섭취를 감소시킨다. 에피네프린은 또한 중추 신경계에 포도당의 공급을 원활하게 하기 위해 인슐린 분비를 억제한다. 그밖에 에피네프린은 뇌로 가는 혈류를 증가시키고, 심장 활동을 자극하고, 호흡수를 늘리고, 피부의 세동맥을 수축함과 동시에 골격근의 세동맥을 확장한다.

에피네프린은 또한 다음의 효과를 갖고 있다.

1. 위, 장, 세기관지 및 방광의 민무늬 근육을 이완시킨다. 세기관지에 대한 이러한 이완 작용은 천식과 건초열(hay fever, 계절적 변화가 있는 알레르기성 비염)의 치료에 특히 유용하다.
2. 작은 수술 시 국소 마취에 간혹 사용되기도 한다.
3. 불안이나 공포 혹은 다른 스트레스를 받는 동안 상승한다. 이로 인해 혈당이 상승하여 자주 신역치를 초과하기도 한다. 이러한 경우에는 소변에 포도당이 나타난다. 그러한 상태를 정신적 당뇨(emotional glycosuria)라고 하며, 이것은 스트레스가 없어지면 곧바로 사라진다.

노르에피네프린은 세동맥을 수축시켜 혈압을 상승시킨다. 노르에피네프린은 에피네프린과 달리 심장에 영향을 미치지 않고 또한 세기관지를 이완시키지 않는다. 노르에피네프린은 교감 신경계에서 발견되며 신경전달물질로서 작용한다. 도파민은 뇌에서 만들어질 때 신경전달물질로서 작용한다.

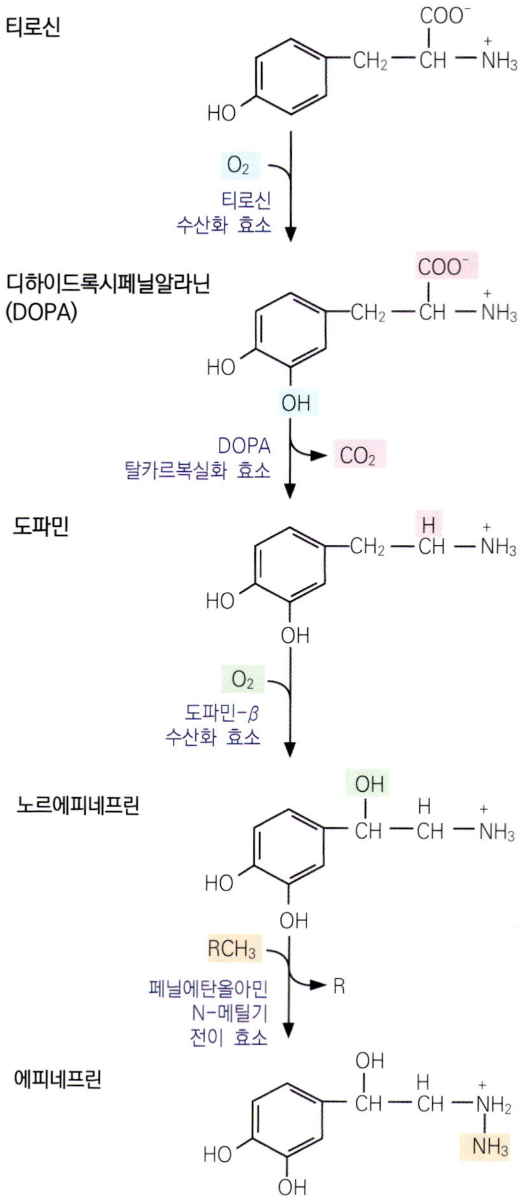

그림 14-13. 카테콜아민 합성

10. 췌장 호르몬

췌장(이자)은 내분비선과 외분비선을 함께 갖고 있다(그림 14-14). 내분비선 조직은 랑게르한스섬(Langerhan's islet)이라고 하며 알파 세포, 베타 세포 및 델타 세포로 구성되어 있다. 췌장에서는 소화 효소와 네 가지 호르몬, 즉 인슐린(insulin), 글루카곤(glucagon), 소마토스타틴(somatostatin) 및 췌장 폴리펩타이드(pancreatic polypeptide)를 분비한다. 인슐린과 글루카곤은 탄수화물 대사와 관련이 있고, 소마토스타틴은 인슐린과 글루카곤의 분비를 조절한다. 췌장 폴리펩타이드는 위장관계의 분비에 영향을 미친다(표 14-8).

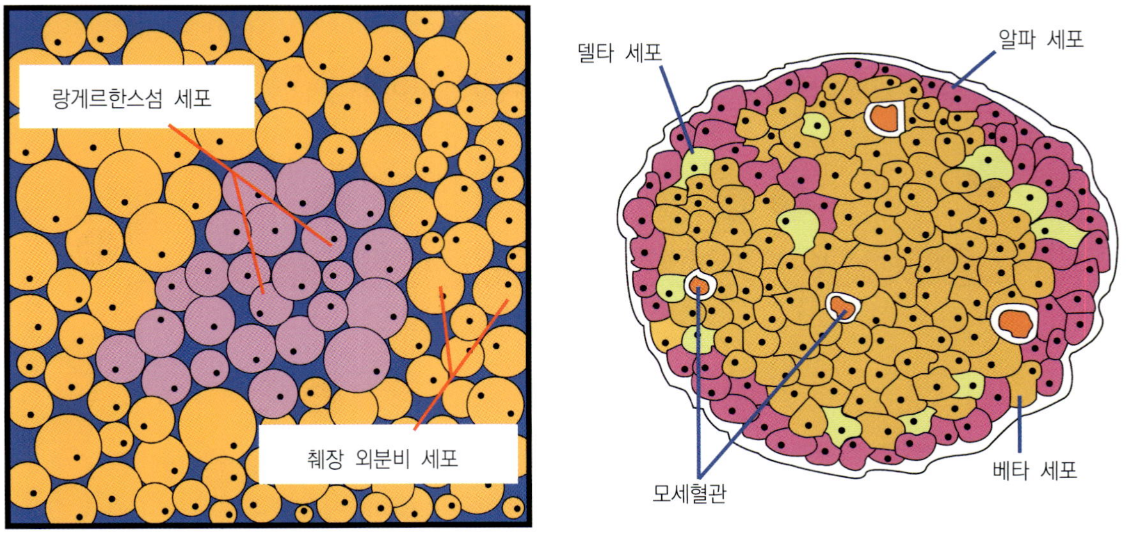

그림 14-14. **췌장의 내분비 조직 랑게르한스섬**

표 14-8. **췌장(이자) 호르몬**

호르몬	구조	표적 조직	주요 작용
인슐린	단백질	모든 조직	혈장 포도당 감소 글리코젠 합성 증가(간, 근육) 지질 합성 증가(지방 조직) 당신생 억제(간, 근육)
글루카곤	폴리펩타이드	간	글리코젠 분해 증가 당신생 증가
소마토스타틴	펩타이드	췌장 α 및 β 세포	인슐린 및 글루카곤 방출 억제

췌장 폴리펩타이드는 36개의 아미노산으로 구성되며, 췌장의 F세포에서 생성된다. 췌장 폴리펩타이드의 분비는 고단백질 식이, 공복, 운동 및 급성 저혈당증일 때 증가한다. 이것의 분비는 소마토스타틴에 의해 억제되고, 또한 포도당을 정맥에 주입해도 억제된다. 췌장(이자) 폴리펩타이드의 기능은 밝혀지지 않았다.

1) 인슐린

인슐린은 췌장의 랑게르한스섬 베타 세포에서 프리프로인슐린(preproinsulin, 그림 14-15)과 프로인슐린을 거쳐 생성되며 51개의 아미노산으로 구성된 단백질(분자량 약 6,000 달톤) 호르몬이다. 인슐린은 반감기는 3 ~ 5분이며, 간을 한 번 통과할 때 약 50%가 제거된다.

혈액에 포도당이 증가하면(혈당 상승), 이것이 랑게르한스섬 베타 세포를 자극하여 불활성 전구체인 프리프로인슐린(preproinsulin, 그림 14-16)이 생성되고, 이것은 그다음 프로인슐린(proinsulin)이 된 후, 이것에서 C-펩타이드가 분리되어 인슐린이 된다. 인슐린이 표적 세포(특히 간, 근육, 지방, 뇌)의 수용체와 결합하면 포도당이 빠르게 세포 속으로 들어가 혈당이 저하된다(그림 14-17).

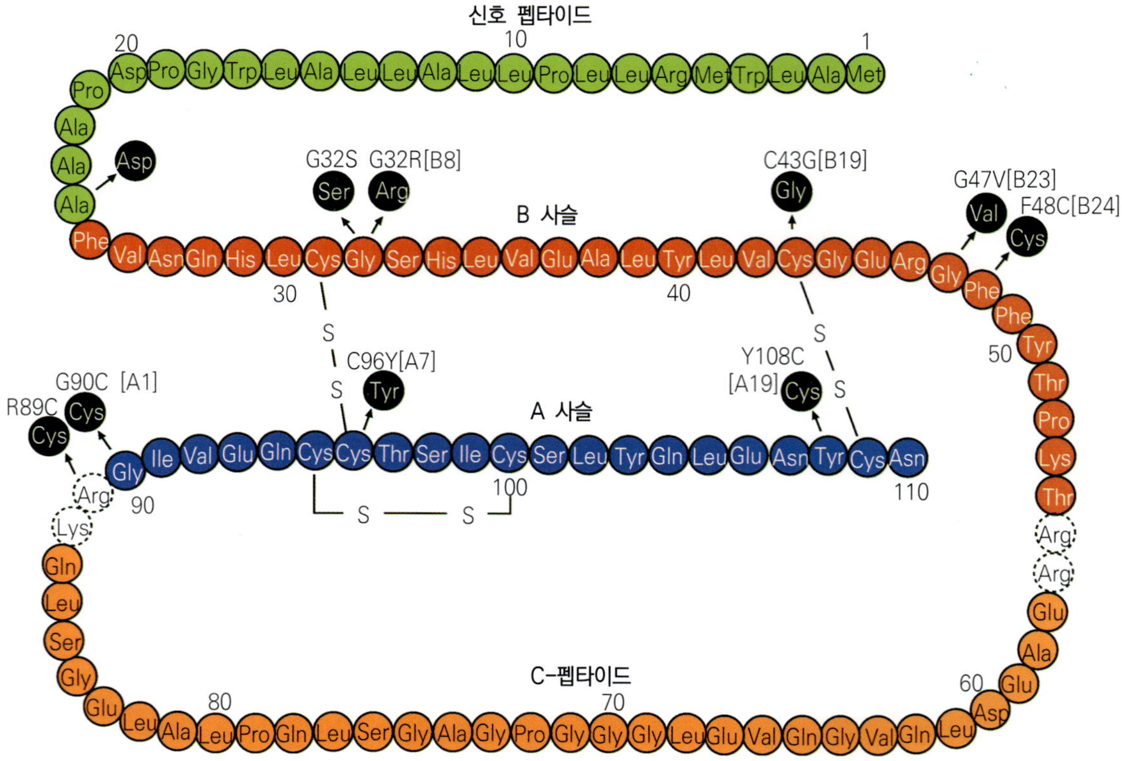

그림 14-15. 사람 프리프로인슐린의 구조

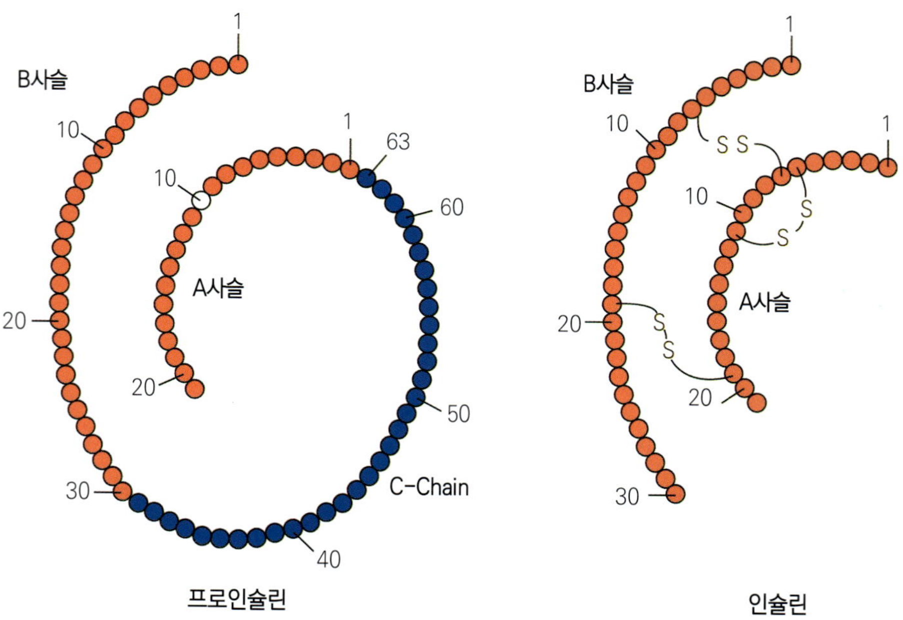

그림 14-16. 인슐린

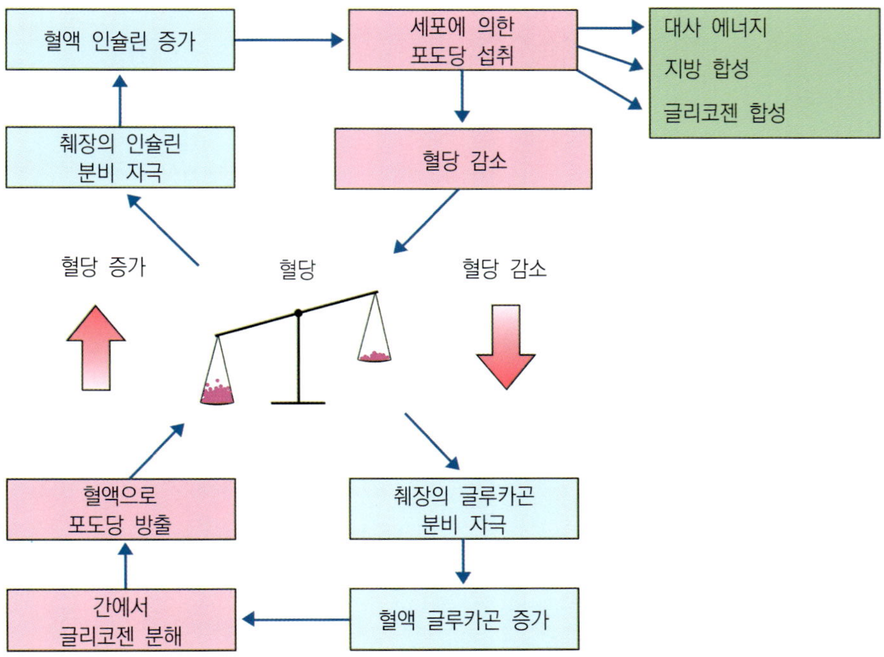

그림 14-17. **혈당량 조절 기전**

인슐린은 글리코젠 합성과 해당, 그리고 지방 합성을 촉진시키고, 글리코젠 분해를 감소시킨다. 그 밖의 인슐린의 다양한 기능은 8장에서 자세히 설명하였다.

2) 글루카곤

글루카곤은 랑게르한스섬 알파(α) 세포에서 생성되는 폴리펩타이드 호르몬이다. 그림 14-17에서 보는 바와 같이 혈당이 저하하면, 이것이 랑게르한스섬 알파 세포를 자극하여 글루카곤을 분비한다. 글루카곤은 간세포에 저장되어 있던 글리코젠의 분해를 촉진시켜 혈당을 상승시키며, 또한 당신생을 촉진시킨다.

3) 소마토스타틴

소마토스타틴은 랑게르한스섬 델타(δ) 세포 및 시상하부 등에서 생성되며, 14개의 아미노산으로 구성된 펩타이드 호르몬이다. 이것은 인슐린과 글루카곤의 과다한 분비를 억제한다.

11. 여성 호르몬

1) 난소 호르몬

난소는 상이한 두 종류의 호르몬을 분비한다. 난소의 여포는 여포 호르몬(follicular hormone)인 에스트로겐(estrogen)을 분비하고, 난소에서 붕괴된 여포로부터 형성된 황체는 프로게스테론(progesterone)을 분비한다(표 14-9).

표 14-9. 난소 호르몬

호르몬	구조	표적 조직	주요 작용
에스트로겐	C18 스테로이드	여성 성 부속 기관	2차 성징 촉진
프로게스테론	C21 스테로이드	자궁	난자 착상 준비 임신 유지

◆ 에스트로겐

난소에 있는 성숙 여포는 에스트라디올(estradiol), 에스트론(estrone) 및 에스트리올(estriol) 같은 에스트로겐을 분비한다. 이들 세 호르몬 중 에스트라디올이 모분자이고 또한 가장 활성적이다. 나머지 두 호르몬은 에스트라디올로부터 유도된다. 에스트리올은 임신한 여성의 소변과 태반에서 발견되는 주요 에스트로겐이다. 에스트론은 에스트라디올과 대사적 평형 상태에 있다. 이들 세 호르몬의 구조는 유사하다.

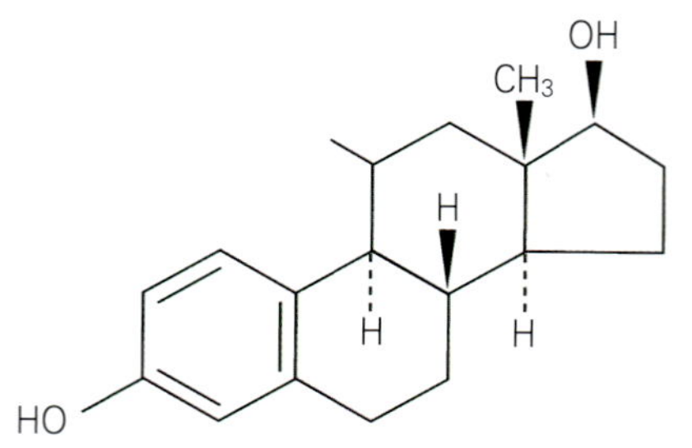

에스트라디올

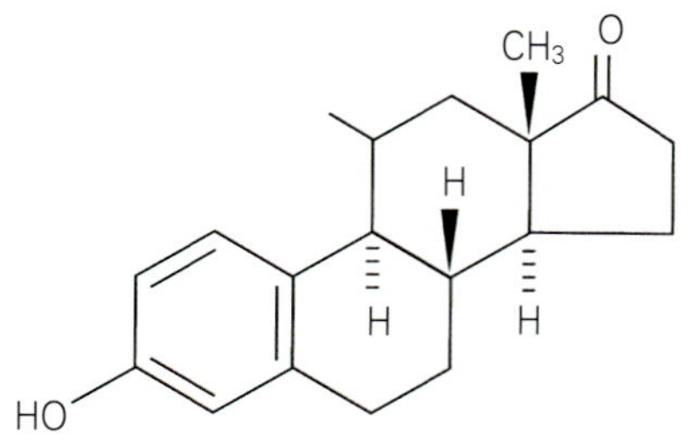

에스트론

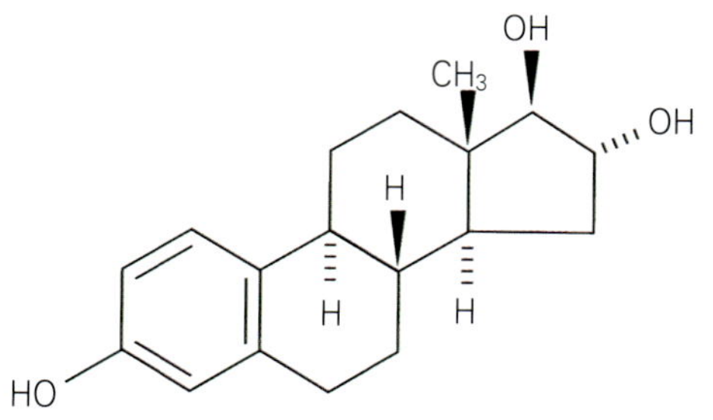

에스트리올

에스트라디올, 에스트론 및 에스트리올은 난자의 성숙과 이차 성징의 유지에 관여한다. 에스트로겐은 또한 FSH(여포자극호르몬)의 생성을 억제한다. FSH는 처음에 여포 발달의 도화선 역할을 하지만, 일단 여포가 발달하기 시작하면 FSH는 더 이상 필요가 없다. 아무튼 에스트로겐은 LH(황체형성호르몬)의 생성을 자극한다.

에티닐에스트라디올(ethinylestradiol)과 같은 합성 에스트로겐이 개발되었다. 이러한 합성 제제는 경구적으로 투여할 수 있다. 에스트로겐은 여성의 성징의 발달 저하를 치료하기 위해 사용할 수 있다.

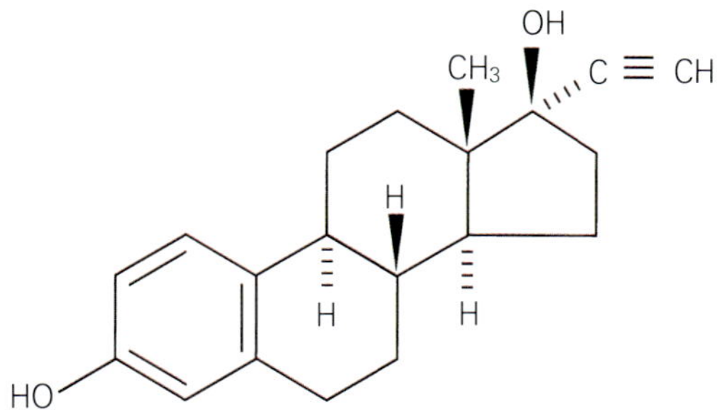

에티닐에스트라디올

◆ 프로게스테론

황체는 성숙한 난자가 자궁으로 배란된 후 여포에서 만들어진다. 황체는 프로게스테론(progesterone)이라고 하는 호르몬을 생성한다. 이 호르몬은 자궁내막을 발달시켜 난자가 자궁에 착상하고 잘 유지되도록 하며 또한 유선(젖샘)을 자극한다. 프로게스테론은 발정과 배란과 LH의 생성을 억제한다. LH는 황체를 형성하고 유지시킨다. 난자가 수정되지 못하면 황체가 파괴되고 곧 월경이 시작된다(그림 14-18). 만일 난자가 수정되면 황체에서 생성되는 프로게스테론이 태반을 발달시키는 데 도움을 준다. 임신 동안 황체와 태반에서 프로게스테론이 계속 분비되어 월경이 억제되고 임신이 유지된다.

프로게스테론은 프레그난디올(pregnanediol)로서 소변으로 배설된다.

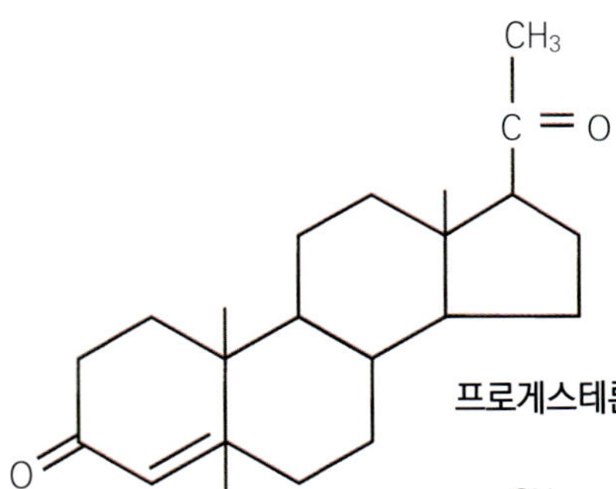

프로게스테론

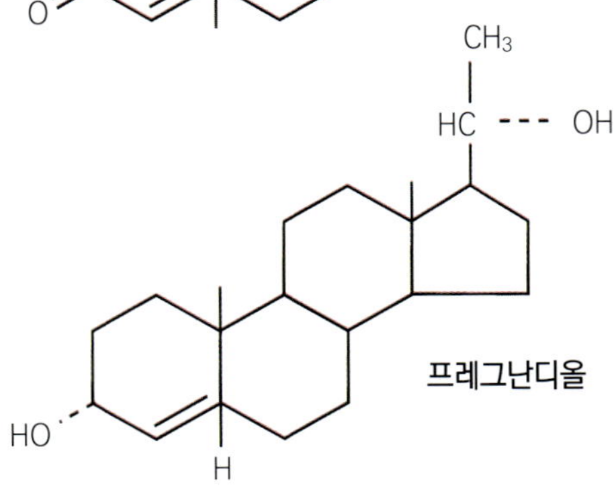

프레그난디올

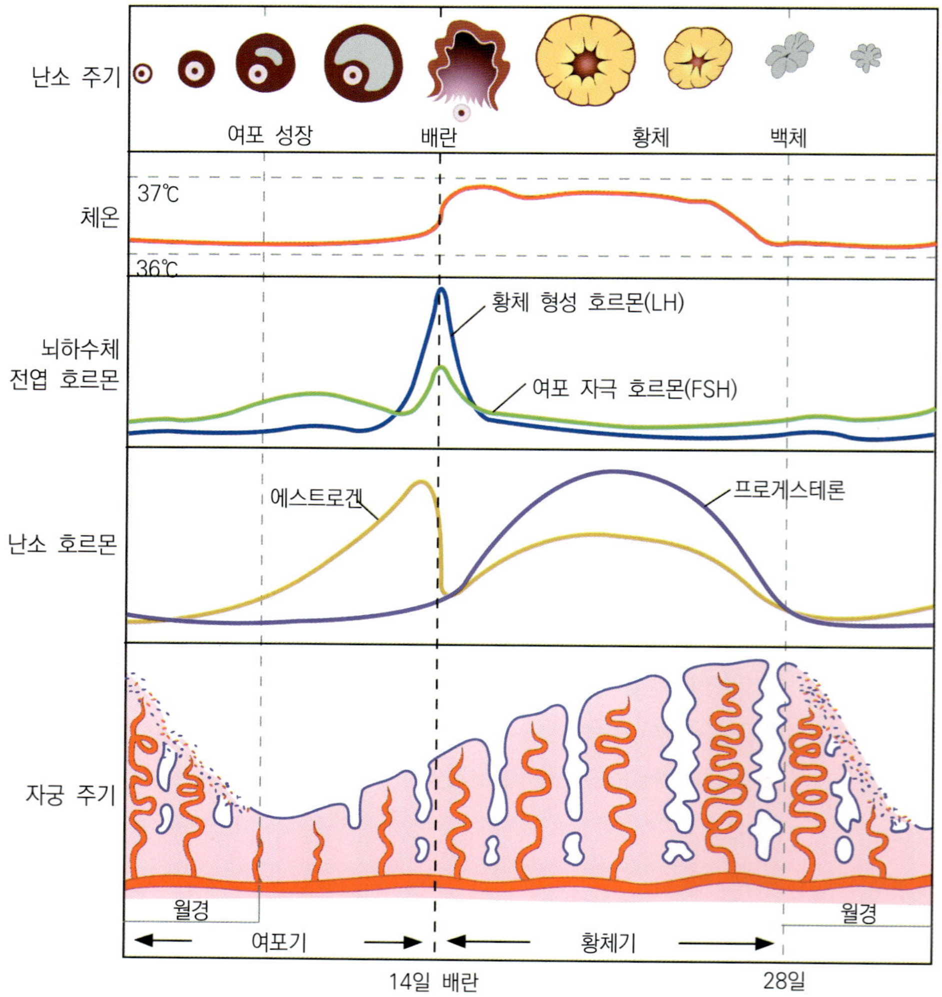

그림 14-18. **월경 주기**

황체는 또한 프로게스테론과 더불어 다른 하나의 폴리펩타이드 호르몬(분자량 5521 달톤)인 릴랙신(자궁 이완 인자, relaxin)을 생성한다. 릴랙신은 또한 태반에서도 나타난다. 릴랙신은 치골(두덩뼈)의 섬유 연골 결합을 늘리고, 분만 시 자궁경부를 확장시키고, 에스트로겐 및 프로게스테론과 함께 임신을 유지시키는 데 도움을 준다.

2) 태반 호르몬

임신한 여성에서 태반은 배아의 발달에 필요한 영양소를 공급하고 노폐물을 제거하는 역할 외에 내분비기관의 역할도 담당하고 있다. 사람에서 태반 호르몬은 사람 융모 성선(생식샘) 자극 호르몬(human chorionic gonadotropin, hCG)과 사람 태반 락토겐(human placental lactogen, hPL)을 제외하고 난소의 여포 및 황체에서 생성하는 호르몬과 동일하다(표 14-10). 태반은 성선이나 부신 피질과 달리 아세틸-CoA로부터 스테로이드를 합성하지 못한다. 하지만 이러한 호르몬을 생성하기 위해 스테롤이나 스테로이드 같은 물질을 필요로 한다. 태반은 혈장 콜레스테롤을 이용하여 우선 프로게스테론을 생성한다. 에스트로겐의 합성에는 C19 스테로이드인 디하이드로에피안드로스테론 황산염(dehydroepiandrosterone sulfate, DHEAS)이 필요하다.

표 14-10. **태반 호르몬**

호르몬	구조	표적 조직	주요 작용
에스트로겐, 프로게스테론	난소 호르몬 참조	난소 호르몬 참조	난소 호르몬 참조
사람 융모 성선 자극 호르몬(hCG)	당단백질	LH와 동일함	LH와 동일함
사람 태반 락토겐(hPL)	단백질	프로락틴과 동일함	프로락틴과 동일함

◆ 사람 융모 성선 호르몬(hCG)

hCG는 LH, FSH, TSH와 마찬가지로 두 개의 폴리펩타이드 사슬(알파 및 베타 사슬)로 구성된 당단백질이다. 이들 네 가지 호르몬의 구조를 보면 알파 사슬은 구조가 모두 동일하고 베타 사슬만 서로 다르다. hCG는 황체를 자극하여 프로게스테론의 분비를 촉진시키기 때문에 LH의 작용과 같다고 볼 수 있다. 프로게스테론은 월경을 억제하여 임신이 유지되도록 한다. 수정란이 자궁에 착상하면 태반에서 hCG를 분비하기 시작한다. hCG 농도는 임신 며칠 후부터 10 ~ 12주까지 지속적으로 상승한다. 따라서 소변과 혈청의 hCG를 검사하면 임신 여부를 판단할 수 있다. 면역방사계측법(immunoradiometric assay, IRMA)으로 분석하면 임신 7 ~ 10일 후(다음 월경 예정 4 ~ 7일 전)면 임신을 확정할 수 있다. 하지만 대부분의 hCG 검사는 예정일이 14 ~ 21일은 지나야 약 90%의 양성을 나타낸다. 만일 월경 예정일에 생리를 하지 않고 지나쳤다면 약국에서 판매하는 hCG 검사 기구를 구입하여 소변의 hCG를 검사하면 임신 여부를 확인할 수 있다. 융모막암종(choriocarcinoma)에서도 hCG가 많이 증가한다.

12. 남성 호르몬

남성 호르몬은 부신에서도 소량이 생성되지만 주로 고환에서 생성된다. 남성 호르몬은 안드로젠(androgen)이라고 한다. 성인의 주요 안드로젠은 테스토스테론(testosterone)과 디하이드로테스토스테론(dihydrotestosterone, DHT)이다. DHT는 테스토스테론의 주요 대사 생성물로 많은 조직에서 활성적인 호르몬이다.

남성 호르몬(주로 테스토스테론과 DHT)은 1) 정자 발생(spermatogenesis), 2) 남성 생식기의 발달, 3) 2차 성징의 발달, 4) 남성화 행동, 5) 유전자 조절 작용과 관련되어 있다(표 14-11). 남성 호르몬의 구조는 여성 호르몬과 마찬가지로 콜레스테롤로부터 유도된다.

표 14-11. **고환 호르몬**

호르몬	구조	표적 조직	주요 작용
테스토스테론	C19 스테로이드	남성 성 부속 기관	2차 성징 촉진

남성 호르몬이 결핍된 상태를 성선(생식샘) 기능 저하증(hypogonadism)이라고 한다. 이러한 상태가 사춘기 전에 나타나면 2차 성징이 발달되지 않는다. 또한 성인에서 나타나면 많은 2차 성징들이 퇴화된다.

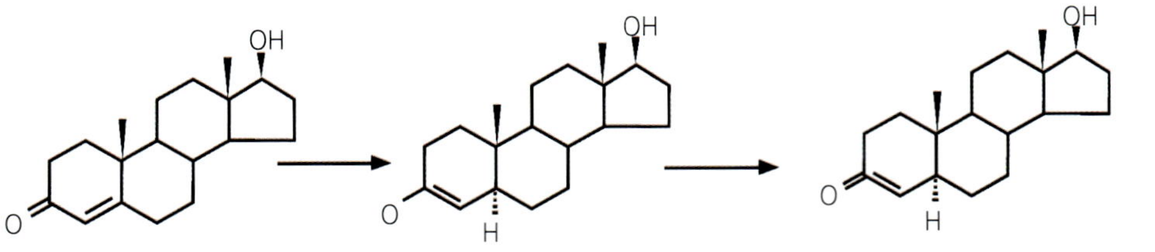

13. 위장관계 호르몬

위의 날문 부분 점막은 가스트린(gastrin)이라는 호르몬을 분비한다. 가스트린은 혈액 속으로 흡수되었다가 다시 위로 되돌아간다. 그것은 위액에 염산의 분비를 자극하고 또한 위의 운동성을 더 높여준다. 가스트린은 또한 펩신(pepsin)과 내인자(intrinsic factor)를 분비하도록 자극한다. 가스트린은 17개의 아미노산으로 구성된 폴리펩타이드 호르몬이다.

세크레틴(secretin)은 산성 미즙이 십이지장(샘창자)로 들어올 때 소장의 점막에서 형성된다. 세크레틴은 췌장을 자극하여 췌장액 속으로 중탄산염(HCO_3^-)과 물을 분비하게 한다. 중탄산염은 산성의 미즙을 중화시키는 역할을 한다. 세크레틴은 27개의 아미노산으로 구성된 폴리펩타이드이다.

콜레시스토키닌(cholecystokinin, CCK)은 지방이 십이지장으로 들어오면 분비된다. CCK는 담낭을 수축시켜 담즙을 소장 속으로 배설시키며, 또한 췌장에 작용하여 췌장액 속으로 소화 효소를 분비를 촉진시킨다. CCK는 33개의 아미노산으로 구성된 폴리펩타이드이다.

그 밖의 위장계 호르몬은 다음과 같은 것들이 있다.

1. 모틸린(motilin): 위 운동을 자극한다.
2. 위 억제 폴리펩타이드(gastric inhibitory polypeptide, GIP): 위산과 위 운동을 억제하고 이자에서 인슐린의 분비를 자극한다.
3. 혈관 작용 장 폴리펩타이드(vasoactive intestinal polypeptide, VIP): 신경전달물질의 역할, 순환계, 장관 및 요로계의 평활근 이완, 췌장이 장관으로부터의 수분과 전해질 분비 및 췌장 랑게르한스섬, 장관 및 시상하부로부터 호르몬의 분비를 촉진시킨다. VIP는 28개의 아미노산으로 구성된 폴리펩타이드 호르몬이다.

표 14-12. 위장관계 호르몬

호르몬	구조	표적 조직	주요 작용
가스트린	폴리펩타이드	위	위액 HCl 분비 촉진
세크레틴	폴리펩타이드	췌장	췌장액 및 중탄산염 분비 촉진
콜레시스토키닌	폴리펩타이드	췌장, 담낭	담낭 수축, 췌장 효소 분비 촉진
VIP	폴리펩타이드	위장관	분비 촉진, 장 근육 이완

14. 신장 호르몬

신장은 배설 기관이지만 칼슘 대사 및 조혈 작용과 관련된 호르몬을 분비하는 내분비 기관이기도 하다(표 14-13).

1) 1,25-디하이드록시비타민 D_3

비타민 D, 그 자체는 활성이 없으며, 간에서 효소 작용에 의해 25번 탄소에 수산기(-OH)가 결합하고, 그 다음 25-OH 비타민 D가 신장에서 1번 탄소에 수산기가 하나 더 결합하여 1,25-$(OH)_2$ 비타민 D_3(1,25-dihydroxyvitamin D_3)로 되면 활성적인 비타민이 된다. 이 활성형 비타민 D는 장에 작용하여 칼슘 흡수를 촉진하고, 뼈에 작용하여 칼슘을 유리시킨다.

2) 적혈구 형성 인자

적혈구 형성 인자(erythropoietin)는 산소 분압이 낮을 때 신장에서 분비하며, 166개의 아미노산으로 구성된 당단백질 호르몬이다. 이 호르몬은 골수에 작용하여 적혈구 생성을 촉진한다. 말기 신부전 환자의 경우는 보통 신장에서 적혈구 형성 인자가 생성되지 못하기 때문에 빈혈이 생긴다.

표 14-13. 신장 호르몬

호르몬	구조	표적 조직	주요 작용
1,25-$(OH)_2$ 비타민 D_3	스테롤	장, 뼈, 신장	장에서의 칼슘 흡수 촉진, 뼈에서 칼슘 유리
적혈구 형성 인자	당단백질	골수	적혈구 형성 촉진

15. 심장 호르몬

심장의 심방은 체액, 전해질 및 혈압의 항상성을 조절하는 심장 호르몬인 심방성 나트륨 이뇨 펩타이드(atrial natriuretic hormone, ANP)를 생성한다. ANP는 126개의 아미노산으로 구성되어 있으며 혈액에 소량이 늘 존재한다.

혈액량이 증가하면 ANP의 방출이 증가하여 신장으로 혈류량을 증가시킨다. 이로 인해 사구체 여과율이 증가한다. 따라서 소변량이 증가하고 나트륨의 배설이 증가한다.

16. 송과선(솔방울샘) 호르몬

송과선은 좌우 대뇌 반구 사이의 3뇌실 뒤쪽 심부에 있는 솔방울 모양의 내분비 기관이다. 여기서 분비하는 호르몬을 멜라토닌(melatonin)이라고 한다. 이 호르몬은 낮보다 밤에 약 10배나 더 많이 분비된다. 어두워지면서 멜라토닌이 증가하기 시작한다. 뇌는 멜라토닌의 증가를 인지하고 밤에 잠을 자게 한다. 여명이 되면 멜라토닌의 생성이 감소한다.

우울증 환자는 비정상적인 멜라토닌 리듬을 갖고 있는 것으로 밝혀졌다. 건강한 사람은 멜라토닌의 최대량이 오전 2시인데 비해 이러한 환자들은 새벽이나 한밤중에 최대치에 전달하는 것으로 밝혀졌다.

장시간 비행기를 타는 여행객에게 멜라토닌을 주사한 결과 시차로 인한 고생을 하지 않은 것으로 밝혀졌다.

아이들에서 멜라토닌은 성 호르몬을 저해하여 성 발달을 억제한다. 멜라토닌이 사춘기에 떨어지면 성 호르몬의 활성이 증가한다.

17. 신경전달물질

호르몬은 내분비선에서 특정한 신체 부위에 화학 메시지(chemical message)를 전달하여 영향을 미친다. 신경전달물질(neurotransmitter)은 하나의 신경 세포에서 다른 하나의 신경 세포에 화학 메시지를 전달한다. 호르몬은 혈액을 통해 신체의 먼 곳까지 이동할 수 있지만, 신경전달물질은 뉴런(신경 세포)과 뉴런 사이의 매우 좁은 거리(시냅스 틈synaptic cleft)를 이동한다. 호르몬은 내분비선에서 생성되지만, 신경전달물질은 뉴런에서 생성된다.

신경전달물질의 성분은 아미노산이나 폴리펩타이드나 카테콜아민이다. 하나의 뉴런에서 발생한 신경 흥분이 뉴런을 따라 이동하여 신경 말단에 도달하면 말단의 소포에 들어있는 신경전달물질이 시냅스(synapse, 뉴런과 뉴런의 접합부)를 이루고 있는 미세한 틈으로 방출되어 흥분을 전달한다. 뉴런에서의 흥분 전도는 전기적 전도이지만, 시냅스에서의 흥분 전도는 화학적 전도이다. 부교감 신경계는 신경전달물질로서 아세틸콜린(acetylcholine)을 사용하고, 교감 신경계는 노르에피네프린(norepinephrine)을 사용한다.

흥분이 시냅스전 막(presynaptic membrane)에 도달하면 그 막이 탈분극되고, 칼슘 이온이 빠르게 들어온다. 그러면 시냅스 전막과 소포막이 융합하여 소포 안에 있던 신경전달물질이 방출된다. 신경전달물질을 방출한 후 소포는 빠르게 재형성된다.

방출된 신경전달물질은 확산 작용에 의해 시냅스 틈으로 퍼져나가면서 시냅스후 막(postsynaptic membrane)에 있는 수용체와 결합한다. 그러면 나트륨과 칼륨 이온에 대한 막의 투과성이 변하여 새로운 흥분이 새로운 뉴런을 따라 전도된다(그림 14-19).

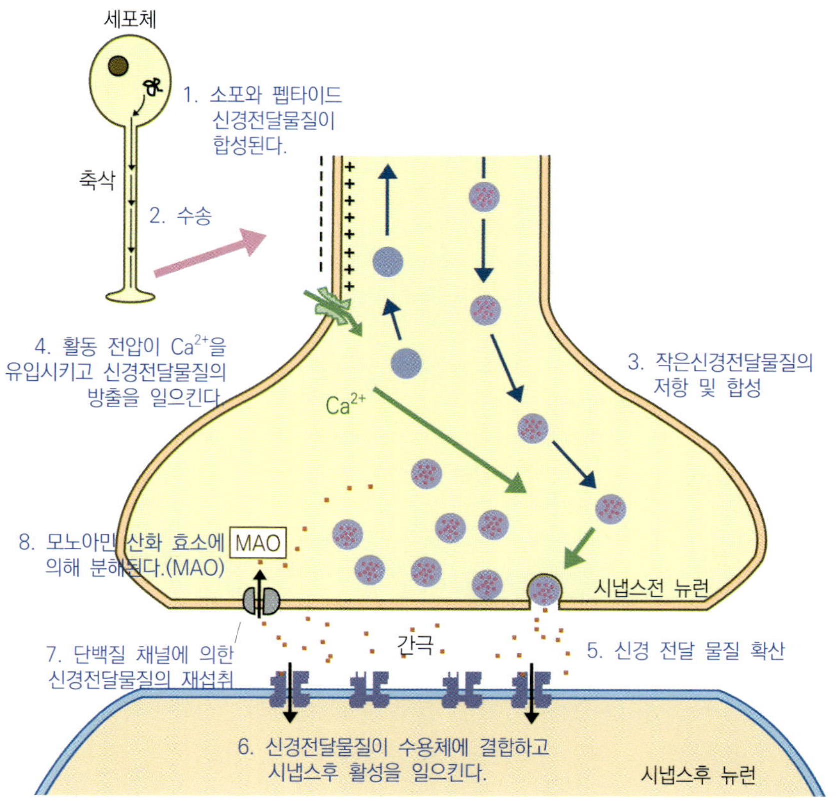

그림 14-19. **시냅스에서의 화학적 활성**

시냅스후 막에 결합한 신경전달물질은 작용 후 곧바로 제거되거나 불활성화되어야 한다. 그렇지 않으면 흥분이 계속 전달된다. 예를 들면, 아세틸콜린은 아세틸콜린 가수 분해 효소(acetylcholinesterase)에 의해 아세트산(acetic acid)과 콜린(choline)으로 분해된다. 세로토닌(serotonin), 에피네프린, 노르에피네프린 및 도파민과 같은 모노아민(monoamine) 신경전달물질은 산화 환원 효소인 모노아민 산화효소(monoamine oxidase, MAO)에 의해 불활성화된다. MAO 저해제(inhibitor)는 고혈압과 우울증을 치료하는 데 사용되고 있다.

최근의 연구에서 산화질소(nitric oxide, NO)가 신체의 메신저 분자로서 작용한다는 것이 밝혀졌다. NO는 뇌에서 아미노산인 아르지닌(arginine)으로부터 산화질소 합성 효소(nitric oxide synthase)에 의해 형성된다. 이때 칼슘 이온이 필요하다. NO가 뉴런에서 방출되어 인접한 뉴런으로 확산되어 나간다. NO의 수용체 부위는 고리형 구아노신 일인산(cyclic guanosine monophosphare, cGMP)을 형성하는 효소의 중심에 있는 철이다. 그 철에 결합하면 NO는 효소의 구조를 변경하여 cGMP의 형성을 촉진시킨다.

헤모글로빈과의 친화성이 강하여 독성 가스로서 알려진 일산화탄소(CO)도 또한 뇌에서 신경전달물질로서 작용한다. 뇌에서 일종의 호르몬인 헴 산소 효소(heme oxygenase)는 CO를 유리시킨다. CO는 그다음에 구아닌 고리화 효소(guanyl cyclase)에 있는 헴과 결합하여 cGMP의 형성을 자극한다. CO는 뇌의 일부 부위에서 cGMP를 일정하게 유지시켜주는 것으로 알려져 있다.

주요 신경전달물질의 종류와 기능을 표 14-14에 요약하였다.

표 14-14. 주요 신경전달물질의 종류와 특징

화합물	기원	생성 장소	기능
아미노산			
글루탐산		중추 신경계(CNS)	CNS에서 가장 중요한 흥분성 전달 물질이다.
아스파르트산		CNS	
글리신		척수	척수에서 나오는 운동 뉴런의 흥분을 차단한다.
아미노산 유도체			
GABA(γ-amino butyric acid)	글루탐산	CNS	주요 억제성 전달 물질, 벤조다이아제핀(benzodiazepine)에 의해 활성이 강화되어 흥분이 완화되고 근육이 이완된다.
히스타민	히스티딘	시상하부	장관 및 기관지 수축, 위액 분비 증가
노르에피네프린 (노르아드레날린)	티로신	교감 신경, CNS	심박동수 증가, 발한, 피부 혈관 수축, 기관지 확장
에피네프린 (아드레날린)	티로신	부신 수질, 일부 CNS 신경	심장과 폐에 대해서는 노르에피네프린보다 더 활성적이다. 간에서 글리코젠을 분해하여 포도당을 공급한다. 그래서 위험으로부터 도망가거나 방어하게 해준다.
도파민	티로신	CNS	기저핵의 주요 신경전달물질로 수의적인 운동을 조절한다. 이러한 신경이 손상되면 파킨슨병(강직과 떨림)이 생긴다.
세로토닌(5-HT, hydroxytryptamine)	트립토판	CNS, 장크롬친화 세포, 장 신경	각성과 수면, 자발 운동, 섭식, 성 행동, 체온 조절, 학습, 기억 능력, 혈압 조절 등
퓨린			
ATP		감각, 장, 교감 신경	평활근을 빠르게 흥분시킨다.
아데노신	ATP	CNS, 말초 신경	억제성 신경전달물질
기체			
산화질소(NO)	아르기닌	비뇨생식관, CNS	혈관 및 장 평활근 이완, 미토콘드리아에서의 에너지 생성 조절
기타			
아세틸콜린	콜린	부교감신경, CNS	부교감 신경계의 신경전달물질. 심박동수 증가, 기관지 수축, 장 평활근 자극. 근육 수축 유발

Practice Test

1. 시상하부에서 생성하는 것은?
   a. 칼시토닌 b. TSH c. MSH d. 옥시토신 e. 에피네프린

2. 탄수화물 대사와 관련이 있는 호르몬은?
   a. 세로토닌 b. 인슐린 c. 에스트로겐 d. 칼시트리올 e. PTH

3. 뇌하수체 전엽 호르몬이 아닌 것은?
   a. 프로락틴 b. TSH c. MSH d. GH e. LH

4. 아이오딘을 함유하고 있는 것은?
   a. T_3 b. 인슐린 c. 칼시트리올 d. 소마토스타틴 e. 코르티솔

5. 전해질 평형과 관련이 있는 호르몬은?
   a. 티록신 b. 옥시토신 c. 인슐린 d. 가스트린 e. 심방펩틴

6. 신경전달물질은?
   a. 칼시트리올 b. 산화질소 c. 인슐린 d. 에피네프린 e. 티록신

7. 갑상선 기능 항진증의 증상은?
   a. 암 b. 하시모토병 c. 점액부종 d. 안구 돌출 e. 저혈당

8. 자궁내막을 증식시키고 유지시키는 호르몬은?
   a. 인터메딘 b. 아드레날린 c. 옥시토신 d. 프로게스테론 e. 알도스테론

9. 남성 호르몬은?
   a. 아드레날린 b. 에스트로겐 c. 안드로겐 d. 멜라토닌 e. 프로게스테론

10. 송과선(솔방울샘)에서 생성하는 호르몬은?
    a. ACTH b. 옥시토신 c. 안드로겐 d. 소마토스타틴 e. 멜라토닌

【해답】

1. d 2. b 3. c 4. a 5. e 6. b 7. d 8. d 9. c 10. e

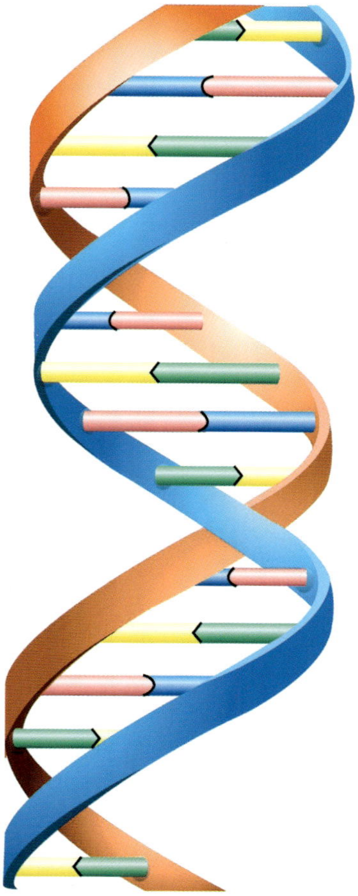

Chapter 15

Nucleic acid
핵산

학 습 목 표

- 핵산의 구조 알아두기
- DNA와 RNA의 역할 이해하기
- DNA 코드 익히기
- 유전자 돌연변이의 원인 이해하기
- 여러 가지 유전병과 그 원인 알아두기
- DNA의 재조합 기법 이해하기

15 핵산(Nucleic acid)

사람은 한 개의 수정란으로부터 성장한다. 수정란이 분열하여 점차 인식할 수 있는 형태로 성장한다. 세포들은 머리가 있는 곳과 팔이 있는 곳을 어떻게 알까? 왜 손가락 대신 발톱이 아니고 피부대신 비늘이 아닐까?

이에 대한 근본적인 대답은 염색체(chromosome), 즉 유전 정보가 한 세대로부터 다음 세대로 전달되기 때문이다. 눈의 색깔이나 키가 크고 작은 것 등을 결정하는 것은 염색체 안에 있는 유전자에 의해 결정된다.

그렇다면 유전자란 무엇일까? 유전자는 디옥시리보핵산(deoxyribonucleic acid, DNA)이라는 물질로 구성된다. 1953년 캠브리지대학교의 왓슨(J. D. Watson)과 크릭(F. H. C. Crick)은 DNA분자는 이중 나선 구조를 띠고 있다고 발표하였다. 이러한 이중 나선 구조를 설명하기 전에 먼저 핵산에 대해 간단히 살펴보자.

본 장에서는 개정용어를 우선적으로 사용하였다.

1. 핵산

핵산(nucleic acid)은 처음에 세포 핵에서 분리되었기 때문에 그런 이름을 사용하게 되었다. 핵산은 분자량이 100만 달톤 이상 되는 거대 분자이다.

핵산에는 두 종류, 즉 디옥시리보핵산(deoxyribonucleic acid, DNA)과 리보핵산(ribonucleic acid, RNA)이 있다. DNA는 1차적으로 유전 정보의 전달을 책임지고, RNA는 1차적으로 단백질 합성과 관련되어 있다.

핵산이 가수 분해되면 뉴클레오타이드(nucleotide)가 생긴다(그림 15-1). 바로 이 뉴클레오타이드가 중합체(DNA와 RNA)를 형성하는 구성 단위라고 생각하면 된다. 뉴클레오타이드는 뉴클레오사이드(nucleoside)와 인산이 결합한 것이고, 뉴클레오사이드는 당과 염기의 결합물이다. 예를 들어, 염기인 아데닌(adenine)과 오탄당이 결합한 뉴클레오사이드를 아데노신(adenosine)이라고 하고, 여기에 인산이 1개 결합하면 아데노신 일인산(adenosine monophosphate)라고 하는데, 이것이 뉴클레오타이드이다.

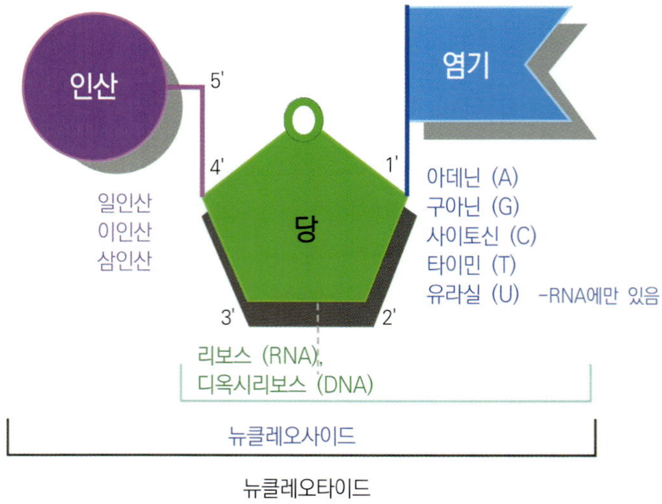

그림 15-1. 뉴클레오타이드 구조

핵산에 있는 두 가지 당은 오탄당이다. RNA에 있는 당은 리보스(ribose)이고, DNA에 있는 당은 디옥시리보스(deoxyribose)이다. 접두어 "deoxy-"는 "산소가 없다"라는 뜻이다.

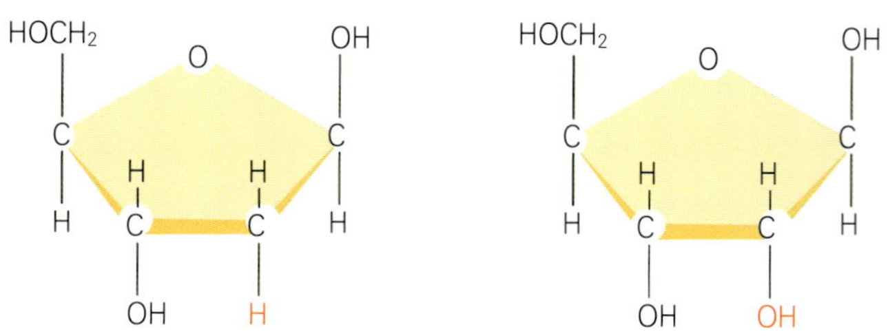

2-디옥시리보스 **리보스**

1) 염기

염기는 크게 2종류, 즉 퓨린(purine)과 피리미딘(pyrimidine)으로 나뉜다. DNA와 RNA에 있는 두 가지 퓨린은 아데닌(adenine)과 구아닌(guanine)이다. 피리미딘인 사이토신(시토신cytosine)은 RNA와 DNA에 있지만 타이민(티민thymine)은 DNA에만 있고 유라실(우라실uracil)은 RNA에만 있다. DNA를 구성하는 염기와 RNA를 구성하는 염기의 구조는 다음과 같다.

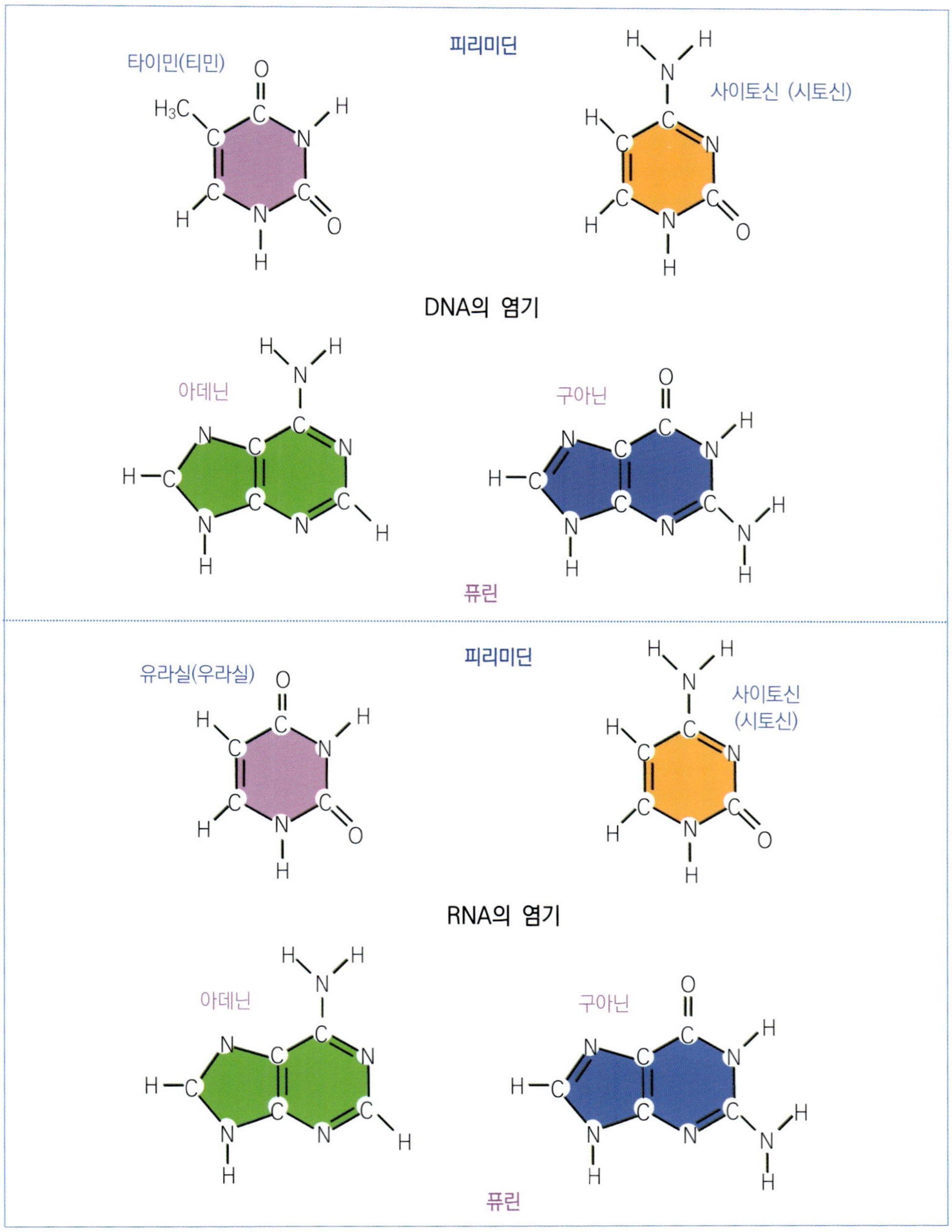

◆ 피리미딘

피리미딘은 질소 2개와 탄소 4개로 구성된 6각형 고리 분자이다. 핵산에 있는 3가지 피리미딘 유도체는 타이민, 사이토신, 유라실이다. 피리미딘을 포함하고 있는 다른 중요한 화합물은 티아민(비타민 B_1)과 바비튜산염(barbiturate)이다.

◆ 퓨린

퓨린은 6각형과 5각형 2개의 고리로 구성되며, 핵산을 구성하는 2가지 퓨린 유도체는 아데닌과 구아닌이다.

다른 퓨린 유도체로는 요산(uric acid), 카페인(caffeine), 테오필린(theophylline)이 있다. 카페인은 커피와 차에 있고, 테오필린은 차(tea)에서 있으며 이뇨와 기관지 천식을 치료하는 데 사용되고 있다.

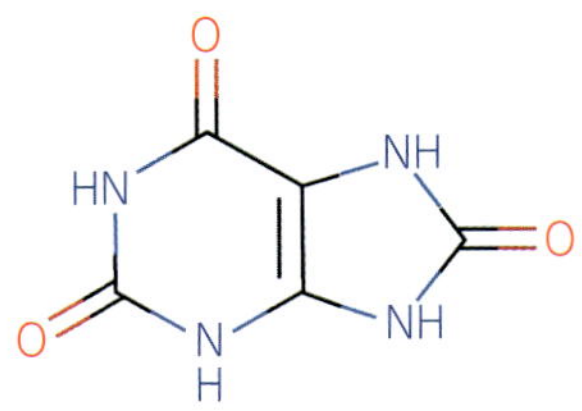

요산

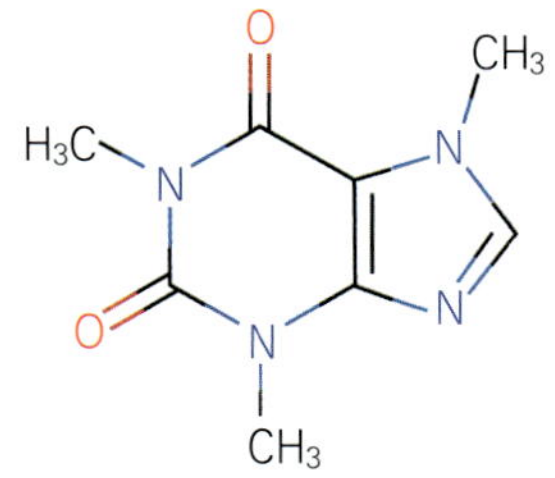

카페인

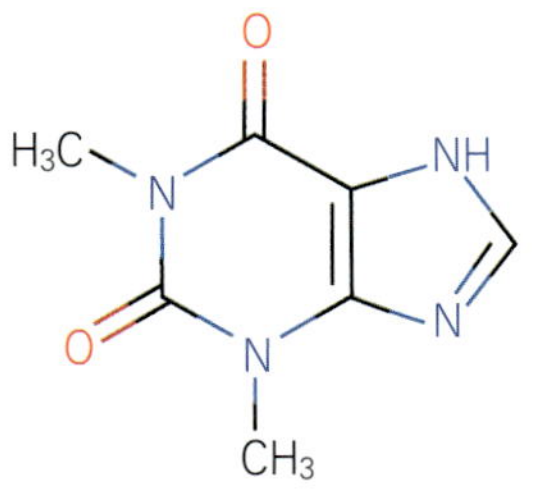

테오필린

2) 아데노신 인산

하나의 중요한 뉴클레오타이드는 아데노신 일인산(adenosine monophosphate, AMP)이다. 그것은 아데노신과 한 분자의 인산이 반응하여 형성된다. 아데노신과 2개의 인산기가 반응하면 아데노신 이인산(adenosine diphosphate, ADP), 아데노신과 3개의 인산기가 반응하면 아데노신 삼인산(adenosine triphosphate, ATP)이 형성된다.

뉴클레오사이드(nucleoside)와 뉴클레오타이드의 명명법을 표 15-1에 나타냈다.

표 15-1. 뉴클레오사이드와 뉴클레오타이드의 명명법

염기	리보뉴클레오사이드	리보뉴클레오타이드	염기	디옥시리보뉴클레오사이드	디옥시리보뉴클레오타이드
아데닌	아데노신	아데닐산염	아데닌	디옥시아데노신	디옥시아데닐산염
구아닌	구아노신	구아릴산염	구아닌	디옥시구아노신	디옥시구아닐산염
유라실	유리딘	유리딜산염	타이민	디옥시티미딘	디옥시피미딜산염
사이토신	사이티딘	사이티딜산염	사이토신	디옥시시티딘	디옥시시티딜산염

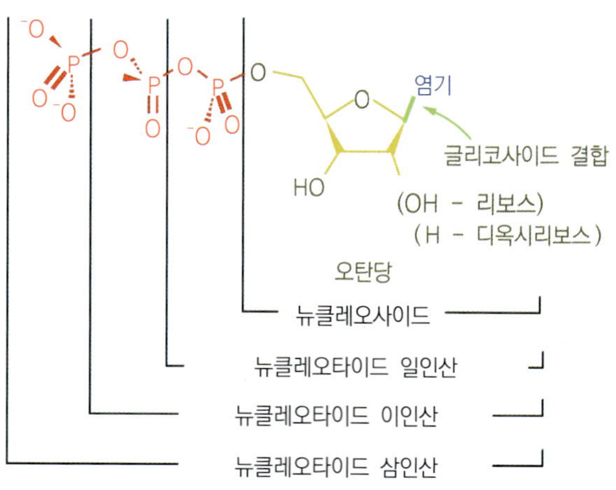

2. 핵단백질 대사

핵단백질(nucleoprotein)은 핵산과 단백질이 결합하여 형성된다. DNA와 RNA는 염색체, 바이러스, 세포 핵의 필수성분이다. 그림 15-2는 핵단백질의 가수 분해 산물을 설명한 것이다.

리보스와 디옥시리보스는 정상적인 탄수화물 대사로 들어간다. 인산은 새로운 인산 화합물을 만드는 데 사용되든가 아니면 소변으로 배설되든가 한다. 퓨린 유도체는 다음과 같은 일련의 반응을 거쳐 요산으로 전환된다. 체내 요산의 75%는 소변으로 배설되고 25%는 대변으로 배설된다. 피리디민은 요소로 전환되어 소변을 통해 배설된다.

혈액의 요산 농도는 통풍(gout)에서 높은 값을 나타낸다. 이 질환에서는 요산 결정이 관절강이나 주위 그리고 연골(귀 연골)에 축적된다. 요산 결정은 담석(쓸개 돌, gallstone)이나 신장 결석을 형성하며 축적될 수도 있다.

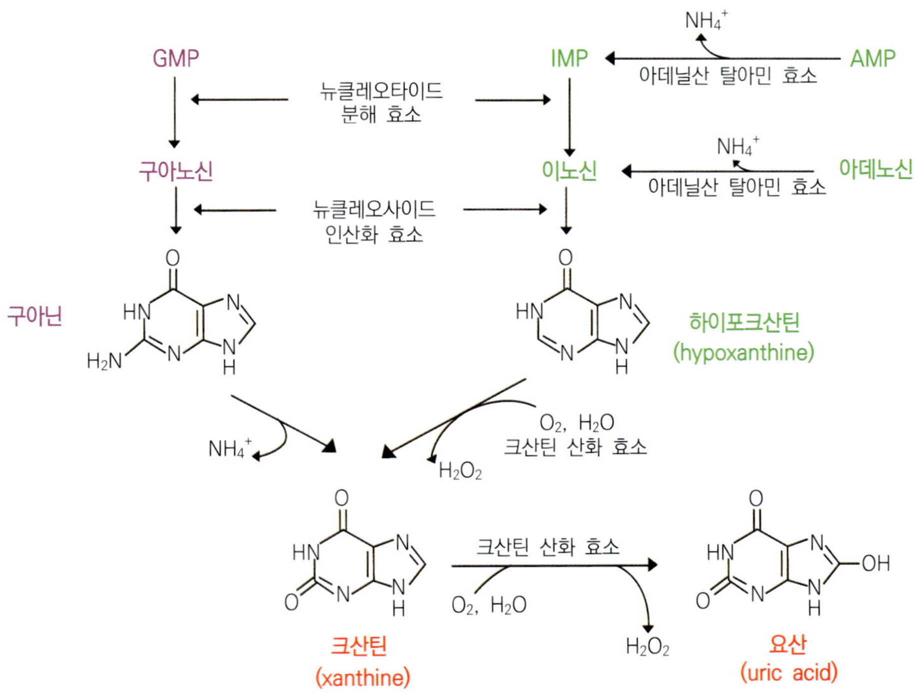

그림 15-2. **퓨린 이화 작용**

3. 왓슨과 크릭의 DNA 모델

왓슨과 크릭이 제안한 DNA는 두 개의 가닥이 화학 결합(수소 결합)에 의해 서로 꼬인 상태로 존재한다. 이것을 이중 나선(double helix)이라고 한다(그림 15-3). 이렇게 두 개의 가닥을 꼬이게 만든 화학 결합은 각 가닥에 있는 뉴클레오타이드 염기가 수소 결합에 의해 염기쌍을 이루기 때문이다.

이중 나선을 이루는 각 사슬의 실제 구조를 보면 그림과 같이 하나의 뉴클레오타이드의 디옥시리보스 5′C에 결합해있는 인산의 -OH가 인접한 다른 하나의 뉴클레오타이드의 디옥시리보스 3′C에 있는 -OH와 결합하여 형성되는 것을 알 수 있다. 이러한 결합이 계속되어 폴리뉴클레오타이드(polynucleotide)라는 사슬을 형성하는데, 한 가닥의 시작 말단이 인산이고 끝 말단이 디옥시리보스이면 이 사슬은 5′→3′사슬이 된다. 두 가닥은 상보적이기 때문에 다른 하나의 가닥의 구조는 5′

→3′와 반대인 3′→5′의 형태를 갖는다(그림 15-4).

두 가닥 사이의 염기들이 수소 결합에 의해 염기쌍을 형성하는데 아무 염기들과 결합하는 것이 아니고 특정한 염기들끼리 상보적으로 결합한다. 다시 말하면 아데닌은 타이민하고 2개의 수소 결합에 의해 결합하고, 구아닌은 사이토신하고 3개의 수소 결합에 의해 결합한다(그림 15-3).

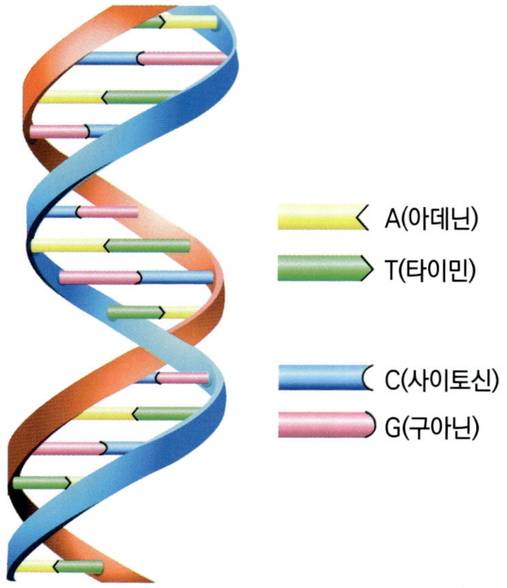

그림 15-3. DNA 이중 나선

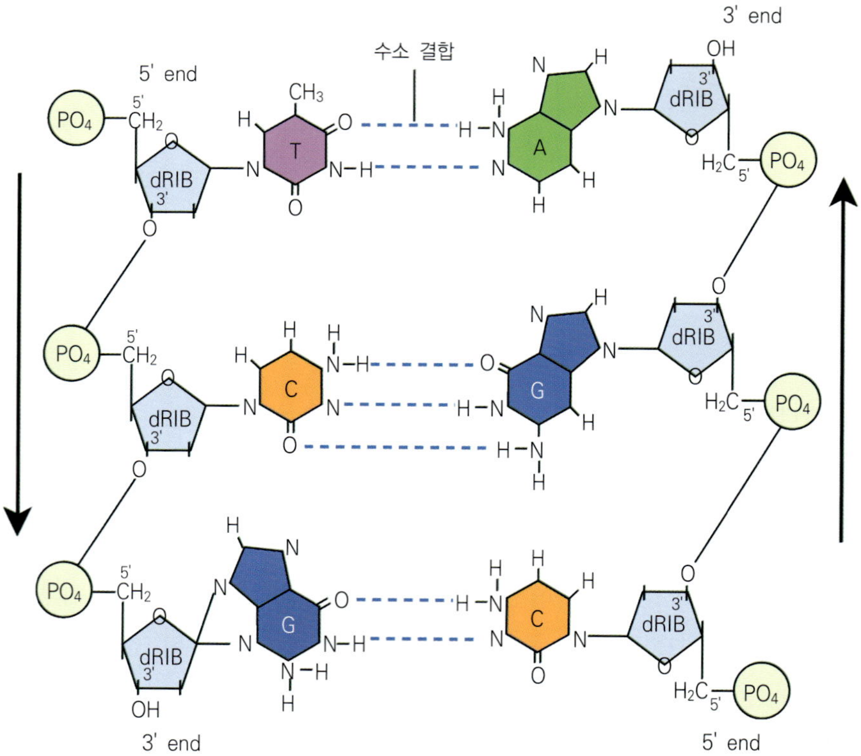

그림 15-4. 수소 결합에 의한 DNA 이중 나선 형성
dRIB: deoxyribose

4. DNA코드

모든 DNA분자는 폴리뉴클레오타이드 사슬로 구성되어 있는데 각 DNA마다 뉴클레오타이드의 배열, 다시 말하면 염기 배열이 다르다. 뉴클레오타이드는 간단히 염기의 영어 약자 A(adenine), T(thymine), G(guanine), C(cytosine)로 나타낸다.

DNA분자에서 코드는 3개의 뉴클레오타이드로 구성된다. 따라서 코드는 ATC, TAC, AAA, CCT 등의 방법으로 표현된다. 이렇게 3문자의 짝으로 이루어진 코드를 코돈(codon)이라고 한다.

어떤 바이러스의 DNA는 약 5,500개의 뉴클레오타이드를 포함하고 있다. 5,500을 3으로 나누면 1,800이 된다. 여기서 1,800은 코돈의 수를 가리킨다.

사람에서 한 개의 DNA 분자는 약 50억 개의 뉴클레오타이드를 포함하고 있다. 따라서 약 17억 개의 코돈 정보를 포함하고 있는 것이 된다.

5. DNA 복제

세포가 분열하면 동일한 특성을 지닌 두 개의 새로운 세포가 생성된다. 이것은 근본적으로 자신을 복제해야만 가능하다. DNA 분자는 어떻게 다른 하나의 동일한 DNA를 만들까?

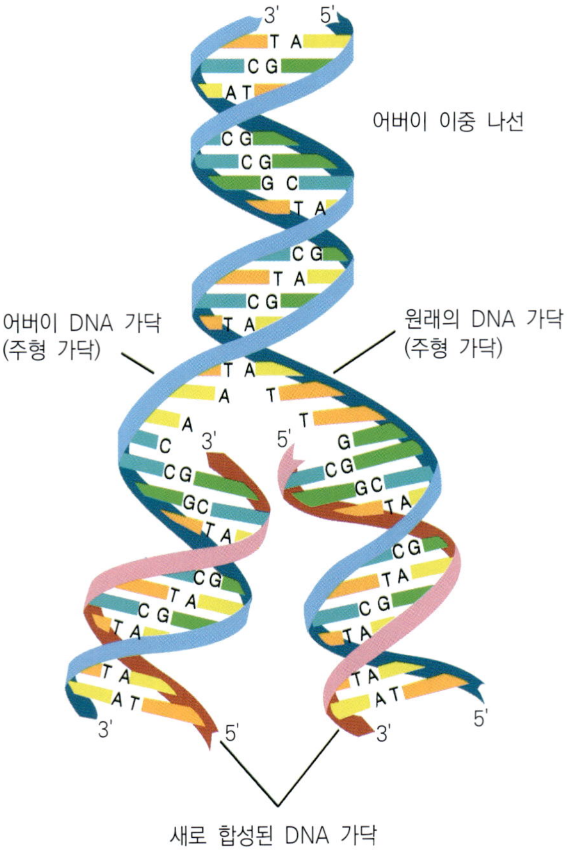

그림 15-5. DNA 복제

왓슨과 크릭의 이중 나선 모형을 생각해보자. 복제(replication)가 되려면 먼저 이중 나선의 수소 결합이 끊어지면서 풀려야 한다. 그러면 풀린 두 줄기가 생기고 이들로부터 새로운 두 줄기가 주형(template)이 되어 효소의 작용에 의해 새로운 DNA가 형성된다. 주형의 5′→3′가닥(원래의 DNA 가닥)은 새로운 상보적인 3′→5′가닥(새로 합성된 DNA 가닥)을, 주형의 3′→5′가닥은 새로운 상보적인 5′→3′가닥을 생성한다(그림 15-5). DNA 복제에 포함된 중요한 효소는 DNA 중합 효소(DNA polymerase)와 DNA 연결 효소(DNA ligase)이다.

6. 정보 전달

핵 속의 DNA에 있는 정보는 전령 RNA(messenger RNA, mRNA)에 전달된다. 다시 말하면 DNA가 주형이 되어 새로운 RNA가 만들어지는 것인데, 이것을 전사(transcription)라고 한다(그림 15-6). DNA 복제(DNA→새로운 DNA)와 달리 DNA로부터 RNA가 만들어질 때는 DNA의 아데닌(A)과 결합하는 상보적인 염기는 티민(T)이 아니라 우라실(U)이다.

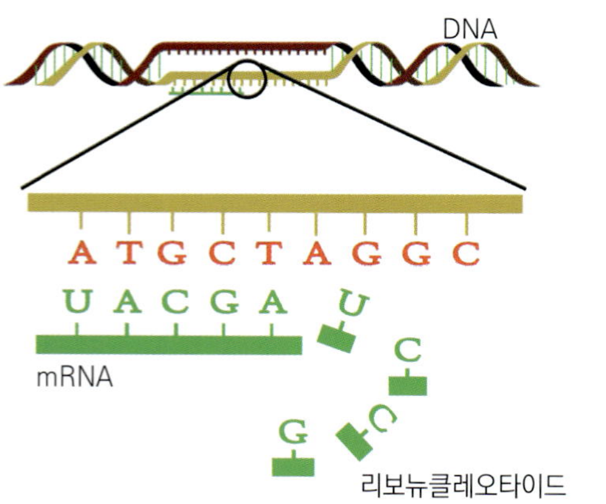

그림 15-6. **전사(DNA→mRNA)**

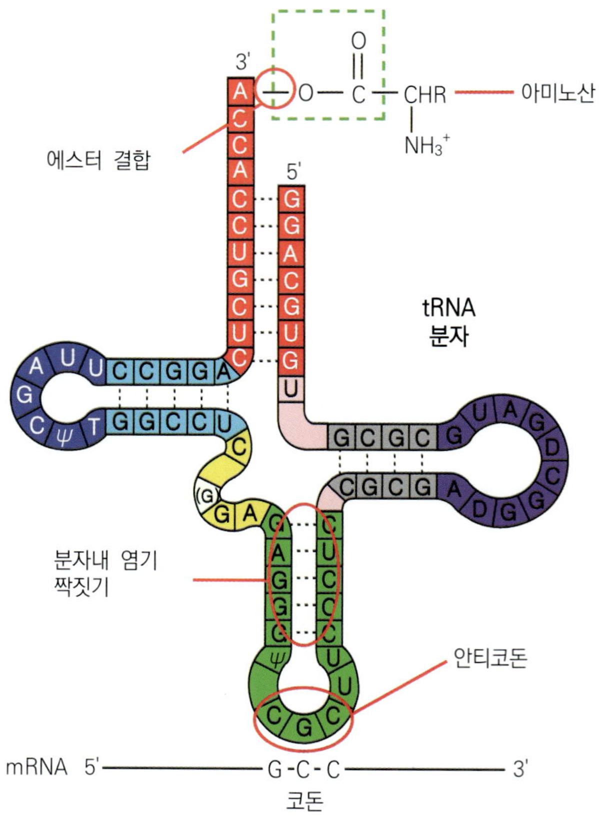

그림 15-7. **tRNA의 구조**

핵 속에서 만들어진 mRNA는 핵막에 있는 구멍(핵공)을 통해 세포질로 나와 거친면 소포체에 붙어있는 리보솜과 결합한다. 그러면 mRNA의 3개 코드(이를 코돈codon이라고 함)에 대응하는 코드(이를 안티코돈anticodon이라고 함)를 가진 전달 RNA(transfer RNA, tRNA, 그림 15-7)가 차례대로 결합한다. 이러한 과정을 번역(translation)이라고 한다(그림 15-8). tRNA는 안티코돈에 해당하는 특정한 아미노산을 갖고 있다. 요약하면, mRNA의 코드에 해당하는 아미노산을 tRNA가 운반해오면 아미노산들이 순서대로 결합하여 특정한 단백질을 합성한다. 리보솜 RNA(ribosome RNA, rRNA)는 전체 RNA의 주요 분획으로 리보솜을 형성하기 위해 단백질과 결합한다. 따라서 리보솜은 핵단백질이다.

전체적인 단백질 합성 과정을 요약하면 그림 15-9과 같다.

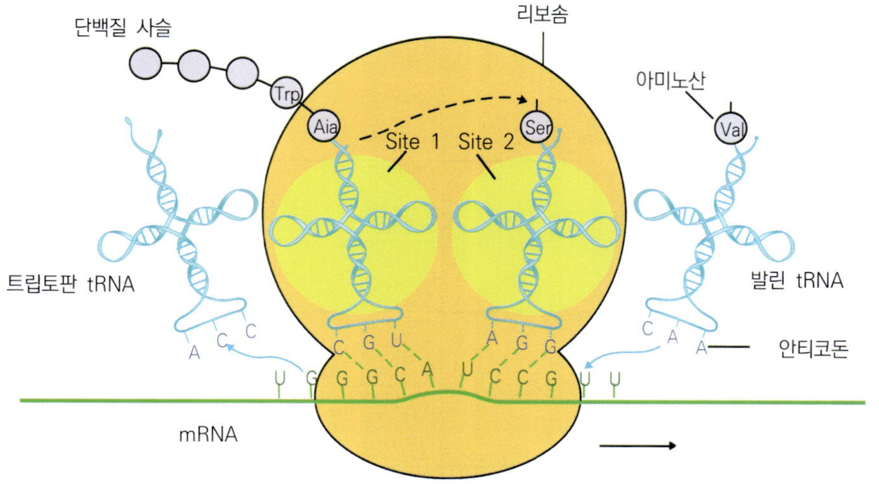

그림 15-8. **번역 과정**

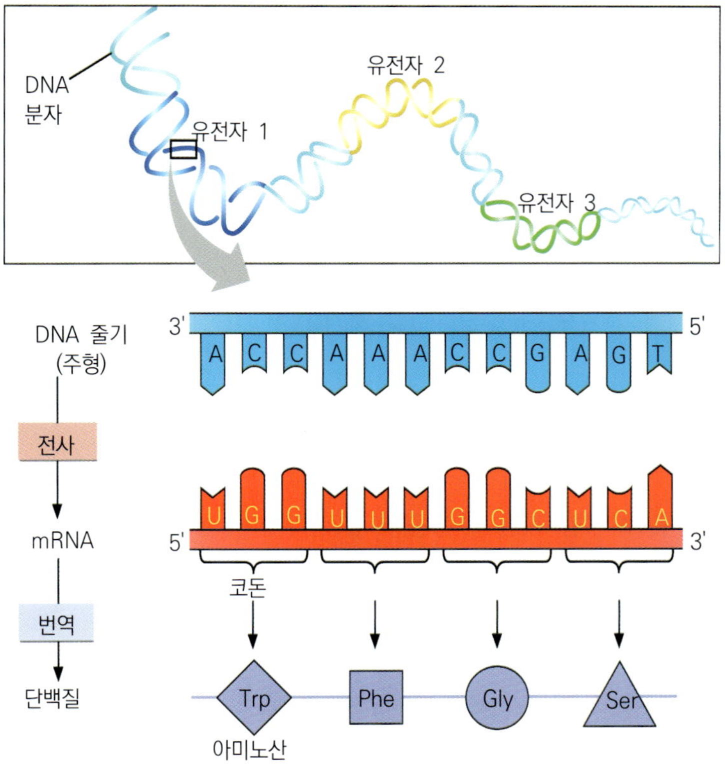

그림 15-9. **단백질 합성 과정**

앞에서 언급했지만 특정한 코돈(3개의 뉴클레오타이드가 짝을 이룬 것)은 특정한 아미노산을 의미한다. 그렇다면 20종류의 아미노산에 대한 코돈이 있을 것이다. 4종류의 염기를 3개씩 조합하면 다음의 표 15-2와 같은 코돈이 얻어진다. 그러한 코돈에 해당하는 아미노산의 종류는 표 15-2에 나와 있듯이 이미 밝혀졌다.

64개의 코돈 중 AUG(종에 따라 GUG)는 메티오닌을 지정하면서 단백질 합성 시작을 알리는 개시 코돈(initiation codon)이며, UAA, UAG, UGA는 단백질 합성 종료를 알리는 종결 코돈(termination codon)이다.

표 15-2. 유전 암호

UUU UUC 페닐알라닌 UUA UUG 류신	UCU UCC UCA UCG 세린	UAU UAC 타이로신 (티로신) UAA UAG 정지	UGU UGC 시스테인 UGA 정지 UGG 트립토판
CUU CUC CUA CUG 류신	CCU CCC CCA CCG 프롤린	CAU CAC 히스티딘 CAA CAG 글루타민	CGU CGC CGA CGG 아르지닌 (아르기닌)
AUU AUC AUA 아이소류신 (이소류신) AUG 메싸이오닌 (메티오닌)	ACU ACC ACA ACG 트레오닌	AAU AAC 아스파라진 (아스파라긴) AAA AAG 라이신 (리신)	AGU AGC 세린 AGA AGG 아르지닌 (아르기닌)
GUU GUC GUA GUG 발린	GCU GCC GCA GCG 알라닌	GAU GAC 아스파르트산 GAA GAG 글루탐산	GGU GGC GGA GGG 글리신

시작코돈: AUG 또는 GUG, 정지코돈: UAA, UAG, UGA
* ( )는 구용어임

1) 단백질 합성 조절

mRNA가 단백질 합성을 위한 주형으로서 작용할 때 사실은 DNA에 있는 전체 정보 중 소량만 특정 종류의 단백질을 만드는 데 사용된다. 그렇다면 무엇이 DNA의 특정 부분으로부터 mRNA가 형성되도록 하는 것일까? 또한 무엇이 시작과 끝 신호인가?

단백질은 계속해서 합성되지 않고 필요할 때만 합성되므로, DNA는 정상적으로 "억제된 상태repressed state"로 있어야 한다. 폴리펩타이드인 억제자(repressor)는 DNA의 작은 부분에 결합하여 단백질 합성을 억제한다. 이러한 작은 부분을 작동 부위(operator site)라고 한다. 억제자가 DNA에 결합해있는 한 mRNA는 형성되지 않는다. 특별한 단백질이 필요할 때는 유발 인자(inducer)가 형성된다. 유발 인자는 억제자와 결합하여 더 이상 DNA에 결합하지 못하도록 그것의 형태를 변형시킨다. 일단 억제자가 DNA에서 제거되면, mRNA가 합성되고, 계속해서 단백질이 합성된다. 단백질이 충분히 합성되면 유발 인자가 제거되고 억제자가 다시 DNA에 결합하여 단백질 합성을 정지시킨다.

테트라사이클린(tetracycline) 및 스트렙토마이신(streptomycin) 같은 항생제는 세균의 리보솜에 결합하여 단백질 합성을 억제하여 항생 효과를 나타낸다.

2) 돌연변이

DNA 코돈을 이루는 3개의 문자(뉴클레오타이드를 가리킴) 중 하나가 다른 문자로 치환되었다고 가정해보자. 그러면 비정상적인 mRNA가 만들어져서 목적한 단백질이 합성되지 않는다. 이것을 돌연변이(mutation)라고 한다. 뉴클레오타이드의 배열에서 그러한 변화는 잘 감지되지 않을 정도로 미약할 수 있다. 특히 3번째 문자가 변했을 경우에 그렇다. 어떤 경우에는 전혀 다른 아미노산이 사슬에 들어있을 수도 있다. 이러한 경우에 단백질의 기능은 온전할 수도 있고, 부분적일 수도 있고, 완전히 없을 수도 있다. 또한 그러한 변화는 단백질 합성을 미리 종결하여 불완전한 단백질을 만들 수도 있다.

만일 코돈 문자 중 하나가 빠지거나, 하나가 추가되거나, 코드 문자가 재배열되면 돌연변이가 나타날 것이다. 돌연변이는 방사선에 피폭되거나 어떤 화학 물질 때문에 나타난다.

7. 유전병

대부분의 유전병(genetic disease)은 유전자 결함으로 인해 일어나며, 그 결과 효소 활성을 상실하게 된다. 인체에는 수천 가지의 효소가 있지만 어느 한 가지만 없어도 큰 재앙이 될 수 있다.

1) 선천성 효소 결핍의 결과

어떤 물질 X가 효소 x_1에 의해 Y로 전환되고, 그 다음 Y는 효소 y_1에 의해 Z로 전환된다면 그 반응은 다음과 같다.

$$X \xrightarrow{x_1} Y \xrightarrow{y_1} Z$$

만일 효소 y_1이 결핍되면 다음과 같은 반응이 나타날 수 있다.

1) 신체에 Z 물질이 부족하게 될 것이다.
2) Y 화합물이 신체에 유해한 다른 물질로 전환될 수도 있다.
3) Y 화합물이 대량 축적되어 해를 끼칠 수도 있다.

이러한 경우에 유전병은 유전자 결함으로 인한 효소 결핍에 의해 일어난다.

2) 일반 유전병

미국에서 가장 흔한 유전병은 낭성 섬유증(cystic fibrosis)으로 이것은 신생아 2,000명당 1명의 비율로 발생한다. 더욱이 보인자는 20명당 1명의 비율로 매우 높다. 이러한 환자들을 보면 출생 시에 폐의 기능이 정상이나 소아기에 접어들면서 두터운 점액을 만들어 세기관지 폐쇄를 일으킨다. 감염이 나타날 때 항생제를 쓰더라도 완치가 잘 안 된다.

그러한 감염이 폐에서 발전하면 연속적인 염증 반응이 일어나 세균, 백혈구, 조직이 파괴된다. 이러한 세포 파괴의 결과 DNA가 방출되고, 그것으로 인해 실제로 점액의 점도가 높아진다. 그래서 낭성 섬유증을 치료하는 데 DNA 분해 효소(DNase)를 사용하기도 했다. 그러나 세포 밖에 있는 DNA는 분해하지만 세포 안에 있는 DNA에는 별 효과가 없는 것으로 나타났다.

다른 하나의 유전병인 페닐케톤뇨증(phenylketonuria, PKU)은 미국의 경우 신생아 20,000명당 1명이 발생한다. 이 병은 페닐알라닌이 타이로신(티로신)으로 전환될 때 필요한 페닐알라닌 수산화 효소(phenylalanine hydroxylase)가 결핍되어 발생한다. 미국에서는 모든 신생아에 대해 이 질환의 선별 검사를 하도록 규정되어 있다. 테이-삭스병(Tay-Sachs disease)은 헥소스아미니다아제(hexosaminidase)의 결핍으로 인해 뇌에 스핑고지질(sphingolipid)이 축적되는 퇴행성 신경 질환이다. 동유럽 태생 유대인(Ashkenazi Jews)에서의 발생률은 3,600명당 1명으로 매우 높다. 미국에서는 낫 적혈구 빈혈(sickle cell anemia)이 흑인에서 많은데 흑인 10명당 1명이 낫 적혈구 유전자를 갖고 있다.

어떤 유전병은 특별한 인종이나 종족에서 더 높은 발생빈도를 나타낸다. 뼈의 질환인 파제트병(Paget's disease)은 영국계의 사람들에서 많이 나타난다. 폴리네시아 사람들(Polynesian)은 휜발(만곡족, clubfoot)이 많으며, 핀란드 사람들은 신장 질환이 많다. 에스키모사람들은 귀먹음(난청, deafness)이 평균 빈도보다 높고, 아이슬란드 사람은 녹내장의 발생률이 높다. 미국 원주민과 멕시코 사람들은 당뇨병과 담낭(쓸개)병에 감수성이 높다. 숨겨진 사랑니는 유럽 사람과 아시아 사람에서 많고 아프리카 사람에서는 거의 볼 수 없다. 아무튼 사랑니가 숨어있거나 나오거나 하는 것은 음식과 관련이 있을 수도 있다. 현재 밝혀진 유전병은 1,200 종류가 넘는다.

3) 낫 적혈구 빈혈

정상적인 헤모글로빈의 β사슬은 146개의 아미노산으로 구성되어 있다. 따라서 mRNA의 뉴클레오타이드의 수는 438개(146×3)이다.

정상적인 헤모글로빈의 아미노산 배열에서 6번째 아미노산은 글루탐산(glutamic acid)이다. 이것의 코돈은 GAA이거나 GAG이다. 만일 이들 코돈의 가운데 A가 U로 변형되면 GUA나 GUG가 된다. 이들 코돈이 가리키는 아미노산은 발린(valine)이다. 이렇게 β사슬의 146개의 아미노산 배열에서 6번째 아미노산이 다르면 다른 형태의 헤모글로빈 분자가 생성된다. 이러한 형태의 헤모글로빈을 헤모글로빈 S라고 하며, 유전병인 낫 모양 적혈구 빈혈을 일으킨다.

이러한 헤모글로빈 분자의 변형으로 적혈구의 형태가 낫 모양으로 바뀐다. 그림 15-10에서 정상적인 도넛 형태의 적혈구와 길쭉한 낫 모양의 적혈구(겸상 적혈구sickle cell)를 볼 수 있다. 낫 모양 적혈구는 정상 적혈구보다 잘 부서진다. 그래서 빈혈이 일어나는 것이다. 그들은 길쭉하기 때문에 모세혈관을 막아 혈전증(thrombosis)을 일으킬 수도 있다. 이러한 모양으로 인해 낫 모양 적혈구는 모세혈관을 천천히 지나가며 이로 인해 조직이 저산소증(hypoxia)에 빠질 수도 있다. 그 때문에 열, 부종 및 통증이 나타난다. 결국 비장(지라)이 영향을 받는다. 낫 모양 적혈구 빈혈이 심하면 아이 때 사망할 수도 있다.

낫 모양 적혈구 빈혈은 히스패닉과 흑인에서 많이 발견되는 유전병이다. 많은 사람들이 이러한 형질을 가졌으나 혈액 산소가 급격히 떨어지기 전까지는 비교적 영향을 받지 않는다. 그러나 높은 고도에서 심한 운동을 하거나 잠수하거나 과음을 하면 증상이 나타난다.

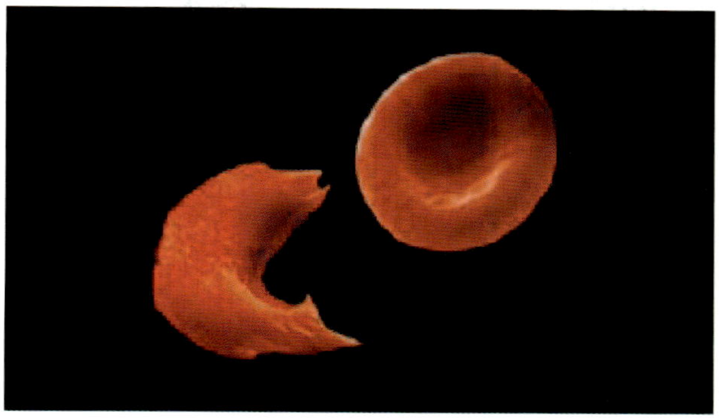

그림 15-10. 낫 모양 적혈구(왼쪽)와 정상 적혈구

3) 페닐케톤뇨증

앞의 제10장에서 설명했듯이 페닐케톤뇨증(PKU)은 페닐알라닌을 타이로신(티로신)으로 전환시키는 페닐알라닌 수산화 효소(phenylalanine hydroxylase)의 결핍으로 인해 발생하는 아미노산 대사 질환이다(그림 15-11). 페닐알라닌이 체내에 축적되면 신경계를 손상시킨다. 영아와 소아에서 6세까지 페닐알라닌이 축적되면 정신 지체를 초래한다. 치료를 받지 않으면 20세 이전에 환자의 50%가 사망하고 30세 이전에 75%가 사망하는 것으로 알려지고 있다. 이 병은 혈액이나 소변을 통해 쉽게 진단할 수 있다. 치료는 페닐알라닌이 엄격히 제한된 음식을 투여하는 식이 요법으로 한다.

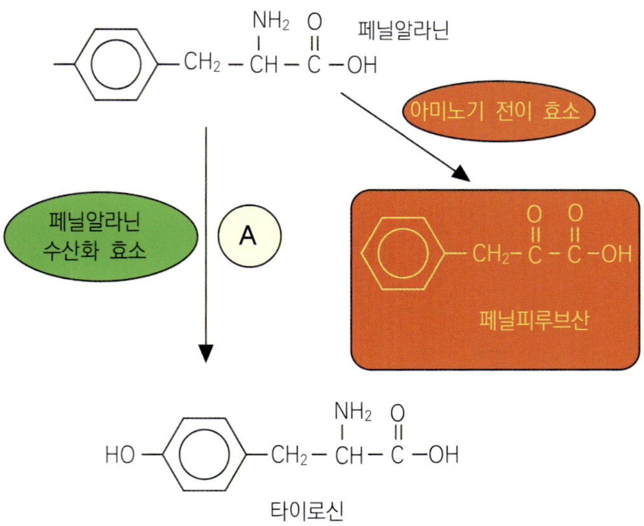

그림 15-11. 페닐케톤뇨증(A 반응 차단)

4) 백색증

백색증(albinism)은 머리카락, 피부, 눈을 검게 해주는 색소인 멜라닌의 형성에 필요한 타이로신 산화 효소(tyrosinase)의 결핍으로 인해 발생한다(그림 15-12). 따라서 백색증 환자(albinos)의 피부와 머리카락은 하얗다. 이 병은 심각하지는 않지만 그것에 걸리면 햇빛에 화상을 잘 입는다.

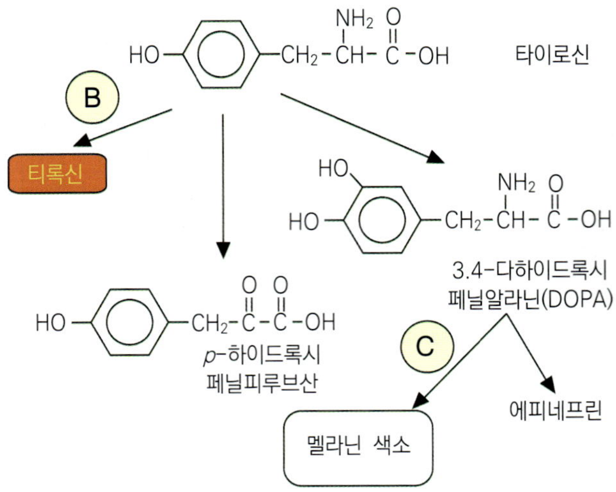

그림 15-12. **크레틴병(B 차단)과 백색증(C 차단)**

5) 크레틴병

티로글로불린에 있는 타이로신 잔기에 아이오딘을 합병시키는 티로과산화 효소(thyroperoxidase)의 결핍으로 인해 발생되는 유전적 갑상선 기능 저하증이다. 증상은 15장(호르몬)을 참조하라.

6) 타이로신증

타이로신증(tyrosinosis)은 염색체 열성으로 유전하는 병으로 *p*-하이드록시페닐피루브산 산화 효소(*p*-hydroxyphenylpyruvate oxidase)가 결핍되어 *p*-하이드록시페닐피루브산이 체내에 축적되어 간과 비장의 비대를 초래한다(그림 15-13). 보통 출생 후 4개월과 5세 사이에 간 기능 상실로 사망한다.

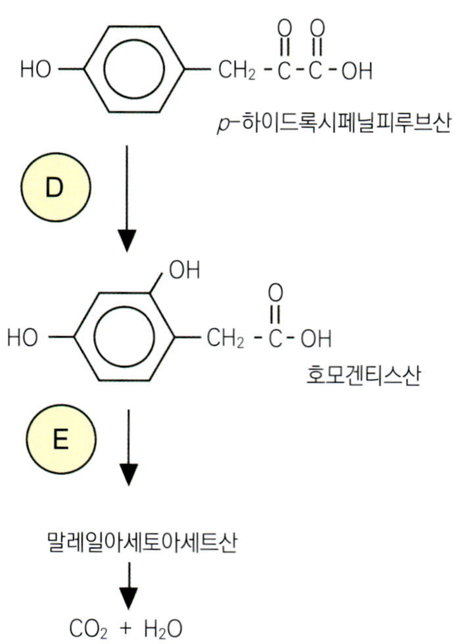

그림 15-13. **타이로신증(D 차단)과 알캅톤뇨증(E 차단)**

7) 알캅톤뇨증

알캅톤뇨증(alkaptonuria)은 호모겐티스산 산화 효소(homogentisic acid oxidase)의 결핍으로 혈액에 호모젠티스산이 축적되고 소변으로 배설되는 유전병이다. 소변 내의 호모겐티스산은 소변의 pH가 알칼리로 되면서 흑색으로 변한다. 그래서 "알칼리를 좋아하는 물질"이란 의미를 가진 "alkapton"을 사용하게 되었다. 빛과 공기에 노출되어도 산화되어 흑색을 띤다. 결합 조직에 이 물질이 축적되면 흑청색을 띠는데, 이것을 갈색증(ochronosis)이라고 한다.

8) 갈락토스혈증

갈락토스혈증(galactosemia)은 갈락토스로부터 포도당을 형성하는 촉매하는 유리딘 전이 효소(uridyl transferase)의 결핍으로 인해 발생한다. 따라서 이 질환에서는 혈액에 갈락토스가 축적된다. 혈액의 갈락토스 눈에서 갈락티콜(galacticol)로 환원된다. 이것이 눈에 축적되면 백내장을 일으킨다. 계속해서 갈락토스가 축적되면 간 기능 상실과 정신 지체가 나타난다. 이 질환은 갈락토스가 들어있지 않은 음식을 투여하는 식이 요법으로 조절할 수 있다.

9) 윌슨병

윌슨병(Wilson's disease)은 세룰로플라스민(ceruloplasmin)이나 구리-결합 글로불린에 구리 이온이 결합하지 못함으로써 신체에서 과다한 구리 이온(Cu^{2+})이 제거되지 못해 발생한다. 이 질환에서 구리는 간, 신장, 뇌에 축적된다. 또한 소변으로도 많은 양의 구리가 배설된다. 간에 구리가 과다하게 축적되면 간경화증으로 발전할 수 있다. 게다가 신장에 구리가 축적되면 신장 요세관이 손상되어 아미노산과 펩타이드가 소변으로 많이 배설된다.

10) 혈우병

혈우병(hemophilia)은 성 연관 열성 유전병(sex-linked recessive genetic disease)으로 혈액 응고 과정에서 중요한 단백질인 항혈우병 인자(Ⅷ 응고 인자)의 결핍으로 인해 발생된다. 혈우병 유전자는 성 염색체인 X 염색체에 있으며, 여성은 유전자를 보유하지만 혈우병에 걸리지는 않고 남성만 혈우병에 걸린다(그림 15-14). 혈우병 환자는 베였을 때 출혈로 인해 위험할 수도 있다. 그러나 주요 손상은 관절 속에서의 반복적인 내부 출혈로 인해 불구자가 될 수 있다는 것이다.

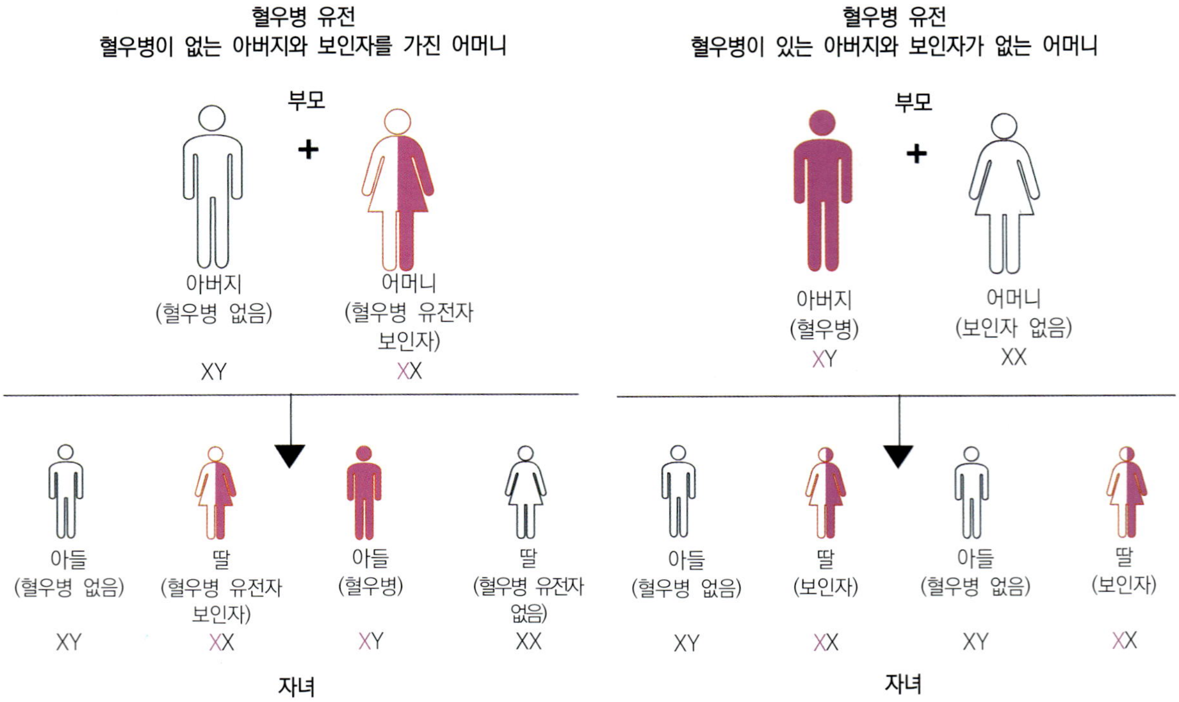

그림 15-14. 혈우병 유전

11) 근육 질환

근육 질환의 한 형태인 뒤시엔느형 근육 퇴행성 위축(Duchenne's muscular dystrophy)은 디스트로핀(dystrophin)이라고 하는 단백질의 결핍으로 인해 발생한다. 이 병은 주로 남자 아이가 걸리며 근육이 진행성으로 약해지고 소모된다. 보통은 12세 전에 휠체어에 의존하며 30세 전에 호흡곤란으로 사망한다. 현재까지 이 병을 치료하지 못하고 있다.

디스트로핀은 분자량 40만 달톤에 달하는 거대 분자의 단백질이다. 그것은 세포 안쪽과 접하고 있는 세포막에서 정상적으로 존재한다. 이것의 부족은 비정상적인 세포 투과성을 초래한다.

12) 기타 유전병

니만-피크병(Niemann-Pick disease)은 스핑고미엘린 분해 효소의 결핍으로 인해 발생하며, 간, 비장, 골수 및 림프절에 스핑고미엘린이 축적되는 질환이다. 이 병은 뇌에 영향을 미치며 정신 지체와 조기 사망을 일으킨다. 발생률은 매우 낮다.

고셰병(Gaucher's disease)은 글루코세리브로시드(glucocerebroside)를 포도당과 세라미드(ceramide)로 분해하는 필요한 효소인 글루코세리브로시데이스(glucocerebrosidase)의 결핍으로 인해 발생한다. 이 병의 특징은 비장(지라)과 간에 당지질이 축적되는 것이다. 소아에서 고셰병은 심한 정신 지체와 조기 사망을 일으킨다. 성인에서는 비장과 간이 진행성으로 비대해진다. 유아기에는 드물고, 성인의 발생률은 동유럽 태생 유대인(Ashkenazi Jews)의 경우 600명당 1명으로 매우 높다.

테이-삭스병(Tay-Sachs disease)은 리소좀 효소인 헥소사미니데이스 A(hexosaminidase A)의 결핍으로 인해 발생하며 뇌와 눈에 당지질이 축적된다. 망막에 빨간 반점이 나타나며 근육이 약해진다.

헥소사미니데이스는 강글리오시드(ganglioside)의 극성 머리 부분에 있는 *N*-아세틸-D-갈락토사민과 D-갈락토스 잔기 사이의 결합을 가수 분해한다. 따라서 이 효소가 결핍되면 강글리오시드의 분해가 중간 단계에서 정지되므로 부분적으로 분해된 강글리오시드가 대량 축적되어 신경계의 변성을 일으킨다. 발생률은 동유럽 태생 유대인(Ashkenazi Jews)이 3,600명당 1명으로 매우 높다.

파르버병(Farber's disease)은 세라미드를 스핑고신과 지방산으로 가수 분해하는 효소인 세라미데이스(ceramidase)의 결핍으로 인해 발생한다. 주요 증상은 쉰 목소리, 정신 지체, 조기 사망, 피부염, 골격 기형 등이다. 발생률은 매우 낮다.

크라베병(Krabbe's disease)은 β-갈락토시데이스(β-galactosidase)의 결핍으로 인해 발생한다. 스웨덴 사람이 발생률이 50,000명당 1명으로 다른 나라 사람에 비해 높다. 주요 증상은 발진과 신장 기능 상실이다. 이 환자에서는 말이집(수초, myelin)이 형성되지 않는다.

13) 루게릭병

루게릭병(Lou Gehrig's disease)으로 알려진 근위축성 측삭경화증(amyotrophic lateral sclerosis, ALS)은 뇌와 척수의 운동을 조절하는 운동 신경의 변성으로 인해 발생한다. 이러한 변성은 근육의 진행성 소모(progressive wasting)를 가져온다. 이 병에 걸린 사람은 걷기, 말하기, 삼키기 등의 능력을 상실한다. 그렇지만 지능은 손상되지 않는다. 대부분의 환자는 첫 증상이 나타난 후 2~5년 이내에 사망한다. 사망 원인은 질식이 대부분이다.

최근의 연구에 따르면 ALS 환자에서는 뇌 세포 사이의 액체에 글루탐산이 과다하게 축적되는 것으로 밝혀졌다. 이러한 축적의 결과 신경 세포 속으로 칼슘 이온이 과다하게 들어간다. 그 다음 칼슘 이온은 운동을 조절하는 신경 세포에 치명적인 영향을 미친다. 그 후 세포는 곧 죽는다.

8. 재조합 DNA

재조합(recombinant) DNA란 한 생물의 DNA 절편을 잘라내어 완전히 다른 생물의 DNA 속으로 인위적으로 끼워 넣어(이를 스플라이싱splicing이라고 함) 새롭게 만들어진 DNA 분자를 가리킨다. 대부분의 생물(동물, 식물, 세균, 바이러스)은 DNA 공여자가 된다. 이론적으로 대부분의 생물은 또한 DNA 수용자가 될 수도 있다. 하지만 실제로 수용자로는 대장균(*Escherichia coli*)이 거의 절대적으로 이용되고 있다. 수용자로서 대장균을 선택하는 이유는 그것의 유전 구조가 잘 연구되어졌기 때문이다. 거의 모든 대장균의 3,000~4,000개의 유전자는 크고, 한 개의 둥근 염색체 안에 포함되어 있다. 이것의 염색체가 클 뿐만 아니라 소수의 유전자로 구성된 작은 DNA의 폐쇄형 고리인 플라스미드(plasmid)도 있다. 이러한 플라스미드는 대장균에 대한 DNA 수용체로서 작용한다. 플라스미드는 숙주 세포 안에서 스스로 복제하면서 독립적으로 증식한다.

유전자의 자르고 이음 작용(스플라이싱)은 어떻게 진행될까? 우선 대장균을 부수고 열기 위해 세정액에 넣는다. 플라스미드 DNA의 특정 지점을 자르는 제한 효소(restriction enzyme)로 플라스미드를 처리한다. 다른 한 생물로부터 얻은 DNA를 대장균 플라스미드에 끼워 넣는다. 그다음에는 플라스미드의 고리가 폐쇄된다. 플라스미드를 다시 대장균 속으로 넣는다. 이렇게 새로운 세포가 분리되고 복제가 일어난다(대장균은 매 20~30분 마다 스스로 복제한다). 세포가 복제됨으로써 그들은 삽입된 DNA에 의해 코드화된 단백질을 포함하여 자신의 DNA에 의해 코드화된 단백질을 합성한다(그림 15-15).

재조합 DNA 연구를 통해 사람 인슐린, 인터페론, 성장 호르몬, 소마토스타틴 및 일부 백신을 생성하였다. 재조합 DNA 연구는 투석 환자에서의 적혈구 감소와 화학 요법을 받는 환자에서 나타나는 호중구 감소를 치료하는 약물로서 널리 사용되고 있다. 이론적으로 스플라이싱은 유전병과 암에 대한 치료법을 찾는 데 사용될 수 있고, 여러 가지 효소, 호르몬, 항체 및 약리학적으로 분리하고 생성하기 어려운 기타 물질을 제조하는 데 사용될 수 있다.

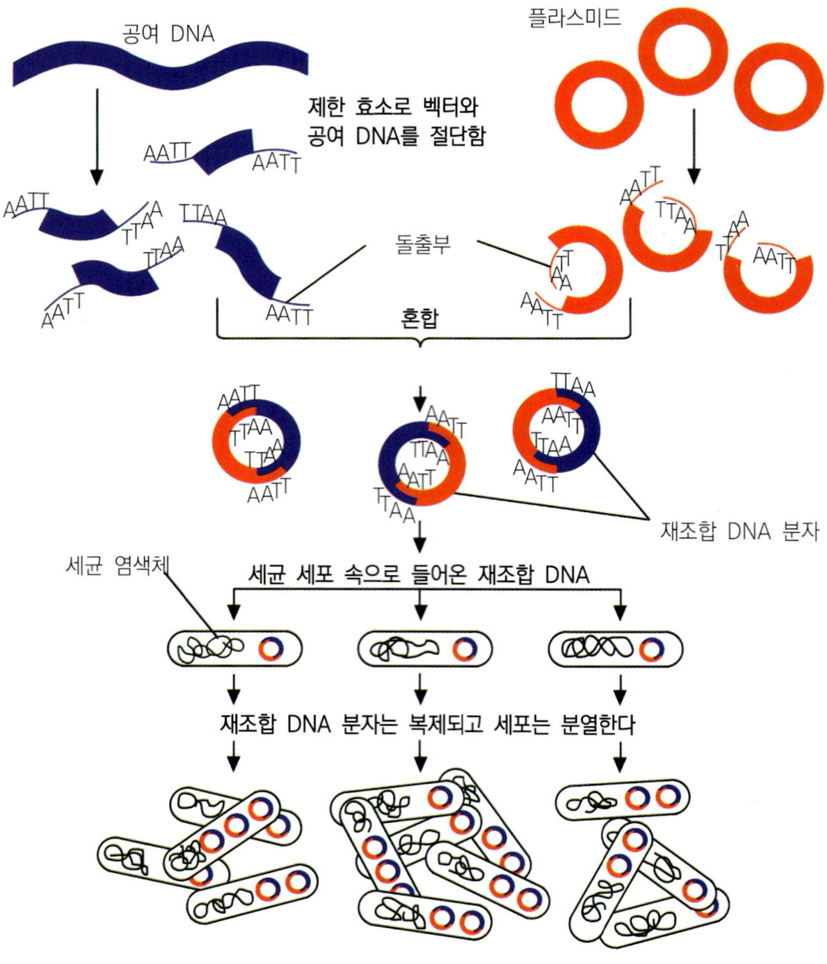

그림 15-15. 재조합 과정

9. 종양 유전자

종양 유전자(oncogene)는 조절되지 않거나 암을 일으키는 유전자로 정의된다. 더 간단히 정의하면 종양 유전자는 "암세포에서 성장을 촉진하는 유전자"이다.

암세포(cancerous cell)는 다음과 같은 3가지 특징을 지닌다.

1. 성장이 조절되지 않는다.
2. 신체 조직에 침입한다.
3. 신체의 다른 부위로 전이된다.

암에서는 성장을 조절하는 유전자가 비정상적이지만 세포 성장이 어떻게 조절되는지에 대해서는 거의 알려져 있지 않다.

2016년 현재 우리나라의 사망 원인 1위는 암이다. 암의 발생률은 연령과 함께 증가한다. 암에서는 효소, 호르몬 및 단백질이 자주 비정상적으로 생성된다. 이러한 생성물을 종양 표지자(tumor marker)라고 한다. 이러한 종양 표지자를 검사하면 암을 조기에 진단할 수 있다. 많이 측정되고 있는 종양 표지자는 표와 같다.

표 15-2. 주요 종양 표지자

종양 표지자	종양 종류(진단 목적)
알파-태아 단백질(α-fetoprotein, AFP)	간세포암(hepatocellular carcinoma, HCC), 고환암
탄수화물 항원125(carbohydrate antigen 125,CA 125)	난소암
CA 15-3	전이성 유방암
암 배아 항원(carcinoembryonic antigen, CEA)	결장 직장암
전립선 특이 항원(prostate specific antigen,PSA)	전립선암
사람 융모 성선(생식샘) 자극 호르몬(human chorionic gonadotrophin, hCG)	태반과 고환의 영양막 종양, 종자 세포 종양, 융모막암
전립선 산성 포스파테이스(prostate acid phosphatase)	전립선암
칼시토닌(calcitonin)	갑상선암
페리틴(ferritin)	급성 골수 백혈병
C-펩타이드(C-peptide)	인슐린 생성 세포 종양

X선 및 γ선 같은 방사선 에너지는 조직에 자유 라디칼(free radical)을 형성하기 때문에 발암성 인자이다. 방사선은 또한 DNA를 손상시킬 수 있고 돌연변이성 요인이다.

일반적으로 사용하는 많은 화학 물질이 발암성 물질이다. 사람 암의 75% 정도는 환경에 있는 화학 물질로 인해 발생한다. 이러한 발암성 화학 물질로는 벤젠, 석면, 담배연기에 있는 벤즈피렌(benzpyrene) 같은 융합-고리 화합물 등이 있다.

종양 발생 바이러스(oncogenic virus)는 DNA나 RNA를 포함하고 있다. 어떤 환경에서 폴리오마 바이러스(polyomavirus)나 SV40 바이러스에 감염된 생쥐나 햄스터의 어떤 세포는 악성 형질전환을 일으킬 수 있다. 몇 가지 종양 발생 바이러스를 표 15-3에 나타냈다.

표 15-3. 종양 발생 바이러스

분류	종류
DNA 바이러스	
파포바 바이러스(papova virus)	폴리오마 바이러스, SV 40 바이러스
헤르페스 바이러스(herpes virus)	엡스타인-바 바이러스(Epstein-Barr virus) 2형 단순 포진 바이러스
헤파드나 바이러스(hepadna virus)	B형 간염 바이러스
RNA 바이러스	
C형 레트로 바이러스(retrovirus type C)	백혈병 바이러스

Practice Test

1. DNA 코돈 속에 나쁜 뉴클레오타이드가 삽입되어 일어나는 현상은?
   a. 돌연변이　b. 스플라이싱　c. 재조합　d. 클로닝　e. 복제

2. 페닐알라닌 수산화 효소의 결핍에 의해 발생하는 유전병은?
   a. 근육 디스트로피　b. 갈락토스혈증　c. 혈우병
   d. 낭성 섬유증　e. 페닐케톤뇨증

3. 퓨린 대사의 최종 산물은?
   a. 암모니아　b. 크레아티닌　c. 요소
   d. 요산　e. 빌리루빈

4. 유전 정보의 전사와 관계있는 RNA는?
   a. 동질성 RNA　b. 이질성 RNA　c. tRNA
   d. rRNA　e. mRNA

5. 1개의 아미노산을 가리키는 코돈의 뉴클레오타이드 수는?
   a. 1　b. 2　c. 3　d. 4　e. 5

6. 얼마나 많은 종류의 아미노산이 유전 코돈에 포함되어 있는가?
   a. 5　b. 10　c. 20　d. 40　e. 무한대

7. 뉴클레오타이드의 구성 성분은?
   a. 인산　b. 퓨린 염기　c. 피리미딘 염기　d. 오탄당　e. 이상 모두

8. DNA의 두 가닥은 무엇에 의해 서로 결합하는가?
   a. 이황화 결합　b. 수소 결합　c. 이온 결합
   d. 공유 결합　e. 소수성 상호작용

9. 유전 질환이 아닌 것은?
   a. 페닐케톤뇨증　b. 갑상선암　c. 백색증
   d. 낫 모양 적혈구 빈혈　e. 알캅톤뇨증

10. 구아닌과 짝을 이루는 염기는?
    a. 유라실　b. 사이토신　c. 타이민　d. 아데닌　e. 이상 모두

1. a　2. e　3. d　4. e　5. c　6. c　7. e　8. b　9. b　10. b

찾아보기

〈 ㄱ 〉

가수 분해 효소 / 113, 123
가스크로마토그래피 / 91
가스트린 / 123, 298
각기병 / 257
각질화 / 249
간질 세포 자극 호르몬 / 280
갈락토스 혈증 / 39
갈락토스 / 38
갈락토스뇨 / 39
갈락토스혈증 / 156, 321
갈색증 / 321
감별 계산 / 216
갑상선 기능 저하증 / 283
갑상선 기능 항진증 / 285
갑상선 자극 호르몬 / 279
갑상선 자극 호르몬-방출 호르몬 / 279
강산 / 27
개체 / 11
거대분자 / 12
거인증 / 278
경쟁적 저해 / 107
고나트륨혈증 / 236
고빌리루빈혈증 / 256
고성능 크로마토그래피 / 91
고셰병 / 179, 322
고지혈증 / 173
고칼로리 영양법 / 186
고혈당 / 38
고혈당증 / 33
골 흡수 / 283
골다공증 / 251
골지체 / 18
공유 결합 / 13
과당 / 39
과산화 효소 / 112
과염소산 / 27
관상동맥 질환 / 71
광학 이성체 / 34
괴혈병 / 267
교질 분산 / 87
교질 삼투압 / 224
구루병 / 252
구리 / 241
구상 단백질 / 87
구순염 / 258
구아닌 / 308
국제효소위원회 / 101
그레이브스병 / 285
극성 / 23, 24, 79
근육 질환 / 322
근육 퇴행성 위축 / 322
글라이코사이드 / 40
글로불린 / 225
글로빈 / 221
글루카곤 / 290, 293
글루코스 / 38
글루코원성 아미노산 / 192
글리세롤 / 168
글리세르알데하이드 / 37
글리코젠 분해 / 141
글리코젠 합성 / 139
글리코젠 / 33, 44
글리코콜산 / 68
글리코콜산나트륨 / 125
급성 심근경색 / 222
기관 / 11
기관계 / 11
기름 / 56

〈 ㄴ 〉

나트륨 / 236
난소 호르몬 / 293
남성 호르몬 / 297
낫 모양 적혈구 빈혈 / 222, 318
낭성 섬유증 / 317
내 호흡 / 228
내분비샘 / 273
노르아드레날린 / 289
노폐물 / 201
녹말 / 42
뇌졸중 / 70
뇌하수체 전엽 / 275, 278
뇌하수체 중엽 호르몬 / 280
뇌하수체 후엽 / 275
뉴클레오타이드 / 307
니만-피크병 / 179, 322
니아신 / 154, 259

〈 ㄷ 〉

다뇨 / 171, 202
다당류 / 42
단당류 / 33
단백열량부족증 / 225
단순 갑상선종 / 284
단순 지질 / 56
담낭 / 68
담즙 색소 / 126
담즙 / 68, 124
담즙산 / 125
담즙산염 / 68, 125, 167
당 / 33
당뇨 / 38, 141
당뇨병 / 33, 158
당단백질 / 33, 86, 274
당도 / 46
당부하 검사 / 159
당신생 / 141, 155
당지질 / 33, 56, 63
당질 코르티코이드 / 286
대변 / 132
대사 / 12
대사성 산증 / 232
대사성 알칼리증 / 232
덱스트란 / 46
덱스트로스 / 38
덱스트린 / 43
도파민 / 289
독극물 / 104
독약 / 104
돌연변이 / 12, 317
동종 효소 / 114
동화 작용 / 12
디옥시 당 / 40
디옥시리보스 / 308
디옥시리보핵산 / 12, 307
디하이드록시아세톤 / 37

〈 ㄹ 〉

라인위버-버크 / 107
레슈-니한 증후군 / 209
레프숨병 / 172
루게릭병 / 323
류코트리엔 / 66
리놀레산 / 54
리보솜 / 18
리보스 / 38
리보플라빈 / 154, 258
리보핵산 / 307
리소좀 / 19
리튬 / 243
리포산 / 266

〈 ㅁ 〉

마그네슘 / 239
마이크로 미네랄 / 240
말단비대증 / 278
말테이스 / 127
망가니즈 / 243
메나디온 / 254
메틸 회로 / 187
멘케스 증후군 / 241
멜라토닌 / 299
면상 단백질 / 87
모세관 작용 / 24
몰리브데넘 / 243
무기 촉매제 / 100
무기질 코르티코이드 / 286
무기질 / 236
무뇨 / 202
물 / 23
미세소관 / 19
미오글로빈 / 222
미카엘리스-멘텐 곡선 / 106
미카엘리스-멘텐식 / 107
미토콘드리아 / 17

〈 ㅂ 〉
바세도병 / 285
바소프레신 / 202, 275, 281
반경쟁적 저해 / 108
발효 / 48
밤소경증 / 249
방사선 / 89
방출 호르몬 / 273
배당체 / 40
백색증 / 319
백혈구 / 216
번역 / 315
베르니케 뇌증 / 257
베타 사슬 / 221
벤즈피렌 / 325
변선광 회전 / 36
변성 / 87
보상 불능 / 232
보상 / 232
보우만낭 / 201
복제 / 314
복합 지질 / 56
부갑상선 호르몬 / 238
부갑상선 / 285
부신 수질 호르몬 / 289
부신 피질 자극 호르몬 / 279
부신 피질 호르몬 / 286
부종 / 225, 234
분자 / 11
분해 대사 / 12
분해 부가 효소 / 113
브뢴스테드-로우리 / 25
비경쟁적 저해 / 108
비극성 / 79
비누화 / 59
비오틴 / 262
비타민 A / 247
비타민 B_{12} / 263
비타민 B_1 / 256
비타민 B_2 / 258
비타민 C / 267
비타민 D / 250
비타민 E / 253
비타민 K / 254
비타민 / 132
비타민 / 247
빈혈 / 215, 221
빌리루빈 / 195, 208
빌리버딘 / 126, 206
뼈 엉성증 / 251
뼈 연화증 / 251
뼈흡수 / 238

〈 ㅅ 〉
사구체 / 201
사구체여과율 / 201
사람 융모 성선 호르몬 / 297
사탄당 / 33, 38
산 / 24, 25
산소 첨가 효소 / 112
산증 / 231
산패 / 59
산화 효소 / 111
삼탄당 / 33, 37
생명체 / 11
생물학적 촉매제 / 99
생체분자 / 13, 14
생화학 / 11
선하수체 / 278
설염 / 258
섬유소 용해 / 227
성선 자극 호르몬 / 280
성인형 당뇨병 / 158
성장 호르몬 / 278
성장 호르몬-방출 호르몬 / 278
성호르몬 / 68
세룰로플라스민 / 241
세크레틴 / 298
세팔린 / 217
세포 내액 / 235
세포 외액 / 235
세포 호흡 / 228
세포 / 11, 15
세포막 / 15
세포질 / 16
세포학 / 15
세포학자 / 15
셀룰로스 / 45
소기관 / 11, 15
소마토스타틴 / 290, 293
소마토트로핀 / 278
소변 검사 / 210
소변 시험지 검사 / 211
소변 / 201
소아형 당뇨병 / 158
소포체 / 17
송과선 호르몬 / 299
쇠렌센 / 26
수분 균형 / 224
수산화 이온 / 24
수소 결합 / 23
수소화 식물성 기름 / 59
수소화 / 59
수용체-매개성 세포 내 반입작용 / 71
수화 / 231
스탈링 / 224
스테로이드 호르몬 / 274
스테로이드 / 66
스테롤 / 66
스테르코빌린 / 195
시냅스 / 300
시스-9-옥타데세노아마이드 / 56
시스테르나 / 18
시토신 / 308
시토크롬 / 154
시트룰린혈증 / 191
시트르산 회로 / 152
식이 섬유 / 133
신경전달물질 / 300
신생아 황달 / 196
신성 당뇨 / 208
신역치 / 141
신역치 / 38
신장 결석 / 205
신장 호르몬 / 299
신혈류량 / 201
신혈장류량 / 201
심근경색 / 117
심근경색 / 70
쌍극성 이온 / 80
쌍극자 / 23

〈 ㅇ 〉
아나볼릭 스테로이드 / 68
아난다마이드 / 56
아데노신 삼인산 / 141, 310
아데노신 인산 / 310
아데닌 / 308
아드레날린 / 289
아라키돈산 / 56
아르기노석시네이스 산뇨증 / 191
아르지니노석신산 / 190
아미노 당 / 39
아미노기 전이 효소 / 112
아미노산 유도체 / 274
아미노산 풀 / 185
아미노산 / 78
아밀로스 / 43
아밀로펙틴 / 43
아세톤체 / 170
아스코르브산 / 267
아연 / 242
아이코사노이드 / 56, 64
아크로레인 검사 / 60
아포단백질 / 69
아포지질단백질 / 69
악성 빈혈 / 221
안드로겐 / 286
알다르산 / 40
알도스 / 34
알도스테론 / 67, 288
알도헥소스 / 38
알돈산 / 40
알란토인 / 206
알부민 / 224
알칼로이드 시약 / 89
알칼리증 / 231
알캅톤뇨증 / 321
알코올 / 88
알파 사슬 / 221
암 세포 / 324
암모늄 / 207
애디슨병 / 280, 288
야맹증 / 249
약산 / 27
약염기 / 27
양성자 / 13

양전하 / 23
억제 호르몬 / 273
에너지원 / 141
에르고스테롤 / 251
에르고스테롤 / 67
에리트로스 / 38
에스트로겐 / 286, 294
에피네프린 / 289
에피머 / 37
엠덴-마이어호프 경로 / 145
여포 자극 호르몬 / 280
여포 호르몬 / 293
연결 효소 / 114
열 / 88
염가교 / 88
염기 / 24, 25, 308
염산 / 27
염색체 / 16
염석 / 89
염소 / 240
염화물 이동 / 230
엽산 / 263
오탄당 인산 경로 / 151
오탄당 / 33, 38
옥살산칼슘 / 205
옥시토신 / 282
옥텟 규칙 / 13
올레산 / 55
올리고당류 / 41
왁스 / 56
완충계 / 28
완충액 / 28
왓슨 / 307, 311
왜소증 / 278
외 호흡 / 228
요붕증 / 202
요산 / 204
요산염 / 204
요소 회로 / 190
요소 / 204
요오드 / 243
요오드가 / 58
용해성 / 85
용혈성 빈혈 / 222
우로빌리노겐 / 196, 206
우로빌린 / 206
우론산 / 40
원핵세포 / 15
윌슨병 / 241, 321
유도체 / 57
유라실 / 308
유리 크레아틴 / 205
유전 암호 / 316
유전병 / 317
유전자 / 12
육탄당 일인산 경로 / 151
육탄당 / 33, 38
음전하 / 23
응집력 / 24
의학 생화학 / 11
이노시톨 / 266
이뇨제 / 209
이눌린 / 46
이당류 / 41
이동상 / 89
이성질화 효소 / 114
이성체 / 34
이중 나선 / 311
이화 작용 / 12
인 / 16
인산 완충계 / 233
인산 / 28, 240
인산티딜에탄올아민 / 217
인산화 효소 / 276
인슐린 / 38, 157, 290
인지질 / 56, 61
인터메딘 / 280
임상 효소 / 115
임신성 당뇨병 / 158
입체 이성체 / 34

〈 ㅈ 〉

자극 호르몬 / 273
자메이칸 구토병 / 172
자유 라디칼 / 325
자유 에너지 / 153
자이모젠 / 116
작열각 증후군 / 262
장액 / 124
재생불량성 빈혈 / 221
재조합 DNA / 323
저나트륨혈증 / 236
저장 다당류 / 42
저칼륨혈증 / 237
저해제 / 103
저혈당증 / 33
적혈구 증가증 / 215
적혈구 형성 인자 / 299
적혈구 / 215
전기영동 / 92, 225
전기음성도 / 23
전령 RNA / 314
전사 / 314
전자 전달계 / 154
전효소 / 109
점액부종 / 284
정전기적 결합 / 23
정지상 / 89
젖산 회로 / 151
조직 / 11
조효소 Q / 111
조효소 / 109
족세포 / 201
종양 발생 바이러스 / 325
종양 유전자 / 324
종양 표지자 / 325
주효소 / 109
죽상 경화증 / 70
중금속염 / 88
중성 용액 / 26
중성자 / 13
중심체 / 19
지방 산화 / 168
지방 합성 / 173
지방 / 56
지방산 / 53, 169
지용성 비타민 / 247
지중해 빈혈 / 222
지질 전구체 / 57
지질단백질(a) / 69
지질단백질 / 69
지질단백질라이페이스 / 180
진단 효소 / 115
진단세포학 / 15
진핵세포 / 15
질산 / 27
질소 회로 / 77
질소혈증 / 191
짝염기 / 28

〈 ㅊ 〉

천연 왁스 / 60
철 / 131, 240
철결핍성 빈혈 / 221
출혈성 빈혈 / 222
췌장액 / 124
친수성 물질 / 24

〈 ㅋ 〉

카로틴 피부증 / 250
카르바미노 화합물 / 233
카복실기 / 40
카복실기 / 78
카이네이스 / 112
카탈레이스 / 112
칸디다 진균 / 68
칼럼 크로마토그래피 / 90
칼륨 / 236
칼모듈린 / 239
칼슘 / 238
칼시토닌 / 238
칼시토닌 / 282
케토스 / 34
케토원성 아미노산 / 192
케톤산증 / 171
케톤증 / 171, 203
케톤체 / 170, 208
케톤혈증 / 171
코돈 / 313
코르티솔 / 67, 287
코르티코스테로이드 / 67
코리 회로 / 151
코리병 / 145
코발라민 / 263
코발트(cobalt) / 243
코발트 / 243
콜레스테롤 / 66, 126, 178

콜레시스토키닌 / 124, 298
콜린 / 265
콰시오코 / 225
콰시오코르 / 186
쿠싱 증후군 / 158, 288
크라베병 / 323
크레아티닌 / 205
크레아틴 인산 / 205
크레아틴 / 205
크레아틴뇨 / 206
크레틴병 / 278, 283, 320
크로마토그래피 / 89
크로뮴 / 243
크릭 / 307, 311
클래트린 / 72

〈 ㅌ 〉

타우로콜산 / 68
타우로콜산나트륨 / 125
타이로신증 / 320
타이록신, / 282
타이민 / 308
타이아민 / 256
탄닌산 / 89
탄산 / 28
탄산수소 이온 / 231
탄수화물 / 33
탈산소 헤모글로빈 / 228
탈수 / 231, 234
탈수소 효소 / 111
탈아미노 작용 / 189
탈카복실 작용 / 191
태반 호르몬 / 296
테스토스테론 / 297
테이-삭스병 / 179, 322
테트라히드로카나비놀 / 56
토리 / 201
통풍 / 197, 209
트랜스지방 / 60
트롬복산 / 65
트리글리세라이드 / 168
트리카르복실산 회로 / 152

〈 ㅍ 〉

파르버병 / 323
판토텐산 / 154, 261
퍼옥시좀 / 19
페닐케톤뇨증 / 188, 319
펠라그라 / 259
펩신 / 128
펩타이드 결합 / 81
펩타이드 / 81
평형 상수 / 25
포도당 / 38
포르브스병 / 145
폰기에르케병 / 145
폴리오마바이러스 / 325
폴리하이드록시알데하이드 / 33
폴리하이드록시케톤 / 33
폼페병 / 145
표적 세포 / 273
푸라노스 / 36
풍토병성 갑상선종 / 284
퓨린 / 196, 308, 309
프로게스테론 / 295
프로락틴 / 280
프로스타글란딘 / 64
프로스타사이클린 / 65
프로톤 공여체 / 25
프로톤 수용체 / 25
프로파이오닐 CoA / 169
프토아민 / 192
프티알린 / 127
피라노스 / 36
피리독살인산염 / 188
피리독신 / 260
피리미딘 / 308, 309
피브리노겐 / 226
피크르산 / 89
필수 아미노산 / 80
핍뇨 / 202

〈 ㅎ 〉

하시모토병 / 285
하이드로늄 이온 / 24
하이푸르산 / 206
합성 대사 / 12
합성 효소 / 114
항이뇨 호르몬 / 202, 275, 281
해당 과정 / 145
해당 / 150
해리 상수 / 27
핵 / 16
핵단백질 / 196, 311
핵산 / 307
헤모글로빈 / 193, 221
헤미아세탈 / 36
헤미케탈 / 36
헤파린 / 45, 227
헨더슨-하셀발히 식 / 29, 231
헨리 기체 법칙 / 231
헴 / 126, 221
혈뇨 / 208
혈당 / 38, 139
혈소판 / 217
혈소판-활성 인자 / 61
혈액 삼투압 / 275
혈액 요소 질소 / 191
혈액 포도당 / 139
혈액 / 215
혈우병 / 321
혈장 지질 / 222
혈장 콜로이드 삼투압 / 224
혈장 / 217
호르몬 / 273
호흡성 산증 / 232
호흡성 알칼리증 / 232
화학 반응 / 23
화학삼투 이론 / 155
환원성 / 47
활성제 / 103
황달 / 196
황산 / 27
황산염 / 207
황체 형성 호르몬 / 280
효과 호르몬 / 273
효모 / 48
효소 / 12, 99
효소원 / 116, 128

INDEX

〈 a 〉

ABGA / 219
acetyl-CoA / 109
ACID / 25
acidosis / 231
acrolein test / 60
acromegaly / 278
ACTH / 279
activator / 103
acute myocardial infarction / 222
Addison's disease / 280, 288
adenine / 308
adenohypophysis / 275, 278
adenosine triphosphate / 141, 310
ADH / 202, 281
adrenal cortex hormone / 286
adrenaline / 289
adrenocorticotropic hormone / 279
albinism / 319
aldaric acid / 40
aldohexose / 38
aldonic acid / 40
aldose / 34
aldosterone / 67
alkalosis / 231
alkaptonuria / 321
allantoin / 206
ALT / 188
AMI / 222
amino acid pool / 185
amino acid / 78
amino sugar / 39
aminotransferase / 112, 188
amylopectin / 43
amylose / 43
anabolic steroid / 68
anabolism / 12
anandamide / 56
androgen / 286
anemia / 215, 221
anterior pituitary gland / 278
antidiuretic hormone / 202
anuria / 202
aplastic anemia / 221
apoenzyme / 109
apolipoprotein / 69
apoprotein / 69
arachidonic acid / 56
argininosuccinic acid / 190
arginosuccinase aciduria / 191
ascorbic acid / 267
AST / 188
atherosclerosis / 70
ATP III / 223
ATP / 38, 139, 141, 310
azotemia / 191

〈 b 〉

BASE / 25
Basedow's disease / 285
benzpyrene / 325
beriberi / 257
bile acid / 125
bile salt / 68
bile / 68
biliverdin / 126, 206
biochemistry / 11
biological catalyst / 99
biotin / 262
blood sugar / 38
blood urea nitrogen / 191
bone resorption / 238, 283
Bowman's capsule / 201
buffer solution / 28
buffer system / 28
BUN / 191
burning feet syndrome / 262

〈 c 〉

CAD / 71
calcitonin / 238, 282
calcium oxalate / 205
calmodulin / 239
cancerous cell / 324
Candida / 68
capillary action / 24
carbamino compound / 233
carbohydrate / 33
carbonic acid / 28
carotenosis / 250
catabolism / 12
catalase / 112
CCK / 124, 298
cell membrane / 15
cell / 15
cellulose / 45
centrosome / 19
cephalin / 217
ceruloplasmin / 241
cheilitis / 258
chemiosmotic theory / 155
chloride shift / 230
cholecystokinin / 124, 298
cholesterol / 66
chromatography / 89
chromium / 243
chromosome / 16
cis-9-octadecenoamide / 56
citric acid cycle / 152
citrullinemia / 191
CK / 116
clathrin / 72
clinical enzyme / 115
Clinitest / 208
cobalamin / 263
cobalt / 243
codon / 313
coenzyme / 109
colloid osmotic pressure / 224
colloidal dispersion / 87
compensation / 232
competitive inhibitor / 103
complex lipid / 56
conjugated base / 28
Cori cycle / 151
Cori's disease / 145
coronary artery disease / 71
corticosteroid / 67
cortisol / 67
covalent bond / 13
creatine phosphate / 205
creatinine / 205
creatinuria / 206
cretinism / 278, 283
Cushing syndrome / 158, 288
cysternae / 18
cystic fibrosis / 317
cytochrome / 154
cytologist / 15
cytology / 15
cytoplasm / 16
cytosine / 308

〈 d 〉

D3 / 299
dalton / 14
deamination / 189
decarboxylation / 191
dehydration / 231, 234
dehydrogenase / 111
deoxy sugar / 40
deoxyhemoglobin / 228
deoxyribonucleic acid / 12, 307
deoxyribose / 308
dextrin / 43
dextrose / 38
diabetes insipidus / 202
diabetes mellitus / 33
diabetic ketoacidosis / 171
diagnostic cytology / 15
diagnostic enzyme / 115
dietary fiber / 133
differential count / 216
dihydroxyacetone / 37
dipole / 23
dissociation constant / 27
diuretics / 209
DKA / 171
DM / 33
DNA ligase / 314
DNA polymerase / 314
DNA 연결 효소 / 314

DNA 중합 효소 / 314
DNA / 12, 307
DNA코드 / 313
dopamine / 289
double helix / 311
Duchenne's muscular dystrophy / 322
dwarfism / 278
D형 / 35

〈 e 〉
ECF / 235
EC코드 / 111
edema / 225, 234
effect hormone / 273
eicosanoid / 56, 64
electronegativity / 23
electrophoresis / 92, 225
electrostatic bond / 23
Embden-Meyerhof / 145
endemic goiter / 284
endocrine gland / 273
endoplasmic reticulum / 17
enzyme / 12, 99
epimer / 37
epinephrine / 289
equilibrium constant / 25
ER / 17
ergosterol / 67, 251
erythrocyte / 215
erythropoietin / 299
erythrose / 38
essential amino acid / 80
estrogen / 286
eukaryotic cell / 15
extracellular fluid / 235

〈 f 〉
F. H. C. Crick / 307
Farber's disease / 323
fat / 56
fermentation / 48
fibrinolysis / 227
fibrous protein / 87
folacin / 263
folic acid / 263
follicle-stimulating hormone / 280
follicular hormone / 293
Forbes's disease / 145
free creatine / 205
free energy / 153
free radical / 325
fructose / 39
FSH / 280
furanose / 36

〈 g 〉
galactosemia / 39, 156, 321
galactosuria / 39
gall bladder / 68
gastrin / 123, 298
Gaucher's disease / 179, 322
GC / 91
GDM / 158
gene / 12
genetic disease / 317
gestational diabetes mellitus / 158
GFR / 201
GH / 278
GHRH / 278
gigantism / 278
globin / 221
globular protein / 87
glomerular filtration rate / 201
glomerulus / 201
glossitis / 258
glucagon / 290
glucocorticoid / 286
gluconeogenesis / 141, 155
Glucose Tolerance Test / 159
glucose / 38
glyceraldehyde / 37
glycocholic acid / 68
glycogen / 33, 44
glycogenesis / 139
glycogenolysis / 141
glycolipid / 33, 56, 63
glycolysis / 145
glycoprotein / 33
glycoprotein / 86
glycosuria / 38, 141
Golgi apparatus / 18
gonadotropin / 280
gout / 197, 209
Graves's disease / 285
growth hormone / 278
growth hormone-releasing hormone / 278
guanine / 308

〈 h 〉
H_2O / 23
H_2SO_4 / 27
HA / 27
Hashimoto's disease / 285
hCG / 297
HCl / 27
$HClO_4$ / 27
HDFN / 222
hematuria / 208
heme / 126, 221
hemiactal / 36
hemiketal / 36
hemoglobin / 193
hemolytic anemia / 222
hemophilia / 321
hemorrhagic anemia / 222
Henderson-Hasselbalch equation / 29
Henderson-hasselbalch / 231
Henry's gas law / 231
heparin / 227
hexose monophosphate pathway / 151
hexose / 33
HHb / 228
hippuric acid / 206
HNO_3 / 27
holoenzyme / 109
homeostasis / 12
hormone / 273
HPLC / 91
hydration / 231
hydrochloric acid / 27
hydrogen bond / 23
hydrogenated vegetable oil / 59
hydrogenation / 59
hydrolase / 123
hydronium ion / 24
hydroxide ion / 24
hyperalimentation / 186
hyperbilirubinemia / 256
hyperglycemia / 33, 38
hyperlipidemia / 173
hypernatremia / 236
hyperthyroidism / 279, 285
hypoglycemia / 33
hypokalemia / 237
hyponatremia / 236
hypothyroidism / 283

〈 i 〉
ICF / 235
ICSH / 280
IEC / 101
inhibiting hormone / 273
inositol / 266
insulin / 38, 290
intermedin / 280
internal cohesio / 24
interstitial cell stimulating hormone / 280
intracellular fluid / 235
iodine / 243
iron deficiency anemia / 221
isomer / 34
isozyme / 114

〈 j 〉
J. D. Watson / 307
Jamaican vomiting disease / 172
jaundice / 196

〈 k 〉
Keq / 25
keratinization / 249
ketonemia / 171
ketose / 34

ketosis / 203
kidney stone / 205
kinase / 112
Knoop / 169
Krabbe's disease / 323
Kw / 25
kwashiorkor / 186, 225

〈 l 〉
lactic acid cycle / 151
lactogenic hormone / 280
LD / 116
LDL receptor / 71
Lesch-Nyhan syndrome / 209
LH / 280
lipogenesis / 173
lipoic acid / 266
lipoprotein lipase / 180
lipoprotein(a) / 69
lipoprotein / 69
lithium / 243
Lou Gehrig's disease / 323
LPL / 180
lutenizing hormone / 280
luteotropin / 280
lyase / 113
lysosome / 19
L형 / 35

〈 m 〉
macromolecule / 12
maltase / 127
manganese / 243
meanocyte stimulating hormone / 280
medical biochemistry / 11
melatonin / 299
menadione / 254
Menke's syndrome / 241
messenger RNA / 314
metabolic acidosis / 232
metabolic alkalosis / 232
metabolism / 12
methyl cycle / 187
MI / 117
microtubule / 19
mineral corticoid / 286
mineral / 236
mitochondria / 17
molybdenum / 243
monosaccharide / 33
mRNA / 314
MSH / 280
mutarotation / 36
mutation / 12, 317
myocardial infarction / 70
myoglobin / 222
myxedema / 284

〈 n 〉
NAD / 38
NADPH / 151
NCEP / 223
neonatal jaundice / 196
neurohypophysis / 275
neurotransmitter / 300
niacin / 154, 259
Niemann-Pick disease / 179, 322
night blindness / 249
nitric acid / 27
nitrogen cycle / 77
nonpolar / 79
noradrenaline / 289
norepinephrine / 289
nucleic acid / 307
nucleolus / 16
nucleoprotein / 311
nucleotide / 307
nucleus / 16
nyctalopsia / 249

〈 o 〉
ochronosis / 321
octet rule / 13
oil / 56
oliguria / 202
oncogene / 324
oncogenic virus / 325
oncotic pressure / 224
optical isomer / 34
organelle / 15
osmotic pressure / 275
osteomalacia / 251
osteoporesis / 251
oxidase / 111
oxygenase / 112
oxytocin / 282

〈 p 〉
PABA / 266
PAF / 61
p-aminobenzoic / 266
pancreatic polypeptide / 290
pantothenic acid / 154, 261
parathyroid gland / 285
parathyroid hormone / 238
partial negative charge / 23
partial positive charge / 23
pellagra / 259
pentose phosphate pathway / 151
pentose / 33
pepsin / 128
perchloric acid / 27
pernicious anemia / 221
peroxidase / 112
peroxisome / 19
Peter Mitchell / 155
pH / 26, 89
phenylketonuria / 188
phosphatidylethanolamine / 217
phospholipid / 56
phosphoric acid / 28
phosphorylase / 276
picric acid / 89
PKU / 188, 319
plasma / 217
platelet / 217
platelet-activating factor / 61
podocyte / 201
polar / 79
polarity / 23, 79
polycythemia / 215
polyhydroxyaldehydes / 33
polyhydroxyketones / 33
polymer / 33
polyomavirus / 325
polyuria / 171, 202
Pompe's disease / 145
PRL / 280
prokaryotic cell / 15
prolactin / 280
propionyl CoA / 169
protein denaturation / 87
proton acceptor / 25
proton donor / 25
PTH / 238, 285
ptoamine / 192
ptyalin / 127
purine / 196, 308
pyranose / 36
pyridoxal phosphate / 188
pyridoxine / 260
pyrimidine / 308
p-아미노벤조산 / 266

〈 r 〉
rancidity / 59
RBF / 201
receptor mediated endocytosis / 72
recombinant DNA / 323
red blood cell / 215
Refsum's disease / 172
releasing hormone / 273
renal blood flow / 201
renal calculus / 205
renal diabetes / 208
renal plasma flow / 201
renal threshold / 38, 141
replication / 314
respiratory acidosis / 232
respiratory alkalosis / 232
riboflavin / 154, 258
ribonucleic acid / 307
ribose / 38
ribosome / 18
rickets / 252
RNA / 307

RPF / 201

〈 s 〉
salt bridge / 88
saponification / 59
scurvy / 267
secretin / 298
sex hormone / 68
simple goiter / 284
simple lipid / 56
sodium glycocholate / 125
sodium taurocholate / 125
somatostatin / 290
somatotropin / 278
starch / 42
Starling / 224
stercobilin / 195
stereoisomer / 34
steroid / 66
sterol / 66
stroke / 70
strong acid / 27
sugar / 33
sulfuric acid / 27
synapse / 300

〈 t 〉
T3 / 282
T4 / 282
tannic acid / 89
target cell / 273
taurocholic acid / 68
Tay-Sachs disease / 179, 322
TCA 회로 / 142, 152
testosterone / 297
tetrahydrocannabinol / 56
tetrose / 33
TG / 168
thalassemia / 222
THF / 187
thiamine / 256
thrombocyte / 217
thymine / 308
thyroid stimulating hormone / 279
thyrotropic hormone / 279
thyrotropic-releasing hormone / 279
thyroxine / 282
transaminase / 112, 188
transcription / 314
trans-fat / 60
translation / 315
TRH / 279
tricarboxylic acid cycle / 152
triiodothyronine / 282
triose / 33
tropic hormone / 273
TSH / 279
tumor marker / 325
tyrosinosis / 320

〈 u 〉
uncompensation / 232
uracil / 308
urate / 204
urea / 204
urinalysis / 210
urine / 201
urobilin / 206
urobilinogen / 196, 206
uronic acid / 40

〈 v 〉
vasopressin / 202, 275, 281
vitamin / 247
von Gierke's disease / 145

〈 w 〉
wax / 56, 60
weak acid / 27
weak base / 27
Wernicke's encephalopathy / 257
Wilson's disease / 241, 321

〈 y 〉
yeast / 48

〈 z 〉
zwitterion / 80
zymogen / 116, 128

〈 α 〉
α chain / 221

〈 β 〉
β chain / 221
β-oxidation / 169
β-산화 / 169

〈 ω 〉
ω-3 지방산 / 55

〈 1 〉
1,25-디하이드록시비타민 / 238
1,25-디하이드록시비타민 / 299
1형 당뇨병 / 158

〈 2 〉
2형 당뇨병 / 158

기초 의학생화학

2012년 3월 20일 초판 발행
2017년 9월 10일 2판 발행
2023년 9월 10일 3판 발행

지은이 / 의학생화학연구회
펴낸이 / 이상태
펴낸곳 / 청구문화사
주 소 / (03706) 서울특별시 서대문구 성산로11길 15
T E L / 02) 332-0541(代) **F A X** / 02) 337-9577
등 록 / 1990년 11월 2일 제9-247호

30,000원

ISBN 978-89-5616-918-7 93510